F. H. Mader   H. Weißgerber

Allgemeinmedizin und Praxis

Anleitung in Diagnostik und Therapie

Mit Fragen zur Facharztprüfung

Mit 111 Abbildungen, 76 Tabellen, 47 Übersichten
und 21 Farbbildern

Springer-Verlag
Berlin Heidelberg NewYork
London Paris Tokyo
Hong Kong Barcelona
Budapest

Dr. med. *Frank H. Mader*
Facharzt für Allgemeinmedizin
Talstraße 3
D-93152 Nittendorf

Dr. med. *Herbert Weißgerber*
Facharzt für Allgemeinmedizin
Römerstraße 41
D-93077 Bad Abbach

ISBN 3-540-56001-7 Springer-Verlag Berlin Heidelberg New York

Die Deutsche Bibliothek – CIP-Einheitsaufnahme
Mader, Frank H.: Allgemeinmedizin und Praxis: Anleitung in Diagnostik und Therapie; mit Fragen zur Facharztprü-
fung; mit 76 Tabellen / F.H. Mader; H. Weißgerber. – Berlin ; Heidelberg ; New York ; London ; Paris ; Tokyo ; Hong
Kong ; Barcelona ; Budapest : Springer, 1993
  ISBN 3-540-56001-7
NE: Weißgerber, Herbert

19/3130–5 4 3 2 1 0 – Gedruckt auf säurefreiem Papier

Gewidmet
Robert N. Braun

Wem sonst?

Geleitwort

Die regelmäßig in der Praxis des Arztes an der vordersten Front des Gesundheitswesens auftretenden Konsultationsgründe sprengen oft alle üblichen Begriffe von Fächern und Diagnosen, die der Arzt in seiner medizinischen Ausbildung erfahren und erlernt hat. Sie erfordern einen speziell darauf vorbereiteten Arzt, weil die Spezialisten der immer zahlreicher werdenden Fächer dieser Aufgabe weder aufgrund ihrer Ausbildung noch der Idee ihrer Fächer nach gewachsen sind.

Erwin Liek schrieb 1926 in seinem vielbeachteten Buch „Der Arzt und seine Sendung" über die Erlebnisse und Erkenntnisse eines neugebackenen praktischen Arztes.

Noch am Tage seines Staatsexamens trat Liek seine erste Vertreterstelle in einem Dorf bei Tilsit an. Über seine erste Sprechstunden berichtet er und erinnert sich dabei an die Bewährung im Examen und an die glänzend logische Epikrise seines internistischen Falles.

„Nun kam es anders als ich erwartete. Was kam, sah ganz anders aus als die sauberen Fälle der Klinik. Nichts von Tuberkulose, nichts von Typhus, nichts von Herzfehlern, sondern ein altes Weiblein mit Kreuzschmerzen, ein zweites mit Magenbeschwerden, der dritten tat alles weh. Trotz aller Anstrengungen gelang es mir nicht, anstelle dieser verschwommenen Beschwerden eine exakte klinische Diagnose zu setzen. Jeder aber wollte vor allen Dingen wissen, was ihm fehlte."

Erst langsam entwickelt man Techniken und Routinen, die es ermöglichen, die tägliche Arbeit zu bewältigen. Mit ein paar gezielten Fragen lernt man das Beschwerdebild, das in keinem Lehrbuch steht, zu umgrenzen, mit einigen gezielten Handgriffen werden objektive Zeichen mehr ausgeschlossen als festgestellt, das Ganze erhält ein klinisches oder selbstgeprägtes Etikett - Karteiblatt und Krankenschein verlangen das ja obligatorisch - dann wird die Verordnung getätigt und schon erscheint der nächste Patient. Natürlich gibt es auch täglich bei Neuzugängen ganz klare Entscheidungen, bei vielen Verletzungen, bei klassischen Infektionen, bei gut sichtbaren Affektionen oder bei einem der großen klar abgesetzten Krankheitsbilder. In der Masse der Fälle muß man die Diagnostik irgendwo zwangsläufig, aber auch mit gutem Grund abbrechen. Es überwiegt das Einfache, das Banale, und doch muß der „praktische Arzt" bei 999 Banalitäten und Bagatellen, wenn man so will, genauso aufmerksam sein wie beim tausendsten Fall, der ein abwendbar gefährlicher Krankheitsverlauf ist.

Ähnliche Erkenntnisse haben wohl Robert N. Braun zu seinen Forschungen veranlaßt und seine Statistiken der Beratungsergebnisse der täglichen Praxis und sein Verteilungsgesetz begründet.

Einer seiner begabtesten Schüler, Dr. med. Frank Mader, hat das Lehrbuch „Allgemeinmedizin und Praxis" auf Braunschen Erkenntnissen aufgebaut. Er und sein Nachbarkollege, Dr. med. Herbert Weißgerber, behandeln das umfangreiche Gebiet

Allgemeinmedizin orientiert an den Symptomen, die der Patient täglich in der Allgemeinpraxis präsentiert.

Die beiden Fachärzte für Allgemeinmedizin, Mader und Weißgerber, haben ein wichtiges praxisorientiertes Buch geschrieben, dem ich eine weite Verbreitung wünsche.

Mainz-Finthen, im März 1993   *Professor Dr. med. Benno König*
                                            ehem. Präsident der Deutschen Gesellschaft
                                            für Allgemeinmedizin (DEGAM)

Einleitung

Die Gesellschaft benötigt eine lebensbegleitende, alle gesundheitlichen Dimensionen des Menschen umfassende, wissenschaftlich fundierte medizinische Grundversorgung. Diese muß wirtschaftlich sein und auch die soziale Dimension der Heilkunde im Auge haben.

Die Allgemeinmedizin erfüllt diese Forderung und trägt daher sehr wesentlich die soziale Sicherheit bei Erkrankungsfällen in der Bevölkerung.

Die einschlägige, fachspezifische Literatur, die solchen komplexen Ansprüchen genügt, ist verstreut und im übrigen rar. Das schier unüberschaubare Schrifttum aus dem spezialistischen Bereich wiederum orientiert sich an der klassischen klinischen Krankheitenlehre und eignet sich daher nur bedingt dazu, dem Kollegen Anleitungen für das Arbeiten an der ersten, ärztlichen Linie zu geben.

Beide Autoren dieses Buches arbeiten seit 17 Jahren in großen Praxen auf dem Lande und sind seit 8 Jahren Fachprüfer für Allgemeinmedizin in der Bayerischen Landesärztekammer. Aus diesen Erfahrungen heraus wagen sie mit ihrem Buch den Versuch, in die problemorientierte Diagnostik und Therapie unter den Bedingungen der täglichen Praxis einzuführen.

Keinem Arzt ist es möglich, das gesamte gesicherte Wissen des spezialistischen Bereiches zu überschauen. Die Autoren haben sich daher bemüht, bestimmte Aspekte davon, soweit sie für die Belange der täglichen Praxis relevant sind, zusammenzufassen und sie mit den berufstheoretischen Grundlagen unseres Faches zu verknüpfen.

Diese Verbindung soll den Medizinstudenten an die Allgemeinmedizin heranführen. Sie wird ferner dem in der Weiterbildung zum Facharzt für Allgemeinmedizin stehenden Jungarzt den Sprung von der Klinik in die Praxis erleichtern. Dem zur Weiterbildung ermächtigten Praxisinhaber werden Hilfen in der Schulung seiner ärztlichen Mitarbeiter an die Hand gegeben. Der langjährig niedergelassene Arzt wird seine unbewußten Erfahrungen bestätigt finden.

In seinem Aufbau orientiert sich das Buch an der Häufigkeit der einzelnen Erkrankungsfälle und der Fällegruppen (= „Beratungsergebnisse"), wie sie vom Pionier der Praxisforschung, Univ. Prof. Dr. med. Robert N. Braun, seit 1944 beobachtet und systematisiert wurden (s. Tabelle 2, S. 16). Ein Blick in diese Tabelle ermöglicht es jedem Praxisanfänger, rasch und ziemlich genau zu ersehen, was ihn an Berufsarbeit erwartet. Der länger tätige Arzt wiederum wird erkennen, daß sich die Häufigkeiten der Beratungsergebnisse in diesem Buch (vgl. Tabelle 1, S. 4ff) mit seinen eigenen in der Praxis vergleichen lassen – vorausgesetzt, es wird die von Braun geschaffene Fachsprache in der Fällebezeichnung („Kasugraphie") zugrunde gelegt.

Die Reihung der einzelnen Praxisvorkommnisse von „regelmäßig häufig" bis „nicht regelmäßig häufig" wird in den Fragen und Zusatzfragen für das Fachgespräch (am Ende jedes der 12 Kapitel in Teil B) wieder aufgegriffen.

Ein Buch, das sich auf die häufigsten Fälle konzentriert, die an den Allgemeinarzt im Unausgelesenen Krankengut herankommen, hat mit der Beschränkung zu kämpfen. Von den rund 30 000 bis 40 000 beschriebenen Krankheiten und Syndromen machen ca. 300 Positionen (= Beratungsergebnisse) rund 98 % aller Fälle einer Allgemeinpraxis aus. Diese begegnen dem Hausarzt in einer durchschnittlich großen Praxis regelmäßig, d.h. mindestens einmal pro Jahr. Diese „Auswahl" aus dem Gesamtkrankengut besitzt für die Allgemeinmedizin daher eine enorme Bedeutung. Nicht weniger wichtig sind aber auch die mehr oder weniger raren Abwendbar gefährlichen Verläufe (AGV).

Es war daher naheliegend, daß die allermeisten dieser 300 Beratungsergebnisse in das vorliegende Buch Aufnahme fanden. Sie wurden aber nicht nach der üblichen Reihung des Klinikers, sondern nach der Häufigkeit ihres regelmäßigen Vorkommens in der Allgemeinpraxis dargestellt. Das vorliegende Buch bringt also eine neuartige und eigenständige Darstellung der regelmäßig häufigen Vorkommnisse in der Allgemeinpraxis unter dem Aspekt einer differenzierten und praxisgerechten Diagnostik und Therapie.

Während die Verfasser in der allgemeinmedizinischen Diagnostik wiederholt auf die seit Jahren bewährten „Diagnostischen Programme" zurückgreifen konnten, mangelt es noch an entsprechenden Standards für die allgemeinmedizinische Therapie. Den Autoren blieb daher keine andere Wahl, als dem derzeitigen Wissen der Spezialisten ihre eigenen Erfahrungen zur Seite zu stellen.

Die Auswahl der zahlreichen Abbildungen und Tabellen erfolgte unter dem Gesichtspunkt, dem Benutzer dieses Buches möglichst anschauliche Informationen zu geben. Sie sollen eine rasch zugängliche Hilfe für den Praxisalltag sein. Ein solchermaßen konzipiertes Handbuch empfiehlt sich auch als Vorbereitungslektüre für die Facharztprüfung in der Allgemeinmedizin. Daher wurde am Ende eines jeden der 12 Hauptkapitel (Teil B) ein umfangreicher Textteil mit verschiedensten Fragen und Überlegungen angefügt.

Dabei wurde Wert darauf gelegt, neben dem schulmedizinischen Wissen auch psychologische und sozialmedizinische Aspekte im Arzt-Patienten-Verhältnis, die Arbeitswelt des Betroffenen, die Aktivitäten im Laienbereich, naturheilkundliche Erkenntnisse, aber auch die langjährigen Praxiserfahrungen miteinzubeziehen. Wo medizinisches Grundwissen vorausgesetzt werden kann, beschränken sich die Autoren auf die stichwortartige Aneinanderreihung der Beratungsprobleme.

Je nach Gewichtigkeit und Praxisrelevanz werden die jeweiligen Themen im Hauptkapitel „Praxis" oder in den „Zusatzfragen" am Ende der 12 einzelnen Kapitel mehr oder weniger umfangreich dargestellt. In den Abschnitten „Thematik des Fachgesprächs" soll sich der Kandidat anhand der dort aufgeführten zahlreichen Fragen in systematischer Weise mit den vorgestellten Fällen auseinandersetzen. Speziell in diese Kapitel fließen zahlreiche Fakten aus dem spezialistischen Bereich ein. Oftmals wird der Leser ermuntert, auch seine eigenen Erfahrungen einzubringen.

Durch diesen Aufbau der Fragenkataloge kann der Prüfungskandidat ebenso wie der fortbildungsinteressierte Arzt seinen Wissensstand kontrollieren und gegebenenfalls aus der entsprechenden Literatur gezielt ergänzen. Zum schnellen Auffinden der Prüfungsfragen wurden die entsprechenden Seiten augenfällig markiert. Das Sachwortverzeichnis ist besonders umfangreich, detailliert und zugriffsgerecht für den täglichen Praxisgebrauch.

Für den Prüfer soll das Buch ein Hilfsmittel darstellen, den Kandidaten nicht nur subjektiv, sondern auch objektiv zu beurteilen. Die Verfasser stellen sich vor, daß der

Kandidat durch den Prüfer mit einem in den Tabellen aufgeführten regelmäßig bzw. nicht regelmäßig häufigen Krankheitsbild konfrontiert wird, das er anhand der vorformulierten Fragen und Zusatzfragen abhandeln soll.

Vielleicht kann das Werk dazu beitragen, daß alle, die sich der Allgemeinmedizin verschrieben haben, das eigene Wissen und die eigene Funktion fortlaufend überprüfen, um als Facharzt für Allgemeinmedizin auf höchstmöglichem Niveau zu arbeiten.

Dieses Buch konnte nur durch den ungebrochenen Elan des akademischen Lehrers Robert N. Braun vorangebracht werden. Seiner scharfsinnigen und fördernden Kritik, vor allem aber seiner unermüdlichen Feinarbeit verdanken die Autoren sehr viel. Für Anregungen zu einzelnen Kapiteln ist zahlreichen Kollegen aus den spezialistischen Fachbereichen zu danken, hervorzuheben sind Dr. Beisse (Chirurgie), Dr. Kristian Bergis (Diabetes), Dr. Hans-Uwe Feldmann (Gynäkologie), Professor Dr. Feuerlein (Alkoholismus), Dr. Koralewski (Schilddrüse), Priv.Doz. Lenarz (HNO), Dr. Andreas Müller (Kardiologie), Professor Dr. Müller-Faßbender (Rheumatologie), Professor Dr. Pöldinger (Psychopharmaka), Dr. Stordeur (Ärztliches Berufsrecht). Von Herrn Dr. med. Graf-Baumann geht die Anregung zu diesem Buch aus. Frau Dr. med. Claudia Osthoff, Springer-Verlag, gebührt Anerkennung und Dank für den verlegerischen Mut und die großzügige Ausstattung. Besonders herzlich sei Frau Heidi Hanisch gedankt; sie hat mit Einsatz, Gewissenhaftigkeit und Geduld die Texte elektronisch verarbeitet und die umfangreiche Redaktionskorrespondenz geführt. Ferner gebührt unser Dank Frau Schulz vom Springer-Verlag und dem Hersteller, Herr Schwind, für die sorgfältige technische Realisierung. Die spontane Zusage des ehemaligen Präsidenten der Deutschen Gesellschaft für Allgemeinmedizin (DEGAM), Herrn Professor Dr. König, diesem Buch ein Geleitwort voranzustellen, ehrt die Autoren in besonderem Maße.

Nittendorf, Bad Abbach, im Februar 1993

F. H. Mader
H. Weißgerber

Inhaltsverzeichnis

C   Weiterbildung

Anhang

A Theorie

1 Die Grundlagen der Allgemeinmedizin

Die *Allgemeinpraxis* ist der schwierigste Beruf im Bereich der Heilkunde. Daran ändert auch die Tatsache nichts, daß man derzeit die *Allgemeinmedizin* auch ohne spezifische Weiterbildung ausüben darf.

Um es jedoch besser zu machen, muß der angehende Arzt zunächst in die theoretischen Grundlagen und dann in die Praxis der Allgemeinmedizin eingeführt werden. Hierin liegt die Aufgabe für die Wissenschaft von der Allgemeinmedizin ebenso wie für die praktische studentische Ausbildung und die ärztliche Weiterbildung.

1.1 Regelmäßigkeit der Fälleverteilung

Die Entwicklung zum *Fach Allgemeinmedizin* begann in den Jahren 1944/45 damit, daß der damalige Marburger Praktische Arzt Dr. med. Robert N. Braun anfing, die eigenen allgemeinärztlichen Tätigkeiten und Erfahrungen zu durchdenken.

Dabei dienten ihm zur Orientierung u.a. die fällestatistischen Resultate aus seiner Praxis. Die Regelmäßigkeiten, mit denen sich die ärztlichen diagnostischen Aufgaben im Berufsalltag stellten, erwiesen sich als grundlegend wichtig.

Das Phänomen war von ihm erstmals 1955 publiziert und als „*Fälleverteilungsgesetz*" bezeichnet worden [27]. Dabei ist „Gesetz" als „regelmäßiges Vorkommen" bzw. „regelmäßiges Verhalten wahrnehmbarer Dinge" zu verstehen.

Diese Regelmäßigkeit besagt:

„Menschen, die unter ungefähr gleichen Bedingungen leben, sind dem Faktor Gesundheitsstörung mit ungefähr gleichen Ergebnissen unterworfen. Ausgenommen davon sind Massengeschehen wie Seuchen und Katastrophen."

Obwohl das Fällematerial des Allgemeinarztes lediglich einen *Ausschnitt* aus der gesamten Morbidität betrifft, ist eine solche Verallgemeinerung statthaft. Wenn die unausgelesenen Ausschnitte, die der Allgemeinarzt sieht, in ihrer Zusammensetzung aber Gesetzmäßigkeiten aufweisen, dann muß das auch für das Gesamtmaterial (die Stammasse), d.h. für die gesamte Morbidität, gelten [39].

Die Regelmäßigkeit der Fälleverteilung läßt sich auch nachweisen durch den Vergleich einer Praxis mit hohem und einer Praxis mit niedrigem Ausländeranteil in der Großstadt Berlin (Göpel in [102]).

Stellt man sich auf den Standpunkt, daß das Fälleverteilungsgesetz nicht nur für Österreich, sondern auch für Deutschland, die Schweiz, England, Frankreich und die USA gilt, muß der fehlenden einheitlichen Nomenklatur (vgl. „Fachsprache und Kasugraphie": A 1.4) die Schuld für den oftmals erheblich unterschiedlichen Rang in der Häufigkeit einzelner Beratungsergebnisse zugeschoben werden [69, 70, 149].

Eine fällestatistische Kontrolle der Braun-Ergebnisse durch andere Untersucher war in den Folgejahren deswegen so schwierig, weil dessen Diagnostik und Fällebezeichnung zwar konstant, jedoch nicht

Tabelle 1. Beratungsergebnisse aus dem Unausgelesenen Krankengut des Schweizers P. Landolt-Theus (Stadtpraxis) der Jahre 1983–1988, aufgeschlüsselt nach durchschnittlichem Häufigkeitsrang und Häufigkeit in ‰ im Vergleich zu den Zahlen des Österreichers R. N. Braun (Landpraxis) der Jahre 1977–1980. Für die Zwecke der Dokumentation zusätzliche Ausweisung der jeweiligen Beratungsergebnisse als Symptom (A), Symptomgruppe (B), Bild einer Krankheit (C) oder exakte Diagnose (D) sowie Einordnung aus statistischen Gründen in die Fenster 1–12 der Zweidimensionalen Systematik (vgl. Tabelle 2). Ab Rang 283 wird bei Landolt-Theus und ab Rang 289 bei Braun die 0,33 ‰-Marke unterschritten. Der „Durchschnittspraktiker" sieht ab diesem Rang also nur noch ungefähr einmal jährlich einen solchen Fall auf 3000 Beratungsergebnisse. Die danach folgenden Beratungsergebnisse sind „nicht mehr regelmäßig häufig", sondern eher zufällig in den untersuchten Zeiträumen vorgekommen. (Weitere Zahlen aus der Großstadtpraxis Brauns für die Jahre 1954–1959 in [37])

P. Landolt-Theus 1983–1988 Rang	Beratungsergebnis (BE)	Klassi-fizie-rung	Fenster	[‰]	absolut n	R. N. Braun 1977–1980 Rang
1	Myalgien, einfache	A	2	71,9	1372	3
2	Fieber, Uncharakteristisches (UF)	A/B	1	55,5	1060	1
3	Afebrile Allgemeinreaktion (AFAR)	B	1	33,0	629	10
4	Arthropathie und Periarthropathie	A/B	2	27,8	530	4
5	Kontusion	C	4	24,2	462	18
6	Hypertonie	A/C	5	23,3	445	2
7	Hautwunden	D	4	21,3	406	13
8	Kreuzschmerzen	A/B	2	19,9	379	7
9	Erbrechen und/oder Durchfall	A/B	6	18,3	350	11
10	Schwindel	A	12	16,0	305	12
11	Präkordiale Schmerzen	A/B	5	14,4	274	24
12	Zerumen	D	8	13,5	258	31
13	Kopfschmerzen	A	12	13,5	257	16
14	Tonsillitis acuta/Angina tonsillaris	C/D	1	12,8	244	33
15	Otitis media acuta	C	8	12,7	243	20
16	Schlafstörungen, Agrypnie	A	12	12,5	239	28
17	Ekzem	C	7	11,6	222	8
18	Abdomenopathie, Sonstige	A/B	6	11,0	210	21
19	Arthrose	C/D	2	11,0	210	48
20	Husten, afebril	A	1	10,3	196	6
21	Rhinitis, afebrile (Schnupfen)	A/C/D	8	10,3	196	35
22	Distorsio pedis	C/D	4	10,1	192	37
23	Nervosität	A	11	9,9	188	22
24	Verruca, Warze	C/D	7	9,6	184	41
25	Herzinsuffizienz, chronische	C	5	9,1	273	9
26	Harnwegsinfekt, Zystitis	C/D	9	8,7	166	76
27	Oberbauchschmerzen, Epigastralgie	A/B	6	8,6	164	58
28	Diabetes mellitus	C/D	12	8,4	161	15
29	Gewichtszunahme, Adipositas	A	12	8,3	158	45
30	Neuralgie	A	2	8,0	152	5
31	Mattigkeit allgemein, Müdigkeit, Schwäche	A/B	12	7,9	150	120
32	Distorsionen, sonstige	C/D	4	7,6	145	63
33	Frakturen, sonstige, isolierte u. multiple	D	4	7,6	145	38
34	Neoplasien, gutartige, sonstige	C/D	7	7,4	141	51
35	Verletzungen, leichte, kombinierte	D	4	7,2	137	36
36	Krämpfe, abdominelle	A	6	6,3	121	50
37	Thrombophlebitis, Thrombose	C	7/12	6,2	119	30
38	Sinusitis maxillaris	C	8	5,9	113	176
39	Halsschmerzen, afebril	A/B	8	5,9	112	53
40	Varizen	C/D	7	5,8	111	25

Tabelle 1. Fortsetzung

P. Landolt-Theus 1983–1988 Rang	Beratungsergebnis (BE)	Klassi- fizie- rung	Fenster	[‰]	absolut n	R. N. Braun 1977–1980 Rang
41	Depression	C	11	5,6	107	49
42	Luftwegekatarrhe, afebrile, kombinierte	B	1	5,6	106	17
43	Marasmus senilis, allgemeine Arteriosklerose	B	12	5,4	103	46
44	Hämatome	C/D	4	5,0	95	105
45	Schwellungen und Infiltrate, unklare	A/B	12	5,0	95	67
46	Algurie, Dysurie	A	9	4,9	94	215
47	Ossalgie (Periostalgie)	A	2	4,8	91	102
48	Insektenstiche	C/D	4	4,7	89	40
49	Konjunktivitis	C	10	4,6	87	19
50	Tendovaginitis acuta	C	2	4,6	87	177
51	Arzneimittelexanthem/-intoxikation	C/D	12	4,3	82	122
52	Hypercholesterinämie	A	12	4,1	79	
53	Obstipation, Darmträgheit, Verstopfung	A	6	4,1	78	27
54	Pneumonie	C/D	5	4,0	77	104
55	Ekzeme der Hände und Füße	C	7	3,9	74	70
56	Paronychie	C	3	3,8	73	148
57	Epicondylopathia humeri	C	2	3,8	72	231
58	Hämorrhoiden	C/D	9	3,8	72	47
59	Asthma bronchiale	C/D	5	3,7	71	29
60	Neuritis, Nervenkompression	C	2	3,6	68	59
61	Pharyngitis, afebril	C	1	3,6	68	23
62	Distorsio genus	C	4	3,4	65	133
63	Urolithiasis	C/D	9	3,4	65	61
64	Dysmenorrhöe, sonstige Regelanomalien	A/B	9	3,4	64	32
65	Verletzung, infiziert	C	3	3,3	63	75
66	Otitis externa, Gehörgangsekzem	C	8	3,2	62	151
67	Muskelzerrung, -riß	C/D	4	3,2	62	80
68	Apoplektische Insulte, Enzephalomalazie	C/D	11	3,1	59	83
69	Dermatitis acuta	C	7	3,1	59	62
70	Tinea, Dermatomykosen	C/D	7	3,0	58	44
71	Herzinfarkt	C/D	5	3,0	58	126
72	Neoplasien, maligne (außer Haut)	D	5–12	3,0	57	78
73	Parästhesien ohne besonderen Befund	A	11	3,0	57	103
74	Abszeß, einfach	C/D	3	2,9	55	43
75	Eisenmangelanämie	B/C	12	2,9	55	158
76	Beinödeme	A	12	2,9	55	129
77	Kreislaufinsuffizienz, akut, periphere	A	12	2,8	53	219
78	Tubenkatarrh	C	8	2,8	53	200
79	Ulcus cruris	C/D	7	2,8	53	65
80	Sodbrennen	A	6	2,7	52	77
81	Acne vulgaris	C	7	2,7	51	55
82	Verbrennungen, Verätzung	C/D	4	2,7	51	95
83	Finger- und Zehenfraktur, isoliert	D	4	2,6	50	337
84	Vorhofflimmern	A/B	5	2,6	50	147
85	Uncharakteristisches Fieber (UF), Zustand nach	B	1	2,6	50	92
86	Dyspnoe	A	5	2,6	49	187
87	Lymphomata	A	12	2,6	49	145

Tabelle 1. Fortsetzung

P. Landolt-Theus 1983–1988 Rang	Beratungsergebnis (BE)	Klassifizierung	Fenster	[‰]	absolut n	R. N. Braun 1977–1980 Rang
88	Beinkrämpfe	A	12	2,5	48	150
89	Gicht, Arthritis urica	C/D	2	2,5	48	
90	Übelkeit, Nausea	A	12	2,5	48	386
91	Bißverletzung	C/D	4	2,5	47	130
92	Hernia inguinalis	C/D	6	2,4	46	71
93	Partnerprobleme	A	12	2,4	46	
94	Prostatahyperplasie	C/D	9	2,4	45	81
95	Appendizitis-Bild	C	6	2,3	44	84
96	Exkoriation, Schürfwunde	D	4	2,3	44	144
97	Epistaxis	A/C	8	2,3	43	114
98	Mykose der Hände u. Füße, Tinea interdigital	C/D	7	2,3	43	74
99	Meteorismus	A	6	2,2	42	89
100	Ekzem, anogenitales	C	7	2,1	41	113
101	Klimakterische Beschwerden	C	9	2,1	41	26
102	Varizellen-Bild	C	12	2,1	41	149
103	Cholezystopathie	B	6	2,1	40	131
104	Fissura ani	C/D	9	2,1	40	160
105	Monarthropathie mit Erguß	B	2	2,1	40	175
106	Naevus	C/D	7	2,1	40	93
107	Polymorphe, wahrscheinlich nichtorganische Beschwerden (PWN)	B	11	2,1	40	14
108	Sinusitis frontalis	C	8	2,1	40	64
109	Herpes zoster	C	11	2,0	39	206
110	Stichverletzungen	C/D	4	2,0	39	91
111	Stomatitis aphthosa	C	8	2,0	39	73
112	Blut im Harn, Hämaturie	A	9	2,0	38	185
113	Polymorphe Kardiopathie	B	5	2,0	38	85
114	Verletzungen, leichte, kombinierte	C/D	4	2,0	38	96
115	Verletzungen, schwere, kombinierte	C/D	4	2,0	38	212
116	Alkoholismus	C/D	11	1,9	37	56
117	Luxationen	C/D	4	1,9	36	308
118	Pruritus, allgemeiner	A	7	1,9	36	154
119	Migräne	C	11	1,8	35	146
120	Schwangerschaft, Geburt	D	9	1,8	35	52
121	Vaginitis, Vulvitis, Kolpitis	C/D	9	1,8	35	99
122	Otalgie	A	8	1,8	34	109
123	Psychose, chronische		11	1,8	34	69
124	Ängste	A	11	1,7	33	
125	Angstneurose	C	11	1,7	33	202
126	Enuresis nocturna u. sonstige Inkontinenz	A/C	9	1,7	33	230
127	Exantheme, uncharakteristische	A	7	1,7	33	124
128	Brachialgie, nächtliche, parästhetische	C	11	1,7	33	42
129	Rippenfrakturen	C/D	4	1,7	33	183
130	Abszeß, dentogener	C/D	3	1,7	32	57
131	Bronchitis asthmatica	C	5	1,7	32	112
132	Impetigo contagiosa	C	3	1,7	32	34
133	Probleme in Familie	A	12	1,7	32	
134	Pyogene Infektionen, sonstige	C	3	1,7	32	274
135	Ulkus, peptisches	C/D	6	1,7	32	60
136	Fremdkörper unter Haut und Nägeln	D	4	1,6	31	189

Tabelle 1. Fortsetzung

P. Landolt-Theus 1983–1988 Rang	Beratungsergebnis (BE)	Klassi-fizie-rung	Fenster	[‰]	absolut n	R. N. Braun 1977–1980 Rang
137	Meniskusläsion	C/D	4	1,6	31	277
138	Adnexitis acuta	C	9	1,5	29	289
139	Anfälle, sonstige	B	12	1,5	29	156
140	Arterielle Verschlußkrankheiten, periphere	C/D	12	1,5	29	121
141	Ohrensausen, Ohrenklingen, Tinnitus	A	8	1,5	29	90
142	Radiusfraktur loco typico	D	4	1,5	29	283
143	Tarsalgie ohne besonderen Befund	A	2	1,5	29	259
144	Dermatose, unklar	A	7	1,5	28	186
145	Furunkel	C/D	3	1,5	28	115
146	Nikotinabusus	D	12	1,4	27	
147	Pruritus anogenitalis	A	9	1,4	27	118
148	Atherom	C/D	7	1,4	26	128
149	Chronische Polyarthritis	C/D	2	1,4	26	86
150	Wallungen	A	12	1,4	26	228
151	Haltungsanomalie	A/B	12	1,3	25	270
152	Heiserkeit, Laryngitis, afebrile	A/C	1	1,3	25	68
153	Herzklopfen, anfallsweise	A	5	1,3	25	181
154	Hyperkeratose, sonstige	A	7	1,3	25	305
155	Pityriasis versicolor	C/D	7	1,3	24	257
156	Urtikaria	C	7	1,3	24	82
157	Visusstörungen, sonstige	A	10	1,3	24	287
158	Bursitis acuta	C	2	1,2	23	167
159	Erschöpfung, akut-nervöse, Nervenzusammenbruch	C	11	1,2	23	159
160	Sexualprobleme (ohne Konzeption)	A	12	1,2	23	209
161	Bronchitis, afebrile, acuta	C	1	1,2	22	141
162	Epilepsie-Bilder, Epilepsie	C/D	11	1,2	22	134
163	Ganglion	C/D	7	1,2	22	190
164	Herpes simplex	C	7	1,2	22	87
165	Probleme am Arbeitsplatz	A	12	1,2	22	
166	Statische Beschwerden, sonstige	C	12	1,2	22	199
167	Unguis incarnatus	C/D	3	1,2	22	211
168	Augenschmerzen	A	10	1,1	21	328
169	Lipom	C/D	12	1,1	21	163
170	Otitis externa furunculosa	C	8	1,1	21	237
171	Röteln-Bild, Röteln	C/D	12	1,1	21	94
172	Sehnendurchtrennung, -ruptur	D	4	1,1	21	376
173	Tachykardie, anfallsweise	A	5	1,1	21	127
174	Zeckenbiß	C/D	4	1,1	21	110
175	Abmagerung	A	12	1,0	20	322
176	Extrasystolie	A	5	1,0	20	188
177	Hallux valgus	C/D	12	1,0	20	303
178	Hordeolum	C	10	1,0	20	136
179	Balanitis	C	9	1,0	19	330
180	Nierenfunktionsstörungen, Nephro-pathie, Hydronephrose, Niereninsuff.	A/B/C/D	9	1,0	19	218
181	Ekzem, seborrhoisches	C	7	0,9	18	100
182	Gingivitis	C	8	0,9	18	169
183	Hornhautfremdkörper	D	10	0,9	18	54
184	Lungenembolie	C/D	5	0,9	18	

Tabelle 1. Fortsetzung

P. Landolt-Theus 1983–1988 Rang	Beratungsergebnis (BE)	Klassi-fizie-rung	Fenster	[‰]	absolut n	R. N. Braun 1977–1980 Rang
185	Multiple Sklerose (MS)	C/D	11	0,9	18	254
186	Senkfußbeschwerden	C/D	12	0,9	18	139
187	B12-Mangel-Anämie	D	12	0,9	17	
188	Blut am und/oder im Stuhl	A	9	0,9	17	157
189	Kommotio m. leichten Nebenverletzungen	C	4	0,9	17	142
190	Lippen (aufgesprungene), Cheilitis	C	8	0,9	17	173
191	Drogensucht	C/D	12	0,8	16	
192	Hyperventilation	B	11	0,8	16	
193	Hypothyreose	C/D	12	0,8	16	
194	Pruritus, lokaler	A	7	0,8	16	164
195	Psoriasis vulgaris	C/D	7	0,8	16	98
196	Tonsillarhyperplasie	C	1	0,8	16	224
197	Urethritis	C/D	9	0,8	16	245
198	Brustneubildung, gutartige	C/D	5	0,8	15	153
199	Cholelithiasis	C/D	6	0,8	15	97
200	Fluor	A/D	9	0,8	15	161
201	Globus	A	11	0,8	15	235
202	Hautnarben, schmerzende	A	12	0,8	15	152
203	Intertrigo, Ekzem intertriginös	C	7	0,8	15	172
204	Narbenhernie	C/D	6	0,8	15	359
205	Panaritium	C/D	3	0,8	15	116
206	Scharlach-Bild	C	12	0,8	15	
207	Schicksalsschlag	A	12	0,8	15	
208	Struma, euthyreote	C/D	12	0,8	15	166
209	Herzvitien, kompensierte	C/D	5	0,7	14	390
210	Hyperhidrose, allgemeine	A	12	0,7	14	251
211	Mollusca contagiosa	C/D	7	0,7	14	
212	Phimose	D	9	0,7	14	208
213	Pollakisurie	A	9	0,7	14	72
214	Psychose, akute	C	11	0,7	14	222
215	Alopezia diffusa	A	7	0,7	13	111
216	Commotio cerebri, isolierte	C	4	0,7	13	294
217	Konjunktivitis nach Fremdkörper	C	10	0,7	13	137
218	Arthritis acuta, Monarthritis	C	2	0,7	13	
219	Myalgie, exogene, nicht traumatische	A	2	0,7	13	221
220	Proteinurie	A	9	0,7	13	
221	Sonnenlichtallergie	C/D	7	0,7	13	
222	Subkonjuktivaler Fremdkörper	C/D	10	0,7	13	125
223	Tremor, Zittern	A	11	0,7	13	
224	Dysrhythmie	A	5	0,6	12	296
225	Fremdk. aller Aperturen, außer Augen	D	4	0,6	12	168
226	Füße (kalte)	A	12	0,6	12	135
227	Gonorrhöe	D	9	0,6	12	341
228	Hautkrebs	C/D	7	0,6	12	192
229	Nase, trockene	A	8	0,6	12	360
230	Ohnmacht, Synkope	A	12	0,6	12	106
231	Sterile Ehe	A	12	0,6	12	297
232	Wadenschmerzen	A	12	0,6	12	
233	Descensus uteri et vaginae	D	9	0,6	11	143
234	Fisteleiterung	C	3	0,6	11	249

Tabelle 1. Fortsetzung

P. Landolt-Theus 1983–1988 Rang	Beratungsergebnis (BE)	Klassi- fizie- rung	Fenster	[‰]	absolut n	R. N. Braun 1977–1980 Rang
235	Herzversagen, akutes globales	C	5	0,6	11	195
236	Hyperurikämie	A	12	0,6	11	306
237	Konjunktivitis durch chemische und physikalische Einflüsse	C/D	10	0,6	11	196
238	Labyrinthitis acuta	C	8	0,6	11	353
239	Temperaturerhöhung, wochenlange, uncharakteristische	A/B	1	0,6	11	286
240	Grauer Star	D	10	0,5	10	217
241	Hypotonie	A/C	12	0,5	10	307
242	Quincke-Ödem	C	7	0,5	10	314
243	Ösophagitis	C	5	0,5	10	
244	Schluckstörung, Dysphagie	A	12	0,5	10	
245	Schweißdrüsenabszeß, Hidradenitis axillaris	C/D	3	0,5	10	375
246	Sputum, vermehrtes	A	12	0,5	10	
247	Zungenbrennen	A	12	0,5	10	201
248	Hepatitis acuta	D	6	0,5	9	304
249	Karpaltunnel-Syndrom (KTS)	C/D	2	0,5	9	381
250	Masern-Bild	C	12	0,5	9	79
251	Nagelmykose	C/D	7	0,5	9	
252	Oxyuriasis	C/D	9	0,5	9	107
253	Pankreatitis, akute	C/D	6	0,5	9	
254	Parkinson-Krankheit	C	11	0,5	9	117
255	Pityriasis rosea	C	7	0,5	9	256
256	Vergeßlichkeit, allgemeine	A	12	0,5	9	
257	Alopezia areata	C	7	0,4	8	246
258	Orchitis, Epididymitis	C	9	0,4	8	362
259	Pyelonephritis	C/D	9	0,4	8	
260	Klavus	C/D	7	0,4	7	132
261	Enuresis nocturna	C	9	0,4	7	178
262	Hammerzehe	D	12	0,4	7	
263	Hypermenorrhöe, Metrorrhagie	A	9	0,4	7	88
264	Keuchhustenbilder, Pertussis-Bild	C	12	0,4	7	349
265	Morbus Sudeck	C/D	12	0,4	7	
266	Mumps-Bild	C	12	0,4	7	220
267	Nagelfehlbildung	A/C	7	0,4	7	358
268	Parageusien, Geschmacksstörungen	A	12	0,4	7	280
269	Presbyakusis	A/C	12	0,4	7	155
270	Stomatitis	A	8	0,4	7	210
271	Zystopyelitis	C/D	9	0,4	7	213
272	Amenorrhöe, Hypomenorrhöe	A	9	0,3	6	140
273	Gelenkersatz, Beschwerden bei Status nach	B/C	2	0,3	6	267
274	Chalazion	C/D	10	0,3	6	263
275	Durchfall über 1 Woche	A	6	0,3	6	
276	Erysipel	C	3	0,3	6	216
277	Hernia umbilicalis	C/D	6	0,3	6	194
278	Keloid	C	7	0,3	6	275
279	Muskelkrämpfe	A	2	0,3	6	311
280	Peritonsillitis, Peritonsillarabszeß	C	8	0,3	6	281
281	Cholezystektomie, Beschwerden nach	B	6	0,3	6	108
282	Suizidversuch	C/D	11	0,3	6	

Tabelle 1. Fortsetzung

P. Landolt-Theus 1983–1988 Rang	Beratungsergebnis (BE)	Klassifizierung	Fenster	[‰]	absolut n	R. N. Braun 1977–1980 Rang
nicht mehr regelmäßig häufig:						
283	Abortus	C/D	9	0,3	5	184
284	Abszeß, iatrogen (oder durch Pflegeperson)	C/D	3	0,3	5	
285	Anal-/Rektalprolaps	D	9	0,3	5	
286	Augentränen, uncharakteristisches	A	10	0,3	5	123
287	Hygrom, Bursitis chronica	C	2	0,3	5	170
288	Diverticulitis acuta	C	6	0,3	5	
289	Erbrechen über 1 Woche	A	6	0,3	5	248
290	Hämarthros	D	2	0,3	5	269
291	Hauterfrierungen, sonstige	C	7	0,3	5	180
292	Keratitis, Keratokonjunktivitis	C	10	0,3	5	276
293	Kind, schreiendes	A	12	0,3	5	
294	Mastitis, akute Milchstauung	C	3	0,3	5	174
295	Mastodynie, Mamillenschmerz	A	5	0,3	5	356
296	Pankreatopathie	C	6	0,3	5	238
297	Pyodermie im engeren Sinn	C	3	0,3	5	198
298	Raynaud-Syndrom	D	12	0,3	5	241
299	Schwangerschaftserbrechen	A	9	0,3	5	
300	Thalassaemia minor	D	12	0,3	5	
301	Tränensackentzündung	C	10	0,3	5	
302	Anorexie	A	12	0,2	4	204
303	Epidermophytid	C	7	0,2	4	179
304	Fazialislähmung	C	2	0,2	4	299
305	Hämangiom	C	7	0,2	4	250
306	Hiatushernie, paraösophageale u. andere	D	7	0,2	4	
307	Hodenschmerzen	A	9	0,2	4	344
308	Hydrozele des Hodens	C/D	9	0,2	4	272
309	Hyperhidrose, lokal	A	12	0,2	4	171
310	Ikterus ohne nähere Bezeichnung	A	12	0,2	4	
311	Incontinentia alvi	A	9	0,2	4	348
312	Klavikulafraktur	D	4	0,2	4	351
313	Kolitis	C/D	6	0,2	4	264
314	Myoma uteri	C/D	9	0,2	4	255
315	Parese peripherer Nerven, isoliert	C	2	0,2	4	
316	Probleme im Adoleszentenalter	A	12	0,2	4	
317	Probleme, sonstige	A	12	0,2	4	
318	Restless legs	A	12	0,2	4	
319	Sublingualdrüsen-Schwellung	A	1	0,2	4	
320	Soor, Candidose der Mundschleimhaut	C/D	8	0,2	4	244
321	Tic	A	11	0,2	4	260
322	Triggerfinger	C	4	0,2	4	261
323	Condylomata acuminata	C/D	7	0,2	3	334
324	Dupuytren-Kontraktur	D	7	0,2	3	247
325	Erythrasma	C	7	0,2	3	
326	Flatulenz	A	6	0,2	3	300
327	Fremdkörpergefühl im Rachen, Globus	A	11	0,2	3	
328	Furunkulose	C/D	3	0,2	3	234
329	Glaukom, chronisches	C	10	0,2	3	
330	Hämoptoe, Sputum blutig	A	5	0,2	3	
331	Hernia incarcerata	C/D	6	0,2	3	193

Tabelle 1. Fortsetzung

P. Landolt-Theus 1983–1988 Rang	Beratungsergebnis (BE)	Klassi-fizie-rung	Fenster	[‰]	absolut n	R. N. Braun 1977–1980 Rang
332	Hodentorsion	C/D	9	0,2	3	
333	Hörverminderung	A	8	0,2	3	
334	Ileus	C	6	0,2	3	
335	Hypertrophe obstruktive Kardiomyopathie	D	5	0,2	3	
336	Leberzirrhose	C/D	6	0,2	3	162
337	Sezernierende Brüste, Galaktorrhö	A	5	0,2	3	309
338	Morbus Wilson	D	12	0,2	3	
339	Ösophagusdivertikel	D	5	0,2	3	
340	Ohrfluß, chronisch-rezidivierend	A	7	0,2	3	315
341	Papanicolaou-Test III/IV	A	9	0,2	3	279
342	Polydipsie	A	12	0,2	3	
343	Laryngotracheitis subglottica, Pseudokrupp-Bild	C	1	0,2	3	
344	Pyelitis, Zystopyelitis	C/D	9	0,2	3	119
345	Refraktionsanomalien	A	10	0,2	3	242
346	Sakraldermoid	C/D	3	0,2	3	
347	Stuhlgang, imperativer	A	6	0,2	3	
348	Vitiligo	C	7	0,2	3	391
349	Zervixpolyp	D	9	0,2	3	394
350	Abduzenslähmung	C	2	0,1	2	321
351	Blepharitis	C	10	0,1	2	291
352	Extrauteringravidität	C/D	9	0,1	2	
353	Flöhe	C/D	12	0,1	2	
354	Follikulitis	C/D	3	0,1	2	233
355	Frenulumriß	D	4	0,1	2	
356	Fußheberparese	C/D	11	0,1	2	
357	Gehörsturz, akuter	C	8	0,1	2	
358	Glossitis	A	8	0,1	2	301
359	Haar, eingewachsenes	D	7	0,1	2	
360	Hernia epigastrica	C/D	6	0,1	2	271
361	Hernia femoralis	C/D	6	0,1	2	
362	HIV positiv	A	12	0,1	2	
363	Kind, gestörtes	A	12	0,1	2	350
364	Lambliasis	D	12	0,2	3	
365	Lichen ruber planus	C	7	0,1	2	253
366	Lungentuberkulose	D	5	0,1	2	355
367	Meningitis	C/D	11	0,1	2	
368	Morbus Recklinghausen	D	12	0,1	2	
369	Nachtschweiß	A	12	0,1	2	
370	Nägel, brüchige, Nageldystrophie	A	7	0,1	2	
371	Ohren, abstehende	D	8	0,1	2	
372	Orientbeule	D	12	0,1	2	
373	Osteochondrosis dissecans	C	2	0,1	2	
374	Osteoporose	C/D	12	0,1	2	
375	Pedikulosis	C/D	12	0,1	2	39
376	Prostatitis	C	9	0,1	2	318
377	Psychoorganisches Syndrom	C	11	0,1	2	
378	Pterygium	D	10	0,1	2	319
379	Rauchvergiftung	C	12	0,1	2	
380	Rückenmarkatrophie, thorakale	C	11	0,1	2	

Tabelle 1. Fortsetzung

P. Landolt-Theus 1983–1988 Rang	Beratungsergebnis (BE)	Klassi-fizie-rung	Fenster	[‰]	absolut n	R. N. Braun 1977–1980 Rang
381	Schmarotzer, unklarer	C	12	0,1	2	
382	Sehnenluxation	C/D	4	0,1	2	
383	Sehschwäche, passagere	A	10	0,1	2	377
384	Septumdeviation	D	8	0,1	2	
385	Speichelfluß, vermehrter	A	8	0,1	2	
386	Spreizfuß	C/D	12	0,1	2	223
387	Strabismus	C	10	0,1	2	285
388	Strophulus infantum	C	7	0,1	2	165
389	Thrombangitis obliterans	C/D	12	0,1	2	
390	Thyreoiditis	C/D	12	0,1	2	382
391	Trommelfellperforation	D	8	0,1	2	
392	Varikozele	C/D	9	0,1	2	
393	Vaskulitis	C/D	12	0,1	2	
394	Adhäsions- und Narbenbeschwerden	A	12	0,1	1	226
395	Adnexgeschwulst	A	9	0,1	1	323
396	Aerophagie	A	6	0,1	1	324
397	Anämie, kongenitale dyserythropoetische	D	12	0,1	1	
398	Angulus infectiosus, Perlèche	C/D	8	0,1	1	203
399	Arthritis purulenta	C/D	3	0,1	1	
400	Aszites	A	12	0,1	1	
401	Augen, trockene	A	10	0,1	1	
402	Baker-Zyste	C	2	0,1	1	
403	Blasen, pemphigoide	A	7	0,1	1	
404	Blutung aus dem Ohr	A	8	0,1	1	
405	Emphysem	A	5	0,1	1	229
406	Endometriose	C/D	9	0,1	1	
407	Erosio portionis cervicis	C	9	0,1	1	101
408	Erythema nodosum	D	7	0,1	1	
409	Exophthalmus	A	10	0,1	1	
410	Exostose, Exostosis multiplex	A	12	0,1	1	205
411	Extremitätenarterien, Verschluß, akuter	C	12	0,1	1	232
412	Fieber mit auffälligen Myalgien	B	1	0,1	1	336
413	Fieber, rheumatisches	D	1	0,1	1	
414	Gelenklaxizität	A	2	0,1	1	
415	Gesichtsekzem beim Säugling	C	7	0,1	1	191
416	Gleithoden	C	9	0,1	1	340
417	Glykosurie	A	12	0,1	1	302
418	Haarkrusten	C	7	0,1	1	
419	Hämorrhagien, venöse	A	12	0,1	1	225
420	Hautparasiten, unklare	C	7	0,1	1	
421	Hepatopathie	C	6	0,1	1	
422	Herpes corneae	C/D	10	0,1	1	
423	Herpes genitalis	C	9	0,1	1	
424	Homosexualität	A	12	0,1	1	
425	Hyperaldosteronismus	D	12	0,1	1	
426	Hyperhämoglobinämie	A	12	0,1	1	
427	Hyperplasia mammae	A	5	0,1	1	
428	Hypertriglyzeridämie	A	12	0,1	1	
429	Hypochondrie	C	11	0,1	1	273
430	Impffieber	C	1	0,1	1	347

Tabelle 1. Fortsetzung

P. Landolt-Theus 1983–1988 Rang	Beratungsergebnis (BE)	Klassi-fizie-rung	Fenster	[‰]	absolut n	R. N. Braun 1977–1980 Rang
431	Karotissinus-Syndrom	C	12	0,1	1	
432	Komedonen	C	7	0,1	1	265
433	Lebensmittelallergie	C	12	0,1	1	
434	Löfgren-Syndrom	D	12	0,1	1	
435	Lues	D	12	0,1	1	
436	Lyme-Arthritis	D	12	0,1	1	
437	Lymphadenitis	A	12	0,1	1	197
438	Malaria	D	12	0,1	1	
439	Marfan-Syndrom	D	12	0,1	1	
440	Medianuskompression (Ellbogen)	C	11	0,1	1	
441	Miktionsbeschwerden	A	9	0,1	1	
442	Mononucleosis infectiosa (M. Pfeiffer)	C/D	2	0,1	1	
443	Morbus Reiter	D	12	0,1	1	
444	Morton-Neuralgie	C	11	0,1	1	
445	Mundatmung, Schnarchen	A	12	0,1	1	
446	Mundgeruch	A	12	0,1	1	
447	Myasthenia gravis	D	11	0,1	1	
448	Myositis ossificans	D	11	0,1	1	
449	Nierenbeckenruptur	D	4	0,1	1	
450	Nykturie	A	9	0,1	1	
451	Oligurie	A	9	0,1	1	
452	Onychogryposis	D	7	0,1	1	207
453	Parotitis marantia	C	8	0,1	1	
454	Pemphigus	C	7	0,1	1	
455	Petechien	A	12	0,1	1	
456	Phlegmone	C/D	3	0,1	1	316
457	Pillenbeschwerden	A	9	0,1	1	366
458	Pleuraerguß	A	5	0,1	1	
459	Pleuritis	C/D	5	0,1	1	
460	Polymyalgia rheumatica	C/D	2	0,1	1	
461	Postherpetisches Syndrom	C	11	0,1	1	
462	Proktalgie	A	9	0,1	1	240
463	Ptosis	A	10	0,1	1	
464	Ruminieren	A	6	0,1	1	371
465	Sarkoidose	C	12	0,1	1	
466	Sialolith	D	8	0,1	1	
467	Sinusitis ethmoidalis sive sphenoidalis	C/D	8	0,1	1	
468	Skabies	D	12	0,1	1	243
469	Spondylolisthesis	A	2	0,1	1	
470	Sprue	D	12	0,1	1	
471	Streckhemmung Gelenk	A	2	0,1	1	
472	Thrombozytose	A	12	0,1	1	
473	Toxoplasmose	D	12	0,1	1	
474	Ulcus corneae	C/D	10	0,1	1	320
475	Unterkieferöffnungssperre	A	2	0,1	1	
476	Urethralstruktur	C	9	0,1	1	262
477	Vagina sicca	A	9	0,1	1	
478	Wehen, falsche	A	9	0,1	1	392
479	Zehendeformation	D	12	0,1	1	393

definiert waren. Dieser Tatsache trägt die Monographie *Benennung der regelmäßig häufigen Fälle in der Allgemeinpraxis (Kasugraphie)* [152] (vgl. A 1.4) Rechnung.

Mit fällestatistischen Untersuchungen in der Allgemeinpraxis unter Verwendung der Fachsprache von Braun befaßten sich im deutschsprachigen Raum F. Prosénc [208], H. Göpel [92], A. Sonnleitner [235] und jüngst der Schweizer P. Landolt-Theus [151]. Für den Pariser Großraum haben die französischen Ärzte R. Sourzac und G. Very unter Leitung von O. Rosowsky dieselben Untersuchungen mittels dieser Fachsprache innerhalb einer Zweijahresstatistik durchgeführt [237].

Anhand von 5 Einjahresstatistiken (1983–1988) hat Landolt-Theus das von Braun entdeckte *biologische Phänomen* bestätigt: Etwa 300 Positionen von den rund 30000–40000 beschriebenen und voneinander abgrenzbaren Krankheiten und Syndromen machen 98% aller Fälle einer Allgemeinpraxis aus (Abb. 1). Sie begegnen dem Arzt in einer durchschnittlich großen Praxis mindestens einmal pro Jahr (Tabelle 1).

Während seines Berufslebens sieht der übliche Praktiker ungefähr 2000–2500 dieser beschriebenen Fälle.

Die häufigsten 100 Vorkommnisse machen übrigens fast schon 80%, die häufigsten 200 bereits 93% aller Beratungsergebnisse aus [151].

Aus der Erfahrung heraus hat sich als Grenze des regelmäßig Häufigen ein Verhältnis der Fälle von 1:3000 ergeben. So viele Fälle sieht also ein Allgemeinarzt im langjährigen Durchschnitt mindestens einmal pro Jahr (Tabelle 1).

Einen guten Überblick über die Fälleverteilung während der Jahre 1954–1959 und 1977–1980 vermittelt die umfangreiche Statistik von R. N. Braun in seinem *Lehrbuch der Allgemeinmedizin. Theorie, Fachsprache und Praxis* [37]. Während diese Statistiken noch weiter aufgeschlüsselt sind nach Altersgruppen, Geschlecht und danach, ob es sich um einen neuen oder um einen alten Behandlungsfall handelt, verzichten die Statistiken von P. Landolt-Theus (Tabelle 1) auf eine solche Differenzierung.

Ein Blick in die verschiedenen Häufigkeitsstatistiken der beiden Autoren aus weit auseinanderliegenden Jahren ermöglicht es also jedem Arzt, rasch und ziemlich genau zu ersehen, welche Fälle in welcher Häufigkeit ihm in der Regel begegnen.

Der Wert dieser Tabellen wird nicht dadurch geschmälert, daß einzelne Benutzer manchmal bestimmte Beratungsergebnisse in ihrer eigenen Praxis nicht vorweisen können (z.B. vaginaler Fluor, Wunden, Konjunktivitis, Schwangerschaft); eine solche Ausblendung von Fällen erklärt sich meist durch eine hohe Versorgung mit Spezialisten im betreffenden

Abb. 1. Relative Häufigkeit der Beratungsergebnisse nach ihrem Rang 1–300 in 5 Einjahresstatistiken (1983–1988) von P. Landolt-Theus [151]

Einzugsgebiet [93]. Andere Häufigkeitsreihungen könnten durch die eigenen Neigungen oder speziellen Fachkenntnisse erklärt werden.

Neben den regelmäßig häufigen Beratungsergebnissen (BE) kommen klarerweise in jeder Praxis auch immer wieder andere, nicht regelmäßig häufige Krankheiten, Syndrome und Symptomklassifizierungen vor. Verglichen mit den regelmäßig häufigen Beratungsergebnissen ist ihre Gesamtzahl jedoch klein (2%: 98%; [151]).

Die Allgemeinmedizin kann jedoch ihrem Wesen nach keine Konzentration auf bestimmte Krankheitsgruppen sein, wie das für die Spezialfächer gilt. Vielmehr muß sie mit allen Erkrankungen arbeiten, d.h. an sie denken, damit sie das unausgelesen an die Medizin herangebrachte Gut von Beratungsursachen (BU) rasch und vernünftig zu versorgen vermag [37].

1.2 Zweidimensionale Systematik

Der Allgemeinarzt braucht für verschiedene Zwecke (z.B. Statistik, Fortbildungsbedürfnisse) Systeme zur Ordnung seiner Beratungsergebnisse (BE) und dazu Hauptgruppen in verhältnismäßig kleiner Zahl.

Bei einem Durcheinander, wie es unabänderlicherweise die Krankheitsbegriffe und die Klassifizierungen darstellen, kann man die einzelnen Elemente weder nach Fächern noch sonst irgendwie voll befriedigend gruppieren. Für die Bedürfnisse dieses Buches hat sich die Gliederung der sog. *Zweidimensionalen Systematik* nach R. N. Braun angeboten (Tabelle 2). An dieser Zweidimensionalen Systematik fallen 4 senkrechte *Kolonnen* (A–D) und – in Anlehnung an die Computersprache – 12 waagerechte *Fenster* (1–12) auf. Diese Fenster entsprechen in diesem Buch den 12 Kapiteln des Textes B „Praxis".

Will man ein in der Praxis gefundenes Beratungsergebnis (BE) in die Systematik der 4 senkrechten Kolonnen A–D einordnen, muß man sich zunächst über folgende Fragen im klaren sein:

- Wurde der Fall unter einem *Leitsymptom* offengelassen (z. B. Extrasystolie – vertikale Kolonne A)?
- Standen *mehrere Merkmale (Symptomgruppen)* gleichrangig im Vordergrund (z.B. Uncharakteri-

stisches Fieber mit Halsschmerzen und Husten – vertikale Kolonne B)?
- Lag das *„Bild einer Krankheit"* oder einer Krankheitsgruppe vor (z.B. *„Bild* einer Pertussis" – vertikale Kolonne C)?
- War eine *exakte Krankheitserkennung (Diagnose)* möglich (z.B. „Verbrennung" – vertikale Kolonne D)?

Die waagerechten Fenster 1–12 basieren auf der diagnostisch und therapeutisch engen Zusammengehörigkeit der einschlägigen Vorkommnisse.

Das Fenster 3 (Kap. B 3 „Pyogene Infektionen der Haut und ihrer Anhangsgebilde") erfaßt – in Anlehnung an die statistische Praxis von Braun und anderen Untersuchern – zusätzlich noch die Beratungsergebnisse Zahnabszesse, Hidrosadenitis axillaris, Hordeola, Acne vulgaris und akute Mastitis.

Da bei einer solchen Zuordnung u.a. das „Hordeolum" bei den Beschwerden der Augenregion fehlt, wird das Fenster 10 (Kap. 10) konsequenterweise mit „*Andere* Beschwerden und Erkrankungen im Bereich der Augen" überschrieben.

Das Fenster 4 (Kap. 4) faßt Verletzungen zusammen; die Fenster 5, 6, 8, 9 und 10 (Kap. 5, 6, 8, 9, 10) gelten Beratungsergebnissen in regionären Bereichen wie Thorax, Abdomen, Augen, Hals, Nase, Ohren, Urogenitale, und das Fester 12 (Kap. 12) nimmt die „Sonstigen Beschwerden und Erkrankungen" auf. Hierunter fallen z.B. epidemische Kinderkrankheiten und die Venenentzündungen. Die Vielfalt der in Fenster 12 zusammengefaßten Beratungsergebnisse mag zunächst verwirrend oder gar provozierend erscheinen. Eine solche Rubrik für das „Restliche" gibt es in jeder Systematik.

1.3 Beratungsursache (BU) und Beratungsergebnis (BE)

Ein weiteres wesentliches Ergebnis der berufstheoretischen Forschung in der Allgemeinmedizin war der schon 1961 erbrachte Nachweis [31], daß sich in einer Allgemeinpraxis nur in 1 von 10 Fällen, also in rund 10%, eine Diagnose im Sinne einer überzeugenden Zuordnung zu einem wissenschaftlichen Krankheitsbegriff stellen läßt (vgl. in Teil B die Abschnitte 1.1, 7.14.3 und 10.2; Abb. 2).

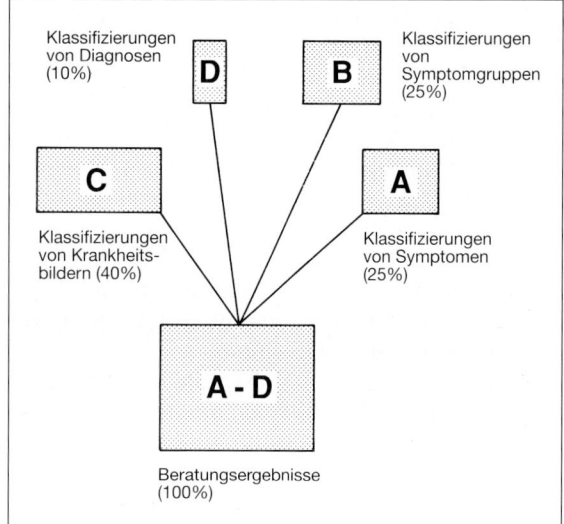

Abb. 2. Die 4 Möglichkeiten der Klassifizierung von allgemeinmedizinischen Beratungsergebnissen (*A, B, C* bzw. *D*) und ihr Anteil im langjährigen Durchschnitt des Krankengutes in der Allgemeinpraxis

Grundsätzlich ist semantisch zu unterscheiden zwischen
– *Diagnostik* (einem Weg) und
– *Diagnose* (einem Ziel).

Die Diagnostik ist der *Weg*, der von den Beratungsursachen (BU) zum *Ziel*, den Beratungsergebnissen (BE), führt. Am Ende der Beratung stehen also die Bewertung und Benennung der Erkenntnisse; diese werden in einem BE zusammengefaßt. Die Beratungsergebnisse selbst werden – je nach Fall – als Symptom (A), Symptomgruppe (B), Bild einer Krankheit (C) oder als Diagnose (D) klassifiziert (Abb. 3).

Die Beratungsursache (BU) ist der *Anlaß*, der den Patienten zum Allgemeinarzt bringt. Für gewöhnlich geht es um ein einziges Problem. Der Kranke kann sich aber auch zwei oder mehr Fragen für den Arztkontakt „aufgespart" haben. Die Problematik der Beratungsursachen ist derzeit ein wissenschaftlich fast unberührtes Gebiet.

Statistisch sind von den Beratungsergebnissen, den Fällen, die *Inanspruchnahmen*, die Kontakte, scharf zu trennen. Tabelle 1 erfaßt die Beratungsergebnisse (Fälle) einer Allgemeinpraxis und stellt keine Statistik der Inanspruchnahmen dar. Ausführlich wird die statistische Problematik von Beratungsursa-

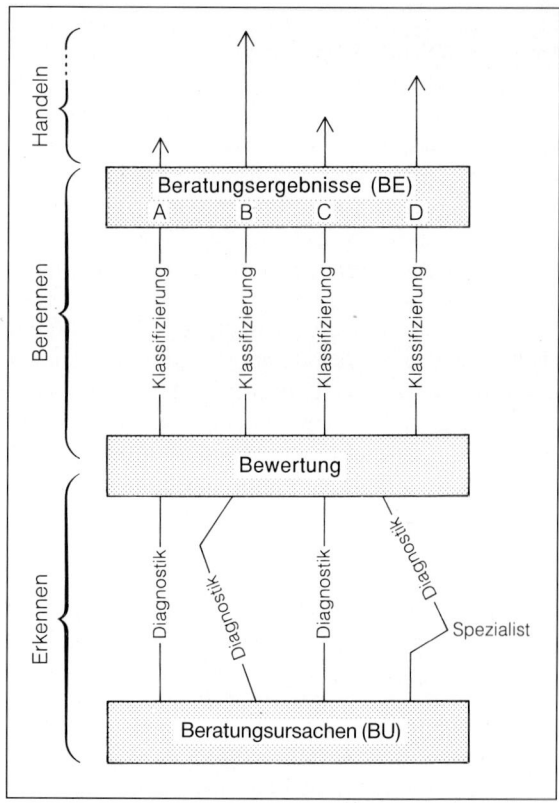

Abb. 3. Der Weg von den Beratungsursachen (BU) mittels der Diagnostik zur Bewertung und mittels der Klassifizierung zu den Beratungsergebnissen (BE), die ein Symptom (*A*), eine Symptomgruppe (*B*), das Bild einer Krankheit (*C*) oder eine exakte Diagnose (*D*) sein können

che, Beratungsergebnis und Inanspruchnahme im „Lehrbuch der Allgemeinmedizin" und in „Wissenschaftliches Arbeiten in der Allgemeinmedizin" [37, 39] dargestellt.

Auch die Begriffe *Krankheit* und *Erkrankung* werden häufig ungenau verwendet. Berufstheoretisch ist zu unterscheiden zwischen

- *Erkrankung*, wenn es bei einem Fall weder überzeugende noch naheliegende Beziehungen zu einer einzelnen beschriebenen Krankheit gibt (z.B. Uncharakteristisches Fieber, Durchfall). Die Klassifizierung erfolgt in Kolonne A bzw. Kolonne B (Tabelle 1 und 2).

- *Krankheit*, wenn der Arzt Beziehungen zum Lehrinhalt der klinisch-spezialistischen Bücher herstel-

Tabelle 2. Verteilung von rund 8000 unausgelesenen Praxisfällen auf die 48 Felder einer speziellen Zweidimensionalen fällestatistischen Systematik der Jahre 1977–1980. (Mod. nach [37])

Fenster	Klassifzierung				A–D Gesamt [%]
	A Symptome	B Symptom- gruppen	C Bilder einer Krankheit	D Diagnosen	
1 Uncharakter. Fieber (UF), Afebrile Allgemeinreaktion (AFAR), Luftwegekatarrhe, Tonsillitis	330 28,25	791 67,72	46 3,94	1 0,09	1168 14,7
2 Myalgien, Neuralgien, Arthropathien, Kreuzschmerzen, Neuritiden	351 36,15	496 51,08	104 10,71	20 2,06	971 12,2
3 Pyogene Infektionen der Haut und ihrer Anhangsgebilde	1 0,35	10 3,52	270 95,07	3 1,06	284 3,6
4 Verletzungen	18 2,92	43 6,98	293 47,56	262 42,53	616 7,7
5 Andere Beschwerden und Erkrankungen der Thoraxregion, Hypertonie, Schwindel, Beinödeme, Hypotonie, periphere akute Kreislaufinsuffizienz	202 23,31	69 7,97	581 67,10	14 1,62	866 10,9
6 Andere charakteristische und uncharakteristische Beschwerden und Krankheitszeichen in der abdominellen Region	218 30,19	218 30,19	179 24,79	107 14,82	722 9,1
7 Andere Beschwerden und Erkrankungen der Haut	81 9,16	47 5,32	641 72,51	115 13,01	884 11,1
8 Andere Beschwerden und Erkrankungen im Bereich von Nase, Ohren, Mund und Hals	58 21,01	7 2,54	158 57,25	53 19,20	276 3,5
9 Andere Beschwerden und Erkran- kungen im urogenitalen Bereich	125 28,80	30 6,91	185 42,63	94 21,66	434 5,5
10 Andere Beschwerden und Erkrankungen im Bereich der Augen	22 9,82	13 5,80	126 56,25	63 28,13	224 2,8
11 Andere Beschwerden und Erkrankungen im Bereich der Psyche und Nerven	75 16,30	94 20,43	244 43,04	47 10,22	460 5,8
12 Sonstige Beschwerden und Erkrankungen	336 32,18	119 11,40	471 45,12	118 11,30	1044 13,1
Gesamt (1–12) [%]	1817 22,90	1937 24,40	3298 41,50	897 11,30	7949 100,0

len will (z.B. Erysipel, Psoriasis, M. Paget). Die Klassifizierung erfolgt in Kolonne C bzw. Kolonne D (Tabellen 1 und 2).

Der berufstheoretisch geschulte Allgemeinarzt kann durch die Anwendung der Zweidimensionalen Systematik in seiner Praxissprache und in seiner Karteikarte (bzw. EDV) *alle* seine Befunderhebungen einfach, rasch, allgemein nachvollziehbar und korrekt dokumentieren. Dabei wird das gefundene Beratungsergebnis (BE) mit den Ziffern 1–12 aus den waagerechten Fenstern und den Buchstaben A–D aus den senkrechten Kolonnen der Zweidimensionalen Systematik (vgl. Tabellen 1 und 2) versehen. Beispiele für eine solche *neue Dokumentation* in der Allgemeinmedizin sind:

- „Hypertonie 5 A“,
- „Hypertonie 5 C“,
- „Afebriler Husten 1 A“,
- „Depression 11 C“,
- „Myokardinfarkt 5 D“.

Auf diese Weise kann der Allgemeinarzt in seiner Dokumentation jederzeit erkennen, wie weit der aktuelle Stand seiner Diagnostik ist. Dies hat nicht nur Konsequenzen für das eigene weitere Vorgehen im jeweiligen Beratungsfall (z.B. Überweisung, Einweisung, erneute Einbestellung, Abwartendes Offenlassen), sondern es erleichtert auch die zahlreichen Auskünfte, zu denen der Arzt heute in zunehmendem Maße verpflichtet ist oder aufgefordert wird (z.B. Anfragen von Krankenkassen, Behörden und Versicherern, Auskünfte an weiterbehandelnde Kollegen in Praxis und Klinik).

Wie der Allgemeinarzt in seiner Praxis die jeweilige Zuordnung des gefundenen Beratungsergebnisses zu einer der 4 Kolonnen A–D im Praxisalltag handhaben soll, zeigt das folgende Beispiel aus dem Fenster 1 (s. Tabelle 2).

Fallbeispiel:

Diagnose (D)

Ein 7jähriger Junge klagt über Halsschmerzen. Bei der Untersuchung findet der Arzt bei ihm vergrößerte, gerötete, eitrig belegte Tonsillen mit dolenten angulären Lymphknotenvergrößerungen, zusätzliche exanthematische Hauterscheinungen. Da in letzter Zeit in der Umgebung Scharlachfälle (vgl. B 12.5) aufgetreten sind, wird ein Rachen-/Tonsillenabstrich durchgeführt. Dabei zeigen sich einige Tage später massen-

haft β-hämolysierende Streptokokken der Gruppe A. Die eitrig belegten Tosillen sind damit Symptom eines exakt diagnostizierten,

- „durch β-hämolysierende Streptokokken A verursachten Scharlachs (D)“.

Bild einer Krankheit (C)

Wird dagegen bei einem anderen Patienten mit derselben Symptomatik und den gleichen Befunden kein Abstrich durchgeführt und noch am gleichen Tag mit Antibiotika behandelt, bleibt unklar, welcher Erreger die Krankheit verursacht hat und ob Antibiotika notwendig gewesen waren.
Damit ist die antibiotische Therapie in gewisser Weise spekulativ.
Es ist z.B. möglich, daß ein Antibiotikum eingesetzt wurde, das entweder auf resistente Keime stößt oder nicht indiziert (Virusinfektion) war. Eine Kontrolle des Patienten in 1, 2 oder spätestens 3 Tagen ist unerläßlich. In diesem Fall ist also ungezielt behandelt worden. Die vorhandene Unsicherheit muß durch vermehrte Kontrollen minimiert werden. Der Arzt wird also klassifizieren:

- „Bild von Scharlach (C)“.

Symptomgruppe (B)

Bekanntlich können belegte Tonsillen und Rachenrötung bei einem fieberhaft erkrankten Patienten neben Husten, Schnupfen und Kopfschmerz auftreten. In einem solchen Fall kann es, wenn ein scarlatiniformes Exanthem fehlt, keine Zuordnung zu einem „Bild von Scharlach“ geben. Der Arzt wird die Symptomgruppe

- „Uncharakteristisches Fieber (B)“.

klassifizieren. Es kann hier sowohl ein viraler als auch ein bakterieller Infekt vorliegen.
Steht dagegen die Mandelentzündung innerhalb der Symptomgruppe „Husten, Schnupfen, Kopfschmerz, Fieber“ im Vordergrund, ist die Klassifizierung

- „Tonsillitis acuta (B)“.

richtig (vgl. B1.2.8).

Symptomklassifizierung (A)

Oftmals ist ein Leitsymptom Beratungsursache (BU) und Beratungsergebnis (BE) zugleich (Abb. 3).
Im zuvor genannten Fall des 7jährigen Jungen klassifiziert der Arzt das Symptom

- „Halsschmerz (A)“.

1.4 Fachsprache, Kasugraphie

Allein an der unterschiedlichen Handhabung des Grippe- wie des Erkältungsbegriffs (vgl. B 1.2.1) im internationalen Schrifttum kommt zum Ausdruck, wie individuell die Praktiker das in solchen Fällen vorhandene

nomenklatorische Vakuum durch persönlich entwik-
kelte Begriffe ausfüllen müssen.

Das geschieht unbewußt und – in verwirrender
Weise – unter sehr unterschiedlicher Benutzung vor-
gegebener klinischer Krankheitsbezeichnungen. Diese
enthalten folglich von Allgemeinarzt zu Allgemeinarzt
wechselnde und von den klinischen Begriffen mehr
oder weniger weit entfernte Bedeutungen [29].

So wie die Regelmäßigkeiten der Fälleverteilung (vgl.
A 1.1) eine wesentliche Basis für die Praxis in jedem Fach
sind, so gehört auch eine Fachsprache (vgl. B 1.2, B 2.1.1,
B 2.2.1, B 5.2.2, B 7.3.1.2, B 9.2, B 11.6.3) dazu. Eine
spezifisch allgemeinmedizinische Sprache, die auch wissenschaftlichen Kriterien genügen kann, fehlt jedoch noch
weitgehend. Gerade bei den häufigsten Beratungsergebnissen bestehen erhebliche Unterschiede in den individuellen Benennungen [28, 235].

An den klassischen *klinischen Krankheiten*, wie
sie in den Lehrbüchern beschrieben worden sind,
orientiert sich die

– *Nosographie*
  des Klinikers. Dagegen hat die
– *Kasugraphie*

des Praktikers *die Fälle* zum Gegenstand, wie sie sich
im Alltag präsentieren.

Die Kasugraphie hat den Zweck, gleichartige Fälle, die bisher verschieden bezeichnet wurden, nur
noch einem einzigen Begriff zuzuordnen.

Es wird also die Aufgabe künftiger berufstheoretischer
Forscher in der Allgemeinmedizin sein, eine solche Kasugraphie einzuführen und weiterzuentwickeln [235].

1.5 Abwendbar gefährlicher Verlauf (AGV)

In der Fällestatistik spielt die regelmäßige Häufigkeit
(vgl. A 1.1) von *„Abwendbar gefährlichen Verläu-*
fen/AGV" (vgl. B 1.2.3) nur eine geringe Rolle. Trotz
ihrer Seltenheit sind sie im diagnostischen Alltag von
eminenter Bedeutung [42, 55].

Der Arzt muß immer an „Abwendbar gefährliche
Verläufe" denken, ganz besonders an atypische Verläufe. Ein gutes Beispiel dafür ist das klassische „Bild
einer akuten Gastritis (C)", hinter deren ganz typischer Symptomatik sich z.B. eine völlig atypisch ver-
laufende, akute Wurmfortsatzentzündung verbergen
kann.

1.6 Abwartendes Offenlassen

Der Begriff *„Abwartendes Offenlassen"* (vgl. B
5.10.1) wurde ebenfalls durch die berufstheoretische
Forschung von R. N. Braun in die Medizin eingeführt
und hat rasch große Verbreitung gefunden. Er drückt
aus: Das diagnostische Problem ist mehr oder weniger
offen, d.h. die überzeugende Zuordnung zu einem
Krankheitsbegriff war nicht möglich.

Die bewußte Anwendung des Begriffs schützt den
Arzt davor, in der diagnostischen Aufmerksamkeit
nachzulassen. Selbstverständlich ist dazu auch die
volle Mitarbeit des Patienten erforderlich [39].

Die meisten Praxisfälle in der Allgemeinmedizin
werden *abwartend offen* geführt; der Arzt darf nicht
durch eine unzulässige „Diagnose" die wahre diagnostische Lage verschleiern.

1.7 Unausgelesenes Krankengut

Die Allgemeinmedizin hat es mit dem *„Unausgelese-*
nen Krankengut" zu tun, d.h. ihre Patienten sind Menschen aller Altersgruppen, beiderlei Geschlechts, mit
Beratungsproblemen aller Art. Die Allgemeinmedizin
bemüht sich um den *ganzen* Menschen, und zwar in
langzeitgerichteter, kontinuierlicher Betreuung, in
Einzelfällen in lebenslanger Führung.

Der Allgemeinarzt wird bekanntlich in der Praxis
durch eine Mischung verschiedenster Probleme bean-
sprucht, die er als „Allrounder" auch fraglos am besten bewältigen kann. Diese Mischung verkörpert –
statistisch gesprochen – das „Unausgelesene Material". Natürlich umfaßt das Unausgelesene Krankengut
nicht alle Gesundheitsstörungen, da es stark selektiert
ist. Denn die Menschen gehen bekanntlich wegen
leichter Halsschmerzen, geringer Unpäßlichkeit oder
etwas Kopfweh nicht gleich zum Arzt. Die meisten
dieser überwiegend banalen Gesundheitsstörungen
laufen im Laienbereich ab [37, 115].

1.8 Zeitfaktor

Die Allgemeinärzte sind gezwungen, ihre Beratungen
ganz überwiegend in kurzer Zeit durchzuführen (vgl. B
9.3.2). Selbst unter idealen Bedingungen stehen für die
meisten allgemeinärztlichen Patienten zur „nackten"

Diagnostik und Therapie durchschnittlich insgesamt höchstens 9 Minuten pro Konsultation zur Verfügung [188]. Die Allgemeinpraxis wird also vom *Zeitfaktor* sehr wesentlich geprägt. Man darf den Zeitdruck aber nicht als Plage ansehen, sondern muß ihn als Herausforderung betrachten, will man die angewandte Medizin begreifen [33].

Im übrigen hat die Entwicklung in den letzten Jahrzehnten gezeigt, daß trotz zunehmender Ärztezahlen die für den einzelnen Patienten in der Allgemeinpraxis verfügbare Zeit nicht zugenommen hat. Um nur einen Grund dafür zu nennen: Die Versicherten werden immer mehr dazu motiviert, schon bei minimalen Gesundheitsstörungen, ja auch dann, wenn sie sich gesund fühlen, ihren Hausarzt zu beanspruchen [56].

1.9 Gesundheitspolitischer Rahmen

Die angewandte Heilkunde wird bekanntlich weltweit unter recht unterschiedlichen Rahmenbedingungen ausgeübt.

Die Grenze zwischen dem allgemeinärztlichen und dem spezialistischen Wirken verläuft von Land zu Land verschieden; zudem kann die Organisation der ambulanten und stationären Betreuung variieren: So sehen manche Gesundheitssysteme beispielsweise keine primäre Inanspruchnahme des Spezialisten vor; dort laufen also sämtliche Überweisungen in den Spezialbereich über den Hausarzt.

Dagegen ermöglicht das deutsche Sozialversicherungssystem den Patienten, primär den Spezialisten aufzusuchen, also freie Inanspruchnahme aller niedergelassenen Ärzte; So werden hier Kinder vielfach primär zum Kinderarzt gebracht, Frauen gehen direkt zum Frauenarzt, Männer mit Störungen beim Wasserlassen zum Urologen oder Patienten mit Rückenschmerzen zum Orthopäden.

Diese Fälle laufen zwar an der allgemeinmedizinischen Praxis vorbei, doch verändert das deren Krankengut nicht völlig (sog. Prosénc-Phänomen B) [209].

In Deutschland suchen derzeit knapp 60% der Patienten zuerst den Allgemeinarzt bzw. Praktischen Arzt auf, rund 40% konsultieren ohne Überweisung des Hausarztes direkt den Spezialisten. Dieser Trend nimmt zu.

Jeder 3. Patient einer bundesdeutschen Allgemeinpraxis wird zum Spezialisten überwiesen (davon 2/3 „ungezielt", also auf Wunsch des Patienten, und 1/3 mit „gezielter" Fragestellung zur weiterführenden Diagnostik und Therapie [169].

In einer anderen allgemeinärztlichen Studie, die als Erhebungseinheit den einzelen Arzt-Patienten-Kontakt zugrunde legt, erfolgen auf 1000 solcher Patienten-Kontakte in Deutschland 55,6 Überweisungen (5,6%). 77% aller dieser Überweisungen gehen an niedergelassene Spezialisten, 15,3% an ambulante und 7,2% an stationäre Einrichtungen von Krankenhäusern [253].

1.10 Beratungsmedizin

Immer vielfältigere Aufgaben und Forderungen werden heute an die Allgemeinmedizin herangetragen. Diese entspringen weitgehend auch gesundheits- und sozialpolitischen Überlegungen.

So werden neben der

- Heilung und Linderung von Krankheit (*kurative* Tätigkeit)

  als weitere Aufgabenebenen allgemeinärztlichen Handelns auch gesehen:
- Erhaltung und Förderung von Gesundheit, Leistungsfähigkeit und Wohlbefinden, gezielte Verhinderung von Krankheit sowie Früherkennung und Frühbehandlung von Gesundheitsstörungen (*präventive* Tätigkeit);
- Erfüllung gesellschaftlicher Anliegen (z.B. Mitwirkung bei Verbesserung der Arbeits- und Lebensbedingungen, beim Seuchen- und Katstrophenschutz [95].

Die Notwendigkeit, Inhalte und Methoden zur aktuellen und kompetenten Gesundheitsberatung auch in der ärztlichen Aus- und Weiterbildung zu berücksichtigen, belegt eine Untersuchung über 4554 Konsultationen in 10 Arztpraxen; demnach entfielen 23,3% auf die Gesundheitsberatung. Solche „präventivmedizinischen Leistungen sind dabei

- die psychosoziale Beratung (5,6%)
- Rentenanliegen (2,9%)
- Attestanliegen (2,0%)
- Fragen zur Lebensführung (6,9%)

– Reiseberatungen (1,3%)
– arbeitsmedizinische Beratungen (0,6%)
– Hygieneberatungen (0,3%)
– Impfberatungen (0,2%) [122].

Aber auch die unter zukunftsgerichteten gesundheitspolitischen Überlegungen geführte Allgemeinpraxis läßt sich nicht auf eine bloße Beratungsmedizin zur richtigen Lebensführung oder auf einen reinen Vorbeugungsservice reduzieren [170].

1.11 Konzept Allgemeinmedizin

Aufs äußerste komprimiert, könnte man die Aufgabe des Allgemeinarztes mit folgenden Worten hinterfragen:

Wie geht er mit den rund 40000 beschriebenen Symptomen und Krankheiten innerhalb weniger Minuten auf höchstmöglichem Niveau vernünftig um? [170].

Um Antworten geben zu können, wird eine breite berufstheoretische Forschung unerläßlich sein. Immerhin gibt es bereits die spezifische *„Programmierte Diagnostik in der Allgemeinmedizin"*[1] (vgl. B12.2.4) mit ihren 82 Handlungsanweisungen für den Hausarzt. Zudem wurden bereits wichtige Elemente einer künftigen Fachsprache erarbeitet. Weitere verbindlich festgeschriebene Standards in Diagnostik und Therapie müssen folgen, z.B.

---

[1] Eine Zusammenstellung der in diesem Buch verwendeten 59 diagnostischen Programme befindet sich im Anhang (s. Übersicht 47, S. 345 ff).

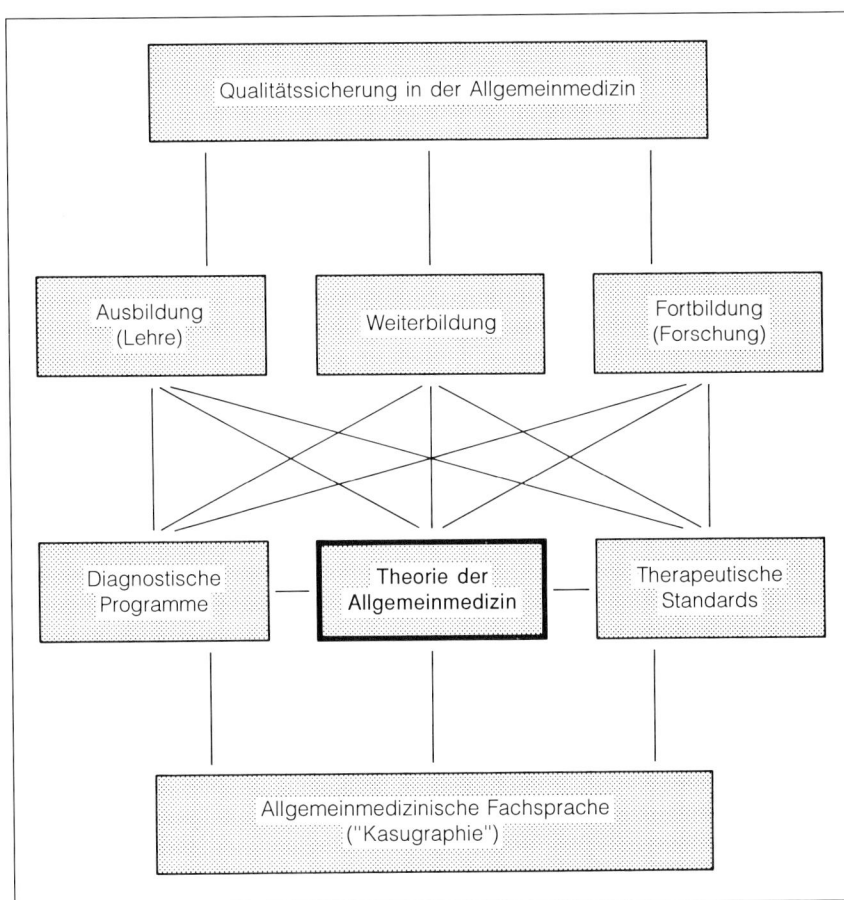

Abb. 4. Konzept Allgemeinmedizin. Die Theorie steht im Mittelpunkt aller Überlegungen

– Zeitdauer des Abwartenden Offenlassens (Wie lange kann aus Verantwortung dem Patienten und sich selbst gegenüber zugewartet werden?);
– Reihenfolge der jeweiligen diagnostischen Schritte;
– Intervalle für verschiedene Kontrollmaßnahmen, z.B. bildgebende Verfahren, Laboruntersuchungen, Überweisungen;
– praxisgerechte Medikamentendosierung und -dauer;
– Berücksichtigung der Abwendbar gefährlichen Verläufe (AGV).

Für das therapeutische Vorgehen fehlen in unserem Fach derzeit jegliche „Standards". Hier wird überall noch intuitiv vorgegangen [173]. Betrachten wir die Bausteine für das wissenschaftliche Gebäude der Allgemeinmedizin, so könnte es nach dem in Abb. 4 dargestellten Plan zusammengefügt werden. Dabei steht die Berufstheorie im Mittelpunkt aller Überlegungen. Nach Kant gibt es nichts Praktischeres als eine gute Theorie. Das Ganze dient also letztlich einer höheren Qualifikation des Allgemeinarztes und damit einem Mehr an Qualität in seiner täglichen Berufsausübung [171].

1.12 Zusammenfassung

Die Spezifität unseres Fachgebietes Allgemeinmedizin läßt sich mit folgenden Charakteristika beschreiben:
Wir Allgemeinärzte haben es

– unabhängig von Alter und Geschlecht mit
– dem Unausgelesenen Krankengut zu tun. Dabei müssen wir stets
– die Gesetzmäßigkeiten der Fälleverteilung, aber auch
– atypische Verläufe und
– vor allem Abwendbar gefährliche Verläufe (AGV) bedenken und uns
– in vertrauensvoller Zusammenarbeit mit den Kranken, deren Angehörigen und den Spezialisten immer wieder fragen,
– wo und wie lange wir abwartend offen bleiben können, wobei es uns nur in einer bescheidenen Minorität aller Fälle möglich ist,
– eine wissenschaftlich exakte Diagnose zu stellen.
– Das alles unter der Herausforderung des raschen Beratens [171]!

B Praxis

Im folgenden, zentralen Teil des Buches (B) sind in 12 Kapiteln die wichtigsten Fälle (= Beratungsergebnisse/BE) zusammengefaßt, wie sie dem Allgemeinarzt im Unausgelesenen Krankengut (vgl. A 1.7) in der Sprechstunde regelmäßig häufig und jenseits der regelmäßigen Häufigkeit begegnen.

Unter „Fällen" versteht man in der berufstheoretischen Fachsprache Beratungsergebnisse *jeder Art* (vgl. A 1.1, 1.3, 1.4), also sowohl die große Majorität der diagnostisch abwartend offenbleibenden Klassifizierungen A–C ebenso wie die Minorität der exakten Diagnosestellungen D.

Bei der Darstellung der Fälle orientieren sich die Autoren an deren Häufigkeit, wie sie den Praxisstatistiken von Braun aus den Jahren 1977–1980 und von Landolt-Theus von 1983–1988 zugrunde liegt. Für die Bedürfnisse dieses Buches hat sich – wie an verschiedenen Stellen erwähnt – die übersichtliche Gliederung der sog. Zweidimensionalen Systematik angeboten (vgl. A 1.2; Tabelle 2). Diese Reihung der einzelnen Praxisvorkommnisse von „regelmäßig häufig" bis „nicht regelmäßig häufig" wird auch in den jeweiligen „Fragen" und „Zusatzfragen für das Fachgespräch" aufgegriffen.

Die Autoren betonen, daß sich die Häufigkeitsränge in anderen Allgemeinpraxen im einzelnen durchaus anders darstellen können; die Gesamtverteilung der Fälle ist jedoch weitgehend ähnlich (vgl. A 1.1) [149, 151].

Die Lektüre der Kapitel A 1.2 „Zweidimensionale Systematik" (Tabelle 2) und A 1.3 „Diagnose und Klassifizierung" ist für das Verständnis und den Gebrauch des Buches von grundlegender Bedeutung.

1 Uncharakteristisches Fieber (UF), Afebrile Allgemeinreaktion (AFAR), Luftwegekatarrhe, Tonsillitis

In Kap. 1 werden jene Fälle behandelt, die diagnostisch und therapeutisch eng zusammengehören und sich durch ihre überragende Häufigkeit auszeichnen (s. Tabelle 2, S. 17). Dazu gehören:

- Uncharakteristisches Fieber (UF),
- gleichartige, jedoch afebrile Verläufe (Afebrile Allgemeinreaktion/AFAR),
- Angina tonsillaris (die häufig genug das Symptom einer viralen Allgemeinerkrankung darstellt), sowie
- verschiedene fieberfreie Katarrhe der Luftwege (Tabelle 3).

1.1 Klassifizierungen und Diagnosen

Der Allgemeinarzt sollte sich bei jeder Konsultation (sowohl bei verschiedenen Fällen als auch im Verlauf desselben Falles) am Beratungsende darüber im klaren sein, welcher Art das gewonnene Beratungsergebnis ist (vgl. A 1.3; Abb. 2 und 3, S. 16):

A: Klassifizierung von Symptomen,
B: Klassifizierung von Symptomgruppen,
C: Klassifizierung von Bildern von Krankheiten,
D: Klassifizierung als exakte Diagnose.

Ein Blick in die Zweidimensionale Systematik (Tabelle 2, S. 17 zeigt, daß für die Beratungsergebnisse des Fensters 1 eine exakte Diagnose (Kolonne D) nur in einem einzigen von 1168 Fällen (0,09) möglich war. Die Klassifizierung von Symptomgruppen (Kolonne B) überwiegt eindeutig.

Die Zuordnung der einzelnen Beratungsergebnisse zu den Kolonnen A–D ist nicht nur unter fällestatistischen Gesichtspunkten zu betrachten, sondern hat auch für die Denk- und Vorgehensweise des Allgemeinarztes wesentliche Konsequenzen:

Bei Erkrankungen, welche in die Kolonnen A, B oder C fallen, muß der Arzt den Fall abwartend offen führen, d.h. er muß bereit sein, das Beratungsergebnis zu revidieren, sobald besondere Symptome dazutreten, oder wenn der Verlauf der Erkrankung in eine ungewöhnliche Richtung weist.

Tabelle 3. Häufigkeit (Rang) der Beratungsergebnisse „Uncharakteristisches Fieber (UF), Afebrile Allgemeinreaktion (AFAR), Luftwegekatarrhe, Tonsillitis" in allgemeinmedizinischen Praxen in Österreich [37] und in der Schweiz [151]

Beratungs-ergebnis (BE)	Österreich Braun 1954–1959	Braun 1977–1980	Schweiz Landolt-Theus 1983–1988
Uncharakteristisches Fieber (UF)	1	1	2
Afebrile Allgemein-reaktion (AFAR)	24	10	3
Angina tonsillaris	9	33	14
Husten, afebril	3	6	20
Rhinitis, afebril (Schnupfen)	47	35	21
Halsschmerzen, afebril	78	53	39
Luftwegekatarrhe afebrile (obere und/ oder untere Luftwege)	29	17	42
Pharyngitis, afebril	20	23	61
Zustand nach Un-charakteristischem Fieber (UF)	23	92	85
Laryngitis, afebril (Heiserkeit)	85	68	152
Bronchitis, afebril	56	141	161
Temperaturerhöhung wochenlang	290	286	239
Fieber mit auf-fälligen Myalgien	–	336[a]	412[a]
Impffieber	235	347[a]	430[a]

[a] Nicht regelmäßig häufig.

Wurde durch den Arzt jedoch eine exakte Diagnose gestellt (Kolonne D), dann brauchen primär keine weiteren diagnostischen Überlegungen mehr vorgenommen zu werden. In diesen Fällen (z.B. Angina tonsillaris mit Erregernachweis) ist nach den Vorschriften der spezialistischen Lehre zu behandeln.

Eine „dia"-„gnosis" im Sinne eines „Durchschauens bis auf den Grund" ist für nahezu alle Beratungsergebnisse des Fensters 1 im allgemeinmedizinisch-wissenschaftlichen Sinn unmöglich. Hier kann der Arzt in der Praxis der Lehre nicht folgen, auch wenn er sich aufgrund der bisherigen Universitätsausbildung verpflichtet fühlt, seine Fälle als erkannte Krankheiten auszuweisen.

1.2 Uncharakteristisches Fieber (UF)

In der modernen Allgemeinmedizin ist ein Bedarf an wissenschaftlich brauchbaren Begriffen unübersehbar. So hat sich im Falle der sog. *Erkältungskrankheiten* die Suche nach passenden diagnostischen Begriffen aufgedrängt [150]. Braun hat daher aus der Praxisforschung heraus u.a. 2 neue Begriffe in die allgemeinmedizinische Fachsprache eingeführt:

– *Uncharakteristisches Fieber (UF) und*
– *Afebrile Allgemeinreaktion (AFAR).*

Diese beiden Begriffe werden noch nicht allgemein gebraucht, obwohl sie wissenschaftlich fundiert sind.

Es handelt sich bei diesen Beratungsergebnissen nicht um Diagnosen (Kolonne D), sondern um die Klassifizierung eines Symptomes (Kolonne A) oder um die Klassifizierung einer Symptomgruppe (Kolonne B).

Diese Begriffe drücken aus, daß keine herkömmliche „Diagnose" gemeint ist. UF und AFAR gehen von Symptomen aus, in die nichts Spekulatives hineininterpretiert ist. Die Bezeichnungen UF und AFAR sind den Sitationen in der Allgemeinpraxis angepaßt, d.h. sie spiegeln die in der Praxis herrschende diagnostische Lage wider. Dadurch wurde eine zwanglose, wissenschaftlich vertretbare Benennung solcher Fälle möglich [150].

Uncharakteristisches Fieber (UF) und Afebrile Allgemeinreaktion (AFAR) nehmen in verschiedenen Untersuchungen aus allgemeinmedizinischen Praxen, die über viele Jahre hinweg zu unterschiedlichen Zeitpunkten durchgeführt wurden, in überraschender Auffälligkeit die weitaus vordersten Ränge in der Häufigkeit ein (Tabelle 1 und 4). In Tabelle 4 ist wiederum die Verteilung auf die einzelnen Altersgruppen bemerkenswert.

1.2.1 Fachsprache, Berufsjargon und Laienausdrücke

In der allgemeinmedizinischen Fachsprache ist der Begriff „Uncharakteristisches Fieber" (UF) wie folgt definiert:

– Fieber mit Allgemeinsymptomen, ggf. auch mit lokalen Symptomen.

Tabelle 4. Häufigkeit (Rang) der Beratungsergebnisse „Uncharakteristisches Fieber" *(UF)* und „Afebrile Allgemeinreak-tion" (AFAR) in allgemeinmedizinischen Praxen in Österreich der Jahre 1977–1980, aufgeschlüsselt nach Geschlecht und Altersgruppe, im Vergleich zum Vierjahresmaterial der Jahre 1955–1959 [37]

1977–1980 Rang [‰]		1954–1959 Rang [‰]		Beratungs-ergebnis	1977–1980						
					Gesamt n	m.	w.	Altersgruppen			
								0–14	15–44	45–64	≥65
1	52,7	1	80,4	UF	419	242	177	203	134	55	27
10	20,5	24	8,1	AFAR	163	62	101	16	75	54	18

Zu den Allgemein- und Lokalsymptomen gehören *obligat* Fieber; *fakultativ* Mattigkeit, Müdigkeit, Appetitlosigkeit, Schlafstörungen, Frösteln, Schweißausbrüche, uncharakteristischer Ausschlag. Ferner: z.B. Schnupfen, Niesen, Halsschmerzen, Husten, Kopfschmerzen, Gliederschmerzen, Erbrechen, Durchfall, Pollakisurie.

Die angeführten Beschwerden und Erscheinungen treten in verschiedenster Kombination auf, wobei deren Zahl außerordentlich schwankt. Sie sind meist nur leicht ausgeprägt und flüchtig und dauern in der Regel einige Tage, in Einzelfällen bis zu 2 Wochen (vgl. B 1.2.9) [152].

Im ärztlichen Berufsjargon und in der Laienwelt existieren zahlreiche Ausdrücke, die von Land zu Land in unterschiedlicher, individueller Bedeutung als sog. „Diagnosen" verwendet werden, z.B. grippaler Infekt, Grippe, Virusinfekt (Bauch-, Kopf-)Grippe, Influenza, (fieberhafte) Bronchitis, Fieberzustand, Verkühlung, Erkältung.

Diese Begriffe sind z.T. Ausdruck eines Kausalitätsbedürfnisses des Patienten („Ich bin gestern naß geworden..."), z.T. aber auch von Ärzten.

Der Erkältungsbegriff hat in der praktisch angewandten Medizin v.a. die Bedeutung einer dem Patienten plausibel erscheinenden Ausrede bei vielen ursächlich unklaren Krankheitsfällen [29].

Bei den Ärzten können sozialversicherungsrechtliche Erfordernisse („Kassendiagnosen") Anlaß dafür sein, den klinischen Sprachgebrauch für die Belange der Praxis („grippaler Infekt") unkritisch zu übernehmen. Es kann aber auch ärztlicher Ehrgeiz sein, „Diagnosen" auszuweisen, oder einfach die unausgesprochene Angst, vor dem Kollegen ohne „Diagnose" dazustehen (vgl. B 1.1).

Letztlich bedient sich der Arzt dieser Jargonsprache, weil er während seiner Ausbildung nicht mit praxisgerechten Begriffen ausgestattet worden ist.

1.2.2 Erregernachweis

Von sämtlichen fieberhaften Erkrankungen ist das Uncharakteristische Fieber (UF) mit schätzungsweise 50–60% das häufigste Beratungsergebnis in der Allgemeinpraxis (vgl. B 1.2). Den hohen Rang bestätigen die Fällestatistiken von Braun [31, 37], Göpel ([92] und in [102]), Prosénc [209] und Landolt-Theus [151].

Wissenschaftliche Untersuchungen haben immer wieder ergeben, daß in mindestens der Hälfte der unspezifischen Fieberfälle der direkte und indirekte Erregernachweis versagt [39]. Er ist jedoch wegen der enormen Häufigkeit der Fälle ohnedies nicht finanzierbar und wegen der sehr guten Prognostik des Durchschnittsfalles auch nicht nötig.

Ein Erregernachweis muß allerdings dann verlangt werden, wenn die Begriffe „Grippe", „Influenza" o.ä. korrekt verwendet werden. Einzelne Pandemien (Grippepandemien: 1918/19 „Spanische Grippe", 1957 „Asiatische Grippe", 1968/69 „Hongkong-Grippe") wurden virologisch bestimmten Influenzavirustypen zugeordnet.

Die Zahl der Erreger, die für eine Infektion des Respirationstraktes in Frage kommen, ist so groß und das klinische Erscheinungsbild der durch die verschiedenen Erreger ausgelösten Erkrankungen so wenig charakteristisch, daß sich eine exakte Diagnose (Kolonne D) nur aufgrund virologischer und serologischer Untersuchungen stellen läßt.

Im übrigen können beim UF auch nach intensiver und extensiver Testung nur in weniger als der Hälfte der Fälle pathogene Organismen (Viren oder Bakterien) isoliert werden ([28] und Frey in [150]).

Epidemien von Uncharakteristischem Fieber (UF) sind nicht an eine bestimmte Jahreszeit gebunden [235].

Die *Morbidität* (definiert als die Häufigkeit des Auftretens einer bestimmten Krankheit, bezogen auf die Gesamtpopulation) ist bei Kindern und Jugendlichen während Influenzaepidemien immer höher als bei Erwachsenen, da dieser Altersgruppe die Basisimmunität fehlt.

Die *Letalität* (definiert als der Anteil der Erkrankten, die sterben) ist jedoch bei älteren Personen relativ hoch.

1.2.3 Verläufe

Der Arzt kann zum Zeitpunkt der Untersuchung oft nicht abschätzen, ob sich der Patient am Beginn, am Höhepunkt oder im Stadium der bereits abklingenden Erkrankung befindet.

Das Uncharakteristische Fieber (UF) kann verschiedene Verläufe nehmen:

- Die Symptome verschwinden innerhalb von Stunden und Tagen.
- Neue uncharakteristische Symptome kommen dazu.
- Charakteristische Symptome (z.B. ein pneumonischer Auskultationsbefund, eine „eitrige" Tonsillitis) werden faßbar.
- Ein Abwendbar gefährlicher Verlauf (AGV) (vgl. A 1.5) entwickelt sich innerhalb von wenigen Stunden (z.B. Appendicitis acuta, Meningitis acuta, Pankreatitis acuta).

Fallstricke bei fieberhaften Erkrankungen stellen z.B. atypische Appendizitiden oder Tropenkrankheiten (z.B. Malaria) dar.

1.2.4 Bettlägerigkeit und Hausbesuch

Der einzelne Patient oder seine Angehörigen reagieren auf das plötzliche Auftreten von Fieber (als einziges Symptom) durchaus unterschiedlich:

So wird z.B. ein im Erwerbsleben stehender Erwachsener zu einem üblichen „Grippemittel" greifen oder sich auf andere bereits erprobte Hausmittel verlassen. Die junge Mutter, deren erstes Kind fiebert, wird dagegen rasch den Arzt konsultieren. Wenn sich der Berufstätige entschließt, den Arzt aufzusuchen, geht es ihm auch um die Verordnung von Arbeitsru-

Tabelle 5. Alters- und Geschlechtsverteilung von 745 wegen fieberhafter Zustandsbilder durch den dringlichen Hausbesuchsdienst (DHD) versorgten Patienten [103]

Altersgruppe	n Männlich	n Weiblich	n Gesamt	[%]
≤ 3 Monate	2	2	4	0,5
3 Monate – 1 Jahr	35	31	66	8,9
1–3 Jahre	76	56	132	17,7
5–7 Jahre	60	74	134	18,0
7–14 Jahre	31	26	57	7,7
14–20 Jahre	33	28	61	8,2
20–30 Jahre	39	50	89	11,9
30–40 Jahre	24	22	46	6,2
40–50 Jahre	20	14	34	4,6
50–65 Jahre	26	36	62	8,3
65–80 Jahre	25	22	47	6,3
≥ 80 Jahre	7	6	13	1,7
Gesamt	378	367	745	100,0

he, während die besorgte Mutter „Schlimmes" ausgeschlossen wissen möchte. Andererseits sind Mütter mit mehreren Kindern aufgrund ihrer Erfahrung durchaus bereit, zunächst ohne Arztkontakt auszukommen und sich auf bewährte Methoden (z.B. Wickel, Fieberzäpfchen) zu verlassen; dies besonders dann, wenn weitere Fieberfälle in der Umgebung bekannt sind.

In unserem Sozialversicherungssystem ruft man den Arzt zu Fiebernden überwiegend ins Haus [35]. Dabei handelt es sich meist um Kinder vom 1. Lebensjahr bis zum Schulalter sowie um 20- bis 30jährige (Tabelle 5).

Manche Patienten suchen aber auch die Sprechstunde auf oder lassen sich in die Praxis bringen, wenn es der Arzt vorschlägt. Auch bei Säuglingen und Kleinkindern mit hohem Fieber ist es durchaus zumutbar, diese gut geschützt zum Arzt fahren zu lassen.

1.2.5 Höhe des Fiebers

Die Körpertemperatur kann an verschiedenen Stellen gemessen werden; rektal, vaginal, sublingual, axillär.

Die rektal (oder vaginal) gemessene Temperatur liegt etwa 0,5 °C höher als die axilläre Temperatur; sublingual werden um 0,2–0,3 °C geringere Werte als rektal gemessen. Der übliche Temperaturbereich beim Gesunden bewegt sich zwischen 36 und 37,5 °C (rektal), Werte über 37,5 °C rektal werden allgemein als *erhöhte Temperatur* bezeichnet.

Zu beachten ist die dem Organismus angeborene Tagesperiodik der Temperaturschwankungen; die morgendliche Temperatur liegt 0,5–1 °C unter der abendlichen. Eine andere zyklisch wiederkehrende Körpertemperaturänderung tritt im Laufe des Menstruationszyklus der Frau auf. Darüber hinaus gibt es individuell deutliche Unterschiede (Streubereich um 1 °C). Bekannt ist auch die niedrige Körpertemperatur im Alter [269].

Axillare Grenzwerte [29, 139]:
– subfebril: 36,9–37,4 °C,
– Fieber: 37,6–39,5 °C,
– hohes Fieber: 39,5–40,5 °C,
– sehr hohes Fieber: über 40,5 °C.

1.2.6 Subjektives und objektives Befinden

Jeder erfahrene Arzt weiß, daß „Fieberfall nicht gleich Fieberfall" ist:

– So gibt es Fälle mit hohem Uncharakteristischen Fieber, ohne daß die Patienten über ein schweres Krankheitsgefühl berichten. Dagegen können – z.B. bei tonsillären Anginen – nur mittelhohe Temperaturen gemessen werden; aber dennoch erscheint der Patient subjektiv und objektiv schwer krank.
– Hohes Fieber bei Säuglingen und Kleinkindern beunruhigt die Mütter in besonderem Maße, besonders wenn kein Ausschlag zu sehen ist. Der Arzt dagegen faßt dies eher als Ausdruck einer guten Reaktionslage auf und kann die Mutter entsprechend beruhigen.

Besonders herumtollende Kinder fühlen sich manchmal „heiß" an. Solche Temperaturerhöhungen nach motorischer Aktivität im Vorschul- und Schulkindalter sind bis 38,5 °C durchaus in der Norm und sinken nach einer halben bis zu einer Stunde Ruhe wieder ab. Auch Erwachsene zeigen nach sportlicher Betätigung ein gleiches Verhalten [Gladtke in [139].

– Wenn dagegen ein alter Mensch mäßiges Fieber hat, halten die Angehören diesen Befund zunächst nicht im selben Maße für besorgniserregend. Erfahrene Ärzte wissen, daß hier oft der Schein trügt.

1.2.7 Wochenlange Temperaturerhöhungen

Das „normale", flüchtige Uncharakteristische Fieber (UF) ist zu unterscheiden vom (seltenen) wochenlang andauernden Uncharakteristischen Fieber.

Solche ungeklärten Temperaturerhöhungen über mindestens 14 Tage hinweg treten in der Allgemeinpraxis gerade noch an der Grenze der regelmäßigen Häufigkeiten auf (s. Tabelle 1, S. 4), sind also häufiger als 1:3000 Fälle [31, 37, 151], d.h. die Ausnahme von der Regel. Das „normale" Uncharakteristische Fieber klingt in 2–5 Tagen spurlos ab (vgl. B 1.2.1, 1.2.2). Eine Dauer von 1 oder gar 2 Wochen ist die Ausnahme von der Regel.

1.2.8 Nicht mehr uncharakteristisch

Fieberhafte Erkrankungen sind per definitionem nicht mehr „uncharakteristisch", wenn sich bei der Untersuchung z.B. ein Erysipel oder eine Thrombophlebitis als „charakteristische" Symptome aufdecken lassen. Dasselbe gilt, wenn sich vergrößerte Tonsillen mit eitrigen Belägen und ggf. mit angulären Lymphknoten finden.

In diesen Fällen ist also nicht „Uncharakteristisches Fieber" zu klassifizieren, sondern das entsprechende Krankheitsbild (Erysipel, Thrombophlebitis, Tonsillitis oder ähnliches – vgl. Fallbeispiel B in A1.3).

Ebensowenig „uncharakteristisch" ist Fieber dann, wenn z.B. bei liegendem Dauerkatheter ein Fieberschub auftritt (sog. „iatrogenes Fieber"). Hier wird klarerweise – bei entsprechendem Laborbefund – ein „Harnwegsinfekt" klassifiziert.

1.2.9 Qualitätskontrolle am Beispiel des Fieber-Standards

Die allermeisten uncharakteristischen Fieberfälle in der Allgemeinpraxis heilen nach einigen Tagen komplikationslos ab.

Haben die ersten Angaben des Patienten über die Beschwerden und Krankheitszeichen und hat die epidemiologische Situation bzw. der „erste Blick" des Arztes nicht in eine bestimmte Richtung (z.B. Masern, Stirnhöhlen- oder Lungenentzündung, Hepatitis) gelenkt, so kommt die standardisierte Diagnostik (Programm Nr. 1, „Fieber-Standard"; s. Übersicht 1) zum Tragen. Die Hauptzielrichtungen des Programms sind in Abb. 5 dargestellt.

Übersicht 1. Diagnostisches Programm Nr. 1: „Fieber-Standard". (Aus [42])

Programm
– für Uncharakteristische Fieberfälle (UF) und deren fieberfreie Varianten (Afebrile Allgemeinreaktion/AFAR). Braun R N (1964) Med. Welt 154: 1320–1328 Modifikation von Braun R N, Danninger H (1989) **(„Fieber-Standard")**

Subjektiv	**Objektiv**
Beratungsursache	Inspektion Körper/Beine (Erysipel etc.)
erster Eindruck (schwerkrank)	Nasensekretion
schon gehabt	Kopfbeugung frei
gleich/besser/schlechter	Nasennebenhöhlen druckschmerzhaft
frühere Diagnostik	Halsdrüsen
frühere Bezeichnung	Mund/Rachen
frühere Therapie	Otoskopie (Kleinkind)
Bettruhe (krank) seit	Lungenperkussion
Fieberhöhe (ax./rekt.), -dauer	Lungenauskultation
Mattigkeit	Herzauskultation
Appetitlosigkeit	Abdomen palpatorisch
Schlafstörungen	Nieren klopfempfindlich
Frösteln/Schweiße	Labortests
Ausschlag	sonst auffällig
andere Allgemeinerscheinungen	
Schnupfen, anfangs Niesen	**Beratungsergebnis**
Husten, Auswurf (klar/gelb)	
Halsschmerzen	**Maßnahmen**
Kopf-, Ohrenschmerzen	
Stamm-, Gliederschmerzen	
sonstige Schmerzen	
Erbrechen/Brechreiz	
Durchfall/Obstipation	
Pollakisurie/Algurie	
menstruelle Anomalien	
Tropenreise/AIDS-Möglichkeit	
Ängste (Furcht vor)	
Vermutung über Ursache/Art	
Selbstbehandlung	
sonst noch	

Diese Handlungsanweisung dient der systematischen Suche nach wichtigen „versteckten" Symptomen. Bei einem reinen intuitiven Vorgehen läßt sich nicht die gleiche Verläßlichkeit erreichen [38].

Die große Stärke des Arbeitens mit diagnostischen Programmen liegt darin, daß alle wichtigen *Abwendbar gefährlichen Verläufe* (AGV) berücksichtigt werden.

Das programmierte Untersuchen beim Uncharakteristischen Fieber zwingt den Arzt beispielsweise dazu, die Beweglichkeit des Nackens zu überprüfen, auch wenn zunächst nichts für eine Meningitis spricht; es zwingt, die Lunge abzuhorchen, auch

wenn nicht der geringste Verdacht auf eine Pneumonie besteht. Ebenso schreibt das Programm konsequent vor, die abdominelle Region zu palpieren, auch wenn nicht der mindeste Hinweis auf eine intraabdominelle Affektion (etwa auf eine Wurmfortsatzentzündung) besteht.

Danninger deckte unter 200 standardisiert untersuchten Fällen von UF 11mal unerwartete Erkrankungen oder Symptome einer Erkrankung auf, wodurch eine diagnostische Weichenstellung zustande kam (Tabelle 6).

Die Programmierte Diagnostik führt im übrigen nicht automatisch zu einer exakten Diagnose. Die meisten Fälle, die sich uncharakteristisch präsentieren, bleiben auch nach dem Einsatz einer solchen Handlungsanweisung uncharakteristisch. Der Arzt darf jedoch beruhigt sein, nichts Machbares unterlassen zu haben. Die Anwendung der Programmierten Diagnostik stellt somit einen wichtigen Beitrag zur Qualitätskontrolle in der Allgemeinmedizin dar [55, 171].

1.2.10 Management

Für das Management beim Uncharakteristischen Fieber ist die Feststellung wesentlich, ob das Fieber weniger oder länger als 6 Tage besteht.

Unter 7 Tagen sollte auch beim leicht kranken Patienten routinemäßig nach dem Diagnostischen Programm Nr. 1 („Fieber-Standard" – vgl. B 1.2.9) vorgegangen werden (s. Übersicht 1). Der Zeitaufwand für die komplette programmierte Diagnostik liegt bei durchschnittlich 4,5 min (2 min Befragung, 2.5 min Untersuchung; [50]).

Ab dem 7. Tag ist bei Uncharakteristischem Fieber oder Afebriler Allgemeinreaktion (AFAR), d.h. bei fieberfreien sonst gleichartigen Beschwerdebildern, außer der Programmierten Diagnostik sofort die Röntgenuntersuchung der Thoraxorgane fällig, ebenso die Untersuchung der Blutsenkung (BKS), der Leukozyten und des Urins; spätestens nach weiteren 24–48 h Temperaturerhöhung ist spezialistischer Rat zu holen, selbst bei nur geringem Krankheitsgefühl und trotz guten Aussehens. Je schwerer der Verlauf und je mitgenommener der Kranke ist, um so früher wird eingewiesen.

Bei wochenlang anhaltendem „Fieber unbekannten Ursprungs" (vgl. B 1.2.7) sollte u.a. gedacht werden an: virale oder spezifische (z.B. tuberkulöse) Infektionen, endogene Toxine, exogene Gifte (Metallfieber, Drug-Fieber), Tumoren, zentrales Fieber, hormonelle Einflüsse (z.B. Hyperthyreose), Kollagenosen, neurovegetative Einflüsse [100], AIDS etc. Es gibt bekanntlich auch – trotz größtem diagnostischem Aufwand – unaufklärbare Zustände.

Der Laie ist darauf bedacht, Fieber mit allen Mitteln rasch zu senken; dabei geht er von der Überlegung aus, die Höhe des Fiebers stehe in direktem Zusammenhang mit der Schwere der Erkrankung.

Die sofortige Anwendung von (Breitspektrum-)Antibiotika beim Uncharakteristischen Fieberanfall

Abb.5. Die Hauptzielrichtungen der allgemeinärztlichen Programmierten Diagnostik bei Uncharakteristischem Fieber (UF) [37]

kann gefährliche Verläufe verschleiern (etwa einen paranephritischen Abszeß) oder die weitere Diagnostik erschweren (z.B. Kulturen „gehen nicht mehr an").

Tabelle 6. Auswertung von 200 diagnostischen Programmen „Uncharakteristisches Fieber" (UF). Weichenstellung in 11 Fällen durch neu aufgedeckte Erkrankungen oder Symptome einer Erkrankung. (Aus [54])

Fall	Alter (J: Jahre, M: Monate)	Geschlecht	Beratungsursache (BU)	Beratungsergebnis (BE)	Durch die Programmierte Diagnostik neu aufgedeckte Erkrankung
1.	49 J.	m.	Fieber, Husten	UF	Leistenhernie
2.	66 J.	w.	Verkühlung	AFAR	Subikterus
3.	29 J.	m.	Verkühlung	Husten	Perforiertes Trommelfell
4.	36 J.	m.	Verkühlung	Bronchitis	Hämorrhagische Zystitis
5.	20 J.	w.	Ohrenbeschwerden, Verkühlung	AFAR	Systolikum
6.	6 M.	m.	Husten	Husten, Mesotitis	Anämie
7.	27 J.	w.	Halsschmerzen, Husten	Pharyngitis	Zystitis
8.	7 J.	w.	Fieber	UF, Bronchitis	Mikrohämaturie
9.	55 J.	m.	Fieber	UF	Albuminurie
10.	42 J.	w.	Fieber, Brechreiz	UF	Diabetes mellitus
11.	60 J.	m.	Reduzierter Allgemeinzustand, Erbrechen	Depression	Depression

Die vielfach in der Literatur als typisch beschriebenen Fieberverlaufskurven (z.B. bei Masern oder Sepsis) sieht man in der Praxis wegen der meist frühzeitig einsetzenden Therapie nur noch selten und im übrigen oft erst im nachhinein.

Der Allgemeinarzt soll es ertragen lernen, akute unklare Fälle einige Tage lang abwartend offenzulassen, bis es keinerlei Zweifel mehr am Ausbleiben einer Wendung zum Besseren gibt.

Der Patient und die Pflegepersonen sollen zu sorgfältiger Beobachtung angehalten werden. Sie sind zu instruieren, regelmäßig und exakt die Körpertemperatur zu messen. Die Führung einer Fieberkurve wird dabei auch für den zu Hause betreuten Patienten empfohlen, nicht zuletzt aus Gründen der Objektivierung, aber auch zur Information und aus psychologischen Gründen.

Bei UF soll der Arzt auf engen Kontakt mit der Patientenfamilie bedacht sein. Empfehlenswert sind telefonische Berichte in 12- bis 24stündigen Abständen oder ein Hausbesuch zur Kontrolle. Jede Verschlechterung oder das Auftreten neuer, auffallender Symptome (z.B. Erbrechen), ist dem behandelnden Arzt unverzüglich bekanntzugeben [42]. Unter solchen Umständen kann der Arzt seiner Verantwortung bestens gerecht werden.

1.3 Afebrile Allgemeinreaktion (AFAR)

Die *Afebrile Allgemeinreaktion (AFAR)* ist die afebrile Variante des Uncharakteristischen Fiebers (UF) (vgl. B 1.2 und Tabelle 3, S. 26).

In der allgemeinmedizinischen Fachsprache bedeutet Afebrile Allgemeinreaktion (AFAR):

– Allgemeinsymptome und/oder Lokalsymptome (vgl. B 1.2.1).

Bei der Untersuchung lassen sich keine charakteristischen Krankheitszeichen und Befunde erheben.

Die Häufigkeit der AFAR ist den Tabellen 3 und 4 (S. 26 und 27) zu entnehmen.

Existieren bei uncharakteristischen Erkrankungsfällen der genannten Art zwar örtliche und Allgemeinerscheinungen, fehlt jedoch die erhöhte Körpertemperatur (= AFAR), so ist die Programmierte Diagnostik Nr. 1 („Fieber-Standard", Übersicht 1) ebenso indiziert wie beim UF.

1.4 Afebriler Husten

Afebriler Husten als alleiniges Symptom (Kolonne A), also ohne Fieber und ohne Allgemeinerscheinungen, mit und ohne Auswurf, zählt zu den häufigsten Beratungsergebnissen in der Allgemeinmedizin; besonders die Altersgruppen 0–14 Jahre sind davon betroffen.

1.4.1 Intuitive primäre Diagnostik

Hustet ein Kind seit wenigen Tagen unbedeutend und bestehen keine Allgemeinerscheinungen (also kein Fieber, keine Abgeschlagenheit, keine Appetitlosigkeit, kein krankes Aussehen), und hat die Mutter beispielsweise nur den Wunsch nach Verordnung eines Hustensaftes, dann darf der Arzt dieses Ansinnen nicht sogleich erfüllen. Seine geringste Pflicht in einem solchen Fall ist,

– nach einem vorher abgelaufenen Fieber und/oder anderen Allgemeinerscheinungen zu fragen,
– nach einer Fremdkörperaspiration zu fragen,
– den Rachen zu inspizieren,
– die Lunge abzuhorchen [37].

Davon abgesehen muß eine entsprechende Seuchenlage gegeben sein, d.h. keine Masern, kein Keuchhusten usw.

Nach der intuitiven negativen primären Diagnostik können ein Rezept verschrieben sowie Mutter und Kind verabschiedet werden. Die Mutter ist anzuhalten, bei einer Verschlechterung oder bei unveränderter Fortdauer des Hustens über 1 Woche mit dem Kind erneut zum Arzt zu kommen.

1.4.2 Verschlimmerung

Beim akuten Uncharakteristischen Husten genügt es, intuitiv vorzugehen und sich auf einige gezielte Fragen und auf die lokale Untersuchung zu beschränken [41].

Dauert der Husten 1 oder 2 Wochen, so muß grundsätzlich programmiert untersucht werden („Husten-Standard", Programm-Nr. 2)[2]. Im Vordergrund stehen hier bei Kindern die Exklusion einer Pneumonie, bei Erwachsenen außerdem die Exklusion eines Malignoms und einer Tuberkulose.

Wird der Husten stärker, so hängt es vom Allgemeinzustand des Patienten ab, ob man ihn sogleich oder am 10.–14. Krankheitstag zur Röntgenaufnahme der Thoraxorgane überweist. Besteht der Husten bereits seit 2 Wochen, so muß sofort eine Röntgenuntersuchung erfolgen.

Bei älteren Menschen können durch diese Routine Malignome (meistens leider unabwendbar gefährliche Verläufe), bei Patienten mittleren Alters etwa Tuberkulose, bei Kindern Pneumonien (d.h. potentiell gefährliche Verläufe) entdeckt werden. Solche Ergebnisse sind im Praxisalltag jedoch – von Pneumonien abgesehen – Raritäten.

> **Bei Fieber und/oder Husten darf sich der Allgemeinarzt nicht durch die überwältigende Dominanz des Banalen dazu verleiten lassen, nur oberflächlich oder gar nicht zu untersuchen. Vielmehr hat er stets ein möglichst volles Untersuchungsprogramm allgemeinmedizinischer Art abzuwickeln [37].**

1.4.3 Symptomgruppe „Bronchitis"

„Bronchitis" bedeutet in der Nomenklatur der berufstheoretischen Fachsprache („Kasugraphie"; vgl. A 1.4) ebensowenig eine Krankheit wie Husten (Kolonne A), sondern stellt eine Klassifizierung von mehreren Symptomen (s. Kolonne B in der Zweidimensionalen Systematik, Tabelle 2) dar.

Zu dieser Symptomgruppe zählen u. a. die bei der Auskultation zu findenden beidseitigen, nicht klingenden Rasselgeräusche bei normalem Exspirium, die sich nicht weghusten lassen.

Das Beratungsergebnis (BE) „Bronchitis" ist von der „Bronchitis asthmatica" (vgl. B 5.11) dadurch abzugrenzen, daß bei der asthmatischen Bronchitis ein verlängertes Exspirium mit Giemen, Pfeifen etc. gefunden wird.

Die Erkrankung dauert in der Regel wenige Tage oder Wochen und ist im Gegensatz zur Bronchitis asthmatica nicht durch rezidivierende Atembeschwerden oder permanente Überempfindlichkeit des Bronchialsystems charakterisiert.

1.5 Halsschmerzen

Afebrile Halsschmerzen (ohne örtliche Entzündungserscheinungen) sind ähnlich wie die *afebrile Pharyngitis* (d.h. Halsschmerzen mit örtlichen Entzündungen) von Druck-, evtl. von Trockenheitsgefühl im Hals, auch von Schluckbeschwerden begleitet.

Das sog. *Globusgefühl* wird vom Patienten tiefer im Hals angegeben.

---

[2] Alle in diesem Buch genannten Standards/Programme sind enthalten in Braun et al. [42].

1.5.1 Tonsillitis

Die *Tonsillitis acuta (Angina tonsillaris, Mandelent-zündung)* ist ein schwieriges Problem.

Bei allen Halsschmerzen mit und ohne Fieber können Mandelbeläge auftreten. Dabei ist es dem Arzt nicht möglich, vom Aspekt her zu entscheiden, welche Erreger (Bakterien, Viren, Pilze) zugrunde liegen.

Die Tonsillitis acuta muß abgegrenzt werden gegen:

– Uncharakteristisches Fieber
  (Tonsillitis wenig oder kaum ausgeprägt);
– Pharyngitis (Tonsillitis fehlt; keine weiteren Symptome);
– Scharlach (typisches Exanthem, Himbeerzunge; später Schuppung an Handflächen und Fußsohlen (vgl. A 1.3; B 12.5);
– Mononucleosis infectiosa (vgl. B 1.11);
– Halsschmerzen (vgl. B 1.5);
– Angina Plaut-Vincent (vgl. B 1.11).

Der Peritonsillarabszeß stellt eine Komplikation der Tonsillitis dar; er tritt nach symptomfreiem Intervall auf. In der Allgemeinpraxis sieht jedoch der Arzt nur noch den Abszeß, ohne zuvor eine Tonsillitis behandelt zu haben.

Die Ulzerationen bei der Angina Plaut-Vincent sind in der Regel wenig eindrucksvoll, die grau-grünlichen Beläge dagegen sind auffallend.

Wenn bei einer Angina Plaut-Vincent das Ulkus 2–3 Wochen persistiert, muß ein Karzinom ausgeschlossen werden!

1.6 Heiserkeit

Die isolierte *Heiserkeit* ergibt sich als Beratungsergebnis vorwiegend bei jüngeren Erwachsenen. Der Patient kommt schon nach ganz wenigen Tagen der Erkrankung zum Arzt. Die Stimme ist heiser, die Racheninspektion unauffällig.

Dauert die Heiserkeit länger als 1 Woche oder handelt es sich um ältere Menschen, so ist die Laryngoskopie obligat. Nach spätestens 2 Wochen ist die Untersuchung durch einen Spezialisten indiziert.

Im allgemeinen klingt eine Heiserkeit mit und ohne verifizierter Laryngitis im Verlauf von 2–3 Wochen wieder ab.

Ältere, innerhalb kurzer Zeit heiser gewordene Patienten, ob Raucher oder nicht, die weder Uncha-rakteristisches Fieber, noch eine Afebrile Allgemein-reaktion, noch Luftwegekatarrhe ohne Allgemeiner-scheinungen aufweisen, sind sofort in den spezialistischen Bereich zur Diagnostik zu überweisen. Dasselbe gilt für Kinder und sonstige leicht kranke Erwachsene, bei denen nach 1 Woche Beobachtung eine Besserung der Beschwerde ausbleibt.

1.7 Schnupfen

Die Mehrzahl der Patienten mit isoliertem *Schnupfen (afebrile Rhinitis;* Kolonne A) sucht den Arzt nicht auf. Der Nasenfluß wird vom Patienten eher als störend denn als gefährlich empfunden und mit Hausmitteln selbst behandelt.

Die tiefschürfende diagnostische Abklärung des Schnupfens ist nur bei Verdacht auf allergiebedingten Schnupfen oder bei Verdacht auf Fremdkörper indiziert.

Für das Kleinkind und noch viel mehr für den Säugling stellt der akute Schnupfen eine oft ernste Allgemeinerkrankung dar, weshalb auch von einer „Schnupfenkrankheit" gesprochen werden kann. Die jährliche Inzidenz liegt zwischen 2 und 20 Erkrankungen, wobei kleinere Kinder häufiger erkranken als ältere ([1]; vgl. B 8.7).

1.7.1 Inanspruchnahme des Arztes

Eine Stichprobe im Unausgelesenen Krankengut einer Allgemeinpraxis (223 Patienten) ergab, daß 85% der Befragten ab und zu Schnupfen haben; nur 15% litten nie an Schnupfen. 52% von denen, die angaben, ab und zu unter Schnupfen zu leiden, hatten sich selber Medikamente besorgt; 31,6% fanden es nicht notwendig, den Schnupfen zu behandeln, nur 16% gaben den Schnupfen als alleinigen Grund für einen früheren Arztbesuch an [148]. Aus dieser Befragung geht erwartungsgemäß hervor, daß die Mehrzahl der Patienten ab und zu Schnupfen hat, aber deshalb nur selten zum Arzt geht.

Bei 370 (mittels des „Fieber-Standards", Programm-Nr. 1) untersuchten Patienten wurde in 201 Fällen (54%) Uncharakteristisches Fieber (UF) und bei 127 Patienten (34%) eine Afebrile Allgemeinreaktion (AFAR) klassifiziert. Bei 11% der Fälle ließ sich nicht erheben, ob die Temperatur gemessen wurde. In beiden Gruppen litten rund 70% der Patienten an Schnupfen. Bei über 2/3 der Patienten – ob mit oder ohne Fieber – war also Schnupfen vorhanden [148].

Ein Teil der Patienten mit Schnupfen glaubt, die Ursache des Schnupfens zu kennen. Diese Erkrankten kommen zum Arzt und geben von vornherein an, daß sie unter „Heuschnupfen" oder unter einem allergischen Schnupfen leiden. Sie wollen entweder die erprobte Therapie fortsetzen oder wünschen eine Abklärung der Ursache.

1.7.2 Verlauf

Aus der Verlaufsdauer läßt sich manchmal auch auf die Art des Schnupfens schließen:

– allergisch: Schnupfendauer entsprechend der Dauer des Pollenflugs;
– nichtallergisch: in der Regel Abheilung innerhalb weniger Tage;
– chronisch: praktisch dauernd verstopfte oder rinnende Nase.

1.8 Kombinierte Luftwegekatarrhe

Die *kombinierten Luftwegekatarrhe* grenzen sich vom UF und der AFAR durch fehlende Allgemeinerscheinungen ab.

Der betroffene Patient klagt in solchen Fällen über Schnupfen und/oder Halsschmerzen und/oder Heiserkeit und/oder Husten *ohne Allgemeinerscheinungen.*

„Catarrhal child" nennt man im englischsprachigen Raum einen „ewig" verschnupften und hustenden, gelegentlich fiebernden kleinen Patienten. Früher oder später erhebt sich für die Eltern die Frage, ob es denn da wirklich keine Hilfe gibt. Zu diesem Zeitpunkt liegen schon verschiedene erfolglose therapeutische Bemühungen hinter ihnen [42].

Im spezialistischen Bereich gibt es z.B. die Bezeichnungen „Rhinobronchitis" oder „Tracheobronchitis". Damit wird ausgedrückt, daß verschiedene „Etagen" des Luftwegeapparates (ggf. in wechselnder Intensität und Reihenfolge) betroffen sein können („Etagenwechsel").

1.9 Kruppbilder

Notfälle im Kehlkopfbereich, die mit inspiratorischer Atemnot einhergehen, sind in der Allgemeinpraxis von heute – im Unterschied zur Nachkriegszeit – nicht mehr regelmäßig häufig.

Aufgrund der gegenwärtigen epidemiologischen Situation ist der *echte (diphtherische) Krupp* eine extreme Rarität mit einem Vorkommen von weit seltener als 1:100000 Praxisfällen.

Etwa einmal unter 10000 Fällen wird der Allgemeinarzt mit der *akuten stenosierenden (subglottischen) „Laryngotracheitis"* (sog. „Pseudokrupp"[3]; vgl. B 5.9.2) konfrontiert.

Sie tritt wie das UF, jedoch mit Stridor als dominierendem Symptom, auf. Als Rarität kann es einen solchen „Pseudokrupp" auch bei Smog, Keuchhusten usw. geben.

Diese verschiedenen Bezeichnungen der Laryngotracheitis im Laufe der letzten 100 Jahre zeigen einmal mehr die Wechselhaftigkeit fachsprachlicher Bezeichnungen (vgl. B 2.1.1 und B 2.3.2).

An sich kommt es beim Pseudokrupp unter mehr oder weniger schweren Allgemeinerscheinungen meist sehr rasch zu bellendem Husten mit Stridor und Heiserkeit bis hin zur Aphonie.

Das charakteristische Symptom (Stridor) tritt meist plötzlich, nachts oder in den frühen Morgenstunden auf; Rezidive kommen vor.

Die *perakute (supraglottische) Epiglottitis* tritt im Verhältnis zur akuten stenosierenden (subglottischen) Laryngotracheitis in jedem 10. Fall, also noch viel seltener, auf. Diese Erkrankung ist charakterisiert durch ihre Schwere, die den Patienten meist aus voller Gesundheit heraus trifft (Tabelle 7). Die Epiglottitis ist in der Regel, die Laryngotracheitis in den meisten Fällen von Fieber begleitet. Die Sprache ist kloßig.

---

[3] „Krupp" ist ein Symptom. Durch den Zusatz von „pseudo" sollte zunächst eine unspezifische Laryngitis mit Krupperscheinungen vom „echten diphtherischen Krupp" abgegrenzt werden, so auch von Henoch 1890. Von der 1. Hälfte des 20. Jahrhunderts an nannte man die akute stenosierende subglottische Laryngitis vielfach „Grippekrupp", während die Bezeichnung „Pseudokrupp" für nächtliche Atembeschwerden mit kruppartigen Symptomen ohne erkennbare entzündliche Erscheinung verwendet wurde. Für ähnliche Zustände taucht neuerdings, vorwiegend im amerikanischen Schrifttum, der wenig glückliche, ungenau definierte Begriff „spasmodic croup" auf [106].

Tabelle 7. Unterschiede zwischen der stenosierenden (subglottischen) Laryngotracheitis (früher „Pseudokrupp") und der akuten (supraglottischen) Epiglottitis.(Mod. nach [174])

	Laryngotracheitis	Epiglottitis
Allgemein-zustand	befriedigend	schwer krank toxisch Schock
Körper-temperatur	muß nicht erhöht sein	in der Regel erhöht
Begleitrhinitis	häufig	nein
Inspiratorischer Stridor	stets, laut hörbar	nur ausnahms-weise
Husten	bellend („Krupphusten")	selten
Hals- und Schluck-schmerzen, Speichelfluß	nein	häufig
Stimme, Sprache	heiser bis aphonisch	leise, verhalten, kloßig, aber nicht heiser
Erreger	Viren	meist Haemo-philus influenzae
Allgemeine Maßnahmen	kühle, feuchte Luft (z. B. Badezimmer) Herumtragen, Beruhigung	Veranlassung der sofortigen stationären Einweisung mit ärztlicher Begleitung
Erstbehandlung durch den Allgemeinarzt	hochdosiert Kortikoide, rektal 100 mg Prednison, Wirkungseintritt nach 30–45 min Sedierung: Chloralhydrat-Rectiole®	Gabe von Kortikoiden wirkungslos

Der Altersgipfel der seltenen Epiglottitis liegt gewöhnlich bei 3–5 Jahren. Diese „Kinderkrankheit" befällt jedoch auch Erwachsene. Achtung: Hochakute Lebensgefahr! Sofortige stationäre Einweisung mit Notarzt unter Sauerstoffgabe! Cave: Sedierung und Racheninspektion bei fehlendem inspiratorischen Stridor (epiglottitisches Ödem!) [87].

Bei Stridor im Rahmen eines akuten, sonst uncharakteristischen fieberhaften Geschehens empfiehlt sich der „Pseudokrupp-Standard" Nr. 5.

1.10 Fieberkrampf

Fieberkrämpfe (Fraisen) treten als Anfälle im Säuglings- und Kleinkindesalter (zwischen 3 Monaten und 5 Jahren) auf. Sie sind in den letzten 50 Jahren seltener geworden, derzeit nicht mehr regelmäßig häufig.

Da diese Krämpfe nur bei Fieber vorkommen, sind sie mit epilepsiebedingten Anfällen nicht zu verwechseln. Eine familiäre Disposition wird diskutiert. Die Angehörigen rufen in höchster Besorgnis den Arzt; wenn er eintrifft, ist der Krampfanfall für gewöhnlich vorbei. Der Anfall dauert in der Regel 1–3 min.

Der sog. „Einfache Fieberkrampf" ist charakterisiert u.a. durch die primär generalisierte Anfallsform, postparoxysmal treten keine Paresen auf, die Anfälle ereignen sich 1 x innerhalb von 24 Stunden und insgesamt höchstens 4 x.

Seltene, offensichtlich bedrohliche Fälle, sollten unverzüglich ins Krankenhaus eingewiesen werden. Ist ein solches Ereignis zum ersten Mal aufgetreten, so ist der Hausarzt ebenfalls gut beraten, die Verantwortung mit dem Spezialisten zu teilen (ambulant oder stationär), letztlich zur Beruhigung der Angehörigen. Ansonsten empfiehlt sich frühestens 8 Tage nach dem Krampfanfall die Ableitung eines Elektroenzephalogramms (EEG), da ein Übergang in ein zerebrales Anfallsleiden möglich ist.

Die Therapie besteht zunächst in der

– Beruhigung der Angehörigen und der
– Gabe von fiebersenkenden Mitteln, ggf. eines Sedativums.
– Von besonderer Wichtigkeit ist die Aufklärung und Führung der Angehörigen sowohl im Hinblick auf einen möglichen späteren erneuten Anfall, aber auch im Hinblick auf anstehende Impfungen (vgl. B 12.5.2), die bekanntlich Fieber hervorrufen können.

Thematik des Fachgesprächs

Aufgabe

Besprechen Sie die in Übersicht 2 aufgeführten Beratungsergebnisse, die mit oder ohne Fieber einhergehen, anhand der nachfolgenden Fragen und der bei den entsprechenden Beratungsergebnissen aufgeführten Zusatzfragen!

Übersicht 2. Beratungsergebnisse, die mit oder ohne Fieber einhergehen können

- **Regelmäßig häufig in der Allgemeinmedizin:**
  - Uncharakteristisches Fieber (UF),
  - afebriler Husten,
  - Afebrile Allgemeinreaktion (AFAR),
  - afebrile Luftwegekatarrhe (obere und/oder untere Luftwege),
  - afebrile Pharyngitis (= Halsschmerzen mit Entzündungszeichen),
  - Angina tonsillaris,
  - afebrile Rhinitis (Schnupfen),
  - afebrile Halsschmerzen, ohne Befund,
  - afebrile Laryngitis (Heiserkeit),
  - Zustand nach Uncharakteristischem Fieber,
  - afebrile Bronchitis,
  - wochenlange Temperaturerhöhungen.

- **Nicht regelmäßig häufig (= unter 1:3000 Fälle):**
  - Kruppbilder,
  - Fieberkrämpfe (Fraisen),
  - Angina Plaut-Vincent,
  - Impffieber.

Fragen
„Uncharakteristisches Fieber (UF),
Afebrile Allgemeinreaktion (AFAR),
Luftwegekatarrhe, Tonsillitis"
1. Ungefähre Häufigkeit in der Allgemeinpraxis.
2. Überlegungen zu Klassifizierung und Diagnose.
3. Notwendigkeit und Dringlichkeit des Hausbesuches, Zumutbarkeit und Psychologie der Einbestellung des fiebernden Patienten in die Praxis.

4. Alter der Patienten.
5. Subjektive Merkmale:
   - erster Eindruck des Arztes (z.B. schwerkrank),
   - Fieberdauer,
   - Art der Temperaturmessung (axillar, rektal, sublingual),
   - sonstige Allgemeinerscheinungen (z.B. Appetitlosigkeit, Schlaflosigkeit),
   - Kontaktfragen (z.B. „schon gehabt?"),
   - örtliche Symptome (z.B. Husten, Auswurf, Halsschmerzen, Gliederschmerzen),
   - Mutmaßung des Patienten (z.B. Ansteckungsquelle),
   - bisherige Therapie inklusive Automedikation (z.B. Fieberzäpfchen, Wickel).
6. Objektive Merkmale:
   - Fieberhöhe, Temperaturschwankungen,
   - optimale körperliche Untersuchung (z.B. Kopfbeugung bei Sitzenden, Otoskopie bei Kindern, Palpation von regionalen Lymphknoten, Palpation des Abdomens),
   - Labordiagnostik (beim Allgemeinarzt, durch den Spezialisten),
   - Einsatzzeitpunkt und Aussagekraft bildgebender Verfahren (z.B. Diaphanoskopie, Röntgenaufnahme).
7. Beispiele für Erreger und Auswahl der entsprechenden Antibiotika.
8. Abwartendes Offenlassen („Wie lange?").
9. Überweisung zum Spezialisten, stationäre Einweisung.
10. Beispiele für atypische Abwendbar gefährliche Verläufe/AGV, „Fallstricke" (z.B. Appendizitis, Pneumonie).
11. Behandlung durch den Arzt:
    - Empfehlungen an die Patienten/Eltern (z.B. Bettruhe, Diät, Arbeitsunfähigkeit, verstärkte Flüssigkeitszufuhr),

- lokal (z.B. Gurgeln),
- systemisch (auch Chemotherapeutika),
- physikalisch (z.B. Brust- und Wadenwickel, aufsteigendes Bad, Priessnitz-Wickel).

Zusatzfragen „Uncharakteristisches Fieber (UF)"

- Welche Erkrankungen können zunächst wie Uncharakteristisches Fieber beginnen, wobei sich bei der Programmierten Diagnostik mit der Handlungsanweisung Nr. 1 (s. Übersicht 1, S. 30) charakteristische Symptome aufdecken lassen (z.B. Pneumonie, Erypsipel, Pyelitis, Appendizitis, Thrombophlebitis)?
- Indikation zur medikamentösen Antipyrese (z.B. Gefahr von Fieberkrampf; Gefahr der Dehydratation; Beeinträchtigung des Kreislaufs; Störung des Schlafes; psychomotorische Unruhe mit verstärkter Reizbarkeit und Quengeligkeit)
- Rezeptur von fiebersenkenden Mitteln (Antipyretika) für Säuglinge, Kleinkinder, Schulkinder und Erwachsene (Wirkstoff, Darreichungsform, Dosierung, Beispiel für ein Handelspräparat).
- Diskussion der möglichen (seltenen) Problematik bei der Gabe von Azetylsalizylsäure (ASS) und Paracetamol bei Kindern und Jugendlichen im Rahmen von virusbedingten Infektionen wie Windpokken, Masern, „Grippe" (Achtung: Reye-Syndrom: Benommenheit, Leberversagen). ASS bei Kindern dagegen unproblematisch z.B. gegen Rheuma oder Kopfschmerzen.
- Physikalische Maßnahmen (z.B. vermehrte Flüssigkeitszufuhr, leichte Bekleidung oder halbnackt, angenehme Zimmertemperatur, handwarme Waschungen oder Bäder; 5- bis 10minütige nicht zu kalte Wickel).
- Sinn und Unsinn des ungezielten Einsatzes von Antibiotika.
- Diskussion des Einsatzes von Immunstimulanzien (z.B. Echinacea angustifolia).
- Weitere Beispiele für schweißtreibende und resistenzsteigernde Heilpflanzen wie Hollunder (Sambucus nigra), Lindenblüten (Flores tiliae), Salbei (Salvia officinalis), Wermut (Artemisia absinthum).
- Fieber als Risiko (z.B. Fieberkrampf, Exsikkose bei Kindern und alten Menschen); Fieber in der Schwangerschaft, bei alten Menschen, bei Epileptikern.

- Beratungsproblem Influenza: Besonders gefährdeter Personenkreis, Diskussion der Grippeschutzimpfung, Komplikationen (Grippepneumonie und Grippeotitis).
- Beratungsproblem Arzneimittelfieber („drug fever") z.B. bei H_1-Rezeptorenblockern („Antihistaminika") und H_2-Rezeptorenblockern (wie Cimetidin), ferner bei Angiotensin-converting-enzyme-(ACE-)Hemmstoffen wie Captopril, ferner bei Chinidin, Goldverbindungen, Heparin, Imidazolderivaten wie den Thyreostatika Carbimazol und Thiamazol, ferner bei dem Antiarrhythmikum Procainamid.
- Beratungsproblem Hitzschlag (Hyperthermie) bei direkter Sonnenlichteinstrahlung: rektale Temperatur kann über 41 °C steigen (chronisch Kranke, z.B. Diabetiker, Alkoholiker, besonders gefährdet).
- Diskussion der Devise „Senkung von Fieber um jeden Preis".
- Diskussion der Laienmeinung: „Das Fieber herauskommen lassen" (Thermolabilität der Viren!?).

Zusatzfragen „afebriler Husten"

- Hausmittel; ärztliche Empfehlungen wie Inhalation, Hustenbonbons (durch Aktivierung des häufigen Schluckens Hemmung des Hustens), Einreibungen, frische Luft, viel trinken.
- Rezepturen von Hustenmitteln (Antitussiva und Expektoranzien) für Säuglinge, Kinder und Erwachsene (Wirkstoff, Darreichungsform, Dosierung, Beispiel für ein Handelspräparat); Problematik von Kombinationspräparaten aus Hustenblocker und Expektorans.
- Beispiele für pflanzliche Expektoranzien (z.B. Thymian, Primula, Drosera, Mentha, Castanea, Anis, Süßholz, Wegerich, Eukalyptus).
- Charakterisierung des Opiumalkaloids Codein: zuverlässige antitussive Wirkung, jedoch Verstopfung und (geringe) Gefahr der Abhängigkeit; relativ schwach zentral wirksames Analgetikum.

Zusatzfragen „Tonsillitis"

- Rachenabstrich: Indikation, Durchführung, Aussagekraft, Interpretation.
- Komplikationen (z.B. Peritonsillarabszeß).
- Wertigkeit und mögliche Resorption von Lokalantibiotika (z.B. Bacitracin, Tyrothricin, Fusafungin/Locabiosol®).

- Antibiotische Behandlung: Notwendigkeit, Behandlungsdauer und Dosierung mit Standardantibiotika, Problematik der ungezielten antibiotischen Therapie, Wertigkeit von Lokalantibiotika.
- Urinkontrolle nach abgeschlossener Behandlung: Warum und wann?
- Indikation zur Tonsillektomie (z.B. bei wiederholten Rezidiven, Peritonsillarabszeß).
- Beratung des Patienten (bzw. der Eltern) im Hinblick auf eine Operation (Funktion der Tonsillen? Ambulante oder stationäre Operation? Perioperatives Risiko? Kontraindikationen?).
- Verifizierung eines Bildes von M. Pfeiffer in der Allgemeinpraxis: Serologie (z.B. Paul-Bunell-Test) und peripheres Blutbild (Monozytose, „buntes Bild").
- Angina Plaut-Vincent: Lokalisation und Präsentation.

Zusatzfragen „Heiserkeit"
- Allgemeine Empfehlungen (z.B. Flüstersprache, Vermeidung von rauchgeschwängerten Räumen).
- Wann überweisen?

Zusatzfragen „Schnupfen"
- Rezepturen von lokal abschwellenden Handelspräparaten bei Säuglingen, Kindern und Erwachsenen, systemisch und lokal.
- Problematik des Abusus bestimmter Nasensprays („Privinismus").
- Empfehlungen zur Behandlung der chronisch-trockenen Nase (z.B. Raumklima in Büro und Schlafzimmer, Nasenpflege mit weicher Salbe, Wasser oder Emser Sole).

Zusatzfragen „kombinierte Luftwegekatarrhe"
- Diskussion des infektanfälligen Kindes („catarrhal child"): tolerierbare Häufigkeit der Infekte pro Jahr (ca. 5- bis 7mal); Steigerung der körperlichen Abwehrkraft (z.B. durch Klimakuren, Abhärtung, Hyperimmunglobulin), Immunstimulanzien.
- Inhalationsbehandlung mittels Verdampfung und Vernebelung (unterschiedliche Teilchengröße des Aerosols).

Zusatzfragen „Kruppbilder"
- Telefonische Erstanweisung (Was sagt die Mutter? Was rät der Arzt?).

- Ärztliche Notfallmaßnahmen:
  – allgemein (z.B. Beruhigung der Mutter, Anfeuchtung der Raumluft durch einströmendes Badewannenwasser, Absenkung der Raumtemperatur);
  – speziell (Wirkstoffe/Medikamente, Dosierung, Darreichungsformen, Einweisung?).
- Rolle von Kortison (z.B. Rectodelt® 100 mg Supp.) und/oder Sauerstoff bei Laryngotracheitis und Epiglottitis.
- Mögliche Bedeutung von Schadstoffen in der Luft bei Laryngotracheitis.
- Bevorzugt betroffener Patientenkreis für Laryngotracheitis:
  – „neurovegetativ labile" Kinder;
  – konstitutionelle und/oder allergische Faktoren?
- Larynxfremdkörper als „Fallstrick" (immer daran denken: Patientenangaben unverläßlich!).
- Problematik der Mundinspektion bei schwerer Dyspnoe und Stridor sowie Tachykardie über 160/min: Gefahr des reflektorischen Herz-Atem-Stillstandes!

Zusatzfragen „Fieberkrämpfe"
- Mögliche Ursachen (z.B. Zusammenhang mit Impfungen, familiäre Disposition).
- Beratung und Führung von Eltern mit Kindern, die zu Fieberkrämpfen neigen (z.B. Wann Arztkontakt? Wann Einweisung? Zusammenarbeit mit Kinderarzt, Neurologen); Diskussion der vorsorglichen Gabe von Antipyretika bei Fieberausbruch (kontrovers diskutiert).
- Applikation von Medikamenten im Notfall: rektal (z.B. Diazepam rectiole® 5/10 mg) oder parenteral? Diskussion möglicher Komplikationen bei Diazepam i.v.

Zusatzfragen „Impffieber"
- Prinzipiell nach allen Impfungen möglich!
- Diskussion der vorsorglichen Gabe von Antipyretika, z.B. bei Pertussisimpfung.
- Risikogruppen von Impflingen (Alter, Erkrankungen des Nervensystems, Schwangerschaft, geschwächte Abwehrlage, akute Erkrankung, Behandlung mit Kortikosteroiden) im Hinblick auf die öffentlich empfohlenen Impfungen.

2 Myalgien, Neuralgien, Arthropathien, Kreuzschmerzen, Neuritiden

In diesem Kapitel sind verschiedene Formen von Schmerzzuständen („Algien") der Muskulatur, Nerven, Gelenke und der Wirbelsäule zusammengefaßt, die vom Patienten als „Rheuma" bezeichnet werden. Darunter sind sowohl vorübergehende harmlose Muskelschmerzen als auch schwerste Krankheiten, wie z.B. die chronische Polyarthritis (vgl. B 2.6), zu verstehen.

2.1 Berufstheoretische Überlegungen

Mit den Begriffen Myalgien und Neuralgien stoßen wir auf 2 allgemeinmedizinische Beratungsergebnisse, die wegen ihrer Häufigkeit herausragende Bedeutung besitzen.

In der Statistik der Jahre 1977–1980 (vgl. Tabelle 1) nehmen die einfachen Myalgien die 3. Stelle, die einfachen Neuralgien die 5. Stelle ein (Tabelle 8). Myalgien und Neuralgien spielen also eine überragende Rolle unter den Fällen einer Allgemeinpraxis. Zusammengenommen ergibt sich ein Rang, der dem häufigsten Beratungsergebnis einer Allgemeinpraxis, dem Uncharakteristischen Fieber (UF), nahezu gleichkommt.

Arthropathien und Periarthropathien sowie Kreuzschmerzen haben eine deutliche Rangverschiebung nach oben im Krankengut der 70er Jahre im Vergleich zu den 50er Jahren erfahren. Auch diese Gruppe weist zusammengenommen fast dieselbe Häufigkeit wie Uncharakteristisches Fieber auf [37].

Wenn man sich die Gesamthäufigkeit von bestimmten Befunden und Erkrankungen an Muskeln, Sehnen und Gelenken (Tabelle 8) vor Augen hält, so wird man rasch erkennen können, welche bedeutende Rolle in der täglichen Praxis jene Beratungsergebnisse spielen, die spezialistischerseits dem sog. „rheumatischen Formenkreis" (entzündlicher/degenerativer Rheumatismus) zugeordnet werden.

Dazu kommen noch einige weitere Beratungsergebnisse, die ausschließlich unter statistischen Gesichtspunkten in Kap. 12 „Sonstige Beschwerden und Erkrankungen" (vgl. B 12) erfaßt wurden (Tabelle 9). Hierbei handelt es sich überwiegend um Folgen der Überbeanspruchung, z.B. von Weichteilen, Knorpel und Knochen.

Bei den hier darzustellenden Beratungsergebnissen (vgl. Fenster 2 in Tabelle 2, S. 17) handelt es sich im wesentlichen um uncharakteristische Schmerzzustände in den Weichteilen, hauptsächlich des Rük-

Tabelle 8. Häufigkeit (Rang) der einzelnen Beratungsergebnisse „Myalgien, Neuralgien, Arthropathien, Kreuzschmerzen, Neuritiden" in allgemeinmedizinischen Praxen in Österreich, in der Schweiz und in Frankreich (Paris)

Beratungsergebnis (BE)	Österreich Braun [37] 1977–1980	Schweiz Landolt-Theus [151] 1983–1988	Frankreich Sourzac/Very [237] 1988–1990
Myalgien	3	1	8
Arthropathien/Periarthropathien	4	4	7
Neuralgie	5	30	76
Kreuzschmerz	7	8	21
Arthrosis deformans	48	19	10
Chronische Polyarthritis	86	149	268
Ossalgien, Periostalgien	102	47	70
Monarthropathie mit Erguß	175	105	a)

a) Ergebnisse noch nicht veröffentlicht

Tabelle 9. Häufigkeit (Rang) der „Sonstigen Beschwerden und Erkrankungen" unter dem Aspekt „rheumatischer Formenkreis" in allgemeinmedizinischen Praxen in Österreich, in der Schweiz und in Frankreich (Paris)

Beratungsergebnis (BE)	Österreich Braun [37] 1977–1980	Schweiz Landolt-Theus [151] 1983–1988	Frankreich Sourzac/Very [237] 1988–1990
Chirobrachialgie	42	128	71
Tendovaginitis	177	50	90
Epikondylitis	231	57	105
Dupuytren-Kontraktur	247	324b)	256
Zustand nach Gelenkersatz	267	273	a)

a) Ergebnisse noch nicht veröffentlicht.
b) Nicht regelmäßig häufig; vgl. Tabelle 1.

kens und des übrigen Thoraxbereichs sowie der dortigen Gelenke und deren Umgebung. Die meisten Patienten sind nicht schwer betroffen, aber doch so weit in ihrem Wohlbefinden (Schmerzen, Funktionseinschränkungen mit und ohne Befürchtungen) beeinträchtigt, daß sie sich an ihren Hausarzt wenden [37].

Von allen Beratungsergebnissen der Gruppe „Myalgien, Neuralgien, Arthropathien, Kreuzschmerzen, Neuritiden" lassen sich nur bei einer Minorität von Fällen (2,06%) wissenschaftlich exakte Diagnosen stellen und nur bei rund 11% Krankheitsbilder klassifizieren (s. Tabelle 2, S. 17). Dementsprechend machen die Felder A und B: *Klassifizierung von Symptomen* und *Symptomgruppen* (entsprechend Tabelle 2) die überwältigende Mehrheit aus.

2.1.1 Fachsprache am Beispiel Kreuzschmerzen

Gesundheitsstörungen des „Bewegungsapparates" nehmen in ihrer Gesamthäufigkeit in der Zweidimensionalen Systematik (vgl. A 1.2) einen vorderen Rang ein.

Im spezialistischen Bereich werden Schädigungen und Erkrankungen des Rumpfes, des Achsenorgans und der Extremitäten für gewöhnlich unter ätiologischen Gesichtspunkten, d.h. nach ihrer entzündlichen, degenerativen, traumatischen, funktionellen, nervalen, vaskulären, toxischen oder stoffwechselbedingten Genese, abgehandelt.

So vielfältig die Ursachen dieser Schädigungen und Erkrankungen sein können, so vielfältig stellt sich auch deren Versorgung in den stationären und ambulanten spezialistischen Bereichen (z.B. Orthopädie, Rheumatologie, Sportmedizin, innere Medizin, Neurologie, Chirurgie, Neurochirurgie) dar.

Abb. 6. Mögliche Lokalisation von Myalgien (*schwarze Partien* = Muskelverspannungen) und Enthesopathien sowie kostosternalen Beschwerden (*Punkte* = Druck- und Schmerzpunkte) [190]

Der Allgemeinarzt hat es unter den Bedingungen der täglichen Praxis bekanntlich mit dem gesamten Spektrum des Unausgelesenen Krankengutes zu tun; er wird durch seine Patienten auch in diesem Bereich zur Diagnostik, Behandlung, Weiterbehandlung oder Beratung bei akuten oder chronischen Krankheiten sehr häufig in Anspruch genommen; d.h. er muß mit allen Vorkommnissen rechnen, die in der gesamten Heilkunde überhaupt eintreten können.

Der Spezialist ist bei der Benennung seiner einzelnen Beratungsergebnisse grundsätzlich darum bemüht, Bezeichnungen zu verwenden, die dem jeweils aktuellen Stand des Wissens über die Krankheit bzw. der Nosographie (vgl. A 1.4) entsprechen.

Der berufstheoretisch nicht geschulte Allgemeinarzt verwendet verständlicherweise gerne Bezeichnungen aus dem spezialistischen Sprachschatz (z.B.

M. Scheuermann; Spondylitis ankylosans, präsakraler Bandscheibenschaden, Unkovertebralarthrose). Wo dies nicht möglich ist, weicht er auf Begriffe aus, die seinem praktischen Bedarf entgegenkommen (z.B. Tennisellenbogen, Skidaumen, Schulter-Arm-Syndrom).

Für eine spezifische Fachsprache der Allgemeinmedizin ist zu berücksichtigen, daß nur in einem von 10 Fällen eine exakte Krankheitserkennung (Diagnose) möglich ist (Abb. 2). Die Fachsprache, die speziell für die Bezeichnung von Fällen in der Allgemeinpraxis entwickelt wurde („Kasugraphie", vgl. A 1.4), trägt insofern dieser Lage Rechnung, als sie auch berücksichtigt, daß Entwicklungen zum Abwendbar gefährlichen Verlauf (AGV) hin ebensowenig (sprachlich) blockiert werden dürfen, wie beispielsweise ein Wechsel im Beratungsergebnis vom

Tabelle 10. Allgemeinärztliche Bezeichnungen bei örtlichem Druckschmerz im muskulären Bereich (Myalgie) ohne äußere Ursache [37]

Betroffene Region	Fachsprachliche Bezeichnung
M. deltoideus	Deltoidago
M. trapezius	Trapezoidago
M. pectoralis	Pektorago
M. intercostalis	Interkostago
Region über den Spinae scapulae	Supraspinago
Region zwischen den Scapulae	Interskapulago
Region unter den Spinae scapulae	Infraspinago oder Dorsago
Zwischen Thorax und Becken (seitlich)	Lumbago
Glutäalbereich	Glutäago etc.
sinngemäß Schmerzen im Bereich über dem Kreuzbein (einschließlich der Articulatio ileosacralis)	Sakrago

„Symptom" (A) zur „Symptomgruppe" (B) oder von der „Symptomgruppe" (B) zum „Bild einer Krankheit" (C).

Der Allgemeinarzt kennt die verschiedenen sprachlichen Bezeichnungen des Spezialisten, beispielsweise am Fall von Kreuzschmerzen, wie

– Blockierungen im Iliosakralgelenk (ISG)
– Nervenwurzelreizung,
– muskuläre Überbelastungen,
– Bandscheibenschäden, etc.

Für seinen täglichen Bedarf an praxisgerechter Bezeichnung genügt dagegen durchaus der sprachlich offene Begriff „Kreuzschmerzen" (vgl. B 2.3.2). Der Allgemeinarzt weiß nämlich sehr gut. daß der durchschnittliche Kreuzschmerzfall in wenigen Tagen wieder beschwerdefrei oder – ohne weitere Kärung – zumindest wesentlich gebessert ist.

Die Geschichte der Medizin lehrt im übrigen, daß vielleicht morgen nur noch als Symptom gewertet wird, was heute noch als Diagnose gilt, d.h. *Diagnosen sind etwas Zeitgebundenes* [37].

2.2 Myalgien und Neuralgien

Die Ursachen von Muskelschmerzen (Myalgien) und Nervenschmerzen (Neuralgien) sind sehr vielfältig; entsprechend zahlreich sind auch im Laienbereich die verschiedenen Benennungen, z.B. „Muskelkater", „Nervenreißen", „Rheumatismus", „Hexenschuß". Für den Laien ist es nicht zu unterscheiden, ob der Schmerz von der Muskulatur oder von den Nerven ausgeht.

Der Patient verbindet mit seinen Bezeichnungen im Ruhezustand ziehende und/oder reißende Schmerzen von wechselnder Intensität, die im Bereich der Nacken-, Schulterblatt-, Brust-, Rücken- oder Lendenmuskulatur sowie an der Außenseite der Oberschenkel, im Knie-, Ellenbogen- und Handgelenkbereich lokalisiert sind (sog. Prädilektionsstellen; Abb. 6).

2.2.1 Kasugraphie

In der Kasugraphie der Allgemeinmedizin (vgl. A 1.4, B 5.2.2) werden druckschmerzhafte Stellen im muskulären Bereich als *Myalgien* bezeichnet, solange Zeichen für eine alternative Zuordnung fehlen (Abb. 7).

Schmerzen im Weichteilbereich ohne Druckpunkt werden berufstheoretisch als *Neuralgien* klassifiziert; eine uncharakteristische Druckdolenz, die nur auf den Knochen begrenzt ist, nennt man *Periostalgie*. Die Klassifizierung als Myalgie setzt selbstverständlich voraus, daß charakteristische Symptome (z.B. eine Muskelverletzung) fehlen. Der Arzt hat sich u.a. zu vergewissern, daß keine Verletzungsfolge vorliegt und daß die Beschwerden tatsächlich erst kurzfristig bestehen.

Unter dem in der Allgemeinmedizin verwendeten Begriff „Myalgie" sind auch Bezeichnungen wie „Insertionstendopathien" einzuordnen, die im spezialistischen Bereich gängig sind. Dort werden Erkrankungen der Sehnen und Sehneninsertionen als Enthesopathien bezeichnet und dem Weichteilrheumatismus zugeordnet. Unter Weichteilrheumatismus versteht man alle außerhalb des Gelenkes sich abspielenden rheumatischen, also mit Schmerzen verbundenen Veränderungen der Muskeln, Sehnen und Bursen [191] (Abb. 8).

Nach der *Häufigkeit der Lokalisation* solcher Enthesopathien spricht man gegenwärtig im spezialistischen Bereich auch von

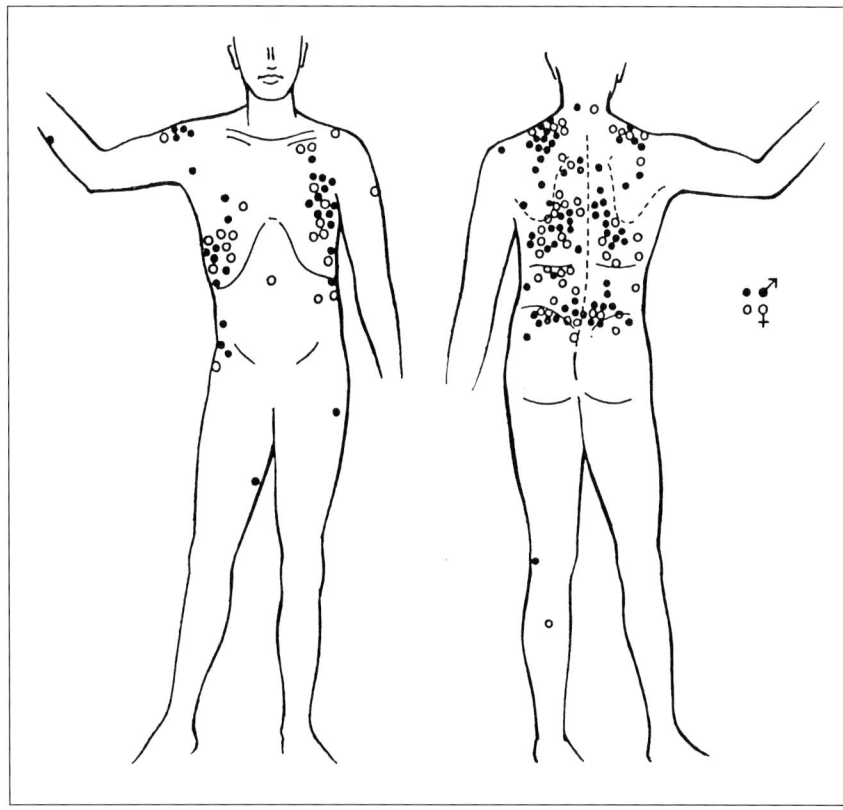

Abb. 7. Druckschmerzzentren bei Myalgien (*Ringe* = Frauen; *Punkte* = Männer). Überblick über 175 laufend angefallene neue Beratungsursachen (Stadtpraxis aus dem Jahr 1950; [31])

– Periarthritis humeroscapularis,
– Epicondylitis radialis und ulnaris,
– Styloiditis radii,
– Periarthropathia coxae,
– Periarthrosis genus,
– Insertionstendopathien im Bereich des Fußes
  (z.B. Achillodynie),
– Enthesopathien im Bereich der Wirbelsäule [192].

Exogene, nichttraumatische Myalgien unter der Vorstellung eines „Muskelkaters" nach körperlicher Anstrengung sind selten und werden in der Allgemeinmedizin gesondert registriert.

Analog der allgemein üblichen Bezeichnung „Lumbago" für Myalgien im Lendenbereich wurden für die allgemeinmedizinische Nomenklatur die Bezeichnungen *Dorsago* bei höherer Lokalisation bzw. *Interkostago* geschaffen (Tabelle 10).

Die Benennung „*einfache Neuralgie*" erfolgt in der berufstheoretischen Statistik aufgrund der Unter-suchung mit dem Ergebnis „Schmerzen und sonst nichts".

Unter den in der Allgemeinpraxis seltenen peripheren Neuropathien, auch als Polyneuropathien bezeichnet, versteht man eine Systemerkrankung des peripheren Nervensystems, die zu motorischen, sensiblen und trophischen Störungen führt. Diese Beratungsergebnisse werden in der allgemeinmedizinischen Sprechstunde als „*Bilder einer Polyneuropathie*" getrennt registriert.

Die allgemeinmedizinische Bezeichnung „Neuralgie" ist nicht zu verwechseln mit „Neuritis". Als einfache Neuritis (s. unten) werden Schmerzzustände klassifiziert, bei denen die Nervenstränge druckempfindlich sind und Parästhesien bestehen (z.B. „Ischiadikusneuritis"). Es gibt zwischen beiden Formen fließende Übergänge.

Abb. 8. Prädilektionsstellen der Tendopathien und Insertionstendinosen (1), Bursitiden (2) und Tendovaginitiden (3) [184]

Tabelle 11. Unterscheidungshilfen zwischen (peripherer) stoffwechselbedingter Polyneuropathie und (peripherer) arterieller Durchblutungsstörung

	Periphere (stoffwechsel-bedingte) Polyneuropathie (Mikroangiopathie)	(Periphere) arterielle Durch-blutungsstörun-gen (Makro-angiopathie)
Schmerzen	auch in Ruhe und nachts	belastungs-abhängig
Füße	warm und trocken	kühl
Hautfarbe	normal bis rosig	blaß
Fußpulse	gut tastbar	abgeschwächt oder fehlend
Doppler-untersuchung	Blutfluß normal	Blutfluß reduziert
Befund im Bereich der Nerven	verminderte Reflexe Sensibilitäts-störungen	Reflexe normal Sensibilität normal
Fakultativ: Manifesta-tionsort und -typ von Ulzera	trophische Ulzera an Ferse und Fußsohle (Mal perforans)	Vorfußgangrän

2.2.2 Polyneuropathiebilder und Engpaßsyndrome

Der Beginn einer Polyneuropathie kann sich durch überwiegend beiderseitiges symmetrisches Kribbeln, Prickeln oder Ameisenlaufen an beiden Händen und Füßen bemerkbar machen.

Der Arzt findet eine Abschwächung oder Aufhebung der Eigenreflexe; der Achillessehnenreflex (ASR) ist im Verlauf der Erkrankung meist früher als der Quadrizepsreflex betroffen. Eine periphere arterielle Durchblutungsstörung muß ausgeschlossen werden (Tabelle 11).

Solche Bilder von Neuropathien treten vorwiegend im Gefolge metabolischer oder toxischer Prozesse auf. Diabetes mellitus und Alkohol stellen dabei das Gros der Ursachen dar; der Arzt muß jedoch auch Arzneimittelschädigungen (z.B. Nitrofurantoin, Isoniazid) oder Umweltgifte (z.B. Blei) bedenken.

Neuralgien bei *Engpaßsyndromen peripherer Nerven* sind selten; sie sind charakterisiert durch ihre typische und zirkumskripte Schmerzausbreitung, z.B. beim Karpaltunnelsyndrom (KTS) und Tarsaltunnelsyndrom (TTS); zu den Engpaßsyndromen gehören ferner die Neuralgien des N. ilioinguinalis, N. genitofemoralis und N. cutaneus femoris lateralis (Meralgia paraesthetica). Am häufigsten sind Karpaltunnelsyndrom und Meralgie.

2.2.3 Örtliche Diagnostik

Nicht wenige Patienten präsentieren sich mit bereits bekannten Schmerzen. Deshalb muß der Arzt fragen, ob der Patient schon einmal „dasselbe" gehabt habe. Bei Schmerzen besonders im vorderen linken Thoraxbereich mit und ohne Ausstrahlung in den linken Arm sind die Patienten oftmals beunruhigt und befürchten eine gefährliche Erkrankung des Herzens. Wegen der Schmerzverstärkung wagen sie oft gar nicht, tief durchzuatmen oder ihre Lage im Bett zu verändern. Der Arzt klassifiziert hier eine Interkostalgo (Tabelle 10), wenn sich nichts weiter findet.

Spürt der Patient Schmerzen im Rücken, besonders im Lendenbereich, fürchtet er nicht selten, seine Nieren könnten erkrankt sein. Auch hier wird der Arzt zunächst fragen, ob der Kranke bereits einmal „dasselbe" gehabt habe. Findet sich im Thoraxbereich ein örtlicher Druckpunkt, so wird „Interkostalgo" o.ä., bei typisch ausstrahlenden Schmerzen ohne Druckpunkt im Interkostalbereich wird „Interkostalneuralgie" klassifiziert.

Bei der örtlichen Diagnostik sind die Übergangsgebiete teilweise Muskel/Sehne, teilweise auch der Muskelbauch selbst, druckschmerzhaft. An diesen Stellen lassen sich palpatorisch verhärtete Knötchen, Stränge oder Muskelkanten nachweisen. Sie werden als *Myogelosen* oder als *„trigger points"* (Triggerpunkte) bezeichnet. Mindestens 35 Triggerpunkte verteilen sich über den Körper. Sie sind oft mit den Akupunkturpunkten identisch (Abb. 9).

Die Verhärtungen sind Ausdruck eines funktionellen, d.h. reflektorischen Geschehens, das einen Muskel im Sinne einer Tonuserhöhung als Ganzes verändern kann. Harte, vorspringende, palpable Stränge werden als Hartspann bezeichnet.

2.2.4 Exklusion

Bessern sich banale Myalgien binnen 1 Woche nicht oder hatten offensichtlich harmlose Beschwerden schon vorher mindestens 1 Woche lang bestanden, so muß über die örtliche Diagnostik hinaus programmiert vorgegangen werden. Dadurch läßt sich mit größtmöglicher Sicherheit ein Abwendbar gefährlicher Verlauf (AGV) ausschließen *(Exklusion)*. Hierzu stehen folgende Programme zur Verfügung:

Abb. 9. Übersicht über die dorsalen Triggerpunkte des Oberkörpers (*1* = M. semispinalis capitis, *2* = M. splenius capitis, *3* = M. sternocleidomastoideus, *4* = M. trapezius, *5* = M. rectus capitis posterior major, *6* = M. levator scapulae, *7* = M. iliocostalis pars cervicis, *8* = M. supraspinatus, *9* = M. infraspinatus, *10* = M. teres major, *11* = M. iliocostalis thoracis, *12* = M. longissimus thoracis, *13* = M. iliocostalis lumborum)

- Programm Nr. 6 bei interkostaler Lokalisation der Beschwerden, u.a. zur Exklusion von Erkrankungen im Thoraxinnern.
- Programm Nr. 7 bei thorakaler Lokalisation der Beschwerden, u.a. zur Exklusion wie bei Programm Nr. 6.
- Programm Nr. 8 bei lumbaler Lokalisation der Beschwerden, u.a. zur Exklusion von Erkrankungen im Nieren- und Wirbelsäulenbereich.

- Programm Nr. 9 bei sakraler Lokalisation der Beschwerden, u.a. zur Exklusion von Bandscheibenschäden.
- Programm Nr. 10 bei glutäaler Lokalisation der Beschwerden.
- Programm Nr. 13 zur Exklusion von Tendopathien und Verletzungen im Schultergürtelbereich.
- Programm Nr. 16 für Arm- und Nackenschmerzen, u.a. mit dem Ziel, den seltenen zervikalen Bandscheibenschaden auszuschließen.

- Programm Nr. 17, u.a. zur Exklusion eines lumbalen Bandscheibenschadens,
- Programm Nr. 19 bei Schmerzen des N. ischiadicus.

Durch diese Programme (vgl. 5.8.2, 7.3.3, 12.2.4, 12.2.5, Übersicht 47 auf S. 345 ff) ergeben sich zwar in der Regel keine Auffälligkeiten, sie ermöglichen jedoch eine optimale Absicherung. Läßt die Besserung eine 2. Woche auf sich warten, so sollten weitere, evtl. spezialistische Untersuchungen nicht länger aufgeschoben werden. Doch auch dadurch kommt gewöhnlich (glücklicherweise) nichts Überraschendes zutage.

Fieberhaft ablaufende Fälle, bei denen die Myalgien im Vordergrund stehen, sind nicht regelmäßig häufig. Die Diagnostik kann wie bei Uncharakteristischem Fieber (UF) programmiert ablaufen (Programm Nr. 1, Übersicht 1, S. 30).. Hier ist z.B. an die Bornholm-Krankheit zu denken.

Längerdauernde Myalgien haben ihre Rückwirkungen auf die Psyche, die ihrerseits wieder zu peripheren Verspannung führen kann (Abb. 10).

2.2.5 Therapie

Viele Patienten mit Myalgien oder Neuralgien erwarten beim Arztbesuch in der Hoffnung auf eine besonders rasche und nachhaltige Linderung eine „Rheumaspritze". Meist haben die Patienten schon Selbstbehandlungsmaßnahmen durchgeführt, z.B. Einreibung mit (hyperämisierenden) Salben, überwärmende Bäder, heiße Auflagen, Tabletteneinnahme (Reste von früheren Verordnungen oder Bewährtes aus der Nachbarschaft). Die in der Allgemeinmedizin gesehenen Myalgien und Neuralgien zeichnen sich durch große Selbstheilungstendenz aus und sind in der Mehrzahl nach 2–6 Tagen oder spätestens nach wenigen Wochen abgeklungen. Die Patienten sind in der Lage, in die Sprechstunde zu kommen und sind häufig arbeitsfähig.

Nach einer negativen örtlichen Routinediagnostik kann bei nicht dramatischen und auch sonst unverdächtigen Zuständen, die nur wenige Tage bestehen, zunächst (oral oder parenteral) „antirheumatisch" behandelt werden. Das trifft für den Durchschnittsfall zu.

Üblicherweise kommt es post oder propter hoc zu einer raschen Besserung. Da eine Diagnose nicht

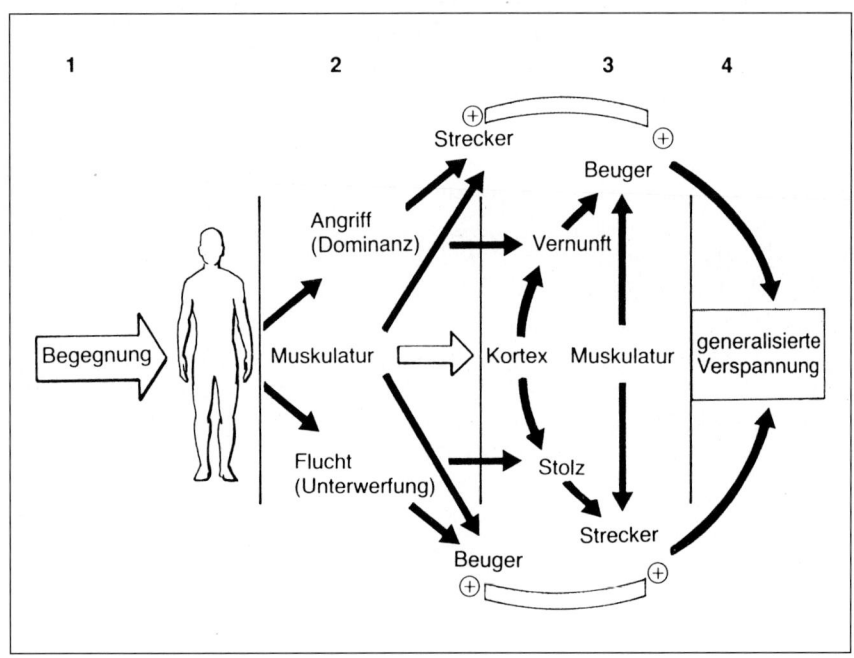

Abb. 10. Psyche und Muskeltonus. Bewegungsunterdrückung nach emotioneller Erregung führt zu muskulären Verspannung [254] (*1* Begegnungsereignis, *2* alternative Reaktionen, *3* kortikale Kontrolle, *4* resultierendes Reaktionsbild)

gestellt wurde, ist – wenn auch selten – mit Abwendbar gefährlichen Verläufen (AGV) zu rechnen [35].

2.3 Arthropathien und Periarthropathien

Bei diesen Beratungsergebnissen handelt es sich oft um Kombinationen von akuten Arthropathien mit Tendopathien, Myopathien oder Bursopathien (s. Abb. 8). Betroffen sind hauptsächlich ein Gelenk, oft die Schulter oder das Knie. Nennenswerte Ergüsse sind selten [33].

Im Bereich der Kniekehle kann eine örtliche Phlebitis oder eine Baker-Zyste (s. Abb. 19) diagnostische Schwierigkeiten bereiten.

Bezeichnend für akute Arthropathien ist die Schmerzhaftigkeit bei Bewegungen:

– Der *entzündliche Gelenkschmerz* ist in der Regel als Kapselschmerz zu deuten. Er tritt um so intensiver auf, je akuter der Verlauf, je ausgedehnter der Befall und je größer der Binnenraum des befallenen Gelenkes ist.
– Der *traumatische Kapselschmerz* (Vorgeschichte!) stellt sich anders dar: So verursacht eine Kapselzerreißung typische Wundschmerzen, die auf ihr Gebiet beschränkt und durch Palpation lokalisierbar sind. Traumatische Kapselschmerzen sind, im Gegensatz zum konstanten Schmerz bei der Entzündung, als latente Schmerzen zu bezeichnen. Sie verschwinden in der Ruhe weitgehend, werden auf Druck oder Zug im Bereich der Wundstelle aber sofort fühlbar [100].

2.3.1 Kasugraphie

Arthropathien und Periarthropathien sind charakterisiert durch akute oder rezidivierende Beschwerden im engeren Bereich und/oder in der Umgebung eines großen Gelenkes (z.B. Schulter, Hüfte, Kniegelenk) oder seltener eines kleinen Gelenkes (z.B. Daumengrundgelenk, Sternokostalgelenk, Kiefergelenk). Die stark wechselnde Symptomatik ist typisch. Bei der Untersuchung finden sich mäßige Schwellung und Druckdolenz, beides kann aber auch weitgehend fehlen.

Das Ausmaß der Beteiligung von Kapseln, Bändern, Bursen, Sehnen, Menisci oder Knorpel ist für gewöhnlich nicht klar festzustellen. In solchen diagnostischen Situationen klassifiziert daher der Arzt konsequenterweise „Arthropathie" und/oder „Periarthropathie".

Die *Benennung* erfolgt dabei aufgrund der Patientenklage, der Lokalisation und der uncharakteristischen Symptomatik, z.B. bei Lokalisation am

– Schultergelenk: Arthropathie/Periarthropathie im Schultergelenkbereich, auch Omarthropathie;
– Hüftgelenk: Arthropathie/Periarthropathie im Hüftgelenkbereich, auch Koxarthropathie;
– Kniegelenk: Arthropathie/Periarthropathie im Kniegelenkbereich, auch Gonarthropathie;
– Daumengrundgelenk: Arthropathie/Periarthropathie im Bereich des Daumensattels, auch Rhizarthropathie;
– ferner Arthropathien/Periarthropathien im Bereich des Ellenbogens, des Talus, im Kiefergelenkbereich.

2.3.2 Therapie ohne „Diagnose"

Am Beispiel der allgemeinmedizinischen Beratungsergebnisse Arthropathie und/oder Periarthropathie läßt sich in eindrucksvoller Weise aufzeigen, daß die zunächst etwas diffus anmutenden Begriffe (z.B. „Omarthropathie" oder „Periarthropathie im Bereich des Schultergelenkes") nicht nur den Bedürfnissen der täglichen Praxis gerecht werden, sondern darüber hinaus auch geeignet sind und bleiben, den entsprechenden Fortschritten in der Diagnostik und zugleich auch dem jeweiligen Stand der Nomenklatur in der spezialistischen Wissenschaft Rechnung zu tragen.

Beispiel:
Beratungsergebnis „Omarthropathie"

Dieses Beratungsergebnis kommt regelmäßig häufig in der Allgemeinpraxis vor (vgl. B 2.3).
Ausgehend von einer bestimmten anatomisch-pathologischen Vorstellung wurde von Dyplay 1872 der Begriff „Periarthritis humeroscapularis" in der Annahme einer Entzündung nach Trauma geprägt. Bald wurde der Genese widersprochen, da die schmerzhafte Schultersteife häufiger auch ohne Trauma beobachtet wurde. 1907 sah Stieda Verkalkungen, die in die Bursa subacromialis lokalisiert wurden. Im gleichen Jahr diagnostizierte Codman als erster einen Abriß der Supraspinatussehne. Der Begriff der „Bursitis calcarea" wurde geprägt. 1912 sah Wrede diese Verkalkungen in der Supraspinatussehne und nicht in der Bursa. Er erkannte bereits, daß zwischen Größe des Kalkschattens und klinischer

Symptomatologie kein Zusammenhang besteht (vgl. Abb. 108). Der Begriff der Periarthritis humeroscapularis hat sich lange Zeit gehalten, obwohl er nach Ansicht der Spezialisten keine nosologische Einheit darstellt. Da die Ursache in den allermeisten Fällen eine Degeneration ist, wird heute der Oberbegriff der „Periarthropathia humeroscapularis" (PHS) zunehmend akzeptiert, wohl wissend, daß auch dieser Begriff diagnostisch weiter aufgefächert werden kann [280]. Die sog. PHS umfaßt derzeit in der spezialistischen Literatur 4 Untergruppen:

– Supraspinatussehnensyndrom,
– Ruptur der Rotatorenmanschette,
– Tendinitis calcarea,
– schmerzhafte Schultersteife.

Angesichts dieser im Rückblick zahlreichen wechselvollen „Diagnosen" kann der Allgemeinarzt zunächst ruhigen Gewissens bei seinen Klassifizierungsbegriffen „Arthropathie" und „Periarthropathie" (z.B. des Schultergelenks, des Kniegelenks, des Hüftgelenks usw.) bleiben:

– Bekanntlich ist es auch mit den Mitteln der Spezialisten oft genug unmöglich, eine wissenschaftlich exakte Diagnose zu stellen;
– Selbstverständlich muß der Allgemeinarzt wie bei allen sich „banal" präsentierenden Beschwerden – so auch bei „Arthropathien" und „Periarthropathien" – Abwendbar gefährliche Verläufe (AGV) bedenken; z.B. dürfen Herzinfarkt, Nerven- und Wurzelirritationen im Halsbereich usw. nicht außer acht gelassen werden.
– Eine exakte wissenschaftliche Diagnose ist für die Einleitung der Behandlung zunächst nicht erforderlich, doch müssen die üblichen diagnostischen Kautelen eingehalten werden.
– Nach der Erstuntersuchung kann der Allgemeinarzt die Fälle zunächst unter Ruhigstellung, Schonung oder Analgetika offenlassen und auf die oftmals rasch eintretende Besserung warten.
– Sprechen die Arthropathien/Periarthropathien nicht prompt auf die übliche, oftmals massive Behandlung an, so empfiehlt sich nach etwa 1- bis 2wöchiger Beobachtungszeit die Vertiefung der Diagnostik mit den Handlungsanweisungen Nr. 11 („Gelenk-Standard") bzw. 13 („Schulterschmerz-Standard").

2.4 Kreuzschmerzen

Über die allgemeinmedizinische Problematik von *Kreuzschmerzen* wurde bereits an anderer Stelle ausführlich gesprochen (vgl. B 2.1; B 2.2.4; B 2.4.4).

Der Begriff „Kreuzschmerzen" wird nicht selten von Laie zu Laie und von Arzt zu Arzt verschieden verstanden:

So denken die einen an die eingeklemmte Bandscheibe, die anderen eher an einen Hexenschuß oder an eine Ischiasreizung, der Manualtherapeut denkt eher an eine Blockierung, der Kliniker gebraucht Ausdrücke wie LWS-Syndrom, Lumbalgie, Lumboischialgie oder lumbosakrales Wurzelreizsyndrom.

Allen Überlegungen gemeinsam ist die *schmerzhafte Bewegungseinschränkung*, die nicht selten rezidivierend und meist akut auftritt.

Der akute Kreuzschmerz entsteht überwiegend „spontan", nach unkontrollierten, manchmal plötzlichen Bewegungen, nach Bücken, nach Heben von Gegenständen mit vorgebeugtem Oberkörper („Verhebetrauma"), nach Drehbewegungen usw. Der degenerative Vorschaden wird hierdurch unübersehbar, denn eine gesunde Wirbelsäule würde diese Gelegenheitsbelastungen ohne Beanstandungen überstehen [280].

In der berufstheoretischen Fachsprache werden nur jene uncharakteristischen Schmerzzustände als „Kreuzschmerzen" bezeichnet, die sich zwischen beiden Sakroiliakalgelenken über dem gesamten Kreuzbein abspielen.

2.4.1 Präsentation der Symptome (Patientenklage)

Der Patient kann anfangs stark beeinträchtigt sein und sich in seiner Gesundheit erheblich betroffen fühlen („ich kann mich kaum rühren", „mein Rücken ist kaputt"); die Schmerzgegend läßt sich mit der Hand demonstrieren; die Körperbeweglichkeit verschlechtert sich schmerzhaft bei bestimmten Bewegungsmustern. Eine äußere Ursache, z.B. ein Trauma, ist nicht immer eruierbar, dennoch wird oft eine Erkältung oder eine Überanstrengung genannt (Abb. 11).

Eine seltene Ursache für die direkte Schädigung des Ischiadikusstammes sind Injektionen in die Glutäalgegend („Ischiadikusneuritis"; vgl. B 2.2.1).

Abb. 11. Die Belastung des lumbosakralen Überganges ist weitgehend vom Vorbeugewinkel abhängig [254]

2.4.2 Wurzelreizsyndrome

Der N. ischiadicus (L4–S3) wird aus sämtlichen Anteilen des Plexus lumbosacralis gebildet.

Ein *lumbosakrales Wurzelreizsyndrom* (auch *Lumbo-Ischialgie*) kann in den allermeisten Fällen durch eine rein mechanische Verdrängung der Wurzel infolge einer Bandscheibendegeneration hervorgerufen werden. Seltenere Ursachen für die radikuläre Symptomatologie sind spondylotische Veränderungen; extrem selten sind andere Ursachen (z.B. Tumor) verantwortlich.

Eine Übersicht über die wichtigsten lumbosakralen Wurzelsyndrome mit radikulärer Ausstrahlung sind in der Abb. 12 zusammengefaßt. Die Höhenlokalisation des Bandscheibenprolaps zeigt eine starke Bevorzugung der Wurzeln L5 und S1, die zusammen 97% aller Bandscheibenvorfälle in den letzten 3 Etagen ausmachen [280].

Von einem *Cauda-equina-Syndrom* spricht man bei einem lumbosakralen medialen Bandscheibenvorfall; charakteristisch für diesen Notfall ist der Verlust der Kontrolle von Miktion und Defäkation.

Neben den Blasen- und Mastdarmstörungen stellt die akute beiderseitige Reithosenanästhesie eine weitere absolute Operationsindikation (z.B. interlaminäre Fensterung, Hemilaminektomie, Laminektomie) dar.

Jede Stunde Zeitverzögerung verzögert auch die Erholung der Nervenstruktur (Wurzeltod!). Dennoch gelingt es nicht immer, daß der Patient trotz rechtzeitig erfolgter Operation langfristig beschwerdefrei bleibt *(Postdiskektomiesyndrom)*.

Für den Allgemeinarzt ist es wichtig (allerdings nicht immer einfach), sog. *radikuläre* von den sog.

Tabelle 12. Wichtige Unterschiede zwischen pseudoradikulärer und radikulärer Schmerzausbreitung

Pseudoradikulärer Schmerz	Radikulärer Schmerz
– Ausgehend: von Knochen, Periost, Bändern, Gelenkkapsel, Muskulatur (= Bewegungsapparat, nicht Nervenapparat)	– Ausgehend: überwiegend von Bandscheibendegeneration mit Protrusion und mechanischer Bedrängnis der Wurzel,
	– Ferner u.a. ausgehend von: vertebragenen Prozessen, Tumoren, Karzinomen, enger Spinalkanal, Radikulitiden (z.B. bei Zoster, FSME) oder Radikulopathien (z.B. Diabetes mellitus)
– Keine segmentale Gliederung, wohl aber Ausstrahlung („Funktionskrankheiten" [48]); keine motorischen und/oder sensiblen Reiz- oder Ausfallerscheinungen (kein neurologisches Defizit!); Schmerzausstrahlung entspricht der dynamischen Muskelkette, aber keinem Verteilungsgebiet eines Nervs	– Segmentale Gliederung; motorische und/oder sensible Reiz- oder Ausfallerscheinungen (Sensibilitätsstörung und Schmerzausstrahlung entsprechen dem betroffenen Dermatom)

pseudoradikulären Schmerzausbreitungen (Abb. 13) zu unterscheiden (Tabelle 12).

Pseudoradikuläre Beschwerden sind oft myogenen Ursprungs. Als reflektorische Dauerkontrakturen entstehen Tendomyosen, Myogelosen usw. (vgl. B 2.2.3). Daneben sind auch Kombinationen von pseudoradikulären und radikulären Schmerzen möglich.

2.4.3 Lumbago

Eine *Lumbago* ist charakterisiert durch akute und/oder chronische Schmerzzustände *ohne* Funktionsstörungen der Lendenwirbelsäule und *ohne* radikuläre Symptomatik. Von Lumbago wird nur dann gespro-

chen, wenn die Myalgien und Neuralgien *ausschließlich im Bereich zwischen Thorax und Beckenkamm* lokalisiert sind. Dies ist eine relativ kleine Region.

Bedeutung kommt dieser Region aus folgenden Gründen zu:
– wegen der Häufigkeit, mit der sich darin Myalgien und Neuralgien abspielen;
– wegen der verschiedenen, im Abdomen gelegenen Organe (z.B. ableitende Harnwege, weiblicher Geschlechtsapparat), die ausstrahlende Schmerzen verursachen können.

Die Wirbelsäule einschließlich der Bandscheiben und der in dieser Höhe in die Peripherie austretenden Nervenstränge müssen besonders bedacht werden [42].

Abb. 12. Zusammenstellung der wichtigsten lumbosakralen Wurzelsyndrome [246]

Abb. 13. Pseudoradikuläre Schmerzausstrahlungen (nach Brügger) [48]

Das *Symptom* Lumbago darf nur dann als *Beratungsergebnis* (BE) formuliert werden,
– wenn es sich um völlig uncharakteristische Schmerzen handelt,
– die nach einer intensiven intuitiven Erstdiagnostik nichts Besonderes ergeben hatten und
– ohne Allgemeinerscheinungen bleiben,
– die weniger als 1 Woche bestehen und
– bei denen der Kranke körperlich einen guten Eindruck macht.

Liegen diese Faktoren jedoch nicht vor, dann werden folgende Beratungsergebnisse klassifiziert; entsprechend wird behandelt:
– „Myalgie", wenn Schmerzempfindlichkeit mit Muskeldruckschmerz entsteht (vgl. B 2.2.1),
– „Neuralgie", wenn keine Druckschmerzhaftigkeit im Bereich der Muskulatur besteht (vgl. B 2.2.1); Behandlung z.B. durch nichtsteroidale Antirheumatika, Elektrotherapie.

2.4.4 Programmierte Diagnostik

Bei schwererer Erkrankung oder spätestens 1 Woche nach der intuitiven, unauffällig ausgegangenen Erstdiagnostik, oder wenn sich die uncharakteristischen Beschwerden nicht bessern bzw. verschlechtern, empfiehlt sich dringend der Einsatz von

● Programm Nr. 8 für den „uncharakteristischen, lumbalen Flankenschmerz" („Lumbago-Standard").

Wenn jedoch (auch bereits beim Erstkontakt) die radikulären Zeichen im Vordergrund stehen, ist der Einsatz von

● Programm Nr. 17 für das „Bild eines lumbalen Bandscheibenschadens" („Bandscheiben-Standard") angezeigt.

Der Arzt ist immer wieder überrascht festzustellen, daß der Grad einer im Röntgenbild festgestellten Spondyl-arthrose und/oder Osteochondrose mit den spondylogen erscheinenden Beschwerden nicht konform zu gehen braucht. Bekanntlich gibt es schwere Knochenveränderungen (Abb. 14), die kaum Symptome verursachen, und umgekehrt heftige radikuläre Schmerzen, obwohl die Zeichen im Röntgenbild nur gering ausgeprägt sind.

Den alltäglichen Lumbagofall kann der Allgemeinarzt zunächst durchaus intuitiv versorgen, wie übrigens auch den alltäglichen Kreuzschmerzfall (vgl. 2.4); er darf mit der weiterführenden Diagnostik zuwarten, unabhängig davon, ob beim Patienten bereits eine (möglicherweise schon früher erhobene) ausgeprägte Spondylarthrose und/oder Osteochondrose besteht oder nicht.

Pseudo-Spondylolisthese C 4/C 5

Kontraktur der
Hals- und
Nackenmuskulatur

Osteochondrose
und Spondylose
der Hals- und
Brustwirbelsäule

Rundrücken

Spondylarthrose

Osteoarthrosis
interspinalis

Retrolisthese Th 12/L 1

Kontraktur
der Lenden-
muskulatur

Osteochondrose und
Spondylose

Hyperlordose

Pseudo-Spondylolisthese
L4/L5 durch Überlastung
bei Hyperlordose

Abb. 14. Schematische Darstellung verschiedener Veränderungen, die bei degenerativen Wirbelsäulen zu beobachten sind.

Tabelle 13. Bedeutungsgehalt psychogener muskulärer Schmerzsyndrome. Psychogene Muskelschmerzen können bei allen Persönlichkeitsstrukturen vorkommen und durch persönlichkeitsspezifische Konflikte ausgelöst werden. Der Hausarzt sollte daher in der Myalgie immer auch einen Schutz vor seelischem Schmerz sehen. (Nach Weintraub, in [73])	
Schmerzsyndrom	Bedeutungsinhalt
Zervikalgie	Emotional erschwerte Be-Haupt-ung
Dorsalgie	hartnäckiges Gesichtswahren Trauer, Verzweiflung, Mutlosigkeit oder kompensierende aufrechte Zwangshaltung
Lumbalgie	Psychische Überbelastung, Sprunghaftigkeit, Frustation besonders bei gestörter Sexualität
Brachialgie	Gehemmte Aggression: Wut, Zorn. Symbol: geballte Faust
Bein-beschwerden	„Nicht mit beiden Beinen auf der Erde stehen", „nicht Fuß fassen", „kniefällig werden".

Bei Verschlimmerung oder Therapieresistenz muß der Arzt allerdings über die spondylogenen Ursachen hinaus an Erkrankungen der Wirbelsäule und der Nervenwurzeln denken (vgl. Tabelle 12).

> **Bei Schmerzen im Wirbelsäulenbereich stets auch an Osteoporose, M. Bechterew oder an einen Zoster im Frühstadium denken!**

2.4.5 Psyche und Haltung

Bekannt sind im allgemeinen Sprachgebrauch Formulierungen wie „es lastet auf seinen Schultern", „vom Leiden gebeugt", „in den Rücken fallen", „den Rücken stärken", „steif vor Schreck", „aufrechten Hauptes" oder „niedergedrückt". Diese Redewendungen belegen, daß bereits dem Laien Zusammenhänge zwischen Seele und Körperhaltung bekannt sind.

Defekte verschiedener Art können den Muskeltonus erhöhen und dementsprechend die Körperhaltung verändern. Lust und Freude sind mitunter schon am veränderten Haltungszustand erkennbar, ebenso aber auch Angst, Furcht und Trauer (s. Abb. 10). Damit hat der Stütz- und Bewegungsapparat als *Vermittler des Haltungsausdrucks* seine Position (‚‚seelisches Rückgrat"; Tabelle 13).

Große Bedeutung in der alltäglichen Diagnostik des Allgemeinarztes besitzen diese Faktoren allerdings nicht.

2.4.6 Führung des Patienten

Patienten mit chronisch-rezidivierenden Kreuzschmerzen suchen immer wieder den Hausarzt (oder den Spezialisten direkt) auf, um erneut „ihre Spritze", „ihre Tabletten" usw. zu erhalten. Nicht selten geht es ihnen aber auch um eine erneute Diagnostik (z.B. Wiederholung eines Röntgenbildes).

Wie bei allen Beratungsproblemen, bei denen Rückfälle nicht selten sind, sollte der Hausarzt hier auf lange Zeit disponieren und trachten, eine stabile Beziehung zu dem Betroffenen aufzubauen. Dabei sind eine patientengerechte Sprache, sachliche Infor-

Tabelle 14. Sportarten und ihre Wirbelsäulenbeziehungen (WS Wirbelsäule) [254]

Sportart	Geeignet für	Vorbehalt bei	Ungünstig bei
Laufen	alle	Sprintstrecken bei Neigung zu Myotendinosen	akuten und subakuten WS-Erkrankungen
Radfahren	alle	„Sportlenker", Rundrücken	akuten und subakuten WS-Erkrankungen
Reiten	alle	„harten" Pferden	akuten und subakuten WS-Erkrankungen
Gymnastik	alle	Lockerungsgymnastik bei Hypermobilen und Bänderschwäche	rezidivierenden Lumbalsyndromen
Kunstturnen	athletischen Typus	Hypermobilität, Bänderschwäche	Spondylolisthesis, rezidivierenden Lumbalsyndromen
Schwimmen	alle	Wassertemperatur	Brustschwimmen bei Lordosierungsbeschwerden
Windsurfen	alle	Unterkühlungsfaktor	rezidivierenden Lumbalsyndromen
Wasserski	athletischen Typus	Konditionsmangel	allen WS-Erkrankungen
Rudern	alle	Rundrücken	akuten und subakuten WS-Erkrankungen
Tennis	Bandstabile Individuen	Bänderschwäche, Neigung zu Myotendinosen	rezidivierenden Lumbalsyndromen
Tischtennis	alle	–	akuten und subakuten WS-Erkrankungen
Fuß-, Handball	athletischen Typus	Bänderschwäche	allen WS-Erkrankungen
Alpinskilauf	alle	harte Buckelpisten, Konditionsmangel	akuten und subakuten WS-Erkrankungen
Skilanglauf	alle	–	akuten und subakuten WS-Erkrankungen
Eislaufen	alle	–	akuten und subakuten WS-Erkrankungen

mationen (Information = Motivation!) und ein abgesprochenes Therapieschema nützlich. Ferner gehören auch kompetente Beratungen in gewissen Fragen des täglichen Lebens dazu (z.B. Arbeitsplatz, Härte der Schlafunterlage, Schlafritus, hartes Bett, Schuhe und Kleidung, Bewegung, Fitneß und Sport). Bei der Beratung über geeignete Sportarten ist die ärztliche Kompetenz immer wieder gefordert (Tabelle 14).

2.5 Arthrosis deformans

Das Beratungsergebnis *„Arthrosis deformans"* nimmt mit Rang 48 in der Statistik der 70er Jahre einen ähnlich hohen Rang wie Hämorrhoiden (Rang 47) oder Depressionen (Rang 49) ein (Tabelle 1).

Dabei wurden im Untersuchungszeitraum erwartungsgemäß 3mal soviele alte Fälle (chronische Erkrankungen) wie Neuentdeckungen notiert. Die Geschlechtsverteilung bei Arthrosis deformans ergibt bei Frauen einen 3mal höheren Befall als bei Männern.

Charakteristisch für die Arthrose sind Patientenangaben, wie Anlaufschmerz, belastungsabhängige Schmerzen bis hin zum Ruheschmerz.

Bei der Untersuchung muß das entsprechende Gelenk in seiner Beweglichkeit nicht immer stark eingeschränkt sein; positive Röntgenbefunde können anfangs fehlen, Entzündungszeichen finden sich nicht. Im fortgeschrittenen Stadium bestehen Reibegeräusche und Deformierungen.

Das Ausmaß der darstellbaren Veränderungen geht mit den Beschwerden nicht parallel.

Die Entstehungsweise der Arthrose ist bis heute noch nicht vollständig geklärt. Nach Mathies [175] liegt ein Mißverhältnis zwischen Belastung und Belastbarkeit des Gelenkknorpels vor, das über Abrieb der Gelenkflächen, Bildung von Detritus, sekundäre Synovitis (*„aktivierte Arthrose"*) und reflektorische Funktionsstörungen (kapsuläre und muskuläre Kontrakturen) zu Deformierung und Gelenkumbau führt.

Bevorzugt sind Knie- und Hüftgelenke befallen. Der Hausarzt achtet daher im Rahmen seiner Beratungs- und Führungsfunktion bei bestimmten Risikogruppen (Tabelle 15) frühzeitig auf präarthrotische Deformitäten, Vorschädi-

Tabelle 15. Hohe Gelenkbelastungen in Abhängigkeit von bestimmten Berufen

Gelenk	Beruf
Wirbelsäule:	– Landwirt – Traktorfahrer – Schwerlastträger – Krankengymnast – (Spitzen)sportler
Ellenbogengelenk:	– (Spitzen)sportler – Fließbandarbeiter – Bergarbeiter – Preßlufthammerarbeiter
Hand- u. Fingergelenk:	– Sekretärin – Dachdecker – Motorsägenarbeiter – Preßlufthammerarbeiter
Kniegelenk:	– (Spitzen)sportler – Bergarbeiter – Fliesenleger – Teppichbodenleger – Dachdecker

Übersicht 3. Beispiele für präarthrotische Deformitäten und Vorschädigungen bei der Gonarthrose. (Nach [175])

– Genu valgum und Genu varum verschiedener Ursachen,
– Meniskusläsionen,
– Übergewicht
– Überbelastung (z.B. nach Amputationen),
– posttraumatische extra- und intraartikuläre Schädigungen,
– Chondropathia patellae,
– Beinlängendifferenz,
– juvenile Osteochondrosen (z.B. M. Osgood-Schlatter).

Übersicht 4. Beispiele für präarthrotische Deformitäten und Vorschädigungen bei der Koxarthrose. (Nach [175])

– Coxa vara und Coxa valga,
– Hüftdysplasie,
– aseptische Femurkopfnekrose (M. Perthes),
– posttraumatische extraartikuläre Zustände mit Fehlstand im Hüftgelenk (Hinken),
– Beinlängendifferenz.

gungen und berufsbedingte Beanspruchungen (Übersichten 3 und 4).

Diagnostisch wichtige Krankheitsmerkmale der Arthrose großer Gelenke sind in Übersicht 5 zusammengefaßt.

Knieschmerzen als Ausdruck eines Hüftleidens kommen v.a. bei Kindern, aber auch bei Erwachsenen häufig vor [84, 186].

2.6 Chronische Polyarthritis

Diese in den Beratungsergebnissen von 1954–1959 noch verhältnismäßig häufige Krankheit (Rang 55) lag in den Beratungsergebnissen 1977–1980 bei demselben Autor auf Rang 86 [37] (Tabelle 16) und findet sich in der Statistik von 1983–1988 auf Rang 149 (vgl. Tabelle 1). Sie wird zunächst nicht selten als uncharakteristische Arthropathie klassifiziert oder auch den Monoarthropathien mit Erguß (vgl. B 2.7) zugeordnet.

Im Laufe der (meist schubhaften) Entwicklung der Krankheit sieht der Arzt einen relativ geringfügigen, an mehreren Gelenken, besonders distal an den oberen Extremitäten merkbaren, schleichend auftretenden Befall.

Man unterscheidet in der Entwicklung der *chronischen Polyarthritis (c.P.)* folgende Phasen [270]:

Tabelle 16. Häufigkeit (Rang) des Beratungsergebnisses „Polyarthritis" in der allgemeinmedizinischen Praxis in Österreich (1954–1959 bzw. 1977–1980), aufgeschlüsselt nach Geschlecht und Altersgruppe. Dabei handelt es sich um 20 fortlaufende Fälle und um 4 Neuaufdeckungen [37]. Der protrahierte Verlauf (über Jahre und Jahrzehnte) zeigt sich auch statistisch in Prävalenz und Inzidenz (vgl. Tabelle 3 in [37]).

1977–1980		1954–1959		Beratungs-ergebnis (BE)	1977–1980						
Rang	‰	Rang	‰		Gesamt n	m.	w.	Altersgruppen			
								0–14	15–44	45–64	≥65 J.
86	3.0	55	4.2	Polyarthritis (primär chronische)	24	8	16	0	0	7	17

Übersicht 5. Diagnostisch wichtige Patientenangaben und Untersuchungsbefunde bei Arthrose großer Gelenke (*BKS* Blutkörperchensenkung; *LDH* Laktatdehydrogenase). (Nach [175])

- Schmerzen in einem oder zwei (symmetrischen) Gelenken mit allmählichem Beginn;
- Startschmerz (subjektiv: stärkerer Schmerz nur bei der ersten Bewegung nach Ruhe);
- Belastungsschmerz (subjektiv: dumpfer, oft starker Schmerz bei längerer Belastung, bes. bei nekrotischen Vorgängen);
- Ermüdungsschmerz (subjektiv: z.B. nach bestimmten Gehstrecken auftretender Schmerz, besonders infolge muskulärer Begleitreaktionen);
- Ruhe- und Nachtschmerz (subjektiv: bei stärkeren entzündlichen Begleiterscheinungen, Knochennekrosen und auch bei muskulären Begleitreaktionen);
- Endphasenschmerz (objektiv: Schmerz bei extremer Bewegung der Gelenke in den betreffenden Bewegungsrichtungen);
- Schmerzen beim Treppengehen (subjektiv: treppab bei Gonarthrose, treppauf bei Koxarthrose);
- Bewegungseinschränkung (mit der Folge von Kontrakturen) kapsuläre Verhärtung und Druckschmerz;
- Ligamentäre Schmerzpunkte: Kälteempfindlichkeit und Kältegefühl der betroffenen Gelenke (subjektiv), fühlbares Reiben oder Knarren der betroffenen Gelenke, projizierte Fernschmerzen an typischen Stellen;
- Fehlstellung (Achsenabweichungen, Kontraktion, Subluxation) in fortgeschrittenen Fällen, statische Verhältnisse mit den Folgen einer Fehl- oder Überbelastung;
- Muskelatrophie (besonders Quadrizepsatrophie bei Gonarthrose), länger zurückliegendes Gelenktrauma in der Anamnese, Blutbefunde normal (BKS u.U. bis etwa 20 mm/1. Stunde beschleunigt);
- Gelenkpunktat (in unklaren Fällen): klar, gelb, Viskosität und Mucingehalt normal, Leukozyten unter 2000/m³ (normale Verteilung der Zellarten), saure Phosphatase normal, LDH normal

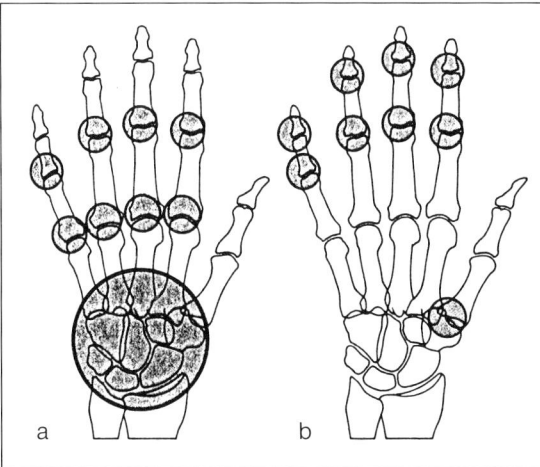

Abb. 15. a, b. Befallmuster der Hände. Chronische Polyarthritis (*a*), Polyarthrose (*b*). Befall der Fingerendgelenke = Heberden-Arthrose, Befall der Fingermittelgelenke = Bouchard-Arthrose

Der Nachweis von Rheumafaktoren gelingt bei 70–80% der an c.P. Erkrankten (Übersicht 6).

Die oft schwerst Behinderten leiden v.a. an ihrer Hilflosigkeit. Deshalb ist es wichtig, sie anzuleiten und zu motivieren, sich auch in den einfachsten Dingen selbst zu helfen (Abb. 16; [57]).

Eine kausale Therapie der c.P. ist nicht möglich.

2.7 Monarthropathie mit Erguß

Kasugraphisch werden unter dieser Bezeichnung *beschwerdearme Reizungen an Einzelgelenken* zusammengefaßt, die mit beträchtlichen Ergüssen einhergehen. Dabei ist das Kniegelenk am häufigsten betroffen.

Die Anamnestik ergibt, daß keine Verletzung vorausging. Bei entsprechender Therapie (antiphlogistisch, Schonung) können sich die Schwellungen oftmals binnen weniger Wochen wieder zurückbilden.

In der Regel bleibt die Schwellung längere Zeit bestehen. Ob unter therapeutischen Gesichtspunkten punktiert werden soll, ist strittig.

Flüchtige bis anfallsartige, meist mono- aber auch oligoartikuläre Arthritiden können als sog. akute reaktive Arthritiden (sog. *„Infektarthritis"*) durch Viren (wie Röteln, Hepati-

- proliferative Phase,
- destruktive Phase,
- degenerative Phase,
- ausgebrannte Phase,
- stabilisierte Phase.

Diagnostisch bedeutsam ist das Befallmuster der Hände mit symmetrischer Bevorzugung der Grund- und Mittelgelenke (Abb. 15a) im Gegensatz zum Befallmuster bei einer Polyarthrose (Abb. 15b) [280].

Abb. 16. Beispiele für Selbsthilfen für Polyarthritiker: Löffel mit dickem Griff für behinderte Hände. Kamm mit langem Griff bei z.B. steifer Schulter. Strumpfanzieher bei steifer Hüfte, steifen Knien und Rücken; dazu Schuhlöffel mit langem Griff. Greifzangen für Patienten, die sich nicht bücken können, WC mit erhöhter Schüssel mit Hüftpatienten. Koxarthrosestuhl, für steife Hüfte (hier links) einstellbar

---

Übersicht 6. Rheumafaktoren [280]

– Rheumafaktoren werden üblicherweise erst 3–6 Monate nach Erkrankungsbeginn nachweisbar.
– Die Zahl der Rheumafaktorträger nimmt mit der Erkrankungsdauer zu.
– Rheumafaktoren lassen sich bei 70–80% der Patienten mit c.P. nachweisen (seropositive c.P.).
– Etwa 20–30% besitzen auch bei längerer Krankheitsdauer den Rheumafaktor nicht (seronegative c.P.).
– Ein negativer Rheumafaktortest schließt also eine c.P. nicht aus. Zudem lassen sich bei ca. 30% der Patienten mit sog. Kollagenkrankheiten sowie auch bei anderen rheumatischen Erkrankungen Rheumafaktoren nachweisen.
– Rheumafaktoren finden sich gehäuft auch bei nichtrheumatischen Erkrankungen (chronisch-aggressive Hepatitis, Leberzirrhose) sowie bei ca. 10% der klinisch Gesunden besonders jenseits des 60. Lebensjahres.

---

tis B), Bakterien (wie Meningokokken, Gonokokken, Pneumokokken) oder andere Erreger ausgelöst werden.

Inzwischen sehr selten geworden ist die *akute rheumatische (Poly-)arthritis* als Zweiterkrankung nach Infektion mit β-hämolysierenden Streptokokken der Gruppe A [139, 280].

1976 ist als weitere postinfektiöse akute Arthritis die sog. *Lyme-Arthritis* (Mono-/Oligoarthritis) beschrieben worden. Der Erreger dieser sehr seltenen Arthritis, die durch Zeckenbiß übertragen wird, ist Borrelia Burgdorferi aus der Gruppe der Spirochäten.

Die Krankheit beginnt gewöhnlich mit einem Erythema chronicum migrans. Nach einigen Wochen oder gar Monaten können sich bei Patienten mit und ohne vorausgegangenem Erythem Gelenkbefall, Störungen des Nervensystems oder Störungen des Herzreizleitungssystems einstellen. Die Behandlung mit Penizillin führt zwar gewöhnlich zum sofortigen Verschwinden des Erythems, verhindert aber nicht die spätere Arthritis oder andere Störungen [105].

Endemiegebiete sind Süddeutschland, Österreich, der Balkan; Ärzte auch außerhalb dieser touristischen Gebiete müssen daher im gegebenen Fall eine entsprechenden Erkrankung in Erwägung ziehen.

Thematik des Fachgesprächs

Aufgabe

Besprechen Sie die in der Übersicht 7 aufgeführten Beratungsergebnisse „Myalgien, Neuralgien, Arthropathien, Kreuzschmerzen, Neuritiden" anhand der nachfolgenden Fragen und der bei den entsprechenden Beratungsergebnissen aufgeführten Zusatzfragen!

Übersicht 7. Myalgien, Neuralgien, Arthropathien, Kreuzschmerzen, Neuritiden

- **Regelmäßig häufig in der Allgemeinmedizin:**
  - Myalgien,
  - Arthropathien, Periarthropathien,
  - Neuralgien,
  - Kreuzschmerzen,
  - Arthrosis deformans,
  - neuritische Bilder,
  - chronische Polyarthritis (c.P.),
  - Ossalgien, Periostalgien,
  - Monoarthropathien mit Erguß.

- **Nicht regelmäßig häufig (= unter 1:3000 Fälle):**
  - akute Polyarthritis.

Fragen
„Myalgien, Neuralgien, Arthropathien, Kreuzschmerzen, Neuritiden"

1. Ungefähre Häufigkeit in der Allgemeinpraxis.
2. Bevorzugung bestimmter Altersgruppen, Geschlechtsverteilung.
3. Patientenklage („Was klagt der Patient?").
4. Ursache/Auslöser/Disposition/Kontaktfragen („Was fragt der Arzt? Woran denkt er?").
5. Notwendigkeit und Dringlichkeit des Hausbesuchs.
6. Gezielte körperliche Untersuchung einschließlich allgemeiner und spezieller Untersuchungsmethoden (z.B. Gangbild, Bewegungsausmaße nach der Neutral-Null-Methode, Funktionsprüfungen, Prüfung der entsprechenden Nervenreflexe) („Was sieht und prüft der Arzt?").

7. Falsifizierung, Exklusion („Es sieht so aus wie ..., aber was ist es wirklich?").
8. Beispiel für Abwendbar gefährliche Verläufe („Alles immer ernst nehmen!"), z.B. Wurzeltod, Gelenkversteifung.
9. Abwartendes Offenlassen („Wie lange?"), z.B. bei Myalgien.
10. Indikationen für den gezielten Einsatz bildgebender Verfahren (z.B. Ultraschall, Röntgen inklusive Tomographie, Arthrographie, Myelographie, Computertomographie, Kernspintomographie, Nuklearmedizin).
11. Notwendigkeit und Wertigkeit bestimmter Laboruntersuchungen (z.B. Entzündungsparameter) im Serum und im Gelenkpunktat.
12. Indikation für weitere spezialistische Untersuchungen (z.B. Elektromyographie/EMG, Elektroneurographie/ENG, Speziallabor, Arthroskopie).
13. Möglichkeiten der Selbstbehandlung.
14. Ärztliche therapeutische Maßnahmen:
    - Verordnung von Ruhe oder Bewegung, Entlastung, Belastung, Lagerung?
    - Wärme- oder Kälteanwendung?
    - Medikamente (Wirkstoffgruppen, Wirkprinzipien, wichtige Nebenwirkungen, Kontraindikationen, Akut- und Dauerbehandlung, enteral und parenteral, extern und systemisch, intraartikulär, sinnvolle Medikamentenkombinationen, Homöopathika, Phytopharmaka).
    - Wichtige physikalische Maßnahmen (z.B. Massagen, Krankengymnastik, Bäder, Elektrotherapie einschließlich verschiedener Stromformen, Ultraschalltherapie, Extensionsbehandlung).
    - Neuraltherapie und Akupunktur.
15. Gedanken zu Rehabilitationsmaßnahmen (ambulant oder stationär) und sozialen Hilfen (z.B. Grad der Behinderung).

16. Arbeitsruhe (Krankschreibung) und Freistellung vom Schulsport.
17. Auswahl und Vermeidung bestimmter Sportarten und Freizeitaktivitäten.
18. Führung des Patienten und seiner Umgebung (z.B. Ernährungsgewohnheiten, Körpergewicht, Haltung, Körperschulung, Gehhilfen, Autositz, Selbsthilfegruppen, Behindertensport, Lagerung).
19. Operative Maßnahmen (z.B. Umstellungsosteotomie, Gelenkersatz, Synovektomien, Bursektomie, Laminektomie, Chemonukleolyse, Orthesen, Bandagen, Schienen, starre und funktionelle Verbände).

Zusatzfragen „Myalgien"

- Abwendbar gefährlicher Verlauf (AGV) einer definierten entzündlich-rheumatischen Erkrankung am Beispiel der *Polymyalgia rheumatica* (Abb. 17): Typische diagnostische Kriterien, medikamentöse Behandlung der Wahl.
- Diskussion der Wertigkeit verschiedener Therapieprinzipien (Allgemeinmaßnahmen, lokale und systemische Pharmakotherapie, physikalische Therapie, Prophylaxe).
- Schmerzbehandlung durch Injektionen von Lokalanästhetika. Injektionstechniken (über die Haut,

Abb. 17. Lokalisation der Muskelschmerzen bei Polymyalgia rheumatica (PMR). (nach Gerber, in [46])

über die Muskulatur, über die Gelenke, mit Blockaden).
- Lokalanästhetika (wichtige Vertreter), Nebenwirkungen, Kontraindikationen.
- Behandlungsziele bei der Krankengymnastik in der „Rheuma"-therapie (Schmerzlinderung z.B. durch Lagerung oder Extension, Mobilisation z.B. durch Bewegungsübungen, Schlingentisch, Bewegungsbad, Stabilisation z.B. durch isotonische und isometrische Übungen, Muskellockerung z.B. durch Schüttelung, Koordination z.B. durch Gehschulung).
- Indikationen für Kryotherapie (alle entzündlichen und akuten traumatischen Zustände am Bewegungssystem) und für Thermotherapie (bei subakuter oder chronisch-torpider Entzündung).

Zusatzfragen „Arthropathien" und „Periarthropathien"

- Untersuchungstechniken am Schultergelenk (Inspektion, typische Palpationsstellen, Prüfung des aktiven und passiven Bewegungsumfangs, Widerstandstests).
- „Schmerzhafter Bogen" (Schmerzhaftigkeit als Symptom der akuten Schultersteife bei Abduktion des Armes zwischen 60 und 120° (Abb. 18).
- Physiotherapeutische Maßnahmen bei Periarthropathie der Schulter (Mobilisierung statt Ruhigstellung! Kryotherapie, weitere lokale Maßnahmen).
- Diagnostik im Bereich des Kniegelenks, besonders nach Verletzungen, auch anhand des „Knieverletzungs-Standards" Nr. 22: Meniskuszeichen nach Steinmann, retropatellares Reiben, tanzende Patella, Innen- und Außenband, Schmerzverstärkung beim Treppengehen, Streck- oder Beugehemmung. Genu varum, Genu valgum?
- Entlastung als oberstes Behandlungsprinzip der Arthrose.
- Indikationen zur diagnostischen Arthroskopie des Kniegelenks (z.B. blutiger Gelenkerguß, rezidivierende Gelenkergüsse unklarer Genese, rezidivierende therapieresistente Schmerzzustände). Indikationen zur operativen Arthroskopie (z.B. Entfernung freier Gelenkkörper, Meniskektomien z.B. bei Korbhenkelrissen).
- „Knieschule": Lockeres Baumelnlassen der Unterschenkel, Vermeidung von Kniebeugen. Knie-

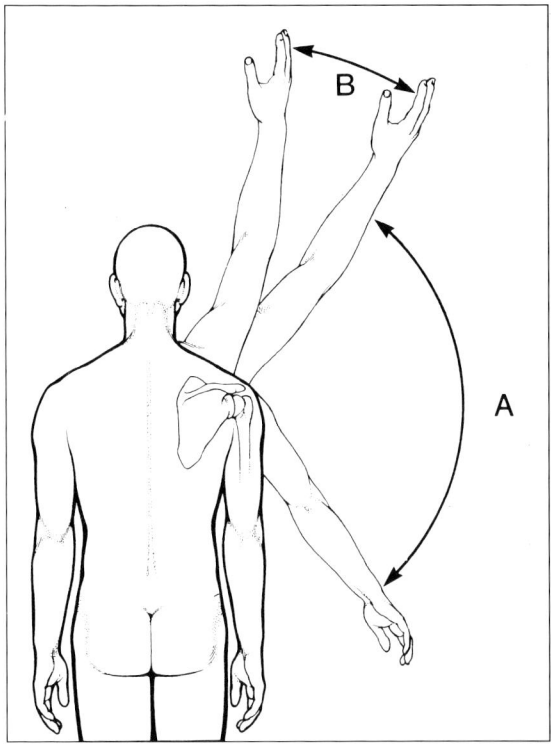

Abb. 18. Schmerzhafter Bogen „painful arc" subakromial (*A*) zwischen 60 und 120°, akromioklavikulär (*B*) zwischen 160 und 180° [275]

Abb. 19. An der medialen Hinterseite des Kniegelenks befinden sich etwa 6 Bursen, die miteinander kommunizieren können (= Baker-Zyste) [275]

freundliche Sportarten, z.B. Radfahren, Reiten, Joggen, Skilanglauf, Rückenschwimmen. Bedingt kniefreundlich: Tennis, Jazzgymnastik, Rudern. Ungünstige Sportarten: Kampfsport, Bodenturnen, Fußball, Handball, Squash, Golf, Skifahren, Brustschwimmen. Ungeeignet: Knie-Sitz-Hocker nach Balans.
- Beratungsproblem Baker-Zyste (Abb. 19).
- Untersuchungstechnik des Hüftgelenks beim Säugling und Kleinkind (Ortolani-Zeichen), Gesäßfaltenasymmetrie.
- Beinlängendifferenz: Funktionelle (z.B. bei Koxarthrose), echte (z.B. posttraumatisch), Messung der Beinlänge. Konservative Therapie: Verkürzungsausgleich bei 0,5 cm, ggf. mit gleichzeitiger Sohlenerhöhung (Abb. 20). Formulierung der Verordnung für eine entsprechende Schuhzurichtung, auch für eine Ballenrolle (Abb. 21).

Zusatzfragen „Polyneuropathien"
- Unterschied zwischen peripheren arteriellen Durchblutungsstörungen und peripheren stoffwechselbedingten Polyneuropathien.
- Mögliche Ursachen, Auslöser (z.B. Alkohol, Diabetes mellitus, Arzneimittel, Vitaminmangel, Schwermetalle).

Abb. 20. Verkürzungsausgleich am Absatz bei Beinverkürzung über 0,5 cm, auch bei Achillodynie. Höhenausgleich an Absatz und Sohle bei Beinverkürzung über 1 cm bis 3 cm [213]

Abb. 21. Zurichtung an der Laufsohle: Ballenrolle z.B. bei Vorfußbeschwerden mit Einschränkung der Zehenextension, etwa Arthrose der Zehengrundgelenke

- Sinnvolle Labordiagnostik (z.B. Zuckerstoffwechsel, Leberenzyme).
- Symptomatik der diabetischen Polyneuropathie: autonome Form (z.B. gastrointestinale, urogenitale, trophische Störungen, Vita sexualis) und periphere Form (z.B. Muskelschwäche, Reflexabschwächung, Parästhesien).
- Beispiele für Sensibilitätsstörungen (z.B. Empfindungsstörungen) bei Berührung, Schmerzen, Temperatur, Vibration, Diskrimination/Lokalisation externer Reize.
- Differenziertes therapeutisches Vorgehen (z.B. Stoffwechseleinstellung, Absetzen der Noxe, Vitamin B_{12}, α-Liponsäure/Thioctacid®).

Zusatzfragen „Karpaltunnelsyndrom" (KTS)
- Häufige Symptomatik (meist in den ersten 3 Fingern, Schmerzen nachts stärker als tagsüber, Frauen bevorzugt).
- Diagnostische Sicherung durch EMG.
- Therapie: konservativ (z.B. Nachtschiene, lokale Infiltrationen), operativ (Neurolyse).

Zusatzfragen „Kreuzschmerzen"
- Diagnostisches Vorgehen beim Leichtkranken mit Kreuzschmerzen ohne und mit radikulärer Symptomatik: gezielte Befragung (z.B. Auslöser, Verstärkung durch Husten oder Niesen), bisherige Selbstmaßnahmen des Patienten.
- Funktionsuntersuchungen. Je nach Lage sofort oder später: Programmierte Diagnostik, evtl. bildgebende Verfahren (Röntgen, CT, Kernspintomogaphie).
- Psyche und Tonusverhalten der Muskulatur.
- Behandlung in Abhängigkeit von der Dauer der Beschwerden: Erstbehandlung/nach 1 Woche/nach 2 Wochen.

- Bettruhe oder Bewegung? Bettengestaltung, Stufenbett, Knierolle, Extensionsliege.
- Kälte oder Wärme?
- Therapeutische Lokalanästhesie (TLA).
- Myotonolytika, Analgetika.
- Physikalische Therapie (Massage oder Krankengymnastik? Balneotherapie).
- Rückenschulung nach Brügger, Maßnahmen am Arbeitsplatz (LKW-Sitz, Bürostuhl).
- Sportberatung (z.B. Rückenschwimmen im warmen Wasser, Abraten von Tennis, Squash etc.).
- Allgemeine Maßnahmen wie Wärmeleibbinde, Gewichtsreduktion, Einreibungen, Vermeidung von ...
- Diskussion einer Orthesenversorgung (z.B. Stützkorsett).
- Indikationen für die manuelle Therapie? Kontraindikationen für die Manipulationstechnik (z.B. entzündliche, destruierende Prozesse, Traumen mit Verletzung anatomischer Strukturen, schwere Formen der Osteoporose, degenerative Veränderungen, psychische Störungen).
- Indikation zur sofortigen stationären Einweisung.
- Operative Verfahren. Chemonukleolyse? Laser?
- Indikation für ambulante oder stationäre Rehabilitationsmaßnahmen, Wahl des Kurortes (Solethermen: milder Reiz; radioaktive Thermen: intensiver Reiz; Schwefelquellen und Peloide: intensivster Reiz). Kontraindikationen für eine Badekur (z.B. akute Entzündung, Herz-Kreislauf-Schwäche des Patienten).

> Sog. degenerative Gelenk- und Wirbelsäulenerkrankungen sind balneotherapeutisch intensiver zu behandeln als entzündliche Rheumaformen!

- Wichtige Stoffgruppen/Handelspräparate von Myotonolytika (z.B. Valium®, Norflex®, Sirdalud®).

Zusatzfragen „Arthrosis deformans"
- Diskussion der Schmerzausstrahlung bei Befall großer Gelenke (Knie und Hüfte).
- Pathologische Zeichen für Arthrosis deformans im Früh- und Spätstadium (z.B. veränderte Gelenkkonturen, Muskelatrophie, Druckdolenzen, Krepitation, Bewegungseinschränkung, Gelenkinstabilität).

- Allgemeine Behandlungsmaßnahmen, Patientenführung (z.B. Gewichtsreduktion, Bewegung, Sport, Arbeitsplatz, Kälte und Nässe).
- Schuhwerk (Pufferabsätze, Außenranderhöhung, Einlagen).
- Medikamentöse Therapie (extern, intern und intraartikulär): antiphlogistische und/oder hyperämisierende Salben: Erörterung des Nutzens.
- Chondroprotektiva (Diskussion der „Knorpelaufbaupräparate").
- Nichtsteroidale Antirheumatika (NSAR), wichtige Vertreter einzelner Substanzgruppen, Indikationen, Beispiele für wichtige Nebenwirkungen: Salicylsäurederivate (z.B. Azetylsalizylsäure/Aspirin®), Essigsäurederivate (z.B. Indometacin/Amuno®, Diclofenac/Voltaren®), Propionsäurederivate (z.B. Ibuprofen/Brufen®, Ketoprofen/Alrheumun®), Anthranilsäurederivate (z.B. Etofenamat/Rheumon®), Pyrazolone (z.B. Phenylbutazon/Butazolidin®), Oxicame (z.B. Piroxicam/Felden®); mögliche Wechselwirkungen (z.B. verstärkende Wirkung von Sulfonylharnstoffen, Verstärkung der antikoagulatorischen Wirkungen von Cumarinen, Verstärkung der Wirkung von Heparin und von Phenytoin/Zentropil®).
- Diskussion des Einsatzes von Kortikosteroiden (oral, intraartikulär); Superoxiddismutase (Peroxinorm®).
- Elektrotherapie (z.B. diadynamische Ströme, Wärmetherapie, Iontophorese).
- Behandlungsziele und Methoden der Krankengymnastik in der Rheumatherapie: Schmerzlinderung (z.B. Lagerung, Extension, Traktion, passives Durchbewegen), Mobilisation (z.B. Schlingentisch, Bewegungsbad, manuelle Therapie), Stabilisation (isotonische Übungen/Bewegen, isometrische Übungen/Halten), Behandlung der Muskelatrophie.
- Charakterisierung der sog. „aktivierten Arthrose".
- Therapieprinzip bei aktivierter Arthrose (z.B. Ruhigstellung, Punktion, Kryotherapie).
- Operative Therapie: gelenkerhaltende Operationen (z.B. Gelenktoilette, Korrekturosteotomien, Arthrodesen, Alloarthroplastik).
- Beratung des Patienten im Hinblick auf Indikationen/Kontraindikationen zur totalen Endoprothese (TEP) bei Koxarthrose/Gonarthrose (z.B. Alter, Adipositas).

- Führung des Patienten mit künstlichem Hüftgelenk (z.B. Schuhwerk, möglichst dauernder postoperativer Stockgebrauch, Belastbarkeit im Alltag und im Sport, keine i.m.-Injektionen in die evtl. für eine totale Endoprothese vorgesehene Gesäßseite), Problematik der Lockerung und einer Zweitoperation.
- Wertigkeit bestimmter Laborparameter (z.B. BKS, Leukozyten, Rheumafaktor).

Zusatzfragen „chronische Polyarthritis" (c.P.)
- Häufigkeit der chronisch-entzündlichen Gelenk- und Wirbelsäulenerkrankungen (chronische Polyarthritis/Psoriasisarthritis und -spondylitis, Spondylitis ankylosans, sog. M. Bechterew).
- Mögliche Ursachen (z.B. genetische Prädisposition), Geschlechtsprävalenz.
- Diskussion des möglichen Zusammenhangs eines belastenden Lebensereignisses als „Stressor" und dem Auftreten der Erkrankung (Zusammenhang Immunfunktion und seelisches Befinden?).
- Wertigkeit einzelner Laboruntersuchungen (Entzündungsparameter wie BKS, Leukozyten, Elektrophorese; sog. Rheumafaktoren; HLA-B$_{27}$-Antigen).
- Typische Präsentation von Fingergelenkdeformitäten (z.B. Schwanenhals- und Knopflochdeformität, Ulnardeviation der Langfinger, Mutilation).
- Besondere diagnostische Bedeutung der Morgensteifigkeit der Hände von mehr als einer halben Stunde als Frühsymptom.
- Mögliche Behandlungsformen (z.B. physikalische, krankengymnastische und ergotherapeutische Maßnahmen; symptomatische Therapie mit nichtsteroidalen Antirheumatika (NSAR) und/oder Glukokortikoiden; rheumaoperative Maßnahmen).
- Medikamente der Basistherapie (z.B. Gold, Penizillamin, Immunsuppressiva, Antimalariamittel); wichtige Nebenwirkungen dieser Medikamente (z.B. Haut-, Schleimhäute-, Blutbildveränderungen bei Goldbehandlung; z.B. Augen- und Hautschäden bei Cloroquin/Resochin®.
- Glukokortikoide: Wirkungsäquivalenz verschiedener Derivate (Prednisolon = 4, Triamcinolon = 5–10, Methylprednisolon = 5, Betamethason = 25, Dexamethason = 30) auf der Basis von Hydro-

kortison (= 1). Zirkadiane (morgendliche !?) Gabe, Intervalltherapie, Nebenwirkungen (Ulzerogenität kontrovers diskutiert).

- Unkonventionelle Behandlungsmethoden rheumatischer Erkrankungen, z.B. Herdsanierung (chronisch entzündete Tonsillen als „Störfelder", Neuraltherapie, Akupunktur, Diäten und Fastenkuren, Homöopathie, Eigenblutinjektionen zur „Umstimmung" des Organismus, Salben und Linimente).
- Orthopädische Hilfsmittel.

Zusatzfragen „Monarthropathien mit Erguß"

- Präsentation des betroffenen Gelenkes (z.B. Prellung? Schmerz? Rötung? Überwärmung? Funktionsbehinderung?).
- Abgrenzung von Kapselschwellung und Gelenkerguß.
- Untersuchungsziel des Gelenkpunktates auf z.B. Harnsäurekristalle, Leukozyten, Bakterien, Rheumafaktoren.
- Aussagekraft des makroskopischen Punktatbefundes: serös oder eitrig oder blutig.
- Wichtige Sonderformen bakterieller Arthritiden (z.B. Gonokokkenarthritis als eitrige Infektarthritis und als reaktive postinfektiöse Arthritis, tuberkulöse Arthritis).
- Indikationen und Kontraindikationen für Kortisoninstillation bei Gelenkergüssen.

- Praktisches Vorgehen bei Gelenkpunktionen (Sterilität beachten!).
- Mögliche Maßnahmen nach durchgeführter (ggf. erneuter) Punktion im Kniegelenk (z.B. Kompressionsverband, Lagerung und Schonhaltung, Gipstutor, Kataplasmen: kalt und warm?).
- Indikation für sofortige Röntgenaufnahme (z.B. Verletzungsfall).

Zusatzfragen „Hyperurikämie, Arthritis urica, Gicht"

- Zusammenhang zwischen Höhe des Harnsäurespiegels und akutem Gichtanfall.
- Bevorzugt befallene Gelenke.
- Mögliche Spätschäden und Organmanifestationen (z.B. Niere, Blutgefäße).
- Fahndung nach möglichen weiteren Risikofaktoren bei Hyperurikämie.
- Ursachen (z.B. Ernährung, Alkohol, familiär).
- Behandlung: allgemein (z.B. diätetische Empfehlungen, Trinkmenge, Umschläge), medikamentös (z.B. im Anfall Colchicum, nichtsteroidale Antirheumatika), Prophylaxe und medikamentöse Dauerbehandlung (Allopurinol als Urikostatikum und Benzbromaron als Urikosurikum, Kombinationen dieser Präparate).
- Dauer der Therapie, Therapieziel, Intervalle für Laborkontrollen.

3 Pyogene Infektionen der Haut und ihrer Anhangsgebilde

Die Erkrankungen der Haut und ihrer Anhangsgebilde sind der direkten Diagnostik gut zugänglich. Die Gesamthäufigkeit dieser Erkrankungen (Fenster 3 in Tabelle 2, S. 17) beträgt 3,6% im Unausgelesenen Krankengut. Weitaus häufiger (11,1%) präsentieren sich die anderen Erkrankungen der Haut (Fenster 7 in Tabelle 2) in der Allgemeinpraxis.

Insgesamt gesehen sind die pyogenen Infektionen in den letzten 40 Jahren signifikant seltener und in den Verläufen leichter geworden [37].

Als Pyodermien bezeichnet man Krankheiten der Haut und ihrer Anhangsorgane, die durch Eitererreger (Pyokokken) – in der Praxis am häufigsten Staphylokokken und Streptokokken – hervorgerufen werden. Weniger häufig kommen Pneumokokken, Neisserien oder Corynebakterien vor.

Erysipel, Phlegmone sowie andere in den Lehrbüchern als klassische aufgeführte Pyodermien werden in Kap. B 7 behandelt, da hinsichtlich ihrer Gruppenzuordnung nicht die Abszedierung als Leitsymptom zugrunde gelegt wurde, sondern die Rötung.

3.1 Kennerschaft

Die einzelnen Pyodermieformen zeigen oft fließende Übergänge. In der überwältigenden Mehrheit der Fälle (95,07%) ist es dem Allgemeinarzt möglich, das Krankenbild aufgrund seiner *Kennerschaft* sofort befriedigend zu klassifizieren (vgl. Kolonne C von Fenster 3 in Tabelle 2). Dies ist die höchste Prozentzahl aller Klassifizierungen innerhalb aller 12 Fenster (Tabelle 2).

Der Arzt muß eine Reihe von Fällen in ihren verschiedenen Erscheinungsformen selbst gesehen haben und auch möglichst viele der mit ihnen diagnostisch konkurrierenden Erkrankungen. So erfährt er durch die eigene Anschauung manches, das er nicht aus Büchern oder Fotografien erlernen kann, nämlich Kennerschaft, wie beispielsweise eine Impetigo contagiosa wirklich aussieht.

Der berufstheoretische Begriff Kennerschaft meint jenen Teil der individuellen, diagnostisch nützbaren Erfahrung, die erst durch die Bekanntschaft mit einem breiten Spektrum einschlägiger Fälle zustande kommt und die nicht anerzogen wurde.

Die Kennerschaft spielt etwa bei jedem fünften bis zehnten Fall eines erfahrenen Arztes eine wichtige Rolle. Sie macht den langjährig tätigen Mediziner dem Anfänger diagnostisch überlegen. Ziel der Erziehung muß es daher sein, die angehenden Ärzte mit möglichst viel Kennerschaft auszustatten. Dies ist gleichzeitig ein starkes Argument für eine lange, vielseitige Weiterbildung [40].

Durch das Oft-gesehen-Haben erwirbt sich der Arzt schließlich individuelle Schablonen, die bei neuen, ähnlichen Krankheitsbildern aus dem Unterbewußten heraus angelegt werden. Die Kennerschaft entscheidet dann über Zustimmung, Ablehnung oder ein Vielleicht [37].

3.2 Erregernachweis in der Praxis entbehrlich

Die Pyodermien sind ein weiteres gutes Beispiel dafür, daß es der Allgemeinarzt durchaus bei einer Klassifizierung belassen kann (Kolonne A, B oder C in Tabelle 2); zur Erstellung einer wissenschaftlich exakten Diagnose (Kolonne D in Tabelle 2) würde nämlich noch neben dem typischen Erscheinungsbild zusätzlich der Nachweis des charakteristischen Erregers (z.B. Staphylokokken, Streptokokken), evtl. ein histologischer Befund hinzukommen.

Beides ist jedoch für die Belange der Praxis in der Regel entbehrlich, weil diese Erkrankungen gut auf die gezielten therapeutischen Maßnahmen ansprechen oder meist spontan heilen.

Entsprechend niedrig ist die Zahl der wissenschaftlich exakten Diagnosen für die Pyodermien mit 1,06% (Kolonne D), also nahezu ebenso extrem niedrig wie bei uncharakteristischen fieberhaften Erkrankungen (Fenster 1 in Tabelle 2, S. 17. Die in Fenster 3 der Tabelle 2 zusammengefaßten Pyodermien sind durch die subjektiven und objektiven Entzündungszeichen charakterisiert.

In den letzten Jahren ist ein Rückgang der pyogenen Infektionen – möglicherweise aufgrund der besseren Lebensumstände – zu beobachten. Lediglich Patienten mit Aknebildern (vgl. B 3.5) suchen die Allgemeinpraxis offenbar häufiger auf.

3.3 Impetigo

Die *Impetigo contagiosa* ist eine der häufigsten Pyodermien. Besitzt der Arzt Kennerschaft (vgl. B 3.1), so ist die direkte Diagnostik bei den überwiegend jugendlichen Patienten innerhalb weniger Augenblicke beendet, andererseits kann die Klassifizierung, z.B. bei impetiginisierten Ekzemen, erhebliche Schwierigkeiten bereiten [35].

Als Impetigo wird eine ansteckende, oberflächliche Infektion der Haut durch Staphylokokken und/oder Streptokokken bezeichnet. Der Altersgipfel liegt im Kindes- und Jugendlichenalter. Auffallend ist die jahreszeitliche Verteilung Ende Sommer und Herbst.

Da die Impetigo auch durch Streptokokken verursacht sein kann, fordern verschiedene Autoren, daß der Urin 3–5 Wochen nach Ablauf der Pyodermie zu kontrollieren sei, um eine anschließende Glomerulonephritis auszuschließen.

Wichtigste Maßnahme der Impetigobehandlung ist die Aufklärung des Patienten und seiner Familienmitglieder über den Ansteckungsmodus und die Ansteckungsgefahr. Lokale Maßnahmen stehen im Vordergrund.

3.4 Abszesse, Furunkel, Karbunkel, Follikulitis, Parulis

Während es sich bei der *Follikulitis* um eine oberflächliche Infektion der Haarfollikel handelt (bevorzugter Sitz bei Männern in der Bartgegend, an Rükken und Brust), ist beim *Furunkel* und beim *Karbunkel* der gesamte Haarfollikel tief infiltrierend betroffen.

Abszesse, Furunkel und Karbunkel führen den Patienten allein schon wegen der Beschwerden (Schmerzen, Druckgefühl) zum Arzt. Meist wurden durch den Kranken Selbstbehandlungsversuche mit „Zugsalben" oder Umschlägen vorgenommen, in vielen Fällen eine Ausquetschung gewagt.

Die Inzision bei Einschmelzungen hatte schon Hippokrates als Therapie der Wahl empfohlen: „Ubi pus, ibi evacua!"

Der Operierende muß darauf achten, daß sich nach der Inzision die Wundränder nicht wieder verschließen: es könnte dadurch zu einer Sekretverhaltung kommen. Daher ist es notwendig, durch möglichst großzügige Eröffnung (z.B. Kreuzschnitt, Abtragung des Wundkegels) für ausreichende Drainage zu sorgen, indem beispielsweise eine Gummilasche eingelegt oder die Abszeßhöhle gleich in toto exzidiert wird.

Nicht empfohlen werden kann, einen „reifen" Furunkel nach 5–7 Tagen des Zuwartens durch Zug oder Druck zu entleeren.

Nur bei exponierter Lokalisation, z.B. bestimmte Bereiche im Gesicht, sind besondere Maßnahmen notwendig: Antibiotika, Bettruhe.

Besonders bei rezidivierenden auftretenden Abszessen, Furunkeln, oder bei Furunkulose muß nach Stoffwechselerkrankungen (z.B. Diabetes mellitus) gefahndet werden.

Wegen der wesentlich häufigeren Mittelohrentzündungen denkt der Allgemeinarzt bei Klagen über Ohrschmerzen zunächst an eine Otitis media (vgl. B 8.1). Die direkte Diagnostik deckt dann manchmal am oder im Gehörgang einzelne minimale, selten mehrere hügelige Vorwölbungen (Gehörgangsfurunkel) auf [35].

Gehörgangsfurunkel (Otitis externa furunculosa) (vgl. B 8.3) gehen nicht nur von den Haarbälgen aus, sondern müssen teilweise auch auf Manipulationen im Ohr (mit und ohne Gehörgangsekzem) zurückgeführt werden. Bereits beim Zug an der Ohrmuschel oder bei der Otoskopie klagt der Patient über heftigste Schmerzen.

Schweißdrüsenabzesse (Hidradenitis) findet man in der Praxis nur noch selten; sie sind nach wie vor schwierig zu behandeln.

Patienten mit einseitigen Schmerzen im Gesicht und entsprechender Schwellung der Backe bzw. des Unterlids *(Parulis)* suchen nicht selten zuerst ihren Hausarzt auf. Derartige Gesichtsschwellungen sind einer der vielen Beispiele dafür, wie sich einzelne ärztliche Fächer (hier z.B. HNO, Ophthalmologie, Chirurgie, Zahnmedizin und Allgemeinmedizin) in ihren Kompetenzen überschneiden.

Im Krankengut von Braun sind die dentogenen Abszesse überrepräsentiert, da er auch als Zahnarzt arbeitete.

3.5 Akne

Obwohl die *Akne vulgaris* recht häufig – insbesondere bei jungen Menschen – verbreitet ist, suchen tatsächlich nur wenige der davon Betroffenen die ärztliche Sprechstunde auf.

Viele Behandlungen laufen im Laienbereich ab. Schwere Formen bilden eine kleine Minorität. Bei manchen Patienten drängt sich – je nach Sachlage – das Bild einer umweltbedingten oder medikamentös ausgelösten Akne auf.

Während die Diagnostik für den Erfahrenen keine Schwierigkeiten bereitet, da sie auf den ersten Blick in die richtige Richtung lenkt, gestaltet sich die Aknetherapie sehr komplex.

In der Behandlung geht der Arzt möglichst individuell im Einvernehmen mit dem Patienten vor. Dabei zeigt sich immer wieder, daß ein Medikament einem hilft, einem anderen aber nicht; das sollte der Patient vor Einleitung der Therapie wissen, damit die Arzt-Patient-Partnerschaft auch über Monate hinweg stabil bleiben kann. Dadurch lassen sich parallel laufende Selbstbehandlungsmaßnahmen oder vorzeitige Therapieabbrüche begrenzen.

> **Besonders bei kosmetisch belastenden Problemen feste therapeutische Bindung mit dem Patienten anstreben! Das schließt die gezielte Zusammenarbeit mit dem Spezialisten ebenso wie das Verständnis für Laienmaßnahmen ein.**

3.6 Infektionen im Hand- und Fußbereich

Den Infektionen im Hand-, Finger-, Fuß- und Zehenbereich hat die besondere Aufmerksamkeit des Allgemeinarztes wegen möglicher Spätfolgen bei unsachgemäßer Behandlung zu gelten.

Verschiedenste traumatische Gewebsschädigungen im täglichen Leben (einschließlich Hobby und Freizeit) und im Beruf können den Ausgangspunkt für eine Infektion bilden. Besondere Aufmerksamkeit erfordern die scheinbar harmlosen und unbedeutenderen Verletzungen wie Stichwunden durch spitze Werkzeuge, Fischgräten, Glassplitter, Holzspäne, Disteln, Stacheln u.a.m., vor allem bei Diabetikern.

Manchmal bleiben Verletzungen, die zu kleinen, schnell verklebenden Wunden führen, unbeachtet, bis sich Zeichen einer anbahnenden Infektion mit Schmerzen einstellen [262].

3.6.1 Unerforschte Kompetenzen der Fachgebiete

Die Spezialfächer in der Medizin haben sich durch die wissenschaftliche Konzentration von weiteren auf engere Aufgaben entwickelt. Solchen Fächern können verschiedene Einteilungsprinzipien zugrunde liegen, z.B.

– ein Apparat (z.B. Knochen und Muskeln),
– eine Region (z.B. Hals, Nase und Ohr),
– ein Organ (z.B. Herz, Haut, Niere),
– das Alter (Kinder, Greise),
– das Geschlecht,
– eine Therapieform (z.B. Chirurgie),
– eine Diagnostikform (z.B. bildgebende Verfahren).

Klare Abgrenzungen sind infolgedessen unmöglich.

So kann beispielsweise ein Panaritium subcutaneum bei einem 10jährigen Jungen als eine Hauterkrankung bezeichnet werden; doch nur wenige dieser Kinder gehen mit einem solchen „dicken Finger" zum Hautarzt. Ebensowenig suchen die Mütter mit ihren Kindern deswegen eine Kinderärztin auf. Normalerweise wird der Allgemeinarzt als Erstberater gewählt (Abb. 22).

Überweist der Allgemeinarzt im Einzelfall, so wird er sich weder einen Hautarzt noch eine Kinderärztin aussuchen (ob-wohl es eine Hauterkrankung ist bzw. obwohl es sich um ein Kind handelt), sondern einen Chirurgen.

Beim Operateur kommt nur eine Minorität sämtlicher einschlägiger Fälle zusammen. Von den Allgemeinärzten abgesehen, ist ein Chirurg durch die Panaritien dennoch „wesentlich [mehr] berührt" als Kinder- und Hautärzte (vgl. B 12.3.1). Ein weiteres Beispiel für eine solche „wesentliche Berührung" sind die Venenerkrankungen (vgl. B 12.3).

Die Unmöglichkeit, die ärztlichen Fachangebote gegeneinander abzugrenzen, resultiert aus den pragmatisch gewählten Einteilungsprinzipien. Welches Fachgebiet dann in der Realität der angewandten Medizin wofür zuständig ist, ergibt sich aus bisher unerforschten Kompetenzen, kann aber auch individuell bzw. örtlich verschieden sein [36].

3.6.2 Panaritium, Paronychie

Mit Ausnahme der Furunkel an den Streckseiten, der Paronychien und des Unguis incarnatus, werden die

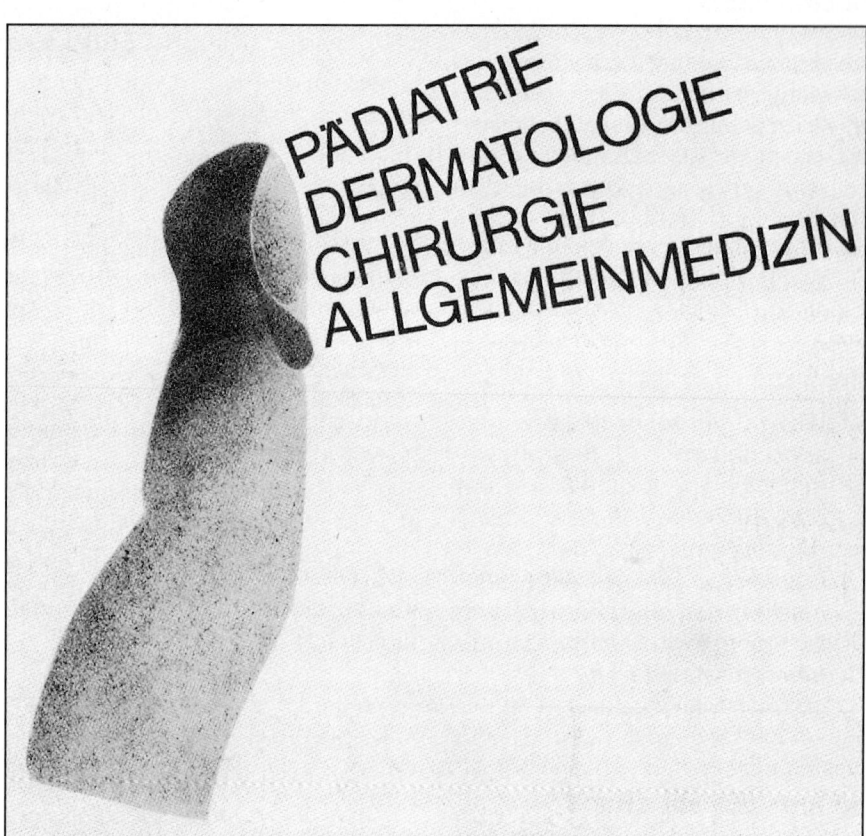

Abb. 22. Beim Panaritium „überlappen" sich die Fächer Pädiatrie (bei Kindern), die Dermatologie (als Hauterkrankung), die Chirurgie (von der Therapie her) und die Allgemeinmedizin (von der effektiven „Berührung" her) [36]

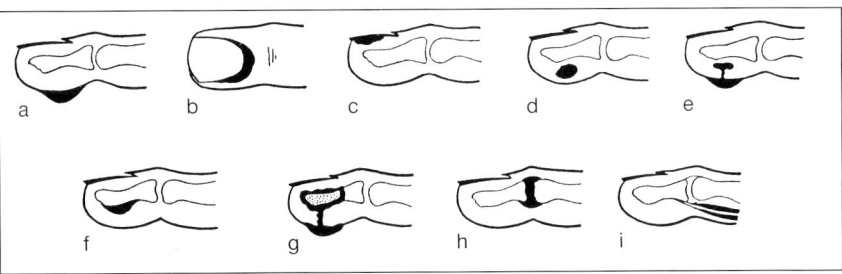

Abb. 23 a–i. Eiterungen in den verschiedenen Schichten des Fingers: Panaritium cutaneum (**a**), Paronychie (**b**), Panaritium subunguale (**c**), Panaritium subcutaneum (**d**), Kragenknopf- oder Knopflochpanaritium (**e**), Panaritium periostale (**f**), Panaritium ossale (**g**), Panaritium articulare (**h**), Panaritium tendinosum (**i**) [262]

unspezifischen eitrigen Entzündungen der Finger und Zehen unter dem Sammelbegriff *Panaritium* zusammengefaßt.

Im Hinblick auf sachlich richtige Bezeichnungen ist es von Bedeutung, Infektionen des Nagelfalzes und des Nagelbettes von den übrigen Entzündungen im Finger- und Zehenbereich zu unterscheiden.

Für die Panaritien gibt es verschiedene Bezeichnungen; in Abhängigkeit von den befallenen anatomischen Strukturen des Fingers oder der Zehen unterscheidet sich auch die Nomenklatur der jeweiligen Panaritien:

Häufig kommt das relativ harmlose *Panaritium cutaneum* (Abb. 23a) vor.

Typisch für das *Panaritium subcutaneum* (Abb. 23d) sind der klopfende nächtliche Spontanschmerz und eine beim Abtasten mit der Knopfsonde genau zu lokalisierende Druckschmerzhaftigkeit.

Wegen der Neigung des Panaritiums, eher in die Tiefe zu gehen als nach außen hin (derbe Haut!) durchzubrechen, darf sich der Arzt nicht dazu verleiten lassen, oberflächlich zu eröffnen.

> **Sobald der Patient wegen der Schmerzen eine schlaflose Nacht durchlitten hatte, ist eine sofortige Inzision angezeigt. Panaritien müssen stets sorgfältigst schulgemäß versorgt werden.**

Jede längerwährende Eiterung im Bereich der Finger läßt an eine Beteiligung des Knochens denken; hier ist die Überweisung in den spezialistischen Bereich indiziert.

Unter den Nagel eingedrungene Fremdkörper und auf das Nagelbett übergreifende Entzündungen bilden den Ausgangspunkt des *Panaritium subunguale* (Abb. 23c).

Bei Prozessen, die nur auf das Endglied beschränkt sind, empfiehlt sich die distale Leitungs-

anästhesie der Fingernerven (modifiziertes Verfahren nach Oberst, Abb. 24–26). Weiter proximal gelegene Infektionen müssen in Plexus- oder besser in Allgemeinanästhesie operiert werden.

Die *Nagelfalzentzündung (Paronychie, Umlauf)* zeigt akute und chronische Verläufe.

Besteht nur eine Eiterblase (Abb. 23a), wird diese inzidiert, eventuelle Fremdkörper werden entfernt, die Ruhigstellung bis zur Ausheilung ist obligat. Bei tiefergehender Entzündung werden Teile des Nagels oder der gesamte Nagel abgetragen [102].

Während die akute Paronychie durch Bakterien, Viren oder Pilze verursacht ist, wird die chronische Entzündung auch durch Pilze, ferner durch chemische Reize oder akrale Durchblutungsstörungen hervorgerufen. Besonders kleine Einrisse beim Maniküren, Pediküren, durch Nägelkauen und Fingerlutschen können zu Entzündungen des Nagelwalls füh-

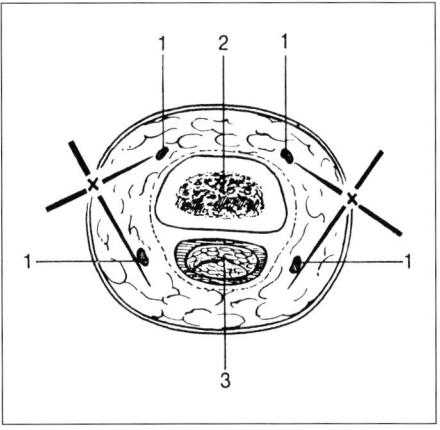

Abb. 24. Distale Leitungsanästhesie der Fingernerven nach Oberst (Querschnitt) [7]. **1** Nervenzüge, **2** Grundgliedknochen, **3** Sehnenbündel

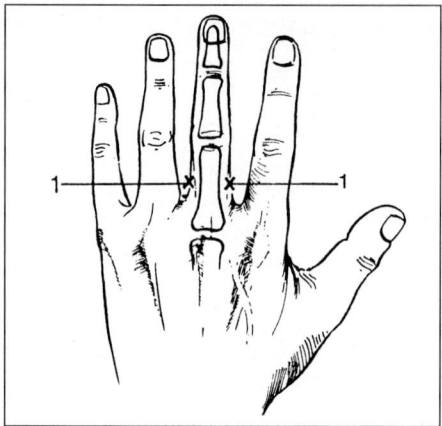

Abb. 25. Leitungsanästhesie des Fingers. Technisches Vorgehen [7]. **1** Einstichpunkte

Abb. 26. Periphere Leitungsanästhesie für Eingriffe an den Zehen und im Bereich des Vorfußes [7]. **X** Einstichpunkte

ren, die aber selten bis zur eitrigen Einschmelzung um den Nagel herumgehen („Umlauf") (Abb. 23b).

Die Entzündungserscheinungen im Anfangsstadium können auf konservative Maßnahmen mit Salben-Schienen-Verbänden zurückgehen.

Die Behandlung im Stadium der Einschmelzung ist einfach und besteht in der Entfernung der Eiterblase. Sind Hinweise für eine subunguale Ausbreitung vorhanden, wird gleichzeitig ein schmaler Bezirk vom Nagel abgetragen [262].

3.6.3 Unguis incarnatus

Der *Unguis incarnatus (eingewachsener Zehennagel)* weist einen verdickten, evtl. Eiter sezernierenden Nagelrand der Großzehe auf (Abb. 27; Farbtafel S. 336 ff).

Konservative Behandlungsmaßnahmen helfen erfahrungsgemäß wenig, die Operation (Emmet-Plastik) sollte spätestens nach 1- bis 2monatiger erfolgloser konservativer Behandlung vorgenommen werden, bei entsprechend langem Bestehen auch sofort. Vor dem Eingriff ist ein Diabetes mellitus auszuschließen, was für die Masse der Fälle zutrifft.

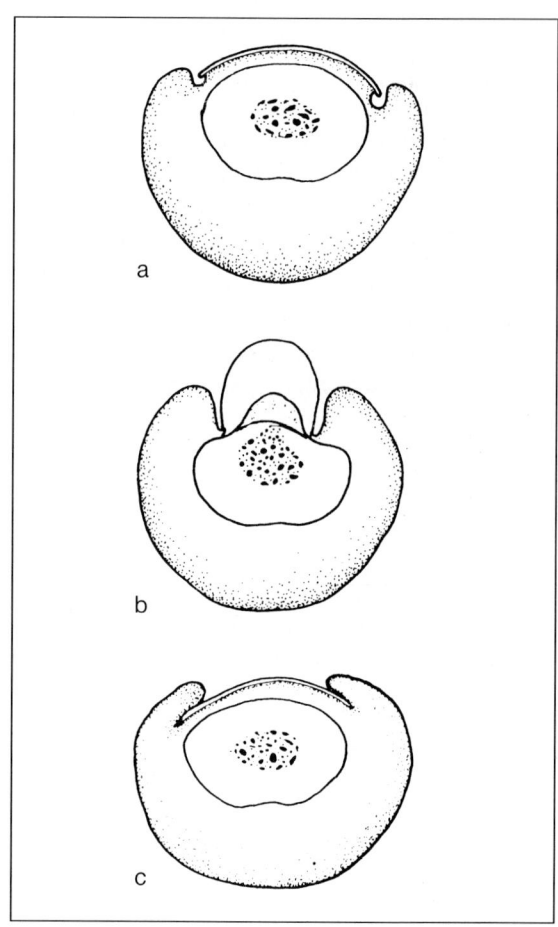

Abb. 27. a Normaler Nagel: Die Ränder liegen mehr oder weniger frei über dem Nagelfalz. **b** Starke Verdickung des Nagels und des Nagelbettes. **c** Eingewachsener Nagel, bei dem der Nagelwall über den Nagel ragt [125]

Die einfache Nagelextraktion ist wegen der Rezidivneigung obsolet, da der krankhafte Befund (der hypertrophierte Nagelwall) belassen wird [129].

3.7 Mastitis

Die *akute Mastitis*, die der Allgemeinarzt fast ausschließlich als postpartale Infektion sieht, kann das vertrauensvolle Verhältnis zwischen Patientin und Hausarzt, in das meist auch noch weibliche Verwandte, Hebamme, Frauenarzt und Kinderarzt eingeschaltet sind, auf eine harte Probe stellen.

Hier ist der Hausarzt gefordert, sowohl den Abwendbar gefährlichen Verlauf (AGV) (z.B. Abszedierung) bei der stillenden Wöchnerin im Auge zu behalten, wie andererseits die optimale Ernährung des Säuglings ebenso zu berücksichtigen wie den möglichen Übertritt von Medikamenten in die Milch bei systemischer Gabe.

3.8 Lymphadenitiden

Lymphadenitiden sind einseitige, akut aufgetretene oder subakute, isolierte, schmerzhafte Schwellungen ohne sonstigen faßbaren Befund.

Sie finden sich überwiegend am Hals und in der Axilla (Abb. 28). Sie können aufgrund von Infekten im Rachenbereich bzw. durch kleinste pyogene Infektionen entstehen.

Besonders Mütter von Kindern im Kleinkindes- und Kindergartenalter sind oftmals durch die der einfachen Palpation im Nackenbereich besonders gut zugänglichen Lymphdrüsenvergrößerungen beunruhigt.

Ergibt die intuitive direkte Diagnostik nichts Besonderes, so empfiehlt sich eine standardisierte Erhebung nach Programm Nr. 21. Dieser Lymphknoten-Standard dient zur Abklärung, ob eine lokale oder allgemeine Erkrankung vorliegt.

Auch eine solche Handlungsanweisung fördert für gewöhnlich nichts Entscheidendes zutage, trägt aber allseits zur Beruhigung bei. Der Patient oder seine Angehörigen müssen zur Selbstbeobachtung angehalten und in angemessenem Abstand zur Kontrolle einbestellt werden.

Findet man einen vergrößerten Lymphknoten, so gilt es in erster Linie abzuklären, ob eine lokale oder allgemeine Erkrankung vorliegt (Tabelle 17).

Abb. 28. Oberflächliche Lymphknoten im Kopf-, Hals-, Schulter- und Armbereich [100]

Lassen sich trotz aller diagnostischer Bemühungen weder die Ursache der Lymphknotenschwellung noch ein Rückgang nach mehrwöchiger Beobachtung feststellen, so ist eine Überweisung angezeigt. Es ist dann Sache der Spezialisten, ob sie Gewebeentnahmen mit nachfolgender morphologischer Untersuchung vornehmen oder nicht.

Auf jeder diagnostischen Stufe sind auch spezifische Infektionen, obwohl sie selten als Lymphadenitiden ohne bestimmten Befund in Erscheinung treten, so weit als möglich auszuschließen [35].

3.9 Angulus infectiosus, Hordeolum, Fisteleiterungen

Ein *Angulus infectiosus (Perlèche, Faulecken)* entsteht durch sehr unterschiedliche Ursache, oft genug bleibt die Ätiologie im dunkeln. Die Erregerbesiedlung kann bakteriell oder mykotisch sein.

Die Lokalbehandlung mit antibakteriell wirksamen Präparaten oder bei Nachweis von Candidaspezies mit antimyzetisch wirksamen Substanzen führt zu einer relativ raschen Abheilung.

Für die gezielte Diagnostik bei therapieresistenten Faulecken empfiehlt sich das Programm Nr. 20 („Perlèche-Standard").

Das *Hordeolum („Gerstenkorn")* beeinträchtigt den Patienten durch ein unangenehmes Druckgefühl. Manchmal vermuten die Patienten selbst ein „Gerstenkorn", oder sie wollen einen Fremdkörper ausgeschlossen wissen.

Tabelle 17. Übersicht über die wichtigsten Ursachen von lokalisierten Lymphknotenvergrößerungen. (Nach [100])

Lokalisation des Lymphknotens	Mögliche Ursachen
Okzipital	Pyodermie der behaarten Kopfhaut, Rubeolen, Lues
Präaurikulär	Otitis externa, schwere Konjunktivitis
Postaurikulär	Otitis externa
Angulär	Akute und chronische Tonsillitis, Pharyngitis, Tonsillentumor (selten)
Submental	Parulis der Schneidezähne des Unterkiefers, Lippenschanker, Karzinom der Unterlippe, Karzinom der Zunge
Submandibulär	Parulis der Zähne des Unterkiefers, Periostitis des Unterkiefers, schwere Gingivitis, Karzinom des Rachens
Regio colli lateralis (oberer Teil)	Infektion oder Tumor des Rhinopharynx (Lymphoretikulosarkom), Karzinom der Schilddrüse
Supraklavikulär	Infektion oder Tumor der Mamma, Infektion oder Tumor der Schilddrüse, Virchow-Lymphom (linke Seite) bei Magen-Darm-Karzinom
Axillär	Infektion des Armes und des Schultergürtels, Infektion und Tumor der Mamma, Bronchuskarzinom
Kubital	Akute Infektion der Hand oder des Unterarmes, akute Arthritis in Hand- oder Fingergelenken, Lues
Inguinofemoral	Infektion des Beines, Infektion der Anogenitalregion (Schanker, Ulcus venereum, Lymphogranuloma inguinale, Balanopostitis, Bartholinitis, Analabszeß), Karzinom des Uterus, Karzinom des Mastdarms
Mediastinal	Lungeninfektion (akut oder chronisch), Bronchuskarzinom
Retroperitoneal	Hodentumor
Mesenterial	Intestinaltuberkulose, Ileitis terminalis, (M. Crohn), Magen-Darm-Karzinom, gewisse Appendizitiden, Whipple-Krankheit

Während ein beginnendes Gerstenkorn gegenüber einer Konjunktivitis oder einem Chalazion diagnostische Schwierigkeiten bereiten kann, läßt sich das Vollbild eines Hordeolums auf den ersten Blick klassifizieren, nachdem das betroffene Lid palpiert und danach vorsichtig abgehoben wurde.

Selbstverständlich haben auch hier Fragen nach vorausgegangenen Verletzungen und nach der gesamten Erkrankungsdauer ihren festen Platz.

Der Hausarzt hat es im Unausgelesenen Krankengut mit vielfältigen Formen von *Fisteleiterungen* zu tun, z.B. Eiterungen durch eingesprengte Fremdkörper, Eiterungen post operationem (z.B. Sekretverhaltung, unverträgliches Nahtmaterial), nach Frakturen, Absonderungen und Einschmelzungen im Perianalbereich (periproktitischer Abszeß) und im Sakralbereich (Pilonidalsinus).

Die Behandlungen der meist äußerst langwierigen Verläufe erfolgt in Zusammenarbeit mit dem Spezialisten.

3.10 Spritzenschädigung, Spritzenabszeß

Intramuskuläre Injektionen in den „oberen äußeren Quadranten" des M. gluteus maximus können zu Schädigungen des N. ischiadicus („Ischiasneuritis", vgl. B 2.4.2) und des N. cutaneus femoris lateralis (hier besonders bei oberflächlichen Injektionstechniken) führen.

Irritationen im Bereich des N. cutaneus femoris lateralis werden als *Meralgia paraesthetica* (brennende Schmerzen, evtl. auch trophische Störungen an der Oberschenkelaußenseite) bezeichnet.

Eine besonders gefürchtete Spritzenkomplikation ist die unbeabsichtigte intraarterielle Injektion eines gefäßtoxischen Medikaments (meist bestimmte Antirheumatika). Diese aseptische Gewebsnekrose wird als *Embolia cutis medicamentosa* oder *Nicolau-Syndrom* bezeichnet. Die Symptomatik ist sehr eindrucksvoll [193].

Führende Hersteller nichtsteroidaler Antirheumatika empfehlen heute weitgehend die ventroglutäale i.m.-Injektion nach v. Hofstetter ([18]; Abb. 29).

> Intramuskuläre Injektionen in den „oberen äußeren Quadranten" sind risikobehaftet. Dagegen zu empfehlen: Ventroglutäale Injektionstechnik oder Injektion in den M. vastus lateralis.

Wenn aufgrund der Injektionstechnik des Arztes der Fall eintritt, daß ein Depot der Injektionslösung in die Nähe eines Nervs gelangt, so bleibt die Lähmung zunächst noch aus und der Schmerz kann verzögert auftreten.

> **Als beweisend für eine direkte Spritzenschädigung gelten Sofortschmerz und Sofortlähmung [245].**

Bei Säuglingen können Schmerzen sowie Anzeichen von Sensibilitätsstörungen fehlen, obwohl eine Spritzenschädigung des N. ischiadicus vorliegt. Die Folge davon sind Wachstumsstörungen des betroffenen Beines mit bleibender Verkürzung [245].

Bei Schadenersatzforderungen durch den Patienten kann die Qualität der Dokumentation (z.B. „Wer hat gespritzt?" – „Was wurde in welcher Dosis injiziert?") neben speziellen Fragen (z.B. Desinfektion des Injektionsortes, Sterilität des Instrumentariums, Kanülenlänge, Injektionstechnik u.a.m.) eine Rolle spielen.

Der klassische iatrogene Infekt ist der *Spritzenabszeß*, der infolge der Einmalgeräte jedoch in der Praxis nicht mehr regelmäßig häufig auftritt.

Schmerzen und/oder Schwellungen nach intrakutanen oder meist intramuskulären Injektionen – auch nach korrekter Applikationsweise – klingen i.allg. bei Ruhe und Lokalmaßnahmen (z.B. Umschläge, Eis) nach einiger Zeit wieder ab. Die antibiotische Therapie oder gar die Operation ist nur selten erforderlich. Der Arzt muß bei solchem kontrollierten

Abb. 29. Ventroglutäale Injektion nach v. Hofstetter

Zuwarten selbstverständlich den Abwendbar gefährlichen Verlauf (Nekrose, Abszeß, Nervenschädigung) stets im Auge behalten.

Thematik des Fachgesprächs

Aufgabe

Besprechen Sie die in Übersicht 8 aufgeführten Beratungsergebnisse „Pyogene Infektionen der Haut und ihrer Anhangsgebilde" anhand der nachfolgenden Fragen und der bei den entsprechenden Beratungsergebnissen aufgeführten Zusatzfragen!

Übersicht 8. Pyogene Infektionen der Haut und ihrer Anhangsgebilde

• **Regelmäßig häufig in der Allgemeinmedizin:**
- Impetigo contagiosa,
- Abszesse (unspezifisch),
- Acne vulgaris,
- örtliche dentogene Infektion,
- Furunkel (unspezifisch),
- Panaritium,
- Hordeolum,
- Paronychie,
- Mastitis,
- Karbunkel,
- Lymphadenitiden,
- Angulus infectiosus,
- Unguis incarnatus,
- Follikulitis,
- Furunkulose,
- Fisteleiterung.

• **Nicht regelmäßig häufig (= unter 1:3000 Fälle):**
- Iatrogener (Spritzen)abszeß.

Fragen
**„Pyogene Infektionen der Haut
und ihrer Anhangsgebilde"**

1. Ungefähre Häufigkeit in der Allgemeinpraxis.
2. Bevorzugung bestimmter Altersgruppen.
3. Patientenklage („Was klagt der Patient?").
4. Ursache/Auslöser/Disposition („Was fragt der Arzt? Woran denkt er? Befall der Umgebung?").
5. Infektiosität für die Umgebung.
6. Lokalbefund („Was sieht und prüft der Arzt?").
7. Dokumentation („Was notiert der Arzt?").
8. Falsifizierung, Exklusion („Es sieht so aus wie").
9. Beispiele für Abwendbar gefährliche Verläufe (AGV) („Alles immer ernst nehmen!"):
   z.B. Milchstauung, die zur Mastitis führen kann; ein Panaritium subcutaneum, das sich zum Panaritium ossale entwickeln kann; ein Panaritium, das über ein Panaritium tendineum und eine V-Phlegmone zu einem septischen Bild führen kann.
10. Abwartendes Offenlassen („Wie lange?").
11. Lokaltherapie (allgemeinärztliche Maßnahmen, Überweisung und/oder Zusammenarbeit mit dem Spezialisten oder mit Heil-Hilfsberufen, z.B. Kosmetikerin), Führung des Patienten (z.B. Kleidung, Schuhwerk, Arbeitsplatz).
12. Vorangegangene Selbstmaßnahmen des Patienten.
13. Technik der Erstversorgung und der Nachbehandlung.
14. Arbeitsruhe.
15. Systemische Therapie (auch Diät)

Zusatzfragen „Impetigo"

• Bevorzugung bestimmter Jahreszeiten?
• Befreiung von Kindergarten oder Schule?
• Konkrete pflegerische Anweisungen an Patient und Angehörige zur Verhütung von „Abklatschmetastasen", Wäschepflege.
• Benennung je eines Standardpräparates zur antibiotischen Lokaltherapie (z.B. Fusidinsäure/Fucidine®) und zur systemischen Behandlung (z.B. Flucloxacillin/Staphylex®).
• Lokalbehandlung: beispielsweise Krustenablösung z.B. mit 5%iger Salizylvaseline; desinfizierende und/oder antiseptische (antibiotische) Externa, Urinkontrolle.

- Notwendigkeit von Verbänden, Zwirnhandschuhen bei Handbefall.
- Entsorgung des infektiösen Verbandmaterials in der Praxis.

Zusatzfragen „Abszesse, Furunkel, Karbunkel, Follikulitis, Parulis"

- Abwendbar gefährlicher Verlauf (AGV) bei Oberlippen- oder Nasenfurunkel? Besondere Maßnahmen (Sprechverbot, flüssige Kost, Antibiotika, ggf. stationär).
- Notwendigkeit für systemische Antibiotikabehandlung bei Abszessen/Furunkel? Benennung eines klassischen Antibiotikums (Dosis, Dauer, Applikationsform).
- Erörterung von Desinfektionsmaßnahmen im Operationsraum (Flächen- und Liegendesinfektion). Entsorgung des infektiösen Materials. Einmalmaterialien?
- Erfahrungen mit alternativen Heilbehandlungen bei rezidivierenden Abszessen (z.B. Eigenblutbehandlung).
- Bevorzugter Sitz des Karbunkels (Nacken, Rücken, Gesäß).
- Mögliche, die Abwehrkraft herabsetzende Faktoren bei Furunkulose (z. B. Diabetes mellitus, Kachexie).

Zusatzfragen „Akne"

- Bevorzugte Verteilung am Integument (Gesicht, Dekolleté, Rücken). Abschätzung des Schweregrades bezogen auf eine Gesichtshälfte: Grad I = weniger als 10, Grad IV = mehr als 30 papulopustulöse Läsionen.
- Mögliche Auslöser exogen (z.B. Sonnenöl, Sonnenakne/„Mallorca-Akne", Glukokortikoide, übermäßige Anwendung von Salben) und endogen (z.B. Neugeborenes, Schwangerschaft, Ovulationshemmer, Pubertät, Vitamin B_{12}).
- Acne neonatorum: Harmlos, Spontanheilung innerhalb weniger Wochen, Vermeidung von übermäßiger Anwendung fetthaltiger Cremes.
- Allgemeine ärztliche Maßnahmen (z.B. Diätberatung).
- Lokale Maßnahmen und ihre therapeutische Wertigkeit (z.B. Hautpflege, Antiseptika, Antibiotika, Komedonenstichelung, Vitamin-A-Säure, Retinoide).

- Allgemeine ärztliche Maßnahmen (z.B. Diätberatung, Überweisung, Mitbehandlung durch die Kosmetikerin).
- Führung des Patienten: Streß? Rauchen? Hautpflege, UV-Exposition, Vermeidung aknegener Stoffe z.B. in Seifen, Massageölen, Kosmetika, Haarpflegemitteln, Badezusätzen.
- Systemische Behandlung: Welche Antibiotika (Mittel der Wahl: Tetrazyklin/Minozyklin) in welcher Dosierung? Antiandrogene Präparate bei Mädchen und Frauen (z.B. Diane® 35). Alternative Therapieformen (z.B. Hefe).
- Prinzip und Problematik der Schältherapie mit Vitamin-A-Säure und/oder Benzoylperoxid (Austrocknung oder Irritation; übermäßige Rötung und Schuppung der Haut; Cave: gleichzeitige Sonnenexposition!).
- Medizinisches Make-up für den Tag (z.B. Aknefug®-Milch simplex).
- Korrektur der Aknenarben durch Dermabrasio beim Spezialisten.
- Welche Externagalenik (Gel, Lotio, Emulsion, Creme, Salbe) für welchen Hauttyp mit Akne?
- Psychische Aspekte der Akne.

Zusatzfragen „Panaritium, Paronychie"

- Unterschied zwischen Abszeß, Furunkel, Karbunkel, Phlegmone und Panaritium (Lokalisation, typische Erreger, Eintrittspforte, Prädilektionsstelle, Ausbreitungsmodus, Therapie).
- Unterschied zwischen Panaritium und Paronychie (Lokalisation, Erreger, mögliche Schädigungsursachen, Behandlungsdringlichkeit. Überweisungsnotwendigkeit?).
- Vorgehensweise bei der Behandlung in der eigenen Praxis einschließlich des Anästhesieverfahrens der Wahl (Präparat, Stärke, Dosis, Einstichstelle), Blutleere.
- Postoperative Ruhigstellung in welcher Gelenkstellung?

Zusatzfragen „Unguis incarnatus"

- Konservative Maßnahmen (z.B. Nagelpflege, Orthonyxiebehandlung).
- Chirurgisches Vorgehen (typische Operation: Emmet-Plastik).
- Mögliche Ursachen (angeboren; erworben: z.B. durch schlechtes Schuhwerk).

- Beratung des Patienten (z.B. entsprechendes Abschneiden des Zehennagels, Watteunterpolsterung, Schuhwerk).

Zusatzfragen „Mastitis"

- Vorgehen bei der stillenden Mutter: Weiterstillen oder Abstillen?
- Problematik der systemischen Medikamentenbehandlung der Mutter im Hinblick auf die Milchgängigkeit.
- Anweisung zum Abstillen wie Hochbinden der Brust, Reduktion der Trinkmenge der Mutter, sofortige Vermeidung von Saugreizen.
- Erörterung des primären hormonellen Abstillens nach Geburten, Frühgeburten und Fehlgeburten sowie des sekundären Abstillens bei bereits bestehender Laktation (z.B. Quinestrol/Estrovis[®] 4000).

Zusatzfragen „Lymphadenitiden"

- Kontaktfragen (z.B. nach Verletzung, Insektenstich, Tierkontakte): Ist oder war Fieber vorhanden? Erstmaliges oder wiederholtes Auftreten?
- Wertigkeit von Laboruntersuchungen (z.B. BKS, Leukozyten, Differentialblutbild, Mononukleosetest, Rötelntiter, ASL-Titer, Toxoplasmosetiter, Tuberkulintest).
- Wertigkeit von bildgebenden Verfahren.
- Stellenwert der Probeexzision, Erörterung der Zeitdauer des abwartenden Offenlassens.
- Probatorische antibiotische Therapie.
- Ängste des Patienten bei Lymphknotenschwellungen, besonders bei Frauen mit Befall der Axilla.

Zusatzfragen „Angulus infectiosus, Hordeolum, Fisteleiterung"

- Cave: Ausquetschen! Cave: Feuchte Umschläge! Besser: trockene Wärme (z.B. Rotlicht).
- Notwendigkeit der stationären Behandlung beim periproktitischen Abszeß.
- Allgemeine lokale Maßnahmen bei Angulus infectiosus; bei Hordeolum, bei (Anal)fisteleiterung (z.B. Spülung mit Kochsalz, Ätzung mit Albothyl[®] Konzentrat, Fadendrainage usw.).
- Einbringen von Lokalantibiotika (z.B. Nebacetin[®] Styli, Terracortril[®] Steraject).

Zusatzfragen „Spritzenschädigung, Spritzenabszeß"

- Diskussion der zu bevorzugenden Injektionsstellen (z.B. M. Deltoideus, Oberschenkel außen in der Medianlinie) bei Impfungen von Kindern und Erwachsenen.
- Mögliche Komplikation bei i.m.-Injektionen (z.B. Lähmung, Infektion, aseptische Gewebsnekrose; bei Gabe von pyrazolonhaltigen, nichtsteroidalen Antirheumatika evtl. Nicolau-Syndrom).
- Beispiel für ein neurotoxisches, intramuskulär zu applizierendes Medikament (Butazolidin[®]).
- Bild einer Spritzenschädigung (Schmerzen, Ausfallsymptome).
- Umgang mit dem Patienten nach Zwischenfall (z.B. Aufklärung, Überweisung oder Einweisung, Meldung an die Versicherung).
- Injektionsrisiken und -notwendigkeiten bei Patienten unter Antikoagulanzien (z.B. Tetanusprophylaxe).

4 Verletzungen

Die Versorgung von *leichten Verletzungen* ist eine traditonelle Domäne des Allgemeinarztes. Patienten jeden Alters suchen ihren Hausarzt mit kleinen Schürf-, Riß-, Quetsch- und Schnittwunden sowie Verbrennungen, Bißverletzungen, Verbrühungen und schlecht oder sekundär heilenden Wunden auf.

Schwere Verletzungen, besonders komplizierte oder Verletzungen im Rahmen von Arbeits- und Wegeunfällen, werden im städtischen Bereich oft schon primär durch den Spezialisten, i. allg. durch den (Unfall)chirurgen, versorgt. Der Allgemeinarzt übernimmt dann in bestimmten Fällen, v.a. bei unkomplizierten Verläufen, in Zusammenarbeit mit dem Spezialisten die Weiterbetreuung.

Jeder Verdacht auf eine schwere (stumpfe) Verletzung im Thorax- oder Abdominalbereich rechtfertigt die sofortige Überweisung zur stationären Beobachtung. Diese ist besonders dringlich bei Patienten, die unter Antikoagulanzientherapie stehen. Die Organisation eines raschen Abtransports muß sichergestellt, die vom erstbehandelnden Arzt getroffenen Maßnahmen müssen dokumentiert in der Regel dem Notarzt übermittelt werden (vgl. 4.1). Im allgemei-

nen hat hier die Organisation eines raschen Abtransports Vorrang vor allen anderen Maßnahmen.

Zu den Verletzungen zählen in unserer Systematik (Fenster 4 in Tabelle 2) ebenso Frakturen, Prellungen, Zerrungen wie auch Hämatome, Verbrennungen und Insektenstiche.

4.1 Aufklärung und Dokumentation

Der Patient ist bei jeder Form von Verletzungen exakt über die einzuhaltenden Vorschriften (z.B. Ruhigstellung, Bettruhe, Teilbelastung) sowie über die Intervalle der einzelnen Verbandswechsel und den Zeitpunkt der Fädenentfernung aufzuklären. Außerdem muß ihm mitgeteilt werden, daß er bei unvorhergesehenen Ereignissen und Zwischenfällen (z.B. Nachblutung, Schwellung, Gefühllosigkeit) sofort den Arzt zu informieren hat.

Bei der Versorgung und/oder Nachbetreuung von im spezialistischen Bereich anbehandelten Frakturen ist es wichtig, den Patienten exakt und verbindlich darüber aufzuklären, welche Verhaltensmaßnahmen er mit einem starren Verband beachten muß (z.B. Blutumlaufstörungen, Kälteexposition, Drucklähmungen), zu welchen festen Terminen er sich beim Arzt wieder vorzustellen hat und für wann die Abänderung oder Abnahme des Verbandes geplant ist.

Grundsätzlich gilt bei allen Verletzungen, auch bei zunächst vermeintlichen Bagatellen, nicht zuletzt aus juristischen Überlegungen, daß der Arzt – soweit möglich – folgende Fakten sorgfältig dokumentiert:

– Ursache,
– Entstehungsvorgang,
– geklagte Beschwerden,
– Erstbefund,
– getroffene Maßnahmen.

Speziell bei Fremdverschulden oder bei Wege- und Arbeitsunfällen (Berufsgenossenschaft, Unfallversicherer) kann der Arzt manchmal noch nach Wochen zum Unfallereignis genau befragt werden [210].

4.2 Häufigkeit

Im Unausgelesenen Krankengut einer Allgemeinpraxis setzen sich die Verletzungen zu 50% aus banalen Wunden, simplen Quetschungen, leichten kombinierten Verletzungen und isolierten Fußverstauchungen zusammen [37].

In einer Erhebung von 8 Praktischen Ärzten aus 4 Ländern im Jahre 1964 (Prosénc in [33]) bildeten die Verletzungen mit 8,7% nach dem Fieber (11,3%) die zweithäufigste Beratungsursache. Zu einem ähnlich hohen Häufigkeitsrang der Verletzungen kommen die Sammelstatistiken der 70er (7,7%) bzw. 80er Jahre (ca. 11%); (Tabelle 18).

4.3 Insektenstiche

Im allgemeinen sind Insektenstiche (Bienen-, Wespen-, Hornissen-, Mücken- und Flohstiche etc.) harmlos. Sie verursachen meistens nur Rötung, Schmerz und/oder Juckreiz, gelegentlich nennenswerte Schwellungen. Lediglich bei Allergien kann es zu erheblichen Ödemen und/oder zu urtikariellen Effloreszenzen kommen. Sehr selten entwickelt sich innerhalb von Minuten oder 1–2 h ein bedrohlicher anaphylaktischer Schock.

Tabelle 18. Häufigkeit (Rang und ‰) der Beratungsergebnisse „Verletzungen" in allgemeinmedizinischen Praxen in Österreich (1954–1959 und 1977–1980; [37]) und in der Schweiz (1983–1988; [151])

Beratungsergebnisse Verletzungen	1954–1959 Rang [‰]		1977–1980 Rang [‰]		1983–1988 Rang [‰]	
Einzelne Hautwunde	4	24,6	13	13,7	7	21,3
Kontusionen	6	17,3	18	11,3	5	24,2
Verletzungen, leichte, multiple	25	8,1	36	5,9	35	7,2
Distorsio pedis	53	4,3	37	5,6	22	10,1
Frakturen, sonstige, auch multiple	42	5,4	38	5,6	33	7,6
Insektenstiche	65	3,3	40	5,5	48	4,7
Distorsionen, sonstige	119	2,0	63	3,6	32	7,6
Verletzungen Infizierte	35	6,1	75	3,2	65	3,3
Muskelzerrung, Muskelriß	64	3,9	80	3,1	67	3,2
Stichverletzungen	102	2,5	91	2,7	110	2,0
Verbrennungen, Verätzungen	83	3,1	95	2,6	82	2,7
Verletzungen, diverse, leichte sonstige	191	1,0	96	2,6	114	2,0
Hämatome	79	3,3	105	2,2	44	5,0
Bißverletzungen	68	3,8	130	1,7	91	2,5
Distorsio genus	140	1,6	133	1,7	62	3,4
Kommotio, leichte mit Nebenwirkungen	94	2,7	142	1,6	189	0,9
Exkoriationen	57	4,2	144	1,6	96	2,3
Fremdkörper aller Aperturen (außer Augen)	162	1,4	168	1,2	225	0,6
Rippenbruch, Bild eines	40	5,8	183	1,1	129	1,7
Fremdkörper unter Haut und Nägeln	120	2,0	189	1,0	136	1,6
Verletzungen, kombiniert schwer	139	1,6	212	0,8	115	2,0
Radiusfraktur, isoliert	202	1,0	283	0,3	142	1,5
Hämarthros	244	0,6	269	0,3	290[a]	0,3
Meniskusläsionen	363	–	277	0,3	137	1,6
Kommotio, isoliert	150	1,5	294[a]	0,2	216	0,7
Luxationen, sonstige	192	1,0	308[a]	0,2	117	1,9
Finger-/Zehenfrakturen	125	1,8	337[a]	0,1	83	2,6
Klavikulafraktur	158	1,4	351[a]	0,1	312[a]	0,2
Sehnendurchtrennung	179	1,1	376[a]	0,1	172	1,1

[a] Nicht regelmäßig; vgl. Tabelle 1.

In Einzelfällen kann es durchaus unmöglich sein, einen „Insektenstich" exakt zu diagnostizieren, wenn das Insekt weder gesehen wurde, noch von ihm ein Stachel zurückgeblieben ist. In solchen Fällen wird „Bild eines Insektenstiches" (C) klassifiziert.

4.4 Kontusion, Distorsion

Bei den mit Rang 18 bzw. Rang 5 sehr häufigen *Kontusionen (Prellungen)* (Tabelle 18) ist eine örtliche Routine das diagnostische Mittel der Wahl.

Die *Distorsionen (Zerrungen* und *Verstauchungen)*, betreffen in der Reihenfolge ihrer Häufigkeit das Sprunggelenk (Rang 37 bzw. 22), das Knie (Rang 133 bzw. 63); daneben kommen Muskelzerrungen und Muskelrisse immerhin auf Rang 80 bzw. 65. Sonstige Distorsionen nehmen im Krankengut der 70er bzw. 80er Jahre Rang 63 bzw. 33 ein (Tabelle 18).

Im spezialistischen Bereich gilt die fibuläre Bandläsion des oberen Sprunggelenks als die häufigste Verletzung des Bewegungsapparates überhaupt [271].

Solche Verletzungen entstehen durch traumatische Einwirkungen verschiedener Art (z.B. bei Hausarbeit, Garten- und ähnlicher Hobbyarbeit, beim Wandern und Sport, bei Arbeits- und Verkehrsunfällen).

Das betroffene Gebiet ist meist druckschmerzhaft; Schwellungen können zusätzlich vorhanden sein. Die aktive und passive Bewegungsfähigkeit ist schmerzhaft behindert. Äußere Verletzungen können oft auf die Art des Traumas hinweisen. Trotz sofort eingeleiteter kunstgerechter Behandlungsmaßnahmen muß oftmals mit langwierigen Heilungsverläufen und Spätfolgen (z.B. Schwellneigung und Anfäl-

ligkeit für erneute Distorsionen des betroffenen Gelenkes) gerechnet werden.

4.4.1 Distorsio pedis

Etwa einmal unter 100–300 Fällen wird der Allgemeinarzt in seiner Praxis mit einer *Distorsio pedis* (auch *„übertretener Fuß"*, *„Fußverstauchung"* oder *„Überknöchelung"*) konfrontiert (Tabelle 19).

Die *Altersverteilung* der Patienten mit Fußverstauchung ist im Krankengut von Landolt-Theus ähnlich der ganzen Population seiner Praxis [147].

Bandläsionen
Bandverletzungen des oberen Sprunggelenks sind die häufigsten Bandverletzungen des Menschen. Meist liegt ein harmloses Unfallereignis bzw. ein unglückliches „schiefes" Auftreten mit nicht ausreichend festem Schuhwerk zugrunde. Bei der Distorsio pedis kann es sich sowohl um Bänderzerrungen als auch um Bänderrisse in 2 benachbarten Gebieten handeln: im Bereich der Sprunggelenke und im Bereich der Fußwurzelgelenke (Abb. 30; [147]).

Die von O'Donoghue [65] vorgeschlagene Einteilung der Bandläsionen (Tabelle 20) entspricht nicht den Bedürfnissen der Allgemeinpraxis. Ein Spezialist ist durchaus in der Lage, seine Diagnose „Distorsio pedis" (D) als wissenschaftlich zwingende Zuordnung des Beratungsergebnisses zum Krankheitsbegriff aufgrund von Röntgenaufnahmen, Röntgenspezialaufnahmen und/oder des operativen Ergebnisses zu stellen. Dagegen kann der Allgemeinarzt aufgrund der üblichen Diagnostik seriöserweise nur vom *„Bild* einer Distorsio pedis" (C) sprechen.

Praktisches Vorgehen
In der Mehrzahl der Fälle lassen die gezielte Befragung, die Befunde und das unauffällige Röntgenbild

Tabelle 19. Häufigkeitsverteilung (Rang) des Beratungsergebnisses „Distorsio pedis" in allgemeinmedizinischen Praxen in Österreich, in der Schweiz und in Frankreich/Paris [237]

Beratungsergebnis	Österreich		Schweiz	Frankreich
	Braun [37] 1954–1959	Braun [37] 1977–1980	Landolt-Theus [151] 1983–1988	Sourzac/Very [237] 1988–1990
Distorsio pedis	53	37	22	60

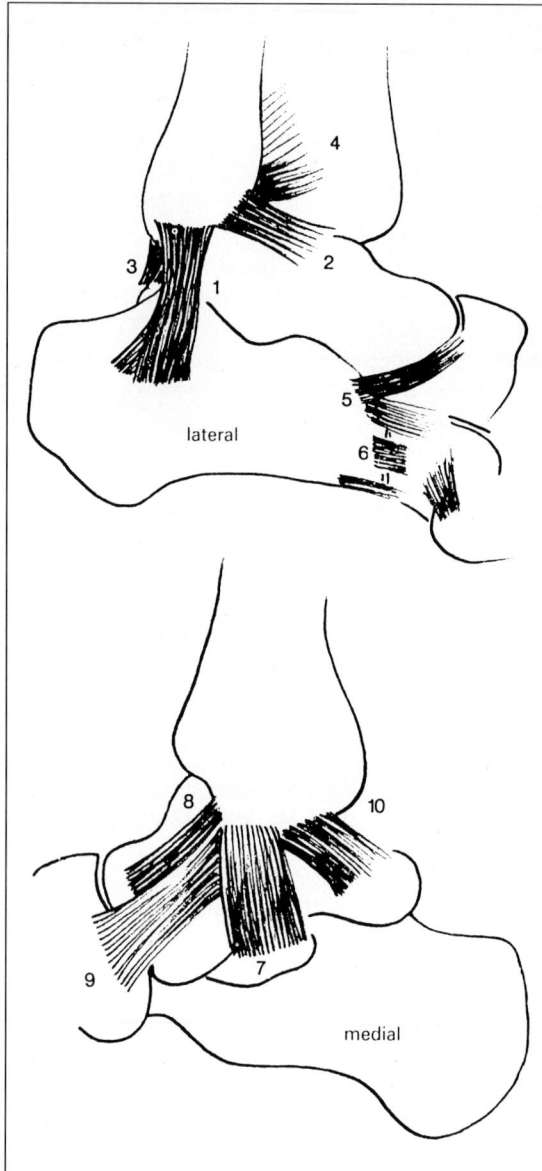

Abb. 30. Kollateralbänder (rechter Fuß) [275], *1* Lig. calcaneofibulare, *2* Lig. talofibulare anterius, *3* Lig. talofibulare posterius, *4* Lig. tibiofibulare anterius inferius, *5* Lig. bifurcatum (Lig. calcaneonaviculare und calcaneocuboideum), *6* Lig. calcaneocuboideum, *7* Lig. tibiocalcaneare, *8* Lig. tibiotalare anterius, *9* Lig. tibionaviculare, *10* Lig. tibiotalare posterius

Tabelle 20. Unterscheidung verschiedener Schweregrade von Bandläsionen im spezialistischen Bereich. (Aus [65])

Schweregrad	Merkmale
Grad I	Zerrung oder Dehnung von Kapsel-/ Bandteilen mit Ruptur einzelner Fasern
Grad II	Teilruptur des Bandes mit noch erhaltener Kontinuität
Grad III	Vollständige Ruptur des Bandes. Beim oberen Sprunggelenk entspricht dies der Ruptur von mindestens einem der 3 fibulären Bänder

die Klassifizierung nicht mehr als „Bild einer Distorsio pedis" (C) zu. Alle Befunde deuten zwar einerseits auf ein typisches Krankheitsbild hin, das Krankheitsbild selbst konnte jedoch nicht restlos abgeklärt werden. Hier bleibt also offen, ob nicht doch eine Ruptur oder ein kleiner knöcherner Abriß vorhanden gewesen war oder ob vorher Schäden bestanden hatten.

Die sich daraus ergebende Konsequenz ist klar: Kann keine genaue Diagnose gestellt werden, so ist der Fall abwartend offenzuhalten, d.h. der weitere Verlauf muß sorgfältig beobachtet werden. Wenn innerhalb einiger Tage die Beschwerden nicht in üblicher Weise nachlassen, muß die Diagnostik vertieft und erweitert werden, entweder durch neue Röntgenbilder oder durch Überweisung an den Spezialisten.

Für das *diagnostische Vorgehen* beim „Bild einer Distorsio pedis" (C) kann von folgendem Schema ausgegangen werden [147]:

– Bei offensichtlich leichten Verletzungen kann es der Arzt bei der physikalischen Untersuchung bewenden lassen.
– Wenn nach 4tägiger Ruhigstellung noch keine Besserung eingetreten ist, muß durch bildgebende Verfahren (z.B. Röntgenaufnahme) eine ossäre Verletzung oder ein Bänderriß ausgeschlossen werden.

Bei geringstem Verdacht auf eine Knochenverletzung oder eine Bandruptur muß sofort geröntgt werden!

In der Schweizer Kleinstadtpraxis von Landolt-Theus wurden lediglich 9 von 34 Patienten wegen offensichtlich leichter Verletzungen nicht geröntgt. In 25 Fällen (76%) erfolgte eine Röntgenaufnahme in 2 Ebenen, davon bei 17 Patienten (51%) eine gehaltene Aufnahme. Bänderzerrungen konnten 25mal (73,5%), Bandrupturen immerhin 9mal (26,5%) nachgewiesen werden; d.h. jeder 4. Patient, der im Untersuchungsjahr wegen eines verstauchten Fußes behandelt wurde, wies eine Bandruptur im Bereich des oberen Sprunggelenks auf [147].

Die Indikationsstellung für gehaltene Aufnahmen (Streßaufnahmen) bei einem verstauchten Fuß (Übersicht 9) ist für den Allgemeinarzt nicht immer einfach und erfolgt meist intuitiv, d.h. aus der Erfahrung heraus, und nicht nach klar definierten Grundsätzen.

Das therapeutische Vorgehen beim „Bild einer Distorsio pedis" ist nicht einheitlich, besonders was die Versorgung von kompletten Rupturen betrifft.

4.4.2 Muskel- und Sehnenverletzungen

Isolierte *Muskelzerrungen* werden in der Allgemeinpraxis zusammen mit (den wesentlich selteneren) *Muskelrissen (Muskelrupturen)* deutlich häufiger als Sehnenverletzungen (s. unten) beobachtet (Tabelle 18).

Sie entstehen traumatisch oder durch Überlastung mit schmerzhafter Dehnung der Muskelpartien (z.B. beim Sport). Charakteristisch sind Functio laesa und Druckschmerzhaftigkeit. Schwellungen stehen nicht im Vordergrund.

Beim Muskelriß sind die Wadenmuskulatur, der M. Quadrizeps, die Oberschenkeladduktoren sowie der M. Bizeps bevorzugt betroffen. Meist handelt es sich um partielle Muskelrisse. Bei der selteneren teilweisen oder kompletten Ruptur sind der Defekt und das Muskelkonvolut als „Pseudotumor" sichtbar und/oder palpabel.

Der Allgemeinarzt muß (ggf. in Zusammenarbeit mit dem Spezialisten) im Hinblick auf die einzuschlagende Therapie sorgfältig prüfen, ob eine Zerrung, ein Muskelriß, eine Muskeldurchtrennung oder eine Sehnenverletzung vorliegt.

Bei der Begutachtung einer möglichen Rotatorenmanschettenruptur oder einer Ruptur der langen Bizepssehne muß bedacht werden, daß diese fast aus-

> **Übersicht 9.** Indikationen für gehaltene Aufnahmen bei einem verstauchten Fuß (Beispiele). (Mod. nach [147])
>
> - Anamnestisch erhebliches Trauma oder Patientenangabe „Knacks",
> - und/oder erhebliche Schwellung,
> - nicht nachlassende Beschwerden nach 4 Tagen,
> - rezidivierende Distorsionen und Verdacht auf Bandinsuffizienz,
> - Wunsch des Patienten auf Ausschluß einer Bandruptur und/oder einer Fraktur.

nahmslos nur bei degenerativer Vorschädigung zu beobachten sind. Dementsprechend wird ein Unfallereignis meist nur als Teilursache oder Gelegenheitsursache aufgefaßt [197].

Bei Muskelzerrungen und geringfügigen Einrissen führt die kunstgerechte „Ruhigstellung" meist zu einer bindegewebigen Überbrückung binnen weniger Wochen. Nur wenn beim Muskelriß beide Enden auseinanderklaffen, ist eine Naht indiziert [250].

Bei stumpfen Verletzungen darf kein Sehnenriß übersehen werden. Bei Verdacht auf eine Sehnenruptur ist sofort zu überweisen.

Bei dem in der Allgemeinpraxis gelegentlich zu beobachtenden *Abriß der Fingerstrecksehne* (z.B. beim Bettenmachen der Hausfrau bevorzugt Fingerendglied III; Abb. 31), erbringt die operative Versorgung erfahrungsgemäß keine besseren Ergebnisse als die konservative Behandlung mittels einer (Stack-) Schiene (Abb. 32).

4.4.3 Kniegelenkverletzungen

Auch bei anscheinend leichten Verletzungen im Kniegelenkbereich muß eine Meniskusschädigung berücksichtigt bzw. möglichst ausgeschlossen werden. Hierzu empfiehlt sich die programmierte Handlungsanweisung Nr. 22 „Knieverletzungs-Standard"), um systematisch Krankheitszeichen zu erfassen (z.B. Ergüsse wie Hämarthros, Bewegungseinschränkungen, Schädigungen des Kapsel- und Bandapparates, Hinweise auf Knochen- und Meniskusläsionen).

Als einheitliche Meßmethode bei Bewegungseinschränkungen im Gelenkbereich (Funktionsbehinderung) hat sich die 1970 beschriebene *Neutral-0-Methode* bewährt.

Abb. 31. Offensichtlicher Strecksehnenabriß Dig. III

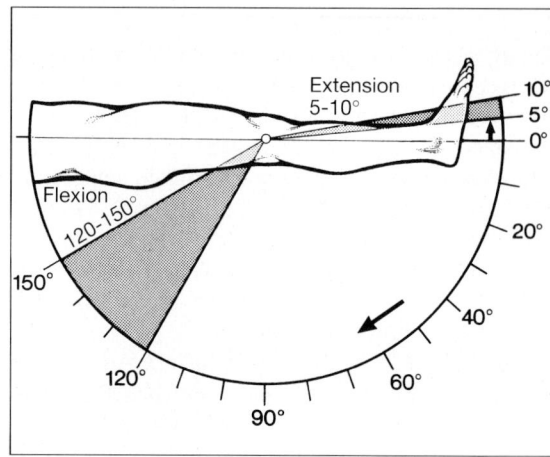

Abb. 33. Beispiel für den physiologischen Beweglichkeitsumfang im Kniegelenk (Flexion und Extension) nach der Neutral-Null-Methode

Abb. 32. Plastikschiene, bevorzugt für Verletzungen im Fingerendbereich nach Stack (Fa. Link)

3 Zahlenwerte festgelegt: 0 (Null) als Ausgangsstellung sowie die beiden erreichbaren Endausschläge. Die Bewegungsrichtung muß durch eine dem Zahlenwert vorgestellte Beschreibung festgelegt sein. Ist aus der Neutralstellung (0) heraus eine Bewegung in 2 entgegengesetzte Richtungen möglich, wird im Protokoll die 0 in der Mitte stehen. Kann die Nullstellung nicht erreicht oder überschritten werden, wird je nach festgelegter Bewegungsfolge die 0 vorne oder hinten stehen.

Beispiele:

– Eine *normale* Beweglichkeit des Kniegelenks (Abb. 33) wird man protokollieren: Flex./Ext. 150/0/5.
– Wenn eine *Überstreckung nicht möglich* ist: Flex./Ext. 150/0/0.
– Wenn eine *Beugekontraktur* vorliegt: Flex./Ext. 100/20/0, d.h., das Knie kann zwischen einer Beugestellung von 20 und 100° bewegt werden, die Neutralstellung wird nicht erreicht.

4.5 Gelenkerguß, Hämatom

Bei Prellungen und Zerrungen des Bandapparates der Gelenke kann es auch zur Ergußbildung am Gelenk selbst kommen. Die Beweglichkeit am betroffenen Gelenk ist dann schmerzhaft eingeschränkt.

Darüber hinaus können, bedingt durch den jeweiligen Unfallmechanismus, verschiedenartige Zerrun-

Neben ihrer einfachen Anwendbarkeit und internationalen Gebräuchlichkeit liegt der Vorteil dieser Methode darin, daß der tatsächliche Bewegungsumfang angegeben wird, da alle Gelenkbewegungen von einer definierten, jederzeit reproduzierbaren Neutral- oder Nullstellung aus gemessen werden. Die Nullstellung entspricht einer anatomischen Normalstellung.

Grundsätzlich soll der aktive Bewegungsumfang bestimmt werden. Jede Bewegung wird im Protokoll durch gen und/oder Einrisse in der Gelenkkapsel, an den Bändern und Sehnen zustande kommen, deren Abheilung, besonders bei älteren Menschen, oft mehrere Wochen erfordert.

Bei schweren Verletzungen ist die Röntgenuntersuchung zur Exklusion von ossären Schädigungen angezeigt; und zwar spätestens dann, wenn sich zunächst geringfügige Beschwerden innerhalb von 4 Tagen nicht bessern oder wenn sie sich verschlechtern.

Hämatome (Blutergüsse) können oft schon nach geringen, meist stumpfen Traumen manchmal in eindrucksvoller Weise (z.B. im Orbitabereich) auftreten. Sie stellen grundsätzlich ein Beratungsproblem dar, dem der Arzt mit Sorgfalt nachgehen muß (z.B. Exklusion einer Orbita-blow-out-Fraktur).

Besonders auffallend sind Hämatome bei Patienten, die unter Antikoagulanzienbehandlung stehen. Der Allgemeinarzt sieht hier und auch sonst immer wieder Fälle, in denen den Betroffenen keinerlei traumatische Ätiologie erinnerlich ist (z.B. beim subkonjunktivalen Hämatom, beim „blauen Finger", bei „blauen Flecken" an diversen Körperstellen); diese Beratungsergebnisse sind als „venöse Hämorrhagien" mit Rang 419 bzw. 225 (Tabelle 1, S. 4) klassifiziert.

4.6 Biß- und Stichverletzungen

Bei *Bißverletzungen* muß grundsätzlich mit Keimverschleppung in die Tiefe gerechnet werden. Daher spielt hier die übliche sorgfältige Wundtoilette eine wichtige Rolle.

Bei *Stichverletzungen* sollten der Unfallhergang und v.a. die Stichrichtung sowie die Möglichkeit einer Einschleppung von Fremdkörpern erfragt werden. Auch bei noch so kleinen Wundöffnungen muß der Arzt die Wundtaschen sorgfältig sondieren, damit keine Fremdkörper übersehen werden. Dieselbe Sorgfalt gilt der Überprüfung der Sehnenfunktion.

Der Stichkanal wird deshalb nach Möglichkeit ausgeschnitten, vorhandene Fremdkörper werden entfernt. Die Wunde bleibt offen. Ruhigstellung mittels Schiene oder Gipsverband ist oftmals unerläßlich [132].

Stichverletzungen in Metzgereibetrieben sowie Bisse von Menschen (vgl. B 4.8.1) weisen erfahrungsgemäß einen besonders langwierigen Heilungsverlauf durch die artfremde Eiweißreaktion auf.

Besonders gefürchtet sind die *Pfählungsverletzungen*.

4.7 Verbrennungen, Verbrühungen

Die *Verbrennungen* gehören zu jenen 10% von Beratungsergebnissen in einer Allgemeinpraxis, die der Arzt einem wissenschaftlichen Krankheitsbegriff im Sinne einer exakten Diagnose zuordnen kann (vgl. A 1.3).

Von Verbrennungen und *Verbrühungen* sind v.a. Kinder betroffen, weniger häufig Erwachsene in Beruf und Haushalt.

Die Diagnostik an der ersten ärztlichen Linie muß rasch vor sich gehen; in der Regel geben der Patient und/oder seine Angehörigen selbst an, was geschehen ist.

Der Arzt muß entscheiden, ob die Verletzung nur als lokale Traumatisierung anzusehen oder ob sie so ausgedehnt ist, daß der Eintritt einer Verbrennungskrankheit erwartet werden muß. Daher sind die Patienten, besonders Kleinkinder, unbedingt im Rahmen der allgemeinärztlichen Erstberatung vollständig zu entkleiden.

Für die Verbrennungstiefe gibt es folgende Schweregradeinteilung:
Grad I: Erythem mit Ödem,
Grad II: Blasenbildung,
Grad III: Totalnekrose der Haut.

Neben der Verbrennungstiefe muß die Ausdehnung der Verbrennung auf der Körperoberfläche in Abhängigkeit vom Lebensalter des Patienten beachtet werden. An diesen Punkten orientiert sich die Lokaltherapie bzw. die Allgemeinbehandlung.

Analoge Überlegungen gelten für Diagnostik und Therapie eines Sonnenbrandes (vgl. auch B 7.3.1 und Zusatzfragen in B 7.21).

Als *Exkoriation* bezeichnen wir eine klein- oder großflächige isolierte Hautabschürfung ohne Hautdurchtrennung und ohne nennenswertes Hämatom.

4.8 Hautwunden

Die *simple Hautwunde* (Wunde mit Hautdurchtrennung) ist in der Allgemeinpraxis das zweithäufigste Beratungsergebnis, bei dem die direkte Diagnostik (vgl. B 2.2, 7.1, 7.9, 7.16, 8, 8.5.2, 8.6, 12.8, 12.9) angewandt wird.

Gerade bei solchen oft simpel aussehenden Wunden darf sich der Arzt nicht in falscher Klarheit wiegen, sondern soll sich immer wieder falsifizierend fragen: „Es sieht so aus wie ..., aber was ist es wirklich?"

Denn wenn er banal aussehende Hautwunden kurzerhand verschließt, statt sich vorher zu vergewissern, ob nicht in der Tiefe eine Sehne verletzt, ein Gelenk eröffnet wurde oder ob nicht darin noch Holz- oder Glassplitter verborgen sind („Fallstricke"), könnte das fatale Folgen haben.

4.8.1 Primärer Wundverschluß

Seit Friedrich (1898) ist die 6–8 h währende Inkubationszeit der pathogenen Wundkeime bekannt. Bis zu diesem Zeitpunkt lassen sich eingedrungene Infektionserreger durch eine radikale Wundausscheidung entscheidend reduzieren.

Die sorgfältige Wundausscheidung ist also eine wichtige ärztliche Maßnahme bei der Versorgung einer Gelegenheitswunde. In den meisten Fällen ist bei frischen Gelegenheitswunden ein primärer Wundverschluß zulässig.

> **Unübersichtlich oder besonders infektionsgefährdete Wunden, wie Verletzungen nach Tier- oder Menschenbissen, Schußwunden und Stichverletzungen, dürfen i. allg. auch nach sorgfältiger Exzision nicht primär verschlossen werden [132].**

Allerdings wird heute bei ausgewählten Fällen von chirurgischer Seite aus gelegentlich die Adaptionsnaht befürwortet. Im Gesicht ist wegen der Erhaltung der Mimik ein primärer Wundverschluß anzustreben [132]. Versorgte Wunden sollten nach Möglichkeit ruhiggestellt werden.

4.8.2 Kontraindikationen

Kontraindikationen für die Primärnaht einer Wunde sind [250]:

- Wunden, die wesentlich älter als 12–18 h sind oder schon Entzündungszeichen erkennen lassen.

- Besonders infektionsgefährdete Wunden (vgl. B 4.8.1).
- Tiefe Quetsch- und Taschenwunden, die nicht vollständig ausgeschnitten werden können, oder bei Verdacht auf mehrere, nicht auffindbare Fremdkörper.
- Primär sicher infizierte Berufsverletzungen (bei Ärzten, Tierärzten, Kanalräumern).

Die Durchführung der Wundversorgung ist an ein entsprechendes ärztliches Wissen und Können gebunden. Ein einsatzbereites chirurgisches Instrumentarium sollte in keiner Allgemeinpraxis fehlen (Abb. 34).

4.8.3 Fremdkörperverletzungen

Fremdkörperverletzungen unter der Haut und den Nägeln (z.B. Dornen, Metalleinsprengungen, Holzsplitter, Nadeln) verursachen Schmerzen besonders im Fingerbereich.

Die Betroffenen entschließen sich trotz der offensichtlichen Bagatellverletzung zum Arztbesuch, meist nachdem bereits verschiedene Erstmaßnahmen, den Fremdkörper (z.B. mittels Pinzette, Nähnadel) zu entfernen, ergebnislos geblieben sind. Obendrein muß der Arzt auch einer Wundstarrkrampfinfektion oder „Blutvergiftung" vorbeugen. Nicht immer lassen sich solche Fremdkörper lokalisieren, besonders wenn sie etwas tiefer sitzen. Einige Materialien sind röntgennegativ (z.B. Glassplitter, Holz). Die operative Entfernung gestaltet sich in solchen Fällen oftmals schwierig.

Trotz Entfernung des Fremdkörpers können noch unentdeckte Reste im Körper verbleiben, die später entweder spontan herauseitern oder einer neuerlichen operativen Intervention bedürfen. Darauf ist der Patient hinzuweisen.

Metalldichte Splitter heilen nicht selten reizlos ein; dies ist von Kriegsbeschädigten oder von Jagdunfällen her bekannt.

4.9 Frakturen

Im Vergleich zu den Wunden nehmen die verschiedenen Formen der *Frakturen* einen wesentlich geringeren Häufigkeitsrang unter den Beratungsergebnis-

Abb. 34. Beispiel für chirurgisches Instrumentarium zum Einsatz in einer Allgemeinpraxis: Kornzange zum Fassen von Tupfern (querliegend). *Von links nach rechts:* Wundnadeln, geschlossener Nadelhalter mit Hartbacken nach Mayo, scharfer Löffel, Wundhäkchen, Skalpell, Schere zur Fadenentfernung, anatomische und chirurgische Pinzetten, kleine Moskito-Klemme, Schere spitz/stumpf, Bajonett-Pinzette, Myrtenblattsonde (Foto: practica)

sen einer Allgemeinpraxis ein. Darin eingeschlossen sind sowohl die Fälle der Erstversorgung als auch die Fälle in der Weiterbetreuung nach spezialistischer Anbehandlung (s. Tabelle 18, S. 78).

Allgemeinerscheinungen (z.B. Blässe durch Schreck), starker Schmerz, Schwellung und aufgehobene Funktion machen nach einem Trauma eine Fraktur wahrscheinlich, Instabilität oder gar abnorme Beweglichkeit im Bereich sonst fester Körperteile, Deformierung und Krepitation beweisen sie. Bei besonderer Lokalisation, z.B. am Oberarmkopf, sowie bei besonderen Bruchformen, wie z.B. bei den subperiostalen Grünholzfrakturen des Kindesalters, kann eines oder können mehrere der genannten Symptome fehlen. Etwa 3/4 aller Frakturen befinden sich an den Extremitäten [250].

Grundsätzlich sind *offene* („komplizierte") von *geschlossenen* Knochenbrüchen zu unterscheiden.

> **Beim geringsten Verdacht auf eine Fraktur ist es unerläßlich, Röntgenaufnahmen in 2 Ebenen anzufertigen.**

Die Indikation zur radiologischen Diagnostik ist auch bei vergleichsweise banalen Verletzungen großzügig zu stellen, wenn es sich um besonders gefährdete Körperteile handelt, z.B. Handwurzel, Schenkelhals (bei älteren Patienten) oder Wirbelsäule (bei Frauen in der Menopause mit möglicher Osteoporose – vgl. B 9.17.1).

Bei weiter bestehendem Verdacht auf eine knöcherne Verletzung müssen Schichtaufnahmen und ggf. die Computertomographie herangezogen werden.

4.9.1 Rippenbruch

Einfache, stumpfe Verletzungen der Thoraxwand (z.B. durch Sturz, Faustschlag, Beugen über eine Stuhllehne) beeinträchtigten den Patienten oftmals erheblich in seinem Wohlbefinden. Manchmal hat der Patient ein „Knacksen" der Rippe(n) gehört. Er bezeichnet dem Arzt präzise die Stelle des größten Schmerzes und meint vielleicht selbst, sich eine Rippe gebrochen zu haben.

Bei *einfachen Thoraxverletzungen* kann man zunächst auf die Durchführung einer Röntgenaufnahme verzichten, da sich keine besonderen therapeutischen Konsequenzen daraus ergeben. Ausnahme: Wenn forensische Überlegungen eine Rolle spielen.

Der *einfache Rippenbruch* bedarf in der Regel, wenn er die Atemmechanik nicht beeinträchtigt, außer der Schmerzausschaltung keiner besonderen Behandlung, da er durch die benachbarten Rippen gut geschient ist. Die Ansichten über den Wert eines Heftpflasterverbandes oder Rippengürtels sind geteilt [35, 250]. Immerhin werden „Rippengürtel" erfahrungsgemäß von den Betroffenen als angenehm empfunden, bevorzugt bei von Husten geplagten Patienten.

Die seltenen *Rippenserienfrakturen* begegnen dem niedergelassenen Arzt am ehesten im Rahmen von schweren Unfällen.

4.9.2 Stürze auf die Hand

Stürze auf die Hand können Verletzungen im Handgelenk nach sich ziehen, die mit Schwellung, Bewegungseinschränkung und bewegungsabhängigen Schmerzen einhergehen.

Grundsätzlich ist bei wesentlichen Beschwerden sofort, in den übrigen Fällen bei fehlender Besserungstendenz spätestens nach 4 Tagen eine Röntgenuntersuchung in 2 Ebenen angezeigt.

Bei Kindern ist der Nachweis einer Fraktur im Handgelenkbereich um so schwieriger, je jünger der kleine Patient ist. *Grünholzfrakturen* oder Epiphysenlösungen mit und ohne Epiphysenfrakturen lassen sich lediglich durch eine Röntgenuntersuchung nachweisen; diese ist daher großzügig einzusetzen.

Frakturen der Handwurzelknochen sind hinsichtlich ihrer Heilungstendenz zu den ungünstigsten Brü-

chen zu rechnen. Daher sollte der Arzt in entsprechenden Verdachtsfällen, d.h. bei nennenswerten Schmerzen oder Formveränderungen im Handgelenkbereich, nach direkter oder indirekter Gewalteinwirkung auf das Handgelenk gleich welchen Ausmaßes, den Patienten einer eingehenden Röntgenuntersuchung zuführen [184].

Aufnahmen in den Standardebenen sind dabei nicht immer ausreichend, v.a. zur Erkennung von Brüchen des Navikulare. Besonders im Hinblick auf versicherungsrechtliche Konsequenzen muß auf die Bedeutung einer Röntgenaufnahme sowie einer radiologischen Verlaufsbeobachtung, auch beim Bagatelltrauma des Handgelenks, hingewiesen werden.

Selbst bei negativem Röntgenbefund, jedoch entsprechendem Verdacht, ist eine präliminare Ruhigstellung des Handgelenks durch eine volare Gipsschiene von den Fingergrundgelenken bis zur Ellenbeuge immer richtig ([239]; Abb. 35). Eine Röntgenkontrolluntersuchung nach 10 Tagen, bei Kindern nach 8 Tagen, bringt dann gelegentlich doch eine abgelaufene Fraktur zur Darstellung.

Als Indikationen für eine volare Unterarmgipsschiene gelten:

– Distorsionen und Kontusionen des Handgelenks,
– nicht dislozierte Radiusfrakturen,
– Grünholzfrakturen,
– Tendovaginitis,
– Weichteilverletzungen,
– Entzündungen.

Abb. 35. Volare Unterarmgipsschiene. Distaler Abschluß = Palmarfalte der Hand. Proximaler Abschluß = 2 Finger breit distal der Ellenbeuge

Das Anlegen eines Gipses und dessen Kontrolle am Tag danach ist stets eine ärztliche Aufgabe.

Zirkuläre Gipsverbände müssen zur Vermeidung von Durchblutungsstörungen – „bis auf den letzten Faden" (Böhler) – aufgeschnitten werden.

Gipsverbände, die nicht der Ruhigstellung der Finger dienen, müssen streckseitig wenigstens die Fingergrundgelenke überragen (Abb. 36), damit kein Handrückenödem auftreten kann, beugeseitig dürfen sie die distale Hohlhandbeugefalte nicht überschreiten (Abb. 35), damit die Grundgelenke der Langfinger gebeugt werden können [184].

Abb. 36 a–c. Dorsale Unterarmgipsschiene. Distaler Abschluß = Fingergrundgelenke etwas überragend. Proximaler Abschluß = bis 1 Finger breit distal der Ellenbeuge

Abb. 37. Schlüsselbeinbruch. Fixation mit einem Fertig-Rucksackverband Tricodur® Clavicula (Beiersdorf)

4.9.3 Schlüsselbeinbruch

Der *Schlüsselbeinbruch (Klavikulafraktur)* entsteht meist durch indirekte Gewalteinwirkung. Häufig läßt sich die Frakturstufe palpieren. Sehr seltene Komplikationen sind Gefäß- und Nervenirritationen. Die radiologische Diagnostik ist obligat.

Klavikulafrakturen behandelt der Allgemeinarzt bei älteren Kindern wie bei Erwachsenen durch einen straff angelegten Rucksackverband [250]. Der Verband wird nach 24 h sowie nach 3 und 6 Tagen erneut nachgezogen, dann bleibt er etwa 4 Wochen liegen ([216]; Abb. 37). Während dieser Zeit ist der Hautpflege besonderes Augenmerk zu widmen.

In vielen Fällen erfolgt die Abheilung mit Dislokationen bzw. mit Stufenbildung; beide Defekte sind jedoch für die spätere Funktion bedeutungslos.

4.10 Innere Verletzung mit und ohne Fraktur

Schwere, *kombinierte innere Verletzungen mit und ohne Frakturen* ereignen sich heute relativ häufig bei Verkehrsunfällen, selten beim Wintersport oder etwa durch Stürze aus der Höhe etc.

Nach einem ersten Eindruck vom Zustand des Patienten und von seinen Verletzungen ist das Wichtigste die rascheste Organisation des Abtransportes ins Krankenhaus (Hubschrauber etc.). Zur *Sofortdiagnostik* bis zum Eintreffen des Transportdienstes gehören:

– die Frage nach dem genauen Unfallhergang (bei Bewußtlosigkeit Befragung von Begleitpersonen),
– die Beobachtung der Atem- und Kreislaufverhältnisse (Kontrolle von Puls und Blutdruck: Schockindex).

Zu den *therapeutischen Sofortmaßnahmen* zählen

– Lagerung (Achtung auf Erbrochenes!),
– Schockbekämpfung (nach Legen eines zentralen Zuganges),
– Schmerzbekämpfung (keine Opiate, kaschieren Abwehrspannung!).

4.11 Schädelverletzungen

Schädelverletzungen kommen v.a. bei Verkehrsunfällen vor.

4.11.1 Commotio cerebri

Der Allgemeinarzt hat es in seiner Praxis regelmäßig häufig mit *Gehirnerschütterungen (Commotio cerebri)* zu tun. Sie sind z.T. von einfachen Verletzungen (z.B. Platz- oder Schürfwunden, Hämatomen) begleitet. Kinder können sich oftmals rasch eine Gehirnerschütterung zuziehen, z.B. durch Rempeleien im Pausenhof der Schule, durch Sturz vom Fahrrad, durch Sportunfälle u.a.m. [102].

Die Einteilung für die Beurteilung einer Schädel-Hirn-Verletzung nach Tönnis u. Loew orientiert sich im wesentlichen an der Rückbildungsdauer der Ausfallserscheinungen. Demnach sind bei einer Hirnschädigung 1. Grades (Commotio cerebri) sämtliche Schädigungsfolgen (z.B. Kopfschmerzen, motorische und sensible Störungen, Kreislaufreaktion, psychische und vegetative Veränderungen) bis zum 4. Tag abgeklungen [102, 250].

Die klassische Trias:
– Übelkeit/Erbrechen,
– Bewußtlosigkeit (auch flüchtig),
– retrograde Amnesie,
ist ein grober Anhaltspunkt für die Abgrenzung der Gehirnerschütterung gegenüber einer einfachen *Schädelprellung*.

4.11.2 Fallstrick „Vollrausch"

Personen, die nach Wirtshausschlägereien angeheitert dem Arzt vorgestellt werden, bedürfen der besonderen Aufmerksamkeit wegen einer eventuellen Kommotio. Ein begleitender Laie kann durch eine eindrucksvolle Blutung am Kopf mehr beunruhigt sein als durch die passageren Kommotiozeichen oder gar durch beginnende Gehirnblutung.

Dadurch sind verhängnisvolle Fehleinschätzungen hinsichtlich der Schwere einer Schädelverletzung bei vermeintlichen oder tatsächlichen Alkoholikern („Patient schläft seinen Rausch aus") oder auch bei Drogenabhängigen möglich.

Der Arzt sieht manchmal auch gravierende Folgen von Schädeltraumen, bei denen die Betroffenen (und auch die Angehörigen) auf gezieltes Befragen glaubwürdig versichern, es habe kein nennenswertes Unfallereignis gegeben.

4.11.3 Forensische Überlegungen

Grundsätzlich müssen bei einem vermeintlichen Kommotiofall – nicht zuletzt auch wegen späterer versicherungsrechtlicher Fragen – v.a. zur Beurteilung des Verlaufs stichwortartig folgende Fakten festgehalten werden:

– Zeitpunkt des Unfalls,
– Dauer der Bewußtlosigkeit,
– Erbrechen,
– Amnesie,
– Ausfall- oder Reizerscheinungen im Bereich des Nervensystems oder des Gemüts,
– verabfolgte Medikamente,
– konsumierte alkoholische Getränke.

Bei jedem Bild einer Kommotio sollte, sobald es dem Arzt als vertretbar erscheint, eine Röntgenaufnahme des Schädels in 2 Ebenen veranlaßt werden.

Über eine stationäre Einweisung muß je nach Zustand des Betroffenen in enger Absprache mit den Erziehungsberechtigten/Angehörigen und dem spezialistischen Bereich entschieden werden.

Besonders bei Kindern wird man in Einzelfällen – soweit eine Betreuung durch kooperative Angehörige sichergestellt ist – eine häusliche Behandlung des (bettlägerigen) Patienten nach einer unkomplizierten, leichten Kommotio verantworten können. Dies setzt jedoch voraus, daß der Patient in der Rekonvaleszenz einer röntgenologischen Untersuchung, nötigenfalls einer weiteren spezialistischen Diagnostik zugeführt wird.

Auch bei leichten Schädelverletzungen mit und ohne äußere Zeichen muß der Arzt besonders sorgfältig vorgehen. Er sollte stets die Möglichkeit eines Abwendbar gefährlichen Verlaufs (z.B. Hirndruckerhöhung) vor Augen haben.

Thematik des Fachgesprächs

Aufgabe

Besprechen Sie die in Übersicht 10 aufgeführten Beratungsergebnisse „Verletzungen" anhand der nachfolgenden Fragen und der bei den entsprechenden Beratungsergebnissen aufgeführten Zusatzfragen!

Übersicht 10. Verletzungen

- **Regelmäßig häufig in der Allgemeinmedizin:**
  - Einzelne Hautwunde,
  - Kontusionen,
  - leichte, multiple Verletzungen mit und ohne Hautwunden,
  - Distorsio pedis,
  - sonstige, auch multiple Frakturen,
  - Insektenstiche,
  - sonstige Distorsionen,
  - Muskelzerrung, Muskelriß,
  - Stichverletzungen,
  - Verbrennungen,
  - diverse leichte, sonstige Verletzungen,
  - Hämatome,
  - Bißverletzungen,
  - Distorsio genus,
  - Kommotio mit kleinen Nebenverletzungen,
  - Exkoriationen,
  - Fremdkörper aller Aperturen, außer an den Augen,
  - Bilder eines Rippenbruches,
  - Fremdkörper unter Haut und Nägeln,
  - schwere, kombinierte innere Verletzungen mit und ohne Frakturen bzw. Kommotio,
  - Hämarthros,
  - Radiusfraktur,
  - Meniskusläsion.

- **Nicht regelmäßig (= unter 1:3000 Fällen):**
  - Fingerfrakturen,
  - Kommotio isoliert,
  - Schlüsselbeinbruch,
  - Sehnendurchtrennung,
  - Luxationen, sonstige.

Fragen
„Verletzungen"

1. Ungefähre Häufigkeit in der Allgemeinpraxis.
2. Notwendigkeit und Dringlichkeit des Besuchs zu Hause oder am Unfallort. Zumutbarkeit und Psychologie der Einbestellung des transportfähigen Patienten in die Praxis zwecks Versorgung.
3. Bevorzugung bestimmter Altersgruppen für bestimmte Verletzungsformen (Beruf, Freizeit, Hobby).
4. Patientenklage („Was klagt der Patient?").
5. Ursache/Auslöser/Disposition.
6. Lokalbefund („Was sieht und prüft der Arzt?").
7. Falsifizierung, Exklusion („Es sieht so aus wie..., aber was ist es wirklich?").
8. Beispiele für Abwendbare gefährliche Verläufe bzw. Übersehen einer an sich faßbaren somatischen Erkrankung („Alles immer ernst nehmen!"), z.B. Corpus alienum in Wunde, Klavikulafraktur bei nur uncharakteristischen Beschwerden, langsamer Bewußtseinsverlust nach Sturz auf den Schädel infolge intrakranieller Blutung.
9. Abwartendes Offenlassen („Wie lange nach Lage des Falles?").
10. Vorangegangene Selbstmaßnahmen des Patienten:
    - Erstanweisung (auch telefonisch) an den Patienten, Eltern, Unfallübermittler (Ruhigstellung, Lagerung, allgemeine Erste-Hilfe-Maßnahmen, Beruhigung, Impfdokumente mitbringen).
    - Erstkontakte, Arzthelferin in der Praxis mit einem verletzten Notfallpatienten („Was soll/darf die Helferin tun?").
11. Entscheidung des Hausarztes über das Procedere (Selbstversorgung? Einweisung oder Überweisung?).

12. Indikation für den gezielten Einsatz bildgebender Verfahren (Ultraschall, Röntgen, CT).
13. Technik der Erstversorgung (z.B. Wundversorgung, Nahttechnik, Schienenlagerung, Schienenverbände, elastische und starre Verbände, Tapeverbände).
14. Überprüfen des Impfschutzes (Tetanus, Tollwut).
15. Anweisung über Verhaltensmaßnahmen (Hochlagern, Bettruhe, Teilbelastung, Anweisungen bei Blutumlaufstörung oder Fieber).
16. Wiederbestellung, Bestellungsintervalle (zum Hausarzt und zum Spezialisten). Zusammenarbeit mit den Heilhilfsberufen (z.B. Masseur und Krankengymnast).
18. Arbeitsruhe.
19. Arbeitsplatz, berufsgenossenschaftliche Aspekte, Unfallversicherung, Schul- und Schulsportbefreiung.
20. Lokal (Umschläge, Ruhigstellung, Kryotherapie, elektrophysikalische Therapie, Punktionen, Infiltrationen).
21. Systemisch (z.B. Antibiotika/Chemotherapeutika, Antiphlogistika).
22. Dokumentation („Was notiert der Arzt?").

Zusatzfragen „Hautwunden"

- Primärnaht (Zeitintervall bis zur beginnenden raschen Vermehrung der pathogenen Wundkeime).
- Kontraindikationen gegen den primären Verschluß einer Wunde.
- Nahtverschlußtechniken, -materialien (Catgut, traumatisches Nahtmaterial, Strips, Wundklammern).
- Einfache Nahttechniken (durchgreifende Naht, Rückstichnaht, Intrakutannaht).
- Verbandwechselintervalle.
- Problematik der Lokalantibiotika.
- Verweildauer der Fäden in Abhängigkeit vom Verletzungsort.
- Gestörte Wundheilung (z.B. Hämatom, stumpfe neuerliche Verletzung der Stelle, Infektion, Nahtdehiszenz).

Zusatzfragen „Kontusionen"

- Was beachten bei Kontusionen bestimmter Regionen (z.B. Kopf, Thorax, Flanken): Potentiell abwendbar gefährliche Verläufe, z.B. subdurales Hämatom, Lungenriß mit/ohne Pneu, Nierenverletzung (Hämaturie), Milzverletzung.
- Kontusion, z.B. von Extremitäten (Indikation von Röntgenuntersuchungen? Röntgenkontrollintervalle?).

Zuatzfragen „Distorsio pedis"

- Diskussion über den Zeitpunkt und die Aussagekraft von Röntgenuntersuchungen und Röntgenspezialuntersuchungen (z.B. gehaltene Aufnahme, Arthrographie bei frischen Rupturen).
- Diskussion der Langzeitergebnisse des konservativen Vorgehens bei der fibularen Kapselbandruptur (Ruhigstellung oder funktionelle Maßnahmen) sowie alternativ der Operation (Bandnaht möglichst innerhalb 1 Woche).
- Akutbehandlung: Hochlagerung, Bandagierung, Kälteapplikation.
- Konservative Therapie: Gipsverbände (4–6 Wochen); Zinkleimverbände, Tapeverbände, Aircast®-Schiene (für 6 Wochen), Therapieschuh (z.B. Adimed®).
- Erörterung der Arbeitsunfähigkeit bei Gipsverbänden (mindestens 6 Wochen), bei funktioneller Behandlung erheblich kürzer.
- Wertigkeit von sog. Gummistützsocken und Sprunggelenkbandagen in der Nachbehandlungsphase.
- Abwendbar gefährlicher Verlauf: Unterschenkelvenenthrombosen bei immobilisierten Gefährdeten.
- Diskussion der Notwendigkeit von Röntgenaufnahmen unter forensischen Gesichtspunkten.

Zusatzfrage „Insektenstiche"

- Patientenberatung bei Bienenstichallergie (z.B. Notfallbesteck, Hyposensibilisierung).

Zusatzfragen „Verbrennungen"

- Problematik der Blaseneröffnung.
- Möglichkeiten der Schmerzbekämpfung (z.B. Eis, Ruhigstellung, Analgetika).
- In der Praxis bewährte Therapiemaßahmen.

Zusatzfrage „Hämarthros"

- Lege-artis-Bedingungen zur Durchführung der Kniegelenkpunktion und -injektion. Mögliche Komplikationen.

Zusatzfrage „Radiusfraktur"

- Typische weitere mögliche Komplikation (Sudeck!). Diskussion von Ursachen (multifaktoriell), Vorbeugung (Schmerzausschaltung, Vermeidung von Zirkulationsstörungen durch zu engen Verband), Behandlung (Immobilisation zur Schmerzbekämpfung, Kalzitonin, Krankengymnastik).

Zusatzfragen „Meniskusläsion"

- Typische Meniskuszeichen (nach Steinmann).
- Messung der aktiven und passiven Beweglichkeit im Kniegelenk nach der Neutral-Null-Methode.
- Erörterung der Indikation zu Arthroskopie und Kernspin-Diagnostik, Beratung der Patienten, bei denen Meniskektomie ansteht. Nachbehandlung, Lebensführung.

5 Andere Beschwerden und Erkrankungen in der Thoraxregion, Hypertonie, Schwindel, Beinödeme, Hypotonie, periphere akute Kreislaufinsuffizienz

Schmerzen im Brustkorb werden vom Patienten häufig auf Herzerkrankungen, Lungenentzündungen oder Rippenfellentzündungen bezogen. Diese Erkrankungen hält der Patient für gleichermaßen gefährlich und ist deshalb oft verängstigt, auch wenn er es nicht ausspricht [96].

In diesem Kapitel werden zunächst Beschwerden in der Thoraxregion erfaßt, die auf Erkrankungen des Herzens und/oder der Lunge hinweisen.

Nicht aufgenommen sind Beratungsergebnisse, die bereits in anderen Kapiteln aufgeführt wurden, z.B. afebrile Bronchitis (Kap. 1), Interkostago-Myalgie (Kap. 2), Thoraxprellungen, Rippenfrakturen (Kap. 4), Zoster (Kap. 7), polymorphe, wahrscheinlich nicht organische Beschwerden (PWN) oder nervöse Erschöpfung (Kap. 11).

In diesem Zusammenhang scheint es zweckmäßig, die Diagnostik bei Hypertonie, uncharakteristischem Schwindel, uncharakteristischen Beinödemen usw. gemeinsam mit den „Anderen Beschwerden und Erkrankungen in der Thoraxregion..." zu besprechen. Solche Kompromisse gibt es in jeder Systematik, wenn in wenigen Gruppen nach unterschiedlichen Einteilungsprinzipien aufgeteilt wird. Die verschiedenen Beratungsergebnisse stehen ja mit der Herzschwäche in gewissem Zusammenhang oder können, wie die Hochdruckkrankheit, in späteren Stadien selbst zu einer kardialen Insuffizienz führen [42].

Diese Vielfalt der Zuordnungen zu verschiedenen statistischen Rubriken belegt eindrucksvoll, daß im unausgelesenen Material bei Patienten, die mit Beschwerden im Thoraxbereich ihren Hausarzt aufsuchen, keineswegs bei der überragenden Majorität Erkrankungen des Herzens und/oder der Lungen vorhanden oder wahrscheinlich sind.

5.1 Hausärztliche Langzeitbetreuung

Bei den hier zusammengefaßten Fällen läßt sich eine wissenschaftlich exakte Diagnose (einschließlich Klärung der Ätiologie) meist nur im spezialistischen Bereich mit Hilfe von z.T. aufwendigen Maßnahmen (z.B. invasive Methoden) erreichen.

Soweit es sich nicht um akute Bilder (z.B. pneumonische Bilder oder Bilder eines Myokardinfarkts) handelt, hat es der Hausarzt nicht selten mit Patienten zu tun, die schon anläßlich klinischer Aufenthalte erschöpfend untersucht und therapeutisch eingestellt wurden (z.B. chronische Herzinsuffizienz, Bronchitis asthmatica).

Die Langzeitbetreuung von Patienten dieser Beschwerde- und Erkrankungsebene ist eine Domäne des Allgemeinarztes, ungeachtet der Zusammenarbeit mit dem Spezialisten. Ziel und Kunst der hausärztlichen Dauerbehandlung (einschließlich der psychosozialen Führung) muß es sein, aus der erlebten Kenntnis des Patienten eine ihm angemessene, also nicht zu schematische Behandlung zukommen zu lassen. Im Bereich der medikamentösen Therapie werden neben der fortlaufend kritischen Wirkungskontrolle solide fachliche Kentnisse, aber auch Feingespür für nötige Umstellungen (Dosiserhöhung, Dosisreduktion, neue Substanzen bei Unverträglichkeit, Weglassen der Arznei) gefordert.

5.2 Herzinsuffizienz

Der Klassifizierung *Herzinsuffizienz* (C) liegen verschiedenartige Beobachtungen zugrunde, die das akute oder chronische Unvermögen des Herzens signalisieren, bei Belastung (= Belastungsinsuffizienz) oder schon in Ruhe (= Ruheinsuffizienz) die erforderliche Leistung aufzubringen. Für den Patienten steht die bedrückende Leistungsminderung im Vordergrund.

Viele Patienten lernen unter hausärztlicher Führung und medikamentöser Stützung sehr gut, mit den vorhandenen Kräften hauszuhalten.

5.2.1 Häufigkeit

Die chronische (myogene) Herzinsuffizienz steht rangmäßig unter den häufigsten Beratungsergebnissen (Rang 9 bzw. 25) im Krankengut der 70er bzw. 80er Jahre (doppelt so viele Frauen wie Männer) [37, 151]. Dies hängt offenbar mit der Altersverteilung zusammen. Der Altersgipfel liegt bei den über 65jährigen.

In der eingeführten Praxis kommt auf 4 Dauerfälle von myogener Insuffizienz 1 neuer Fall.

5.2.2 Kasugraphie

Zur Definition des Begriffs „Kasugraphie" s. A 1.4 (S. 18). Kasugraphisch ist die Klassifizierung der chronischen myogenen Herzinsuffizienz in der Allgemeinpraxis – neben Leistungsminderung und Dyspnoe – durch folgende weitere Zeichen charakterisiert:

– Palpitationen/Tachykardie (besonders bei Belastung),
– Nykturie,
– pulmonale Stauungszeichen (Rasselgeräusche), Husten,
– Einflußstauung,
– gastrointestinale Symptome (Lebervergrößerung, Stauungszeichen im Magen-Darm-Bereich),
– symmetrische Fuß-/Beinödeme bis Anasarka.

Die Symptome kommen in verschiedenen Kombinationen vor. Insgesamt betrachtet handelt es sich bei der Herzinsuffizienz gewöhnlich um einen Prozeß mit langsamer Progredienz.

Schlafstörungen und/oder Nykturie können Frühzeichen einer latenten Herzinsuffizienz sein, aber den Arzt – wie so oft – diagnostisch auch fehlleiten, beispielsweise in Richtung einer Depression oder einer Prostatahypertrophie. Als weiterer Fallstrick ist der Alkoholismus zu beachten.

Die New York Heart Association (NYHA; [196]) unterscheidet 4 Stadien der Herzinsuffizienz (Tabelle 21).

Tabelle 21. 4 Stadien der Herzinsuffizienz. In der Praxis wird heute meist noch die Form der Klassifizierung von 1928 verwandt [196].

Stadium	Beschwerden
NYHA I	Patienten mit angegriffenem Herzmuskel, aber keine Behinderung der körperlichen Tätigkeiten. Normale physische Aktivität erzeugt noch keine Dyspnoe, keine Angina pectoris, keine Müdigkeit oder kein Herzklopfen
NYHA II	Patienten mit geringer Beschränkung der physischen Aktivität. Diese sind in Ruhe und bei geringer Belastung beschwerdefrei. Krankheitszeichen stellen sich erst bei vermehrter Belastung ein
NYHA III	Patienten mit deutlicher Einschränkung der physischen Aktivität. Sie sind in Ruhe beschwerdefrei, werden aber selbst bei geringer Aktivität kardial insuffizient
NYHA IV	Patienten, denen keinerlei physische Aktivität ohne Auftreten von Beschwerden möglich ist. Symptome der kardialen Insuffizienz oder Angina pectoris können selbst in Ruhe vorhanden sein

5.2.3 Linksherz- und Rechtsherzinsuffizienz

Die Insuffizienz der Herzmuskulatur kann die linke oder rechte Kammer, nicht selten beide Ventrikel betreffen. Obwohl klinische Zeichen für eine Linksherz- oder Rechtsherzinsuffizienz immer wieder als typisch beschrieben werden, läßt sich letztlich eine exakte Diagnose nur durch Hinzuziehung von bildgebenden Verfahren und/oder invasiven Methoden gewinnen.

5.2.4 Akute und chronische Herzinsuffizienz

Zwischen der akuten und der chronischen Herzinsuffizienz bestehen keine grundsätzlichen Unterschiede.

Die akute Form kann auftreten, wenn ein plötzliches Geschehen (z.B. durch schwere körperliche Überlastung bei vorgeschädigtem Herzen, Myokardinfarkt, Lungenembolie, Infekt, Arrhythmie) zur Dekompensation – bei evtl. bestehender und nicht be-

handelter arterieller Hypertonie – führt [105]. Die akute Herzinsuffizienz sieht man in der Allgemeinpraxis selten [37].

Der leichteste Grad der linksventrikulären Insuffizienz imponiert weniger als Belastungsdyspnoe, sondern als nächtliche Dyspnoe.

Schwerere Grade von linksventrikulärer Insuffizienz bezeichnet man als *Asthma cardiale.* Das akute Linksherzversagen vom Asthma-cardiale-Typ kommt gerade noch regelmäßig häufig vor [35].

Die schwerste und stets lebensbedrohliche Form der Linksherzinsuffizienz ist das *Lungenödem.* Der Übergang der Linksinsuffizienz in das Lungenödem vollzieht sich ohne scharfe Grenze. Von großer praktischer Bedeutung ist Tatsache, daß sich bei der körperlichen Untersuchung das Asthma cardiale oft in nichts von einem Asthma bronchiale (vgl. B 5.9) unterscheidet [100].

Das Lungenödem ist in der Allgemeinpraxis weitaus seltener als das Asthma cardiale [35].

Dramatisch ist die Dyspnoe bei Insuffizienz des rechten Ventrikels, entstanden durch Embolie in die A. pulmonalis. Dieses sehr seltene Krankheitsbild ist durch plötzlichen Kreislaufstillstand und Gehirnischämie charakterisiert *(akutes Cor pulmonale);* [100].

Dem Bild des *chronischen Cor pulmonale* begegnet der Allgemeinarzt dagegen häufig. Der Symptomenkomplex mit einseitiger Insuffizienz des rechten Ventrikels und Hypertension im pulmonalen Kreislauf, der mit mehr oder weniger stark ausgeprägter Zyanose des Gesichts einhergeht („blauer Hochdruck"), ist beeindruckend. Er stellt eine regelmäßige Begleiterscheinung nicht nur der Rechtsherzinsuffizienz, sondern auch aller pulmonalrespiratorischen Störungen dar (s. Farbtafel S. 336 ff).

5.2.5 Diagnostik

Bei dringendem Verdacht auf eine (chronische) Herzinsuffizienz mit Atemnot und Leistungsabfall bietet das Programm Nr. 23 („Herzinsuffizienz-Standard") eine praxisgerechte und erschöpfende Handlungsanweisung für die allgemeinpraktische Diagnostik und Dokumentation.

Bei intuitiver Diagnostik sollte als absolutes Minimum nach folgenden Insuffizienzzeichen gefragt werden:

– „Atemnot beim Treppensteigen?", „bei sonstigen
Anstrengungen?"
– Wieviel Kopfkissen bei Nacht?"

Zum *Untersuchungsminimum* gehören:
– Auskultation, Perkussion,
– Puls,
– Blutdruckmessung beidseits,
– Stauungszeichen, Gewichtskontrolle,
– Urinstatus (Eiweiß!).

Die Bestimmung des Körpergewichts ist für Patienten
mit Herzinsuffizienz wichtig. Anhand des Befindens
und der Symptome läßt sich ein Bereich für das optimale Gewicht festlegen. Wird dieser Gewichtsbereich
auch nur um 2 kg überschritten, treten in der Regel die
Symptome der Herzinsuffizienz wieder auf.

Das Körpergewicht ist deshalb so wichtig, weil
kurzfristige Änderungen immer durch den Wasser-
haushalt verursacht sind. Eine vermehrte Fetteinlage-
rung erhöht dagegen das Körpergewicht sehr viel
langsamer. Außerdem ist die Gewichtsüberprüfung
für die Selbstkontrolle geeignet. Das Führen eines
Gewichtsprotokolls durch den Patienten erhöht erfahrungsgemäß die Einnahmedisziplin der verordneten Medikamente.

In Abhängigkeit vom Schweregrad der Herzinsuffizienz (NYHA, vgl. Tabelle 21) sind weiterführende diagnostische Maßnahmen erforderlich, beispielsweise Kreatininbestimmung (im Hinblick auf
die spätere Glykosideinstellung), Ausschluß von Hyperthyreose und Anämie, Sonographie (Aszites,
Pleuraerguß?), Thoraxaufnahmen in 2 Ebenen,
Durchleuchtung, sowie EKG in Ruhe.

5.2.6 Therapie

Für die symptomatische Therapie gelten – wiederum
in Abhängigkeit vom Schweregrad – folgende *Behandlungsprinzipien:*

– Körperliche Schonung (Cave: unnötige Bettruhe!),
– Diät (Gewichts- und Kochsalzreduktion),
– Ödemausschwemmung,
– Senkung des Venendrucks (Vorlast/Preload),
– Senkung des peripheren Widerstands (Nach-
last/Afterload),
– positiv-inotrope Pharmaka („Digitalis"),
– neuere pharmakologische Substazen, z.B. ACE-
Hemmer.

5.3 Koronare Herzkrankheit

Koronare Herzkrankheit (KHK) ist ein Sammelbegriff für Krankheitsbilder, bei denen überwiegend die
Koronarsklerose die Ursache für die Beschwerden
darstellt. Nach Erscheinungsbild und Verlauf werden
4 *Formen der ischämischen Herzerkrankung* unterschieden:

– Angina pectoris als Ausdruck einer Koronarinsuf-
fizienz,
– Herzinfarkt (vgl. B 5.4),
– Myokardfibrose als Folge häufig rezidivierender
hypoxischer Zustände im Herzmuskel,
– Formen, die zum unerwarteten, plötzlichen Tod
(meist durch Kammerflimmern) führen (vgl. B
5.3.4; [102, 140]).

5.3.1 Symptomatik

Die KHK bietet eine vielfältige Symptomatik. Bei
den meisten Patienten sind die Angina-pectoris-Be-
schwerden – falls vorhanden – zwar belastungsab-
hängig; der Grad der Belastung, bei dem Beschwerden auftreten, variiert jedoch beträchtlich.

Die Angina-pectoris-Schwelle kann durch verschiedene Stressoren herabgesetzt sein (z.B. psychischer Streß, Kälteexposition, Übersättigung).

5.3.2 Diagnostik

Ob eine *Angina pectoris* vorliegt, läßt sich in den
meisten Fällen ohne Einsatz apparativer Methoden,
allein aus der gezielten Befragung und der Ansprech-
barkeit auf Nitroglyzerin vermuten. Der körperliche
Untersuchungsbefund ist dabei ebenso wie das Ruhe-
EKG wenig ergiebig (Abb. 38a).

Die erweiterte Herzdiagnostik, auch unter ambulanten Bedingungen (z.B. Belastungs-EKG, Echo-
kardiogramm, Szintigramm des Herzens) hat gerade
in den letzten Jahren eine beachtliche Entwicklung
erfahren und ermöglicht eine verfeinerte diagnostische Zuordnung der einzelnen Beschwerden der
Thoraxregion, die auf das Herz hinweisen.

Die Untersuchungsmethode der Wahl, mit der
sich der Schweregrad einer Koronarsklerose – vor
allem im Hinblick auf den operativen Eingriff – fest-

Abb. 38 a–c. Patient P. H., 60 Jahre, Schichtarbeiter. **a** Ruhe-EKG; außer Hyperurikämie keine Gefäß-Risikofaktoren. Wegen Präkordialschmerzen in Ruhe erstmalige Arztkonsultation in dieser Beratungsursache am 2. April. Unauffälliges Ruhe-EKG in den 12 Standard-Ableitungen. RR 170/100. **b** 2 Tage später (4. April) weitere Konsultation wegen erneut aufgetretener retrosternaler Schmerzen mit Ausstrahlung in den linken Arm und Verschlechterung des Allgemeinzustandes. RR 140/90. Im Ruhe-EKG jetzt typische Zeichen in II/III/aVF für akuten Herzinfarkt im Hinterwandbereich (Diaphragmalinfarkt). Keine Rhythmusstörungen. (Fortsetzung der Abbildung auf S. 98)

legen läßt, ist derzeit die Koronarangiographie (Abb. 39) inklusive Lävokardiographie.

5.3.3 Therapie

Zur medikamentösen Behandlung der KHK gehören 3 Stoffgruppen (einzeln oder in Kombination):
- Nitrokörper (Nitrattoleranz!),
- Kalziumantagonisten,
- β-Blocker.

Die Digitalisierung ist bei Koronarpatienten nur dann angezeigt, wenn Hinweise auf Ruhe- oder Belastungsinsuffizienz bestehen [139].

Nitrate bilden nach wie vor die Basis der antianginösen Therapie. Deren Effekt beruht nicht nur auf peripheren Mechanismen, sondern auch auf der direkten Koronarwirkung.

Andere wesentliche Säulen in der Behandlung der KHK stellen die *Rekanalisierung* oder *Wiedereröffnung verschlossener Gefäße* (Ballondilatation,

Abb. 38. Fortsetzung. c Kontroll-EKG nach stationärer Behandlung. Patient subjektiv beschwerdefrei. RR 160/90. Rückbildungsstadium III im Diaphragmalbereich. 2:1-Extrasystolie

Thrombolyse) sowie Maßnahmen zur *Revaskularisierung* (Bypass-Operation) dar.

Dieses Therapiekonzept wird durch eine gezielte Anpassung an körperliche und psychosoziale Belastungen ergänzt.

Präventive Maßnahmen können mit hoher Wahrscheinlichkeit jene Faktoren günstig beeinflussen, die zu einer KHK führen, z.B. Zigarettenkonsum, erhöhter Blutdruck, erhöhte Serumcholesterinwerte, Glukose-Intoleranz.

Unbeeinflußbare Risikofaktoren sind hingegen Alter, Geschlecht und familiäre Neigung zu arteriosklerotischen Erkrankungen.

5.4 Herzinfarkt

Schmerzen, die vom Patienten oft mit mehr oder weniger starker Dramatik in die Herzregion projiziert werden, wobei über Ausstrahlung und Parästhesien im linken Arm geklagt wird, müssen den Arzt von Anfang an an den Abwendbar gefährlichen Verlauf eines *Myokardinfarkts* denken lassen, und zwar solange, bis das Gegenteil bewiesen ist.

Ähnliche Beschwerden (z.B. „Magenschmerzen", Atemnot) können atypische Verläufe (z.B. Hiatushernie, perforierter Magen, Lungenembolie) hervorrufen und so einen Infarkt vortäuschen. Des weiteren gibt es *stumme Infarkte* ohne entsprechende Beschwerden als ebenfalls atypische Verläufe.

Der Myokardinfarkt ist – abgesehen vom plötzlichen Herztod (vgl. B 5.4.2) – die dramatischste Manifestation der KHK. Grundsätzlich sollte bei jedem Verdacht auf einen Myokardinfarkt programmiert vorgegangen werden („Herzschmerz-Standard" Nr. 26). Mit dieser Handlungsanweisung (vgl. B 5.2.5) wird versucht, Gesundheitsstörungen, die nicht mit dem Herzen zusammenhängen (z.B. Verletzungen, Myalgien), von vornherein auszuschließen.

> Jedes „Bild eines Infarktes" ist bis zum Beweis des Gegenteils als Infarkt anzusehen und diagnostisch wie therapeutisch (sofortige Einweisung) zu führen!

Ein klassischer Infarkt ist in den meisten Fällen nicht zu verkennen. Er wird nachgewiesen durch

– die mehr oder weniger typische Symptomatik,
– diverse apparative Untersuchungen,
– Labortests.

Allerdings kann ein ganz frischer Infarkt mit den üblichen diagnostischen Mitteln nicht immer erfaßt werden; daher erlauben negative Anfangsbefunde nicht die Exklusion eines Myokardinfarkts.

Abb. 39. Beispiel für verschiedene Schweregrade von Koronarverschlüssen und für bereits ausgebildete Kollateralen (→Flußrichtung) im Koronarangiogramm der erstbehandelnden Klink des Patienten P. H. am 12. April. (vgl. EKG-Verläufe in den Abb. 38 a–c). Hier Koronardilatation, keine Indikation für Bypass-Operation. LCA = Arteria coronaria sinister/ACS (Hauptstamm); RIA = Ramus interventricularis anterior/LAD; RCX = Ramus circumflex; RCA = Arteria coronaria dextra/ACD

5.4.1 Prä- und poststationäres Management

Grundsätzlich muß der Patient bei entsprechender Symptomatik stationär eingewiesen werden. Vor dem Abtransport ist zu beachten:

Prästationäres Management

– Lagerung des Patienten mit leicht erhöhtem Oberkörper; Schaffung guter Arbeitsmöglichkeiten für Arzt und Helfer im Hinblick auf das plötzliche Eintreten von Komplikationen;

– Schaffung eines sicheren venösen Zugangs;
– weitere Gaben von Nitraten (z.B. als Spray);
– Schmerzbekämpfung und Sedierung nach Bedarf;
– laufende Blutdruck- und Pulskontrollen;
– Organisation der Krankenhausaufnahme und des Krankentransports.

Wichtig ist die Beruhigung des Patienten und seiner Umgebung. Dazu gehört u.a. möglichst die Ausstrahlung von souveräner Ruhe durch den Arzt. Keine Überaktivität!

Der *komplizierte Infarkt* ist durch das Auftreten von Arrhythmien und kardiogenem Schock charakterisiert. Beim kardiogenen Schock sind Glykoside wenig hilfreich. Der Hausarzt wird unter den Bedingungen der ambulanten Praxis den Einsatz von hochdosiertem Kortison, Diuretika (beim Lungenödem), von Natriumbikarbonat, von Vasodilatatoren wie Nitroverbindungen als Spray, Antiarrhythmika je nach Bradykardie oder Tachykardie (Xylokain oder Atropin) oder Sauerstoff im Notarztwagen in Erwägung ziehen müssen. Bei Antiarrhythmika ist Vorsicht geboten. Ebenso Vorsicht bei parenteraler Gabe von Sedativa (Atemdepression!). Keine intramuskulären Injektionen!

> **Jeder mehr als 15 min anhaltende, anamnestisch typische und therapieresistente Angina-pectoris-Anfall ist infarktverdächtig und damit eine Indikation zur Klinikeinweisung.**

Jeder Anruf eines Angehörigen wegen „Herzschmerzen" oder „Verdacht auf Herzinfarkt" ist ein Hilferuf und muß als Notfall durch den angerufenen Arzt sofort erledigt werden.

Selbst wenn bereits von den Angehörigen der Notarztwagen bestellt wurde, kann es aus Gründen der Entfernung, aus psychologischen Momenten etc. zweckmäßig sein, daß der Hausarzt trotzdem den Notbesuch durchführt.

Für den Hausarzt ist es immer wieder überraschend, auf Patienten zu stoßen, die nur geringe uncharakteristische, kaum für einen Herzinfarkt sprechende Symptome angeben, und bei denen dennoch die apparativen und Laboruntersuchungen auf ein frisches oder auch nicht mehr ganz frisches Infarktgeschehen hinweisen.

Meist handelt es sich dabei um ältere Menschen. Der Arzt muß mit diesen Patienten schonend, ausführlich und möglichst auch unter Beiziehung der Angehörigen die Problematik besprechen. In Einzelfällen verweigern jedoch die Patienten (oder die Angehörigen) – v.a. bei nicht ausgeprägter Symptomatik – die stationäre Behandlung.

Auch in diesen Fällen sollte der Arzt im Hinblick auf die Einweisung besonders entschieden auftreten und darauf hinweisen, daß sich die meisten Todesfälle innerhalb der ersten Stunden nach dem Infarktereignis einstellen.

Der Hausarzt sollte bereits in Absprache mit dem Stationsarzt auf die Frührehabilitation („Anschlußheilverfahren"/AHB) drängen, da dies gegenwärtig der erfolgversprechendste und effektivste Weg bei der Wiedereingliederung von Koronarpatienten in das Alltagsleben darstellt [139].

5.4.2 Plötzlicher Herztod

Der *plötzliche Herztod* ist für mehr als die Hälfte aller Sterbefälle an Koronarer Herzkrankheit (KHK) vor dem 65. Lebensjahr verantwortlich. Bei über 50% dieser plötzlichen Todesfälle gehen keinerlei Symptome voraus. Die meisten tödlichen Ereignisse treten außerhalb der Klinik auf [3].

Bei rund der Hälfte aller scheinbar an Herzinfarkt akut Verstorbenen ist bei der Sektion kein Infarkt nachweisbar. Verschiedene Todesursachen wie Pulmonalembolie, rupturierte Aneurysmen usw. können ebensogut einen plötzlichen Herztod verursachen.

Daher ist der Arzt auch im Fall eines plötzlichen, vermeintlichen Herztodes, nicht zuletzt aus forensischen Gründen verpflichtet, sich bei der Benennung und Dokumentation des Todesfalles nicht an sein „Gefühl", sondern an Fakten zu halten, d.h. unzulässige Festlegungen auf Krankheiten zu vermeiden. Er wird also stets überlegen müssen: „Es sieht so aus wie ..., aber was war es wirklich?"

5.5 Funktionelle Herzbeschwerden

Der Allgemeinarzt hat es im Unausgelesenen Krankengut seiner Patienten im mittleren Lebensalter glücklicherweise relativ häufiger mit funktionellen Beschwerden in der Herzregion zu tun als mit Infarkten.

Solche *Uncharakteristischen Herzsensationen* werden ins Thoraxinnere projiziert und können mit Schmerzen („Herzdrücken" oder ähnlichen Beschwerden) und/oder Tachykardie („Herzklopfen") und/oder Dysrhythmie („Herzstolpern") mit oder ohne Ausstrahlungen (z.B. Parästhesien im linken Arm) verbunden sein. Ob es sich jedoch hierbei um rein funktionelle Beschwerden oder aber um einen organischen Schaden (z.B. im Sinne einer Koronarsklerose) gehandelt hatte, weiß man erst nach einer ausgiebigen Diagnostik und Verlaufsbeobachtung.

Bei Präsentation von polymorphen, wahrscheinlich nicht organischen Beschwerden in der Herzregion empfiehlt sich nach einer sonst negativen Diagnostik die Klassifizierung *„Polymorphe Herzbeschwerden"* (auch *„Polymorphe Kardiopathie"*).

Diagnostisch wird nach Handlungsanweisung Nr. 27 „Uncharakteristische polymorphe Herzsymptomatik" vorgegangen.

Solche „funktionellen" Beschwerden in der Herzregion wird also der berufstheoretisch denkende Allgemeinarzt als „Polymorphe Kardiopathie" oder „Präkordialschmerz" dokumentieren (was nicht falsch sein kann, wenn seine gezielte Diagnostik gut war) statt vielleicht „Herzneurose" (was keineswegs richtig sein muß) [37].

Trotz aller Hinweise auf ein psychogenes Geschehen werden dennoch solche Patientinnen und Patienten wohl ihr ganzes Leben lang immer wieder somatisch untersucht und betreut werden müssen. Auf diese Weise sind sie der vollen ärztlichen Zuwendung teilhaftig. Damit befindet sich der Hausarzt bereits mitten in der allgemeinmedizinischen Psychotherapie.

5.6 Herzrhythmusstörungen

Patienten mit *Herzjagen* klagen über Phasen von Herzklopfen, wobei in der Regel oft keine Tachykardie zum Zeitpunkt der Untersuchung mehr nachweisbar ist.

Beim Durchschnittsfall von Tachykardie handelt es sich um Anfälle ohne besondere Folgen, über die der Patient glaubhaft berichtet („paroxysmale Tachykardie"). Diese Anfälle werden dramatisch erlebt. Manchmal bringt der Patient dies von selbst mit einem hohen Blutdruck oder einer Schilddrüsenüberfunktion in Verbindung.

Klagen über *Herzklopfen (Palpitationen)* können Tachykardien betreffen. Häufig handelt es sich um laute Herzaktionen ohne erhöhte Frequenz, die als „Herzklopfen" klassifiziert werden, wenn sich, wie gewöhnlich, sonst nichts ergibt. Für diese Fälle steht dem Allgemeinarzt das Programm Nr. 28 („Tachykardie-Standard") zur Verfügung.

Oft sind es Menschen mittleren Alters. Sie lernen bald, ihre Anfälle, besonders die Tachykardien, selbst zu beherrschen, z.B. durch sofortiges Niederle-

gen, durch tiefes Durchatmen und Atemanhalten oder durch völlig entspanntes Sitzen. Haben die Patienten solche Erfahrungen einmal gemacht, lassen auch die großen Ängste nach, mit denen diese Rhythmusstörungen anfänglich verbunden sind. Medikamentös zu behandeln, ist meistens überflüssig. Dagegen sollten die Patienten verbal „entängstigt" und darauf vorbereitet werden, daß sie mit diesen (harmlosen) Gesundheitsstörungen werden leben müssen [42].

Eine *Tachykardie* ist definiert als eine Herzfrequenz von mehr als 100/min unabhängig von der Ursache [297]. Während des Schlafes kann der Herzschlag auf 35–40/min absinken, dagegen während ausgeprägter körperlicher Anstrengung auf 180–200/min ansteigen. Die Sinusknotenfrequenz ist außerdem altersabhängig.

Die klinisch relevante *Sinusbradykardie* weist gewöhnlich eine Schlagfrequenz unter 50/min auf und ist außerdem dadurch gekennzeichnet, daß der Sinusknoten auf Interventionen wie Atropingabe (0,5–1 mg i.v.) oder körperliche Anstrengung nicht wie normal mit einer Frequenzerhöhung reagiert [105, 217].

Supraventrikuläre und ventrikuläre Extrasystolen (Klassifizierung nach Lown, Tabelle 22) sind die häufigsten Rhythmusstörungen überhaupt. Sie kommen bei Herzgesunden und Herzkranken gleichermaßen vor. Mit Ausnahme des akuten Myokardinfarktes sind diese Rhythmusstörungen nicht obligat behandlungsbedürftig [217].

Die Ursachen von Herzrhythmusstörungen zu erfassen ist auch für Spezialisten oft schwierig. Wegen möglicher Komplikationen (z.B. Herzinsuffizienz) und auch im Hinblick auf die langfristig einzuschlagende Therapie (z.B. spezielle Medikamente oder Schrittmacher) sollte der Hausarzt daher die Zusammenarbeit mit dem Kardiologen suchen.

Nicht wenige Patienten, die bei subjektiv erstaunlichem Wohlbefinden eine *absolute Arrhythmie* bei Vorhofflimmern aufweisen, führt der Hausarzt über viele Jahre hinweg. KHK, Hyperthyreose (vgl. B 12.8) und der extrem seltene *Mitralklappenfehler* müssen bedacht werden.

Ältere Patienten fühlen sich – im Unterschied zu den jugendlichen – durch die absolute Arrhythmie nicht beunruhigt; sie nehmen ihren unregelmäßigen Herzschlag meist gar nicht wahr. Eine medikamentöse Therapie oder Kardioversion erübrigen sich bei

Tabelle 22. Klassifizierung ventrikulärer Arrythmien nach Lown [163]

Lownklasse[a]	Definition	typisches EKG-„Bild"
0	**Keine ventrikulären Extrasystolen (VES)**	
1a	**Gelegentliches VES (< 1/min. < 30/h)**	
1b	**Gelegentliches VES (> 1/min., < 30/h)**	
2	**Häufige VES (> 30/h)**	
3	**Multiforme (Oder polytope) VES** Einige Autoren bezeichnen einen Bigeminus als 3b)	
4a	Paarweise VES (Couplets)	
4b	**Salven von VES** (3 und mehr aufeinanderfolgende VES) (auch Kammertachykardie, -flimmern, in Original.LOWN-Klassifikation nicht enthalten)	
5	**Früh einfallendes VES** (VES stößt an / unterbricht T-KammerkomplexWelle des vorherigen, normalen Kammerkomplexes).	

(In der Spalte 4a/4b vertikal beschriftet: Repetitive VES)

a) Ausgehend von den Befunden auch anderer Arbeitsgruppen, daß ventrikuläre Extrasystolen (VES) ein erhöhtes Risiko für einen plötzlichen Herztod bedingen, schlug der amerikanische Kardiologe Bernhard Lown 1971 eine Klassifikation verschiedener Grade von VES vor. Diese Einteilung richtet sich nach steigendem Schweregrad und damit ernsterer Prognose. Ein plötzlicher Herztod durch Kammerflimmern tritt innerhalb von 24 h nach Symptombeginn ein. Lown u.a. untersuchten nicht nur Postinfarktpatienten, sondern auch solche, die lediglich eine Angina-pectoris-Symptomatik beklagten. Nach einem Herzinfarkt wiesen die Patienten wesentlich mehr höhergradige VES auf. Er stellte in weiteren Untersuchungen fest, daß zwar unter körperlicher Belastung mehr VES aufzuspüren waren als im Ruhe-EKG, die zuverlässigsten Ergebnisse sich aber im 24 h-Langzeit-EKG produzieren ließen (Übersicht 11). Die weitere Erfahrung zeigt, daß erst die Lown-Grade IV und V den Patienten ernsthaft gefährden und daher behandlungsbedürftig sind. Gerade diese Fälle können aber mit dem Ruhe- oder Belastungs-EKG nur zu einem geringen Prozentsatz erfaßt werden [128]. Zur Diagnostik von Herzrhythmusstörungen gehören Ruhe-EKG und in der weiterführenden Diagnostik das Belastungs-EKG. Einen festen Platz in der Hand geübter Allgemeinärzte nimmt inzwischen die Langzeit-EKG-Diagnostik (Übersicht 11) in Zusammenarbeit mit dem kardiologischen Spezialisten ein.

dieser meist langjährig fixierten Form von Herzrhythmusstörungen. An das gehäufte Auftreten von embolischen Prozessen muß gedacht werden. Vor diesem Hintergrund ist die prophylaktische Gabe von Azetylsalizylsäure (ASS) bzw. Dicumarol (Marcumar®) zu prüfen.

Übersicht 11. Beschwerden und pathologische Befunde der Herzfrequenz, die eine Langzeit-EKG-Diagnostik erfordern [128]

- **Beschwerden**
  - Schwindelanfälle,
  - synkopale Anfälle,
  - subjektiv empfundene Herzrhythmusstörungen,
  - pektanginöse Beschwerden, die mit Ergometrie nicht aufgeklärt werden konnten.

- **Pathologische Befunde**
  Störungen im Frequenzverhalten
  - Bradykardien
  - Tachykardien
  - supraventrikuläre Arrhythmien
    (Vorhofflimmern und Vorhofextrasystolen)

  Blockierungen und Pausen
  - SA-Blockierung,
  - AV-Blockierung,
  - intraventrikuläre Blockierungen.

  Extrasystolen
  - supraventrikuläre Extrasystolen,
  - ventrikuläre Extrasystolen.

  Repetitive Arrhythmien
  - Couplets,
  - ventrikuläre Tachykardien (besonders häufig bei KHK, Myokardiopathien, Mitralklappenprolaps).

  ST-Streckensenkungen.

  Schrittmachermalfunktionen.

5.7 Hypertonie

Es gibt nur wenige Erkrankungen, bei denen die Bestimmung von nur 2 Meßgrößen von solcher Bedeutung in Diagnostik und Therapie ist, wie es die unblutige Messung des systolischen und diastolischen Wertes bei *Hypertonie* darstellt.

Bei einmalig erhöht gemessenem Blutdruck ist in der Allgemeinmedizin von vornherein eine der wichtigsten Fragen, ob überhaupt eine „Hypertonie" (A) vorliegt, d.h. ob der erhöhte Wert nicht allein durch Aufregung, beispielsweise durch die gespannte Erwartung beim Arztkontakt, zustande gekommen war [42].

Wenn der Blutdruck bei zweimaliger Vorausmessung deutlich erhöht war, empfiehlt sich für die allgemeinmedizinische Diagnostik das Programm Nr. 25 („Hypertonie-Standard", Übersicht 12). Erst nach

Anwendung dieser Handlungsanweisung kann das Beratungsergebnis als „Hypertonie" (A) oder (C) korrekt klassifiziert werden (vgl. A 1.3).

5.7.1 Hohe Prävalenz

In hochzivilisierten Ländern ist heute bei jedem 7.–10. Erwachsenen eine Blutdruckerhöhung nachweisbar. Aus der Sicht der Allgemeinmedizin haben sich die Hypertoniefälle in diesen Gegenden seit dem Ende des 2. Weltkrieges verfünffacht. Die *Prävalenz*[4] liegt bei etwa 5% aller Beratungsergebnisse. Dies drückt sich auch in den allgemeinmedizinischen Statistiken aus (Tabelle 23).

So nahm das Beratungsergebnis „Hypertonie" in den 70er Jahren nach „Uncharakteristischem Fieber" (UF) Rang 2 ein [37], während es in den 50er Jahren an 18. Stelle stand [31]. In den allgemeinmedizinischen Statistiken aus den 80er Jahren findet sich die Hypertonie auf Rang 6 [151]. Zum Teil hängt das mit einem veränderten Gesundheitsbewußtsein der Bevölkerung und einer häufigeren Blutdruckmessung durch die Untersucher zusammen. Bedeutsamer scheinen jedoch der überhöhte Nahrungsmittelkonsum sowie die niedriger gefaßten Grenzwerte der Hypertonie zu sein.

In den allgemeinmedizinischen Statistiken sind Frauen doppelt so häufig wie Männer betroffen. In einem 3jährigen Beobachtungszeitraum machten die neu entdeckten Hypertoniker (*Inzidenz*[5]) immerhin ein Fünftel aller statistisch erfaßten Hypertoniefälle aus. Jenseits des 45. Lebensjahres nimmt die Zahl der Hypertoniker erwartungsgemäß deutlich zu.

5.7.2 Meßtechnik

Bei der Messung sollte sich unabhängig von der Körperlage die Ellenbeuge in Herzhöhe befinden (Abb. 40). Die Schlauchbreite für Oberarme (Umfang $\leq$ 40 cm) sollte ca. 15 cm betragen. Für die Bedingungen des wissenschaftlichen Arbeitens in der Allgemeinmedizin wurde von Braun 1976 ein

---

[4] *Prävalenz*: Häufigkeit aller Fälle eines bestimmten Beratungsergebnisses; es wird also der gesamte Behandlungsumfang einbezogen.
[5] *Inzidenz*: Anzahl der neu hinzugekommenen Fälle in der Zeiteinheit.

Übersicht 12. Diagnostisches Programm Nr. 25 „Hypertonie-Standard" [42]

Programm
– für die allgemeinmedizinische Diagnostik, wenn der Blutdruck bei zweimaliger Vorausmessung deutlich erhöht war. Braun R N, Sterzl B (1973) Deutscher Kongreß für Allgemeinmedizin. Modifikation von Braun R N, West S R (1976) und Braun R N (1989)
(„Hypertonie-Standard")

Subjektiv

Beratungsursache
erster Eindruck
Druckmessungen
  entspannt liegend
  Kontrolle nach 1 min
  Kontrolle sofort nach dem Aufstehen
  Kontrolle nach 3 min raschen Gehens
in der Familie Schlaganfälle/Herzinfarkt
selbst zuckerkrank
Übergewicht/Bewegungsmangel
Hypertonie bekannt seit (Höhe)
gleich/besser/schlechter
frühere Diagnostik
frühere Bezeichnung
frühere Therapie
Kopfschmerz/Schwindel/Augenschmerz seit
Anfälle von Schwitzen/Herzrasen
belastungsabhängiger Herzschmerz
kurzatmig durch Anstrengungen/Nykturie
Beinödeme symmetrisch seit
Harnzwang/Schmerzen beim Urinieren
Flankenschmerz
früher nierenkrank/Analgetika-Abusus
Gravidität/Kontrazeptiva
sonstige Beschwerden/Abnormitäten
Dauerstreß/Depressionen
Ängste
Vermutung über Ursache/Art
Selbstbehandlung
sonst noch

Objektiv

Augenfundus (wenn diastolisch über 120 mm Hg)
Herzspitzenstoß/Karotisgeräusch
Aortensystolikum
Nierenlager druckschmerzhaft
Femoralis-, Fußpulse tastbar
Beinödeme
EKG
Serum-Kreatinin
Serum-Kalium
Serum-Natrium
Gesamteiweiß
Urinstatus
sonstiges Labor
bildgebende Verfahren

Beratungsergebnis

Maßnahmen

Tabelle 23. Häufigkeitsverteilung (Rang) des Beratungsergebnisses „Hypertonie" in allgemeinmedizinischen Praxen in Österreich [37], in der Schweiz [151] und in Frankreich/Paris [237]

	Österreich		Schweiz	Frankreich
Beratungsergebnis	Braun 1954–1959	Braun 1977–1980	Landolt-Theus 1983–1988	Sourzac/Very 1988–1990
Hypertonie	18	2	6	2

Abb. 40. Auskultationspunkte
bei Blutdruckmessung immer
in Herzhöhe [64]

eigenes Programm für die Blutdruckmessung in der Praxis angegeben [39].

Die Meßverfahren beim Erwachsenen sind auf Kinder keinesfalls übertragbar. Der Gebrauch von zu schmalen Manschetten führt zu deutlich überhöhten Meßwerten. Als *Faustregel für die Manschettenbreite zur Blutdruckmessung bei Kindern und Jugendlichen* gilt: Verwendung der breitesten Manschette, die sich bequem um den Oberarm legen läßt, ohne daß das Anlegen des Stethoskops in der Ellenbeuge behindert wird (Tabelle 24).

Bei *Kindern und Jugendlichen* gibt es folgende Indikationen zur gezielten Blutdruckkontrolle [214]:

– Symptome, die auf Hypertonie hinweisen können (z.B. Kopfschmerzen, Schwindel, Nasenbluten, Sehstörungen),
– kardiale, renale und Vorerkrankungen des Nervensystems;
– Hormonverabreichungen (z.B. Steroide, Antikonzeptiva),
– Narkosen und Operationen,

Tabelle 24. Maße von Blutdruckmanschetten nach Leumann [214]

Gummibalgbreite [cm]	Durchschnittliche Oberarmlänge [cm]	Durchschnittlicher Armumfang [cm]	Manschettenlänge [cm]	Breite des Stoffteils
4	ca. 6	13,5	20	ohne Stoffteil
8	12	17	18	höchstens 1,5 cm breiter als der Gummibalg
12	16	21	22–24	höchstens 2 cm breiter als der Gummibalg
15[a]			32	

[a] Manschettenbreite für adipöse Jugendliche und für Messung am Bein

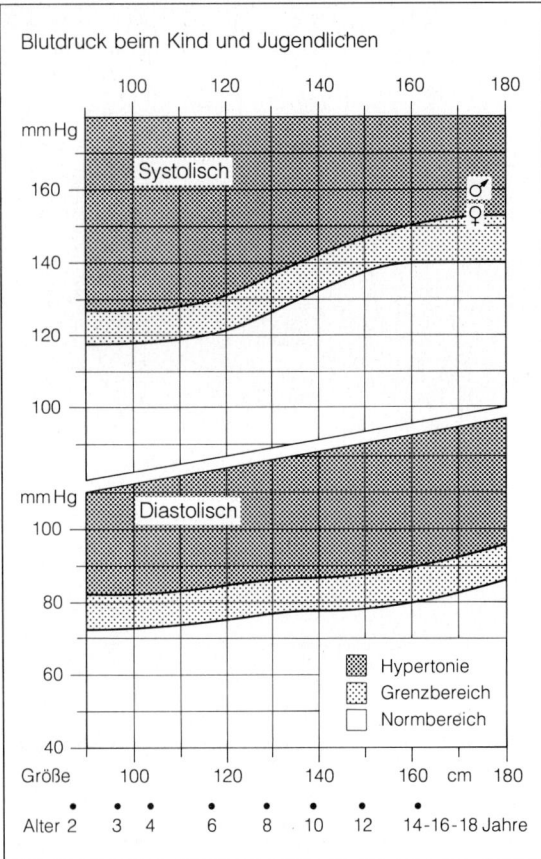

Abb. 41. Meßblatt der Schweizerischen Gesellschaft für Pädiatrie [214]

– familiäre Belastung durch Hypertonie oder andere kardiovaskuläre Erkankungen,
– sportärztliche Untersuchungen.

Darüber hinaus hat die Schweizerische Gesellschaft für Pädiatrie zur Beurteilung der Blutdruckmeßwerte weitgehend identische Meßblätter für Jungen und Mädchen entwickelt. Dabei beträgt der Grenzwertbereich zwischen Normotonie und Hypertonie beim systolischen wie auch diastolischen Blutdruck einheitlich etwa 10 mm Hg (Abb. 41).

> Es ist unzulässig, sich im Kindesalter mit der „Diagnose" einer „Essentiellen Hypertonie" zu begnügen (Schweizerische Gesellschaft für Pädiatrie, zit. Rahe M [214]).

Überhöhte Blutdruckwerte anläßlich einer Erstberatung sollten sofort kontrolliert werden. Weitere Einzelheiten für die allgemeinmedizinische Führung dieser Fälle sind der Handlungsanweisung Nr. 25 („Hypertonie-Standard", Übersicht 12) zu entnehmen.

Elektronische Geräte sind hilfreich, messen jedoch in der Regel nicht genauer. Bei grenzwertig erhöhtem Blutdruck kann die Selbstmessung zur Klärung der Therapieindikation beitragen.

Die Selbstmessung dient bei der Therapieüberwachung auch dazu, zu starke Blutdrucksenkungen zu vermeiden; zudem wird die Therapietreue des Patienten gefördert [4]. Allerdings läßt sich das nicht bei allen Patienten durchführen.

> Der Hausarzt sollte es sich angewöhnen, nach Möglichkeit bei jedem neuen Patienten anläßlich des Erstkontaktes den Blutdruck zu messen (bei pathologischen Werten rechts und links).
> Bei einem neuen Fall von Hochdruck sollte in der Allgemeinpraxis sofort programmiert untersucht werden (Handlungsanweisung Nr. 25, Übersicht 12). Erst danach ist es sinnvoll, weitere Maßnahmen (z.B. Überweisung zum Spezialisten, Therapie) vorzunehmen.

Die Bedeutung der *Belastungsdruckmessung* (z.B. mittels Fahrradergometrie) liegt im Hinblick auf die Erkennung einer (echten) „Hypertonie" (C) darin, daß es sich hierbei um einen guten Provokationstest handelt. Bei labilen Hypertonikern, die bei der aktuellen Ruhedruckmessung zufällig normale Drücke zeigen, weist das überschießende Druckverhalten unter Belastung auf eine echte Hypertonie hin. Umgekehrt spricht ein normales Druckverhalten unter Belastungsbedingungen bei erhöhtem Ruhedruck eher für eine situative Verursachung. Darüber hinaus lassen sich aus den Parametern der Fahrradergometrie auch wichtige Schlußfolgerungen über den Gesundheits- und Leistungszustand des Patienten sowie zu Trainingsempfehlungen ableiten [222].

Das *ambulante Blutdruckmonitoring (ABDM)* über 24 h hinweg gehört angesichts der Häufigkeit der Hochdruckerkrankung und deren Spätfolgen als Routinemethode in die Hand des Allgemeinarztes. *Hauptindikationen* für das ABDM sind:

– Verifizierung eines erstmalig nach konservativer Meßmethode festgestellten Hypertonus; evtl.

Kontrolle nach medikamentöser Einstellung unter Alltagsbedingungen.
– Kontrolle bei sog. schwer einstellbaren Hypertonikern.
– Hypertonien, die unter Therapie zufriedenstellende Praxiswerte zeigen, bei denen die Patienten jedoch unter beträchtlichen Behandlungsnebenwirkungen leiden.
– Verifizierung und Überwachung von Schwangerschaftshypertonien.
– Diagnostisches Hilfsmittel in der Abklärung von Schwindelzuständen, Kreislaufsensationen etc.

5.7.3 Grenzwerthypertonie und Altershochdruck

Die Normgrenzen für den Blutdruck wurden von der Deutschen Liga zur Bekämpfung des hohen Blutdrucks wie folgt festgelegt:

– 40jährige bis 140 mm Hg systolisch,
– 40- bis 60jährige bis 150 mm Hg,
– über 60jährige bis 160 mm Hg.

Dabei soll für alle Altersgruppen der diastolische Blutdruck 90 mm Hg betragen.

In Versicherungsstatistiken wird ein Blutdruckwert zwischen 140/90 mm Hg und 160/95 mm Hg bereits als *Grenzwerthypertonie* bezeichnet und als Risikofaktor mit Verminderung der Lebensdauer betrachtet. Der Gewinn von Lebensdauer durch die antihypertensive Therapie ist allerdings nicht eindeutig gesichert [139].

Um von Grenzwerthypertonie zu sprechen, werden mindestens 3 Messungen bei mindestens 2 verschiedenen Gelegenheiten gefordert (vgl. „Hypertonie-Standard" Nr. 25, Übersicht 12).

Ältere Personen neigen wie jüngere zu situationsbedingten Blutdrucksteigerungen, so daß Wiederholungsmessungen erforderlich sind. Die isolierte systolische Hypertonie wird mit zunehmendem Alter immer häufiger.

Vor Beginn und während einer medikamentösen Therapie sollte der Blutdruck auch im Stehen gemessen werden, da ältere Menschen häufer zu Blutdruckabfall im Stehen neigen [62].

5.7.4 Hochdruckbehandlung

Je nach Alter wird ein Blutdruck von 140–160/90 mm Hg angestrebt (vgl. oben). Dieses Niveau sollte bei Hochdruckpatienten ohne kardiovaskuläre Komplikationen in der Regel innerhalb von Wochen oder einigen Monaten erreicht werden. Bei älteren Betroffenen ist dieses Ziel wegen unerwünschter Nebenwirkungen oft genug unerreichbar [62].

Die Hochdruckbehandlung in der Praxis kann sich auf die Empfehlungen der Deutschen Liga zur Bekämpfung des hohen Blutdrucks stützen. Diese sehen sowohl Allgemeinmaßnahmen als auch eine medikamentöse Behandlung in Form einer Mono- oder Kombinationstherapie vor (Abb. 42).

Allgemeinmaßnahmen:

– Verminderung des Übergewichts,
– Restriktion der täglichen Kochsalzzufuhr (nicht über 6 g/Tag),
– Einstellen des Rauchens,
– Behandlung der Hyperlipidämie,
– dynamische körperliche Belastung.

Dieses Schema der Hochdruckbehandlung gilt insbesondere für Patienten, die außer der Hypertonie keine weiteren Erkrankungen oder Risikofaktoren aufweisen.

Diese Behandlungsempfehlungen können jedoch modifiziert werden, wenn Begleiterkrankungen bzw. Zusatzkriterien auftreten (Tabelle 25).

Umstritten ist die Behandlung des arteriosklerotisch bedingten systolischen Hochdrucks der älteren Menschen [130].

5.7.5 Hypertensive Notfälle

Der *hypertensive Notfall* ist eine in der Allgemeinmedizin seltene, akute, krisenhafte Blutdrucksteigerung mit *Organkomplikationen, z.B.*

– Enzephalopathie (Symptome: Kopfschmerzen, Sehstörungen, Schwindelerscheinungen, Bewußtseinsstörungen, andere Ausfallserscheinungen im Bereich des Nervensystems),
– Lungenödem,
– Angina pectoris.

In solchen Fällen ist die sofortige Klinikeinweisung zu bedenken.

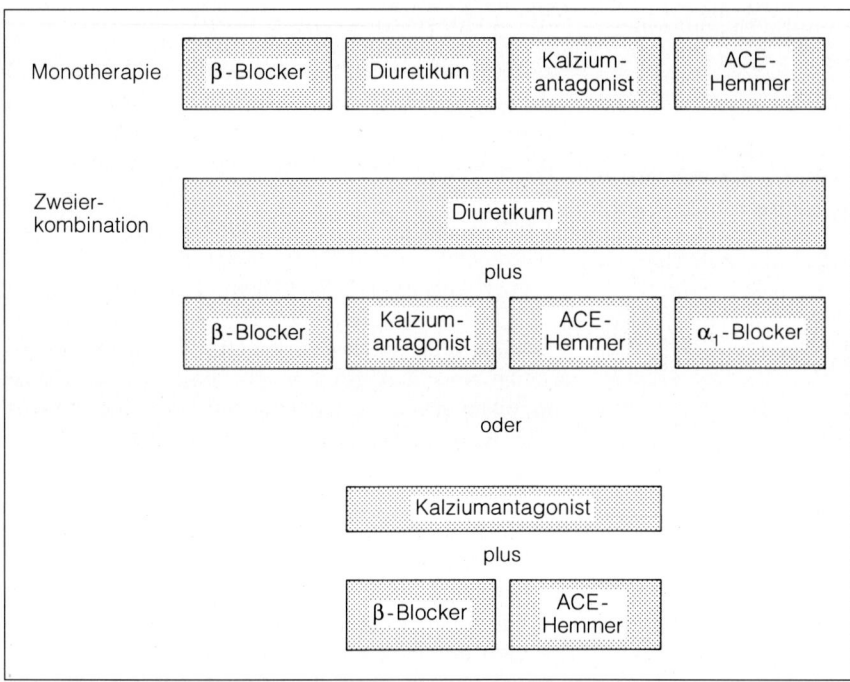

Abb. 42. Schema der medikamentösen Mono- und Kombinationstherapie des hohen Blutdrucks [63]

Tabelle 25. Einige Begleiterkrankungen und Zusatzkriterien, welche die im Schema der Hochdruckbehandlung (Abb. 42) aufgestellten Behandlungsempfehlungen modifizieren können [130]

Begleiterkrankung bzw. Zusatzkriterien	Behandlungsempfehlung
Ältere Patienten (>65 Jahre)	Kalziumantagonisten und Diuretika bevorzugen
Koronare Herzkrankheit	β-Blocker und Kalziumantagonisten bevorzugen
Herzinsuffizienz	Diuretika und ACE-Hemmer bevorzugen
Diabetes mellitus	Nichtselektive β-Blocker und Diuretika nicht zu empfehlen
Gicht	Zurückhaltung mit Diuretika
Obstruktive Ventilationsstörungen	Kalziumantagonisten, ACE-Hemmer und postsynaptische α_1-Blocker bevorzugen. β-Blocker kontraindiziert
Niereninsuffizienz	Bei Serumkreatinin über 2,0 mg/dl Gabe von Schleifendiuretika. Kaliumsparende Diuretika können zu Hyperkaliämie führen. Verzögerte Elimination mancher Antihypertensiva (z.B. Atenolol, Nadolol, Sotalol, Captopril, Enalapril) beachten
Gravidität	Relativ β_1-selektive Rezeptorenblocker oder α-Methyldopa einsetzen, deren Unschädlichkeit für die fetale Entwicklung nachgewiesen ist
Hyperlipidämie, arterielle Verschlußkrankheit	Es liegen bisher keine Langzeitstudien vor, die eine gesonderte therapeutische Empfehlung rechtfertigen

> **Die Definition der *Hochdruckkrise* ist nicht an bestimmte Blutdruckgrenzen gebunden, sondern wird von der Symptomatik geprägt.**

Im allgemeinen hat es der Hausarzt mit Fällen von akut aufgetretenem hohen Blutdruck ohne akute Organmanifestation zu tun. Diese Patientengruppe kann unter engmaschiger Druckkontrolle in der Praxis oder am Krankenbett in der ersten halben Stunde und unter entsprechender Therapie zuwartend beobachtet werden.

Das Mittel der Wahl ist in diesen Fällen die orale Gabe von 5–10 mg Nifedipin (z.B. Adalat®) als Zerbeißkapsel. Die Wirkung tritt i. allg. innerhalb weniger Minuten ein. Eine erneute Gabe dieser Dosis ist möglich [130]. Bei ausbleibender oder ungenügender Wirkung kann etwa 15 min später 0,075 mg Clonidin (z.B. Catapresan®) langsam i.v. gegeben werden. Die Wirkung tritt nach etwa 10 min ein [63].

Sowohl bei gesunden als auch bei hochdruckkranken Frauen sinkt der Blutdruck während der Schwangerschaft zunächst um 10–15 mmHg. Ständige Blutdruckwerte von 140 mm Hg systolisch oder 90 mm Hg diastolisch bei Graviden sind daher als erhöht anzusehen [61]. Bei Frauen, bei denen der Blutdruck während der Schwangerschaft zunächst relativ niedrig war, muß ein hypertensiver Notfall angenommen werden, wenn der Blutdruck plötzlich auf Werte von ca. 150/120 mm Hg steigt.

Der Allgemeinarzt ist gut beraten, Personen, die unter 40 Jahre alt sind und systolische Blutdruckwerte über 200 mm Hg aufweisen, in den spezialistischen Bereich entweder sofort oder nach Durchführung einer Programmierten Untersuchung mittels der Handlungsanweisung Nr. 25 (Übersicht 12) einzuweisen. Dabei geht es hauptsächlich darum, einen nephrogenen, möglicherweise reparablen Hochdruck auszuschließen. Glücklicherweise sind solche Fälle nicht regelmäßig häufig [42].

5.8 Uncharakteristischer Schwindel und M. Ménière

Flüchtige Stand- oder Gangunsicherheiten hat bestimmt jeder Mensch schon einmal erlebt. Sehr viele solcher Schwindelzustände spielen sich außerhalb des Arztbereiches ab. So suchen die allermeisten Personen, die vorübergehend Schwindel, beispielsweise nach Alkoholexzeß, nach einer Karussellfahrt oder beim Blick in die Tiefe hinab hatten, sicherlich keinen Arzt auf. Solche „leichten" Schwindelattakken nimmt man einfach als „normal" hin. Länger dauernde oder wiederholte und/oder unerklärliche Schwindelzustände machen dagegen viele Betroffene besorgt und führen sie in die Praxis.

In den Statistiken der 70er und der 80er Jahre nimmt das Beratungsergebnis „Uncharakteristischer Schwindel" einen vorderen Platz (Rang 12 bzw. 10) ein (Tabelle 1, S. 4). Betroffen sind alle Altersgruppen ab dem 15. Lebensjahr mit zunehmender Altersabhängigkeit, dabei besonders das weibliche Geschlecht.

5.8.1 Berufstheoretische Überlegungen

Das Beratungsergebnis „Schwindel" (A) ist also statistisch ein sehr häufiges Vorkommnis in der Allgemeinmedizin. Der Hausarzt weiß von vornherein, daß in den meisten Fällen „nichts Schlimmes dahinterstecken" wird. Das darf ihn aber – wie auch sonst in der Praxis – nicht daran hindern, jeden Fall ernst zu nehmen und bei noch so harmlosem Erscheinungsbild seine diagnostischen Mittel voll auszuschöpfen.

Hinter dem Ausdruck „Schwindel" verbirgt sich beim Patienten eine ganze Symptomenpalette verschiedener Schwindelgefühle (z.B. Schwankschwindel, Drehschwindel, Unsicherheitsgefühl, Übelkeit, Schwarzwerden vor den Augen, Fallneigungen, verschwommenes Sehen, Gefühl der Drehung des eigenen Körpers bzw. der Umgebung).

So differenziert sich diese Schwindelsymptome oftmals aus dem Patienten herausfragen lassen, so selten sind diese Angaben dem Allgemeinarzt hilfreich und verläßlich im Hinblick auf die Exklusion eines Abwendbar gefährlichen Verlaufs (AGV).

Klare Zuordnungen und exakte Abgrenzungen von

– einer peripheren vestibulären Erkrankung,
– einer zentralen vestibulären Erkrankung,
– einer rein kardiovaskulären Ursache oder
– einer Erkrankung des Sehorgans

sind dem Allgemeinarzt kaum möglich.

5.8.2 Obligate Programmierte Diagnostik

Für die allgemeinmedizinische Diagnostik bei Uncharakteristischem Schwindel wurde das Programm Nr. 24 („Schwindel-Standard") geschaffen, das automatisch in alle Richtungen lenkt, die oben aufgezeigt wurden (Übersicht 13).

Dadurch soll der Hausarzt gleich von Anfang an einen Überblick über die spezielle diagnostische Si-

Übersicht 13. Diagnostisches Programm Nr. 24 „Schwindel-Standard" [42]

Programm
– für die allgemeinmedizinische Diagnostik bei Uncharakteristischem Schwindel. Braun R N, Schulze H (1970) Kongreß Deutsches Institut für Allgemeinmedizin. Modifikation von Braun R N, West S R (1976) und von Braun R N, Danninger H (1989)
(„Schwindel-Standard")

Subjektiv

Beratungsursache
erster Eindruck
schwerkrank
Persönlichkeitsveränderung
Schwindel derzeit seit
wie oft früher
gleich/besser/schlechter
frühere Diagnostik
frühere Bezeichnung
frühere Therapie
täglich/Dauer/Anfälle
wann überhaupt erstmals
dazwischen gesund
früher Kopf-, Halsunfall
jüngst Fieber/schwer erkrankt gewesen
Kopfschmerzen
Beinödeme/Nykturie
appetitlos/matt/Gliederschwäche
andere Sypmtome
Menses
Schweißausbrüche/Wallungen
Abusus/Entwöhnung von
  Rauchen/Alkohol/
  Kaffee/
  Medikamente
Abmagerungskur
Berufsnoxen/Giftspray
Drehung nach links/rechts
Liftgefühl/Lateropulsion
Brechreiz/Erbrechen
Übelkeit/Ohnmacht/Schwarzsehen
Ohrschmerzen, -fluß, -sausen
Hörstörung/Visusveränderung
schlechter durch
  Aufregung/Anstrengung/
  Fernsehen/Brille
besser durch Ruhe/Schlucken/Therapie
Ängste
Vermutung über Ursache/Art
Selbstbehandlung
sonst noch

Objektiv

psychisch auffällig (ängstlich, depressiv)
Kopfplattenschmerz/Konjunktiven
Pupillenreaktionen/Augenbewegungen
Visus/Fundus
Nystagmus spontan/Kopfschütteln
Aufwärtsblick
Blindgang/Finger-Finger-Test
Halswirbelsäule
Handtremor
Ohren/Mittel-, Innenohrschwerhörigkeit
Herz- und Karotisauskultation
Blutdruck
Leber
Reflexe/periphere Gefäße
Schwindel nach ca. 20 sek Hyper-
  ventilation
Urin
BSG (BKS)
sonstiges Labor

Beratungsergebnis
Attackenschwindel
Dauerschwindel
Lage-, Lagerungsschwindel
anderer Schwindel

Maßnahmen

tuation gewinnen. Besteht (in extrem seltenen Fällen) von vornherein der Verdacht auf einen *Gehirntumor*, kann sich der Arzt den Einsatz des Programmes, das ja für den „uncharakteristischen" Schwindel (A) gedacht ist, ersparen.

Dennoch wird der Spezialist dem Hausarzt dankbar sein, wenn sein Patient mit einer Kopie der Programmierten Diagnostik bei ihm erscheint.

In der Regel erbringt die Diagnostik mittels dieser Handlungsanweisung nichts Besonderes. Dann wird die Beratungsursache (BU) „Schwindel" unter dem Symptom „Uncharakteristischer Schwindel" (A) als Beratungsergebnis (BE) abwartend offenbleibend klassifiziert. Solche Schwindelzustände mit beschwerdefreien Intervallen betreffen meist ältere Patienten.

Nicht als „Uncharakteristischer Schwindel" können jene Zustände bezeichnet werden, wie sie bei Patienten mit *M. Ménière* auftreten oder bei Patienten, bei denen gleichzeitig eine Blutdruckanomalie vorliegt oder die das typische Bild einer Zerbralsklerose bieten. Das Programm Nr. 63 ist zur Abklärung des M. Ménière gedacht. Bei dieser Erkrankung handelt es sich um eine kombinierte Symptomatik von akutem Drehschwindel, Ohrensausen und Hörverlust mit Anfallscharakter.

Da das Bild dieser charakteristischen Anfälle in der Praxis nicht regelmäßig häufig beobachtet wird, gerät es verständlicherweise diagnostisch immer wieder in den Hintergrund; es bedarf daher eines Programmes, um die typischen Symptome erfassen und die wichtigsten Falsifikationen vornehmen zu können.

5.8.3 Gleichgewichtsprüfungen

Unter den vielfältigen Schwindelanfällen lassen sich mit den Mitteln der Allgemeinpraxis mitunter jene herausfinden, die das Gleichgewichtsorgan (vestibuläres Organ) betreffen.

Dabei werden beim Patienten folgende Untersuchungen vorgenommen

- Analyse seiner subjektiven Gleichgewichtsstörungen als
  - Anfallsschwindel (Attackenschwindel),
  - Dauerschwindel,
  - Lage- bzw. Lagerungsschwindel,
  - Drehschwindel,
  - Liftschwindel,
  - Schwankschwindel.
- Prüfung der komplexen Funktionen der Körpermotorik (Gang und Stand).
- Prüfung der Spontansymptome (Nystagmus).

Die experimentellen Prüfungen des Vestibularisapparates (z.B. Drehprüfung, kalorische Prüfung) sind dem spezialistischen Bereich vorbehalten.

Nichtvestibulärer Schwindel: Dieser tritt in folgenden Formen auf:

- ohnmachtsähnlich,
- als Schwarzwerden vor den Augen,
- als Sternchensehen o.ä.

Bei *vestibulären Erkrankungen* kommt es zu *Abweichreaktionen* (s. auch Übersicht 14):

- Beim Gehen geradeaus mit geschlossenen Augen, abwechselnd vor- und rückwärts (Babinski-Weil; Fallneigung auf die betroffene Seite).
- Beim Romberg-Versuch (Abb. 43): aufrecht stehen lassen mit geschlossenen Füßen unter beidseitigem Lidschluß und rechtwinklig nach vorne gestreckten Armen für mindestens 3 min in ruhigem und dunklem Raum; stärkeres Schwanken oder Fallneigung (Lateropulsion) läßt auf zentralvestibuläre Ursache schließen = positives Romberg-Zeichen.

Übersicht 14. Komplexe Prüfungen zur Beurteilung der sensomotorischen Koordination und grobschematische Interpretation der Befunde [185]

1. Romberg 2. Unterberger 3. Blindgang 4. Sterngang 5. Seiltänzergang	konstante Fallneigung oder Seitenbetonung = periphere Läsion ungerichtetes Fallen oder Schwanken = zentrale oder zentral kompensierte periphere Läsion oder Simulation

Abb. 43. Stehversuch n. Romberg [178]

Abb. 44. Tretversuch nach Unterberger [168]

– Beim Unterberger-Tretversuch (Abb. 44) dieselbe Ausgangsstellung wie beim Romberg-Versuch, zusätzlich 50 Schritte auf der Stelle zur Überprüfung des verstibulospinalen Systems: Weicht der Proband nur wenig zur Seite und dreht sich über 45° in Richtung des erkrankten Organs, so läßt dies auf eine peripher vestibuläre Störung schließen, schwankt er stark zur Seite hin und her, ohne sich zu drehen, so ist eine zentrale Störung wahrscheinlich; auf eine kombinierte Störung läßt eine seitliche Schwankung mit Drehung schließen.

– Wird beim Hinlegen oder Wiederaufrichten vom Patienten Drehschwindel angegeben, deutet dies auf eine Störung hin, die vom peripheren Gleichgewichtsorgan ausgeht (Lagerungsschwindel).

> *Simulation* kann vorliegen, wenn der Untersuchte in grotesker Weise stürzt und/oder sich in letzter Sekunde immer abfängt.

Bei vestibulären Erkrankungen tritt ein *Nystagmus* auf (rhythmische Augenzuckungen) mit einer langsamen, ziehenden Komponente nach der einen und einer schnellen, ruckartigen Komponente nach der anderen Seite. Die Nystagmusrichtung wird nach der schnellen Komponente bezeichnet und beim Blick geradeaus, nach rechts, nach links, nach oben und nach unten geprüft.

Die Prüfung des Spontannystagmus mittels einer starken Konvexbrille, durch die der Patient nicht fixieren kann, ist eine Untersuchungsmethode, die sich in einfacher Weise auch in der Allgemeinpraxis durchführen läßt [177]. Durch die Verwendung einer sog. Frenzel-Leuchtbrille ist es unmöglich, einen Gegenstand zu fixieren: gleichzeitig wird die Beobachtung der Bulbi erleichtert (Abb. 45).

> Die Prüfung des *Nystagmus* ist zu diagnostischen Zwecken wichtig, weil bei allen Erscheinungen, die bei Gleichgewichtsstörungen auftreten, allein der Nystagmus jeder psychischen Beeinflussung entzogen ist, also weder unterdrückt noch vorgetäuscht werden kann.

Abb. 45. Prüfung des Spontannystagmus unter der Frenzel-Brille

5.9 Asthma bronchiale

In der allgemeinmedizinischen Fachsprache verstehen wir unter *Asthma bronchiale* (im Unterschied zur Bronchitis asthmatica; vgl. B 5.11) ein akutes Anfallsgeschehen mit ausgeprägter Verlängerung des Exspiriums, Atemnot und typischem Aspekt des Patienten (keuchende Atmung, Nach-Luft-Ringen), auch Giemen – jedoch keine bronchitischen Geräusche. Das Keuchen ist manchmal so ausgeprägt, daß es die Auskultation erschwert.

Asthmaanfälle können durch zahlreiche Ursachen hervorgerufen werden, die zu verschiedenen Zeiten in unterschiedlicher Ausprägung und Kombination wirksam werden (z.B. Allergene, bakterielle oder virale Infektionen, seelische und/oder körperliche Belastung, klimatische Reize, diverse Noxen in der Atemluft).

In den meisten Fällen besteht ein allergen- und infektbedingtes Mischasthma. Ausschließlich allergisch bedingtes Asthma tritt bei Kindern in 10–15% der Fälle auf [145].

5.9.1 Strategien in Diagnostik und Therapie

Bei Asthmaanfällen sind Inspektion und Auskultation in der Routinediagnostik führend. Daneben dürfen in der Diagnostik beim Asthma-bronchiale-Bild folgende Untersuchungen nicht fehlen:

– Laboruntersuchungen (BKS, im Differentialblutbild Eosinophilie?) und
– Lungenfunktionsprüfung im Intervall (ab 5. Lebensjahr).

Bei der *weiterführenden Kontroll- und Verlaufsdiagnostik* ist an folgende Untersuchungen zu denken:

– Allergiediagnostik (z.B. einfache Hautreibetests, Allergene-RAST-Komplexuntersuchungen, IgE);
– Röntgenuntersuchungen des Thorax und der Nasennebenhöhlen (ab 4. Lebensjahr);
– Sputumuntersuchungen;
– Peak-flow-Messung als Selbsthilfe für den Patienten (fortlaufender Nachweis der Medikamentenwirksamkeit, Dosisfindung und -anpassung, Therapieüberwachung).

Der Hausarzt erwirbt sich im Laufe der Jahre eine große Kennerschaft im Umgang mit diesen chronisch Kranken. Die meisten Asthmapatienten finden sich gut damit ab, daß eine oft lebenslange Therapie nötig ist.

Die *Behandlungsstrategie beim chronisch-rezidivierenden Verlauf* beinhaltet je nach Lage des Einzelfalles und der örtlichen Möglichkeiten [233]:

– die versuchte Ausschaltung der Asthmaauslöser (s. oben);
– die Prophylaxe des Anfalls durch Mastzellenstabilisatoren (DNCG) und topische Steroide;
– die Behandlung der Dyskrinie (Steigerung der Flüssigkeitsmenge, schleimregulierende Medikamente);
– die antiobstruktive Behandlung mit Bronchospasmolytika und Antiallergika (inhalativ und systemisch);
– eine eventuelle Infektbehandlung;
– eine spezifische Immuntherapie (Hyposensibilisierung) (kontrovers diskutiert);
– eine systemische Kortisongabe;
– diverse Zusatztherapien (z.B. Atemgymnastik – Lippenbremse, Abhärtung, Sport, Beeinflussung des psychosozialen Umfeldes).

5.9.2 Anfall und Notfall

Im allgemeinen greift der Asthmatiker bei sich wiederholenden Zuständen zum früher verordneten Mittel, wenn er es daheim vorrätig hat. Oft genügt das.

Erst wenn die Gesundheitsstörung länger dauert als erwartet, schwerer auftritt als früher oder wenn die früher befreiende Behandlung unwirksam ist, sucht der Patient seinen Arzt auf. Nur bei dramatischen Erkrankungen bestellt er seinen Hausarzt meist unverzüglich zu sich [37].

Dagegen wird ein akuter Asthma-cardiale-Anfall (vgl. B 5.2.4) als ungewohnt empfunden und durch das Oppressionsgefühl als vital bedrohlich erlebt; hier wird der Arzt in höchster Not alarmiert.

Besonders bei Kindern muß auch als Fallstrick an einen in die Luftwege geratenen Fremdkörper (z.B. Zwetschgenkern) gedacht werden, obwohl die Erkankung wie ein akuter Asthma-bronchiale-Anfall aussieht.

Beim Asthma-bronchiale-Anfall ist das Exspirium, bei der stenosierenden Laryngitis dagegen das Inspirium deutlich verlängert (vgl. B 1.9). Bei Fremdkörperaspiration können das Inspirium und das Exspirium gleichermaßen behindert sein.

Beim akuten Anfall versucht der Hausarzt zunächst, den Patienten und seine Angehörigen zu beruhigen.

Zur Behandlungsstrategie im Anfall gehören Xanthinderivate, β_2-Sympathikomimetika, sedierende Medikamente und ggf. Kortison i.v. hochdosiert. Zusätzlich sollte der Arzt auch Dosieraerosole einsetzen (β_2-Sympathikomimetika, inhalative Glukokortikoide), soweit die entsprechende Medikation durch den Patienten noch nicht genügend ausgeschöpft war.

5.9.3 Emphysem

Asthma bronchiale und Bronchitis asthmatica können bei chronischem Verlauf das Auftreten eines Lungenemphysems begünstigen.

Neben dem *idiopathischen Emphysem* findet sich das „normale" Altersemphysem. Dieses wird nur selten zur Beratungsursache. Die „Emphysematiker" weisen oft überraschend geringe Beschwerden auf.

Vom Aspekt her lassen sich 2 Typen von Patienten mit Atemstörungen unterscheiden:

„Pink-puffer"-Typ: Rosaschnaufer, Typ des Emphysematikers mit starker Dyspnoe, aber nur geringer arterieller Hypoxämie und mäßiger Herzzeitvolumeneinschränkung.

„Blue-bloater"-Typ: Blauer Aufgedunsener, ohne manifeste Ateminsuffizienz (Abb. Farbtafel, S. 336 ff).

Ab dem 60. Lebensjahr ist ein nur mäßig ausgeprägtes Emphysem kein Anlaß für ärztliche Aktivität, aber auch kein Grund, dies auf der Karteikarte zu dokumentieren oder sonstwie gesondert (statistisch) zu erfassen.

5.10 Pneumonische Bilder

Bei Fieber und/oder Schmerzen im Thoraxbereich befürchtet der Laie den schweren Verlauf einer *„Lungenentzündung"*. Diese Ängste rühren noch aus der Zeit der Vor-Penizillinära her.

Für den Hausarzt stellen sich dagegen die *Pneumonischen Bilder* nur selten dramatisch dar. Die wenig schweren Verläufe überwiegen bei sonst gesunden Patienten jenseits des Säuglings- und diesseits des Greisenalters.

In den allgemeinmedizinischen Statistiken der 70er Jahre lagen die Pneumonischen Bilder in der

Häufigkeit des Unausgelesenen Krankengutes auf Rang 104, in den 80er Jahren auf Rang 54 (Tabelle 1).

5.10.1 Abwartendes Offenlassen

Der Hausarzt muß beim Uncharakteristischen Fieber/UF (vgl. B 1.2.3, 1.2.9) stets mit der Möglichkeit einer Pneumonie (vgl. B 5.10) rechnen, aber auch bei einem *Bild, das so aussieht wie eine Pneumonie*, muß er Überraschungen einplanen und in beiden Fällen bis zur vollen Gesundung abwartend offenbleiben (vgl. B 6.6.1).

> Der berufstheoretische Begriff „Abwartendes Offenlassen" (A 1.6) drückt aus: Das diagnostische Problem ist mehr oder weniger offen. Die überzeugende Zuordnung zu einem Krankheitsbegriff war nicht möglich.

Für den berufstheoretisch geschulten Allgemeinarzt sind die Pneumonischen Bilder das Paradebeispiel dafür, daß mit den Mitteln der Allgemeinpraxis eine wissenschaftlich erschöpfende Diagnosestellung „Pneumonie" *nicht notwendig* ist. Ein bakteriologischer oder virologischer Erregernachweis (vgl. B 1.2.2, 3.2, 5.10.3) oder die genaue Ortung des betreffenden Segments sind in der Regel entbehrlich.

Andererseits muß sich der Arzt davor hüten, so zu tun, als hätte er mit dem negativen Auskultations- oder Perkussionsbefund eine Pneumonie ausgeschlossen. Es gibt eben auch Lungenentzündungen ohne klingendes Rasseln, ohne Bronchialatmung und ohne Dämpfung.

Besonders bei Kleinkindern fehlen häufig die typischen einseitigen klingenden fein- und mittelblasigen Rasselgeräusche. Der erfahrene Praktiker stützt sich hier mehr auf den Aspekt, die Temperatur, die Blässe und das Nasenflügelatmen.

> Ein typisches Krankheitsbild darf niemals Anlaß sein, auf eine Falsifizierung (vgl. 8.5) zu verzichten [37].

5.10.2 Kliniker und Praktiker

In den letzten 40 Jahren hat sich die Prognostik der Pneumonie aufgrund der antibiotischen Therapie tiefgreifend gewandelt.

Zwar hatten die Menschen vom 1. bis zum 40. Lebensjahr Lungenentzündungen auch meist gut überstanden, aber die Jüngsten und Älteren haben jetzt ungleich mehr Chancen zu überleben.

Ätiologie, Verlauf und Prognose von Pneumonien, die außerhalb des Krankenhauses behandelt werden, unterschieden sich wesentlich von Krankenhausinfektionen bei Schwerkranken, hospitalisierten und vorbehandelten Patienten.

Der *Kliniker* wird das in den letzten Jahren breiter gewordene Spektrum an Ursachen und Erscheinungsformen in seine Überlegungen mit einbeziehen und beispielsweise Parasiten, Bakterien, Mykoplasmen, Viren, Rickettsien, Chlamydien, Pilze, chemische und pharmakologische Noxen, physikalische Einwirkungen, opportunistische Infektionen bei abnormen Immunreaktionen (Aids) u.a. bedenken. Auch mit nicht nachweisbaren Erregern muß er rechnen.

In der *Hausarztpraxis* ist das Erregerspektrum begrenzt auf wenige Keime, die auf die üblichen Antibiotika (vgl. B 5.10.3) sensibel sind. Die Dringlichkeit einer Erregeridentifikation erübrigt sich daher i. allg. bei den unkomplizierten, außerhalb des Krankenhauses aufgetretenen Pneumonien [139].

5.10.3 Vorgehen im Praxisalltag

Der Allgemeinarzt muß trotz fehlender bakteriologischer Befunde wirkungsvoll und sofort handeln.

Häufig hat es der Hausarzt bei Patienten ohne Grunderkrankungen mit Pneumokokkeninfektionen zu tun. Diese werden auch heute noch unverändert mit Penizillin G oder seinen Derivaten behandelt. Als Alternative steht Erythromyzin zur Verfügung. Bei chronisch-obstruktiven Lungenerkrankungen, bei denen die Erreger meistens Pneumokokken oder Haemophilus influenzae sind, stellen Ampizillin und Amoxizillin die Mittel der Wahl dar; hier bieten sich als Alternative Cefaclor oder Erythromyzin an [217].

Die *antibiotische Behandlung* richtet sich v.a. nach dem Krankheitsverlauf. Eine antibiotische Therapie 3–5 Tage über die Entfieberung hinaus sowie eine Mindestbehandlung von etwa 1 Woche gelten als ausreichend [217].

Als *allgemeine Maßnahmen* wird man in der Praxis Bettruhe bei gut gelüftetem Zimmer und reichliche Flüssigkeitszufuhr empfehlen sowie Expektoranzien und Antipyretika verordnen. Bei begleitender Pleurareizung gibt man Antitussiva.

Anhand der BKS-Kontrolle läßt sich langfristig die Rückbildung der Entzündungsparameter verfolgen.

Wenn sich trotz Chemo- oder Antibiotikatherapie innerhalb von 3 bis 4 Tagen zu Hause keine Entfieberung einstellt, muß der Hausarzt eine Röntgenuntersuchung der Thoraxorgane im ambulanten spezialistischen Bereich veranlassen, soweit es der Gesundheitszustand des Patienten zuläßt. Bei reduziertem Allgemeinzustand oder Verschlechterung des Krankheitsbildes, aber auch zum Ausschluß eines Abwendbar gefährlichen Verlaufes muß sofort eingewiesen werden.

> **Es gibt keine Pneumonie, die sich einer korrekt durchgeführten, konventionellen Röntgendiagnostik entzieht [139].**

Die Behandlung eines schweren Bildes einer Pneumonie bei Säuglingen unter 6 Monaten sollte in der Regel in einer Klinik erfolgen [145].

Es sollte praxisüblich sein, möglichst nach jeder ambulant behandelten Pneumonie früher oder später eine Röntgenuntersuchung der Thoraxorgane (Aufnahme und ggf. Durchleuchtung) zu veranlassen.

Natürlich denkt der Arzt bei Pneumonischen Bildern von Anfang an auch an eine Tuberkulose (vgl. B 5.12), einen M. Hodgkin oder an ein Bronchialkarzinom mit einer perifokalen Pneumonie. Die Differenzierung erfolgt im Krankenhaus, da bei Therapieresistenz ohnedies nach wenigen Tagen eingewiesen wird.

5.11 Bronchitis asthmatica

Die *Bronchitis asthmatica*, auch asthmatoide Bronchitis (C), ist im berufstheoretisch definierten Sinn durch das Fehlen von Fieber und anderen Allgemeinerscheinungen sowie durch bronchitische Geräusche mit deutlich verlängertem Exspirium und durch Husten (mit und ohne Auswurf) charakterisiert.

Trockene Rasselgeräusche, die über die Ein- und Ausatmung andauern („musikalisch") entstehen durch den zähen Schleim.

Die Bronchitis asthmatica nimmt im Krankengut der Allgemeinpraxis der 70er Jahr Rang 112 und der 80er Jahre Rang 131 ein (Tabelle 1, S. 4). Bevorzugt sind Erwachsene [37].

Rezidivierende Atembeschwerden sowie eine ständige Überempfindlichkeit des Bronchialsystems („hyperreaktives Bronchialsystem") sind charakteristisch. Abzugrenzen ist die Symptomgruppe „Bronchitis" (B) (vgl. B 1.4.3).

5.12 Lungentuberkulose

Die *Lungentuberkulose* (D) wird in den allgemeinmedizinischen Statistiken der letzten 4 Jahrzehnte zunehmend seltener erfaßt: Nahm sie in den 50er Jahren noch Rang 186 ein [28], so fiel sie in den 70er Jahren auf Rang 355 und in den 80er Jahren auf Rang 366 zurück (Tabelle 1, S. 4). Damit ist die Lungentuberkulose im Krankengut der 70er und 80er Jahre nicht mehr regelmäßig häufig.

Dennoch muß der Hausarzt einen „M. Koch" der Lunge ebenso wie das gleichfalls nicht regelmäßig häufige Bronchialkarzinom (vgl. B 5.10.3) in seine Überlegungen bei Beschwerden und Erkrankungen in der Thoraxregion stets einbeziehen. Dabei sind bekanntlich die Beschwerden anfangs oft gering.

Neue Fälle von Tuberkulose werden i. allg. durch Röntgenreihenuntersuchungen des Gesundheitsamtes oder durch Umgebungsscreening mittels Thoraxröntgenaufnahmen entdeckt.

Für den Hausarzt sind Tuberkulinhauttests von Bedeutung. Er sollte sie bei Kleinkindern und Kindern bis in das Jugendlichenalter sowie bei Erwachsenen als Ersatz für eine Röntgenaufnahme (Strahlenbelastung!) großzügig einsetzen (Abb. Farbtafel, S. 336 ff). Die Konversion solcher Hauttests von bisher negativ auf positiv entscheidet über das weitere Vorgehen in der Praxis (Abklärung durch den Spezialisten).

Die Tuberkuloseerkrankung kann v.a. im Säuglings- und Kleinkindalter mit vielen Komplikationen behaftet sein. Eine erhöhte *Infektionsgefährdung* ist u.a. gegeben bei

- Tuberkuloseerkrankungen in der Lebensgemeinschaft des Neugeborenen,
- besonders ungünstigem sozialen Umfeld,

– überdurchschnittlich hoher regionaler Tuberkulo-
seneuinfektionsrate.

Wert und Wirksamkeit der BCG-Impfung ist heute
umstritten [105]. Die lebenslange Kontrolle aller behandelten Tuberkulosekranken sollte selbstverständlich sein.

5.13 Operierte Herzen

Die Dauerbetreuung von Kranken nach Operationen
am Herzen (z.B. Herzfehler, Bypass; vgl. B 5.3.3)
obliegt dem Hausarzt in Abstimmung mit dem kardiologischen Spezialisten in Praxis und Klinik.

Bei einer Reihe von kongenitalen Fehlbildungen
wird der Patient durch die Operation ein praktisch
gesunder Mensch (z.B. Ductus arteriosus Botalli,
Vorhofspeptumdefekt). Das Gros der herzoperierten
Patienten ist allerdings auch nach der Operation als
herzkrank anzusehen [102].

Die Langzeitbetreuung seitens des Hausarztes besteht beispielsweise in der Besprechung von Risikofaktoren, der Überwachung der Antikoagulanzientherapie, der Prophylaxe einer bakteriellen Endokar-
ditis und der Einleitung und Betreibung von sozialen
Maßnahmen.

5.14 Hypotonie

Patienten, die glauben, an niedrigem Blutdruck zu
leiden, klagen über Schwindel, morgendliche An-
laufschwierigkeiten, Schwarzwerden vor den Augen,
Kopfschmerzen oder Kribbeln in den Händen.

Die geschilderten Beschwerden sind vielgestaltig.
Meist wurden bereits Selbstmaßnahmen eingeleitet,
z.B. Trinken von schwarzem Kaffee oder Einnahme
von „Kreislauftropfen". Die Häufigkeit der *Hypotonie* als Beratungsergebnis steht in keinem Verhältnis
zu den zahlreichen Mitteln, die dagegen angepriesen
werden.

Die beim Arzt gemessenen Blutdruckwerte liegen
meist im Bereich der Norm. Gesicherte Hypotonien
sind also seltene Praxisvorkommnisse [42].

Die allgemeinärztliche Diagnostik bei hypotoni-
schen Beschwerden stützt sich auf das Programm
Nr. 33 („Hypotonie-Standard").

Des weiteren bietet sich die Kreislauffunktions-
probe nach Schellong als einfache Möglichkeit zur
Objektivierung des subjektiv vieldeutigen Be-
schwerdebildes „Kreislaufstörung" an (Abb. 46 und
47). Dadurch lassen sich die unterschiedlichen
Grundtypen mit ihren abweichenden Therapieempfehlungen differenzieren.

5.15 Akute Kreislaufinsuffizienz

Die *akute Kreislaufinsuffizienz*, etwa nach Injektionen oder bei akutem Brechdurchfall, bedarf für gewöhnlich keiner besonderen Diagnostik. Für die ra-

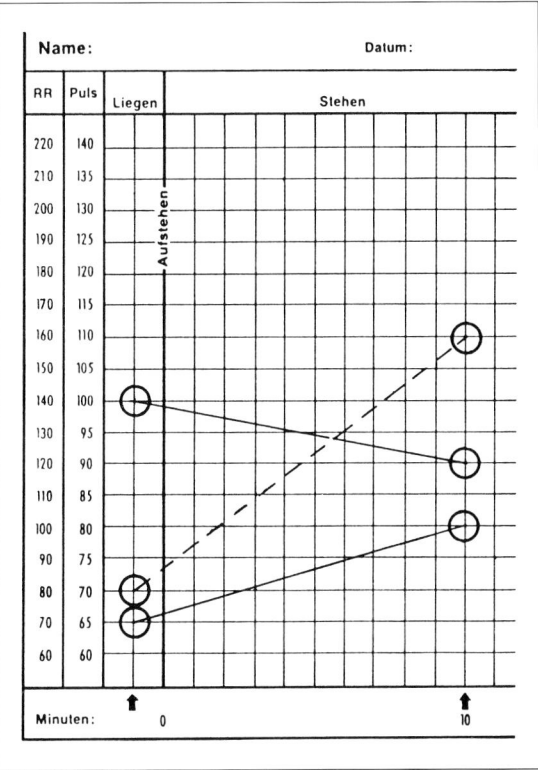

Abb. 46. Orthostatischer Kreislauftest nach Schellong: Hy-
persympathikoton-tachykarde Form einer hypoton-orthostati-
schen Kreislaufregulationsstörung: Amplitudenverkleinerung
des Blutdrucks durch mäßigen Abfall des systolischen bei
deutlichem Anstieg des diastolischen Druckes und gleichzeitig erheblicher Frequenzbeschleunigung des Pulses (= gestrichelte Linie) im Stehen [230]

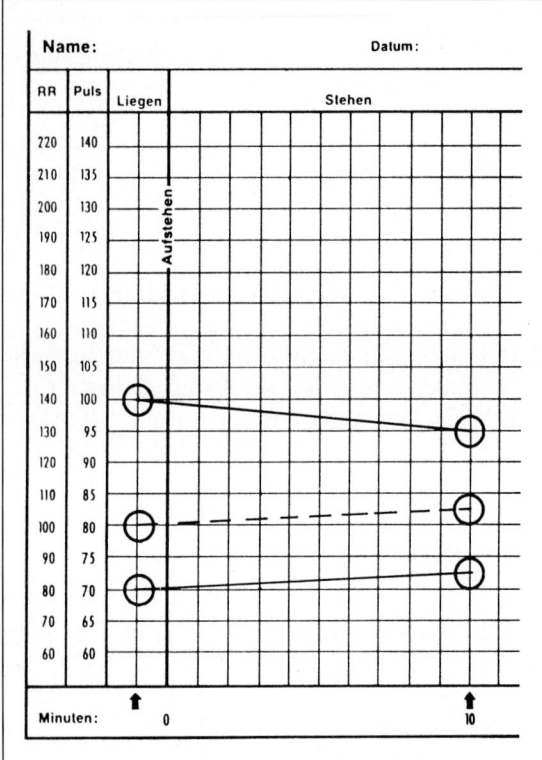

Abb. 47. Orthostatischer Kreislauftest nach Schellong: Hyposympathikoton-bradykarde Form einer orthostatischen Kreislaufregulationsstörung: Amplitudeneinengung des Blutdruckkes durch überwiegenden Abfall des systolischen Druckes ohne wesentliche Veränderung des diastolischen Wertes bei normokarder Pulsfrequenz (= gestrichelte Linie) [230]

ren Kollapsfälle unklarer Genese empfiehlt sich das Programm Nr. 72 („Ohnmachts-Standard") oder Nr. 73 („Anfalls-Standard"). In der Durchschnitts-praxis werden die Programme höchstens einmal jährlich benötigt.

Der *synkopale Anfall* präsentiert sich meist mit Vorboten wie Schwarzwerden vor den Augen, Schwindel, Beklemmung, Schweißausbruch bis hin zum Zusammensacken.

Beim epileptischen Anfall wird dagegen von den umgebenden Beobachtern u.a. von Krämpfen und plötzlichem Hinstürzen berichtet.

Liegt die Symptomatik einer Epilepsie nahe, so steht in der Allgemeinpraxis die Handlungsanweisung Nr. 62 („Epilepsie-Standard") zur Verfügung.

Thematik des Fachgesprächs

Aufgabe

Besprechen Sie die in Übersicht 15 aufgeführten Beratungsergebnisse „Andere Beschwerden und Erkrankungen der Thoraxregion" anhand der nachfolgenden Fragen und der bei den entsprechenden Beratungsergebnissen aufgeführten Zusatzfragen!

Übersicht 15. Andere Beschwerden und Erkrankungen der Thoraxregion

- **Regelmäßig häufig in der Allgemeinmedizin:**
  - Hypertonie,
  - Schwindel,
  - chronische Herzinsuffizienz,
  - uncharakteristische Schmerzen in der Herzregion (Präkordialschmerzen),
  - Asthma bronchiale,
  - polymorphe Kardiopathie,
  - pneumonische Bilder,
  - Bronchitis asthmatica,
  - Myokardinfarkt,
  - Herzrhythmusstörungen,
  - akute Herzinsuffizienz,
  - Hypotonie,
  - periphere, akute Kreislaufinssufizienz.

- **Nicht regelmäßig häufig (= unter 1:3000 Fälle):**
  - M. Ménière,
  - Lungentuberkulose,
  - kompensiertes Vitium cordis,
  - dekompensiertes Vitium cordis,
  - Myokarditis,
  - operierte Herzen.

Fragen

„Andere Beschwerden und Erkrankungen in der Thoraxregion, Hypertonie, Schwindel, Beinödeme, Hypotonie, periphere akute Kreislaufinsuffizienz"

1. Ungefähre Häufigkeit in der Allgemeinpraxis.
2. Bevorzugung bestimmter Altersgruppen.
3. Patientenklage („Was klagt der Patient?").

4. Beobachtung aus der Umgebung des Patienten („Was beobachtet und beunruhigt die Umgebung des Patienten?").
5. Ursache/Auslöser/Disposition/Kontaktfragen („Was fragt der Arzt? Woran denkt er?").
6. Notwendigkeit und Dringlichkeit des Besuches zu Hause. Zumutbarkeit und Psychologie der Einbestellung des transportfähigen Patienten in die Praxis.
7. Gezielte körperliche Untersuchung („Was sieht und prüft der Arzt?").
8. Falsifizierung, Exklusion („Es sieht so aus wie ..., aber was ist es wirklich?").
9. Beispiel für Abwendbar gefährliche Verläufe („Alles immer ernst nehmen!"), z.B. atypischer Herzinfarkt, bradykarde Rhythmusstörungen.
10. Abwartendes Offenlassen („Wie lange zuwarten?").
11. Telefonische Erstanweisung im offensichtlichen Notfall an den Patienten oder an seine Umgebung durch den Arzt.
12. Therapie (lebensrettende Notfalltherapie, Akutbehandlung, langzeitgerichtete Maßnahmen).
13. Entscheidung des Hausarztes über das Procedere (Selbstbehandlung, Überweisung, Einweisung, Transportbegleitung, Zusammenarbeit mit dem Notarzt, geteilte Verantwortung mit dem Patienten, der Patientenfamilie, mit dem niedergelassenen Spezialisten).
14. Apparative Diagnostik in der Allgemeinpraxis (z.B. Ruhe- und Belastungs-EKG, Ruhe- und Belastungsblutdruck, Orthostasetests, Spirometrie, Sonographie).
15. Gezielte Bestimmung von Laborparametern.
16. Indikation für den gezielten Einsatz bildgebender Verfahren im spezialistischen Bereich (Sonographie, Röntgen, Angiographie, Nuklearmedizin).

17. Indikation für weitere spezialistische Untersuchungen (z.B. Langzeit-EKG, Langzeitblutdruckmessung, Telemetrie, Bronchoskopie, Säure-Basen-Status, Sputumdiagnostik, Drugmonitoring).

18. Anweisung für allgemeine Verhaltensmaßnahmen (z.B. Bettruhe, körperliche Belastung/Schonung, Arbeit, Körpergewicht, Genußmittel, Infektprophylaxe).

19. Notwendigkeit und Organisation von Rehabilitationsmaßnahmen.

20. Arbeitsplatz (z.B. Umsetzung, Umschulung, Berufsunfähigkeit, vorzeitige Erwerbsunfähigkeit).

21. Arbeitsruhe (Krankschreibung?).

22. Medikamentöse Therapie (oral/parenteral/inhalativ). Notfallmedikation/Dauermedikation.

23. Beispiele für mögliche Arzneimittelinteraktionen (z.B. Glykosid und Antazidum, Glykosid und Kalzium, Tetrazyklin und Eisen).

24. Weitere Behandlungsformen (z.B. Klimatherapie, physikalische Therapie, Koronarsportgruppen, Kardioversion, Operation).

25. Führung des Patienten und seiner Umgebung (z.B. Änderung der Lebensweise, positive Lebenseinstellung, Fernreisen).

26. Dokumentation („Was notiert der Arzt?").

Zusatzfragen „Chronische und akute Herzinsuffizienz

- Typische Kontaktfragen des Arztes.
- Zeichen, die für eine chronische, myogene Herzinsuffizienz sprechen (Linksherz-/Rechtsherzinsuffizienz).
- Einteilung der Herzinsuffizienz nach NYHA.
- Allgemeine therapeutische Maßnahmen (z.B. natriumarme Diät, ggf. Diätsalz, Restriktion der Flüssigkeitsmenge, Rauchverbot, körperliche Schonung, ggf. Bettruhe).
- Prinzipien der medikamentösen Behandlung: Herzglykoside, Diuretika, Vasodilatatoren, ACE-Hemmer.
- Standardtherapeutika unter den herzwirksamen Glykosiden (chemisch definierte Substanzen): Digoxin und Digitoxin.
- Herzglykoside: Unterschiede in Wirkungseintritt, Wirkungsdauer und Eliminationsgeschwindigkeit. Unterschiedliches Verhalten in Inotropie und

Chronotropie. Anzeichen der Überdosierung. Digitalis und Nierenfunktion!

- „Große" und „kleine" Glykoside?
- Spezielle Indikationen für Digitoxin (z.B. Stauungsgastritis oder -enteritis bei Rechtsherzinsuffizienz, eingeschränkte Nierenfunktion).
- Überwachung des therapeutischen Bereiches (Bestimmung des Glykosidspiegels).
- Indikationen für parenterale Medikation von Glykosiden. Mögliche Risiken?
- Diskussion von Strophanthin (parenteral und oral).
- Weitere glykosidhaltige Kardiaka (z.B. Scilla maritima, Convallaria, Crataegus).
- Zeichen für eine Digitalisintoxikation (Patientenklagen und -beschwerden, EKG-Veränderungen).
- Nitrat als Vasodilatator (Wirkung auf Vor- und Nachlast des Herzens auch bei akutem und chronischem Versagen des linken Ventrikels).

Zusatzfragen „Koronare Herzkrankheit"

- Primäre Prävention (frühzeitige Erkennung und Behandlung von bestimmten Risikofaktoren wie Hypertonie, Hypercholesterinämie/Typ II a, Diabetes mellitus), Nikotinabstinenz.
- Antianginös wirksame Substanzen und ihr Wirkprinzip (Nitroglyzerin, Nitrate, β-Blocker, Kalziumantagonisten); Beispiel für Handelspräparate!
- Nitrokörper: Nitroglyzerin, Isosorbidmononitrat, Isosorbiddinitrat (therapeutischer Wert im Hinblick zur Anfallsbehandlung und Dauerprophylaxe bei Angina-pectoris-Anfällen); Applikationsformen (z.B. Zerbeißkapseln, Retardtabletten, Tropfen, Pflaster, Salbe).
- Mögliche Nebenwirkungen von Nitrokörpern (z.B. Kopfschmerzen, Absinken des Blutdrucks), Problematik der Toleranzentwicklung bei Langzeitanwendung.
- Bedeutende Vertreter von Kalziumantagonisten, wie Nifedipin (z. B. Adalat®), Diltiazem (z.B. Dilzem®), Verapamil (z.B. Isoptin®).
- Wichtige Vertreter von β-Rezeptorenblockern, z.B. Propranolol (Dociton®), Metroprolol (Beloc®), Atenolol (Tenormin®).
- „Kardioselektive" ($β_1$-) und nichtselektive ($β_1$-/$β_2$-)Rezeptorenblocker.
- β-Rezeptorenblocker als Lokaltherapeutikum bei Glaucoma simplex.
- Kontraindikationen für β-Rezeptorenblocker (z.B. Herzinsuffizienz, Bradykardie, AV-Blockierung, obstruktive Atemwegserkrankung).

- Indikation, Kontraindikation, Dosierung und Stellenwert der Azetylsalizylsäure (ASS) als primäre Prophylaxe des Herzinfarkts.
- Belastungsergometrie in der Allgemeinpraxis: Indikationen, Kontraindikationen, Durchführung (Arztanwesenheit? Steigerungsstufen der Belastung, maximale oder submaximale Belastung? EKG-Kontrolle nach Belastung), Gründe für den Abbruch, mögliche Komplikationen (1 tödlicher Zwischenfall auf 644 000 Ergometrien = allgemeines statistisches Lebensrisiko des Herzpatienten [222]), Aussagekraft, zu berücksichtigende Medikamente, apparative und personelle Ausrüstung im Hinblick auf Zwischenfälle.

**Zusatzfragen „Asthma bronchiale"
und „Bronchitis asthmatica"**
- Mögliche Auslöser des Asthma bronchiale, z.B. Allergene, Bronchokonstriktion durch Abkühlung und Austrocknen der Schleimhäute bei gesteigerter Ventilation (Belastungsasthma).
- Beispiele für mögliche milieu- und berufsbedingte Inhalationsallergene (exogen) und mögliche Nahrungsmittelallergene (endogen), weitere Ursachen wie Inhalation von bestimmten Substanzen, Klimareize, Psyche.
- Rauchen, Nikotinabusus: Karzinogenität, Mortalität; Zusammenhänge zwischen Rauchen und Hypertonie/Eintritt der Menopause/Herzfrequenz/Körpergewicht/erhöhtem CEA-Spiegel; Zusammenhang mit kardiovaskulären Erkrankungen/Krebs/Lungenerkrankungen/Schwangerschaft (Fehlgeburten, untergewichtige Kinder)/gastrointestinalen Erkrankungen.
- Rauchgewohnheiten und Karzinominzidenz (Zigaretten-, Zigarren-, Pfeifenraucher; Inhalieren und Nichtinhalieren).
- Analgetikaasthma durch nichtsteroidale Antiphlogistika (z.B. Azetylsalizylsäure, Indometazin, Metamizol). Umsetzen auf z.B. Parazetamol, zentral wirkende Schmerzmittel wie Tilidin (Valoron®N).
- Problematik der Allergentestung. Zusammenhänge zwischen Hautallergie und bronchialer Allergie.
  Merke: Bei jedem Asthmatiker Allergietestung (Erfassung allergischer Komponenten!) vornehmen.
- Maßnahmen zur Allergenkarenz (z.B. Tiere, Bettzeug, Tapeten, Teppichböden).
  Merke: Außer bei der isolierten saisonalen Pollen-

allergie muß zur Sicherung eines allergisch bedingten Asthma bronchiale eine inhalative Provokationstestung erfolgt sein!
- Patientenauswahl für die Hyposensibilisierungsbehandlung (z.B. Alter, Compliance).
- Aufklärung des Patienten über mögliche Zwischenfälle durch Hyposensibilisierung.
- Diskussion verschiedener parenteraler Hyposensibilisierungsformen (z.B. kurzfristig mit Tyrosinallergoidpollen oder Langzeithyposensibilisierung?).
- Zeitpunkt der Hyposensibilisierung (präsaisonal, saisonal, ganzjährig).
- Durchführung der Hyposensibilisierung in Zusammenarbeit mit dem Spezialisten (z.B. Schockapotheke bereithalten, Patientenüberwachung post injectionem).
- Hyposensibilisierung bei Impfungen, bei Kortisontherapie, in der Schwangerschaft, bei Infekten (Absetzen!).
- Ambulante Behandlung des schweren Asthmaanfalls, z.B. mit β-Adrenergika (Dosieraerosol, s.c., langsam i.v.), Theophyllin (ggf. als Kurzinfusion), Glukokortikoide (z.B. 100–250 mg Prednisolon), Unruhebekämpfung.
- Indikation zur Klinikeinweisung beim Asthmaanfall: Keine Besserung innerhalb 60 min! Kriterien: Atemfrequenz über 20/min, Pulsfrequenz über 140/min, Zeichen der Erschöpfung, ggf. Lebensalter.
- Indikationen und Kontraindikationen für kurzfristige und langzeitgerichtete inhalative und systemische Kortikoidgabe. Pharmakologische Wirkung der Kortikoide, wichtige Nebenwirkungen? Kortisonäquivalenzdosen? Problematik des Einnahmemodus (Chronobiologie! Ausschleichen? Alternierende Therapie!).
- Problematik der Kortisonlangzeittherapie.
- Aufklärung des Patienten bei „Angst vor Kortison".
- Beispiele für chemisch-definierte und phytopharmakologische Broncholytika und Expektoranzien. Problematik von Antitussiva.
- Beispiele für β-Sympathikomimetika: Salbutamol (Sultanol®), Terbutalin (Bricanyl®), Fenoterol (Berotec®).
- Beispiel für ein Anticholinergikum: Ipratropiumpromid (Atrovent®).
- Beispiel für Xanthinderivat: Theophyllin (Euphyllin®).

- Beispiel für Kortikosteroid zur Inhalation: Pulmicort®.
- Beispiele für Mittel zur Inhalationsbehandlung (z.B. Sole, Mukolytika, Pflanzenextrakte, β-Sympathomimetika).
- Physikalische Therapie: Atemtherapie (Verlängerung der Exspiration, „Lippenbremse", bewußter Einsatz der Bauchatmung).
- Kurortbehandlung: staub- und reizstoffarme Luft an der See und im Hochgebirge.
- Stellenwert weiterer Behandlungskonzepte, wie Bakterienlysate (Broncho-Vaxom®), Eigenbluttherapie, Symbioselenkung, γ-Globuline, autogenes Training (AT), Akupunktur, Psychotherapie, Familientherapie.
- Bronchitis asthmatica: Keine eingreifende Therapie. Wichtigste therapeutische Maßnahme (Rauchverbot!).

Zusatzfragen „Pneumonische Bilder"
- Notwendigkeit und Problematik der „ungezielten" antibiotischen Initialtherapie.
- Antibiotika und Chemotherapeutika der ersten Wahl in Abhängigkeit von Lebensalter und Schwangerschaft.
- Problematik der Gabe von Tetrazyklinen bei Kindern (Zahnschmelzdefekte).

Zusatzfragen „Myokardinfarkt"
- Mögliche Infarktauslöser.
- EKG-Kriterien für Myokardischämie und Myokardinfarkt in Abhängigkeit vom Stadium.
- Problematik der Diagnostik eines stummen Myokardinfarktes.
- Aussagekraft des Ruhe-EKG bei KHK.
- Darstellung und Problematik der zeitlichen Korrelation von Infarktenzymen (z.B. GOT, MB-CK) und ersten EKG-Zeichen.
- Mögliche Beeinflussung der Infarktenzyme (z.B. vorausgegangene körperliche Überlastung, Traumatisierung der Muskulatur).
- Akutkomplikationen (z.B. Rhythmusstörungen, akute Herzinsuffizienz, Schock, Aneurysma, Embolie).
- Sedierung mit Benzodiazepin (Valium®) peroral. Cave: Intramuskuläre Gabe wegen Enzymaktivierung und evtl. späterer Streptokinasetherapie. Achtung bei i.v.-Gabe: Blutdruckabfall, Atemdepression möglich!

- Benennung eines Medikamentes zur Schmerzbekämpfung.
- Fortführung der stationär eingeleiteten medikamentösen Behandlung (Antikoagulanzien? Azetylsalizylsäure? β-Blocker? Nitrate? Glykoside?).
- Rehabilitation nach stationärer Infarktbehandlung und Bypassoperation (z.B. Anschlußheilverfahren, Arbeitsplatz, Koronarsportgruppe, Rentenproblematik, Wiedereingliederung in das Erwerbsleben).

Zusatzfragen „Herzrhythmusstörungen"
- Praxisrelevante tachykarde Rhythmusstörungen (z.B. ventrikuläre/supraventrikuläre Extrasystolie, Sinustachykardie, Vorhofflimmern, P- auf T-Phänomen).
- Partielle Blockbilder (z.B. sinuatrialer Block, atrioventrikulärer Block (AV-Block I. und II. Grades).
- Mögliche Ursachen tachykarder Rhythmusstörungen (z.B. akuter Myokardinfarkt, KHK, Infektion, Hyperthyreose, Medikamente).
- Mögliche Ursachen für Bradykardie (z.B. körperliches Training, erhöhter Hirndruck, Medikamente).
  Merke: Bei AV-Block III. Grades und Adam-Stokes-Anfall besteht sofortige Schrittmacherindikation!
- Möglichkeiten der Diagnostik von Herzrhythmusstörungen (*nichtinvasiv:* z.B. Ruhe-, Belastungs- und Langzeit-EKG, Karotisdruckversuch, Atropintest; *invasiv:* z.B. His-Bündel-EKG).
- Indikationen für Langzeit-EKG (z.B. Entscheidung über Therapiebedürftigkeit und Therapieeffekt, Synkopen, unklare Schwindelzustände).
- Antiarrhythmische Notfallbehandlung (EKG-Registrierung nicht möglich): Bei extremer (symptomatischer) Bradykardie 1 mg Atropin i.v. Bei symptomatischer (vermutlich ventrikulärer) Tachykardie 50–100 mg Lidocain i.v. (Bolus).
- Akuttherapie (z.B. beim akuten Myokardinfarkt) und Langzeittherapie von bradykarden Rhythmusstörungen (z.B. Atropin und Alupent®).
- Kontraindikationen für Atropin (Glaukom! Prostataadenom mit Restharnbildung!).
- Akutbehandlung und Dauertherapie von tachykarden Rhythmusstörungen (z.B. Herzglykoside, Verapamil, β-Blocker, Lidocain, Ajmalin, Propafenon, Magnesium).

- Endokarditisprophylaxe bei bestehender Herzerkrankung, z.B. bei herzoperierten Patienten, Drogensüchtigen und Dialysepatienten im Rahmen von Fokussanierungen bei Eingriffen an den Tonsillen, den Nasennebenhöhlen und Zähnen. Prophylaxevorschlag: 3 g Amoxizillin p.o. 1 h vor Eingriff. Bei Penizillinunverträglichkeit: Clindamyzin 600 mg p.o. 1 h vor Eingriff.

Zusatzfragen „Lungentuberkulose"

- Diskussion der aktiven BCG-Impfung[6] beim Nichtgeimpften (empfohlen nur noch bei besonders tuberkulosegefährdeten Neugeborenen, wenn in unmittelbarer Nähe, z.B. Familie, ein ansteckungsfähiger Tuberkulosefall vorhanden ist; wenn die Eltern aus Staaten mit erhöhter Tuberkuloseinzidenz kommen; wenn geographisch eine erhöhte Tuberkuloseinzidenz vorliegt; bei HIV-positiver Mutter − Säugling negativ) (BGA und Gesellschaft zur Bekämpfung der Tuberkulose) [259].
- Bevorzugte Applikationsform und -ort für die BCG-Impfung (linker Beckenkamm!).
- Wichtigste mögliche unerwünschte Nebenwirkungen der BCG-Impfung (Impfulkus, mehrtägiges Fieber 3–4 Wochen nach Impfung!).
  Merke: Ein vorübergehendes Impfulkus bis zu 10 mm Durchmesser ist noch nicht als Komplikation zu werten [108]!
- Mögliche Komplikationen (Lymphadenitis regionalis über 10 mm Durchmesser!).
- Überprüfung des Impferfolges. Beispiele für Tuberkulosediagnostika (Pflaster-, Perkutan-, Stempel- und Intrakutantests).

Zusatzfragen „Polymorphe Kardiopathie"

- Mögliche Auslöser (z.B. Streßsituationen durch familiäre, berufliche und ähnliche Probleme, Blockierungen von Wirbelsäulengelenken, Herzangst).
- Beispiele für therapeutische Maßnahmen (z.B. entspannende Übungen, Massagen, Krankengymnastik, Chirotherapie, Neuraltherapie, Kreislauftraining, Streßabbau).

---

[6] Die künstliche intrakutane Infektion mit BCG ist keine dispositionsprophylaktische Maßnahme zur Verhinderung der natürlichen aerogenen Tuberkuloseinfektion, sondern verhütet nach einer Primärinfektion das Auftreten lokaler Komplikationen und die früher tödlichen Frühgeneralisationen (Miliartuberkulosen und Meningitis tuberculosa) [276]

Zusatzfragen „Hypertonie"

- Gezielte Befragung (analog Hypertonie-Standard Nr. 25), z.B. in der Familie Hochdruck/Schlaganfall/Herzinfarkt/Nierenkrankheiten? Selbst? Schwangerschaftskomplikationen/Ovulationshemmer?
- Diagnostik der Hypertonie in der Allgemeinpraxis, z.B. ggf. mehrfache Blutdruckmessungen, ggf. auch an beiden Armen; ggf. auch im Stehen, Gefäßgeräusche im Abdomen? Urin: Eiweiß, Zucker, Sediment; Serum auf Kreatinin, Kalium; ggf. Cholesterin, Triglyzeride, Harnsäure, Glukose, Schilddrüsenparameter.
- Problematik der Manschettenlänge bei der Blutdruckkontrolle bei Erwachsenen in Abhängigkeit vom Armumfang sowie bei Kindern und Jugendlichen.
- Zusätzliche Untersuchungen (z.B. EKG, Nierensonographie, Urogramm, Augenhintergrund, ggf. Röntgenbild des Thorax, ggf. Ambulantes Blutdruckmonitoring/ABDM).
- Überweisung zum Spezialisten zur weiterführenden Diagnostik (z.B. Personen unter 40 Jahre mit systolischen Blutdruckwerten über 200 mm Hg zum Ausschluß einer behandelbaren Nephropathie, Patienten mit diastolischem Druck mehrfach über 105 mm Hg bei Therapieresistenz).
- Altershochdruck, Hochdruck in der Schwangerschaft, Grenzwerthypertonie: Behandlungsbedürftigkeit, Dringlichkeit der Behandlung, Therapie?
- Sport und Hypertonie .
  Merke: Sport ist nicht kontraindiziert bei grenzwertiger oder labiler Hypertonie (nach ergometrischer Blutdruckkontrolle) oder wenn sekundäre Komplikationen fehlen! In allen anderen Fällen ist *Ausdauerbelastung* (z.B. Schwimmen, Waldlauftraining, Radfahren) anzuraten! Eher ungünstig: Kraftsport oder Sportarten mit Haltearbeit (z.B. Expandertraining), Sportarten mit psychischer Stimulation (z.B. Kampf- und Mannschaftssportarten) [64].
- Bewertung von Sauna und Kneipp-Anwendungen beim Hypertoniker.
- Allgemeinmaßnahmen und Problematik der praktischen Realisierung (z.B. Gewichtnormalisierung; Vermeiden von Nikotin- oder Alkoholabusus, von beruflichem oder privatem Streß; Beschränkung der täglichen Kochsalzzufuhr auf 4–6 g).
- Medikamente, die Hochdruck induzieren können (z. B. Mineralokortikoide, Ovulationshemmer, Schilddrüsenhormone).

- Saluretisch wirkende Substanzgruppen in der Hochdrucktherapie (therapeutischer Wert, Nebenwirkungen): Thiazide, Schleifendiuretika wie Furosemid, Etacrynsäure, kaliumsparende Diuretika wie Spironolacton, Triamteren, Amilorid (Benennung eines Handelspräparates).
- Antihypertensiva (Einzelsubstanzen) zur Langzeittherapie (therapeutische Wirkung, Nebenwirkungen, Benennung eines Handelspräparates): β-Rezeptorenblocker; Kalziumantagonisten; ACE-Hemmer; postsynaptische α_1-Rezeptorenblocker wie Prazosin; Reserpin; zentrale α_2-Stimulatoren wie Clonidin und β-Methyldopa; arterioläre Vasodilatatoren wie Dihydralazin.
- Indikation und Problematik der Kombinationspräparate.
- Hochdruckpatient und Augenhintergrund: Kontrolle durch den Hausarzt oder durch den Spezialisten? Kontrollintervalle, Veränderungen am Fundus, Abwendbar gefährlicher Verlauf.
- Complianceförderung durch Patientenaufklärung, Einweisung in Selbstmessung, Schulung durch Helferin oder Schwester, häufiges, beiläufiges Blutdruckmessen in der Praxis, nebenwirkungsarme (z.B. verstopfte Nase, Depression) Medikamente, einfacher Einnahmemodus der Medikamente (z.B. Einmaldosis), Diätberatung, Gruppentherapie.
- Erhöhte Zufuhr biogener Amine und Auslösung der sog. „Käsekrankheit".
- Führung des Patienten unter Einnahme von Monoaminooxydasehemmern (MAO) im Hinblick auf Ernährung. Cave: Tyraminhaltige Lebensmittel wie Käse, Joghurt, Bier und Wein (hypertensive Krise!).

Zusatzfragen „Schwindel" und „M. Ménière"
- Mögliche schwindelauslösende Situationen (z.B. Auto- oder Schiffahrten, bestimmte Halsbewegungen, Genußgifte, Medikamente, große Höhen, Tauchen, Streß).
- Tests in der Allgemeinpraxis (evtl. Ausschluß vestibulärer Erkrankungen).
- Erkrankungen, die mit Schwindel einhergehen (z.B. Labyrinthitis, evtl. Gehirntumor).
- Beispiele für Kinetosen (z.B. Reisekrankheit, Karussellkrankheit).
- Beispiele für Medikamente, die Schwindel auslösen können (z.B. Psychopharmaka, Kalziumantagonisten, Nitroglyzerin, Indometacin, Procain).

- Ototoxische Schädigung des Gleichgewichtsapparates durch z.B. Alkohol (ab etwa 1,5 ‰ Blutalkohol), Gentamyzin, Streptomyzin, hohe Salizylatdosen, Chinin, Chloroquin, Furosemid.
- Schwindel infolge Störungen des optischen Systems (z.B. bei Schwachsichtigkeit, Unter- oder Überkorrekturen, Störungen des binokulären Sehens).
- Beispiele für weitere Schwindelursachen (z.B. Hochdruck, Herzrhythmusstörungen, orthostatische Dysregulation, Vertebralisinsuffizienz, Halsgefäßstenosen, Anämie, Kommotio, psychovegetative Störungen, Hypoglykämie).
- Charakterisierung des M. Ménière (Drehschwindelanfall, Nystagmus, Blässe, Übelkeit und Erbrechen, Hörverlust mit Ohrgeräuschen, Ohrdruckgefühl).
- Notwendigkeit zur Überweisung und stationären Einweisung bei M. Ménière.
- Prinzip der Notfallbehandlung des M. Ménière: Entwässerung, ggf. stationäre Infusionstherapie.
- Orale Medikation vestibulärer Störungen und des Ménière-Symptomenkomplexes: Betahistin (z.B. Aequamen®, Vasomotal®), Flunarizin (Sibelium®).

Zusatzfragen „Hypotonie"
- Medikamente als mögliche Ursachen: z.B. Antihypertensiva, Diuretika, Antidepressiva; weitere mögliche Ursachen: Zustand nach Infekt, Schwangerschaft, postoperativ.
- Ärztliche Ratschläge: z.B. langsam aufstehen, viel trinken, erhöhte Kochsalzzufuhr, Gummistrümpfe bei Varikosis, Radfahren, Seilhüpfen, Kneipp-Anwendungen, Bürstenmassage, Ausdauertraining (z.B. Schwimmen, Rudern, Langlauf) statt Sportarten mit Spitzenbelastung (wie Squash, Tennis), Tee, Kaffee, Cola, Vermeiden von extremer Hitze und langem Stehen, Frühstück nicht unter Zeitdruck.
- Diskussion medikamentöser Maßnahmen, z.B. Mineralokortikoide (z.B. Astonin®-H, Docabolin®), Sympathikomimetika (z.B. Effortil®), Mutterkornalkaloide (z.B. Dihydergot®).
- Orthostatische Kreislaufprüfungen in der Praxis: Schellong-Test, Steh-EKG-Test: Methode und Auswertung.

Zusatzfragen
„Periphere, akute Kreislaufinsuffizienz"

- Notfallanordnung am Telefon bei „Kreislaufkollaps": Lagerung, ggf. Kühlung und Anbieten von geruchsintensiven Essenzen.
- Mögliche Ursache für synkopalen Anfall: überempfindlicher Karotissinus.
- Spontan auftretende Ohnmachtszustände bei hyperaktivem Karotissinus.
- Provozierte Ohnmachtszustände (z.B. durch Rasieren am Hals) bei hypersensitivem Karotissinus-

reflex. **Achtung:** Hochgradige Kammerbradykardie bis Asystolie durch sinuaurikulären Block oder AV-Block!
- Karotissinusdruckversuch und Abklärung synkopaler Anfälle oder Schwindelbeschwerden unklarer Ursache (nach vorausgegangenem Ausschluß von Orthostasefehlregulationen, Hypoglykämien oder hirnorganischem Anfallsleiden): Massage der A. carotis einscitig 5–10 s lang bei gestrecktem und seitlich geneigtem Kopf unter fortlaufender EKG-Schreibung.

6 Andere charakteristische und uncharakteristische Beschwerden und Krankheitszeichen in der abdominellen Region

Die in diesem Kapitel zusammengefaßten Beschwerden und Krankheitszeichen in der abdominellen Region (vgl. Tabelle 2) stehen zusammengenommen an der 4. Stelle aller Fälle einer Allgemeinpraxis.

Die klinischen Fächer befassen sich in Forschung und Lehre mit den „klassischen" Krankheitstypen. Der Arzt, der die allgemeinmedizinische Praxis ausübt, hat also während seiner Studienzeit mehrere dieser klassischen Krankheitstypen bereits kennengelernt oder zumindest in den Lehrbüchern davon erfahren. Diese Krankheitstypen betreffen nur besonders gut verstehbare, erklärbare und diagnostizierbare Verläufe. Die meisten Fälle, die der Arzt in der täglichen Sprechstunde sieht, unterscheiden sich jedoch mehr oder weniger von der klassischen Lehrbuchdarstellung („Die Krankeiten lesen keine Lehrbücher" [37]).

So kann man z.B. sagen, daß eine „typische" Gallensteinsymptomatik und eine „typische" Appendizitissymptomatik meist tatsächlich mit einer Cholelithiasis und einer Wurmfortsatzentzündung zu tun haben. Doch zahlreiche Patienten, die die Praxis aufsuchen, bieten entweder keine solche *klassische* Symptomatik, oder die *scheinbar* klassische Symptomatik wurde bei ihnen durch ganz andere Gesundheitsstörungen hervorgerufen. Der Allgemeinarzt muß also auf das *vermeintlich klassische Bild* mit Zurückhaltung reagieren. (Im übrigen liegt bei 1 von 3 Fällen mit angeblicher klassischer Appendizitissymptomatik letztlich dann doch keine Wurmfortsatzentzündung vor.)

Bei der allgemeinmedizinischen Betrachtung muß man also *alle* Erkrankungen berücksichtigen, die so „aussehen" wie z.B. die oben genannte Cholelithiasis und alle Erkrankungen, die so aussehen wie eine Appendizitis, d.h. es geht um die typischen und v.a. um die atypischen Bilder sowie um die typischen Bilder, denen etwas ganz anderes zugrunde liegt, als vermutet werden kann (Fallstrick! „Es sieht so aus wie ..., aber was ist es wirklich?").

6.1 Erbrechen

Erbrechen ist ein häufiges und den Patienten vielfach beunruhigendes Symptom.

So wird der Allgemeinarzt beispielsweise von Müttern aufgesucht, deren Säugling schwallartig nach der Fütterung erbricht, von Eltern schulisch überforderter Kinder mit morgendlichem Erbrechen, von der jungen Frau, deren Periode ausgeblieben ist, vom alten Patienten mit unkontrollierter Herzmitteleinnahme oder vom jungen Mann nach durchzechter Nacht. Er wird zu einem Unfall gerufen, wo der Bewußtlose im Erbrochenen liegt. Vor allem aber wird der Hausarzt von Patienten mit akutem Brechdurchfall mehr oder weniger unklarer Genese in Anspruch genommen.

Die Auslöser des Symptoms Erbrechen (A) sind vielfältig (zentral, toxisch, organisch oder psychisch). Patienten jeder Altersstufe und beiderlei Geschlechts können davon in unterschiedlicher Intensität und Dauer betroffen sein.

In den meisten Fällen jedoch ist Erbrechen (mit oder ohne Durchfall) ein akuter, flüchtiger Katarrh des Verdauungstraktes.

Das Beratungsergebnis *„Uncharakteristisches Erbrechen und/oder Durchfall"* nimmt im langjährigen Durchschnitt den 9. bzw. 11. Rang ein (Tabelle 1, S. 4 ff). Dabei sind die Altersgruppen 0–14 und 15–44 Jahre nahezu gleich oft betroffen; mit zunehmendem Alter wird die Häufigkeit deutlich rückläufig [37].

Diese Erkrankung wird in Laienkreisen häufig als „Magen-Darm-Katarrh" oder als „Darmgrippe", seitens der Kliniker als „Gastroenteritis" bezeichnet. Im Vordergrund stehen – abgesehen von geringen Temperaturerhöhungen und leichter Mattigkeit – Brechreiz oder Erbrechen und/oder dünne, vermehrte Stühle. Bauchdeckenschmerzen können als Folge wiederholten Erbrechens dazukommen.

6.1.1 Vermutungen und Befürchtungen des Patienten

Meist ist der Patient in der Lage, die Praxis aufzusuchen. Gelegentlich befürchtet er aus seinem Laienwissen heraus eine gefährliche Erkrankung (z.B. „Blinddarmentzündung", „Darmverschluß"). Oft vermutet der Patient bereits selbst, er könnte sich (z.B. im Betrieb durch andere Mitarbeiter) angesteckt haben. Er erwartet vom Arzt die Zerstreuung seiner Befürchtungen und die Verordnung eines wirksamen Mittels.

6.1.2 Kontaktfragen und Standardrepertoire des Arztes

Die Kontaktfragen des Arztes gelten zunächst dem Umfeld des Patienten (Erbrechen und/oder Durchfall in der Familie? In der Umgebung? In der Schule? Am Arbeitsplatz?).

Die Frage nach verdorbener Speise führt in den allermeisten Fällen nicht weiter. Sich nach einer Auslandsreise zu erkundigen, ist obligat. Häufigkeit und Art von Erbrechen und Durchfall müssen erfragt werden, lassen jedoch für gewöhnlich keine Rückschlüsse auf die Schwere der Erkrankung zu.

Zum *diagnostischen Standardrepertoire* gehören bei offensichtlich leichtkranken Patienten folgende körperliche Untersuchungen:

Puls, Pupillen und Skleren, Nackenbeweglichkeit, Mund- und Racheninspektion, Palpation des Abdomens (Epigastrium, Leber, Nieren, rechter und linker Unterbauch), Blutdruck. Meist haben die Patienten noch kein Fieber gemessen, sie sollten jedoch angehalten werden, den Temperaturverlauf zu beobachten.

Die *Behandlung* beschränkt sich – evtl. im Gegensatz zur Erwartungshaltung des Patienten – auf diätetische Ratschläge („Teepause" mit Elektrolytlösungen und Zucker – 1 Teelöffel Nährzucker auf 100 ml – bei Säuglingen und Kleinkindern für 6 bis maximal 24 h), Nahrungskarenz, später Aufbaukost bei Erwachsenen).

> Alle Diätanweisungen erhält die Mutter schriftlich und so ausführlich wie nötig. Die letzte Stuhlwindel sollte dem Arzt gezeigt werden [120].

Mit dem Patienten muß verbindlich vereinbart werden, zu welchem Zeitpunkt er dem Arzt über den Krankheitsverlauf berichtet. Der Arbeitsunfähigkeitszeitraum umfaßt zunächst 3 Tage. In diesem Zeitraum sind die katarrhalischen Erscheinungen meist abgeklungen.

Grundsätzlich ist selbst beim vermeintlich einfachen Erbrechen mit/ohne Durchfall stets u.a. an eine peritoneale Reizung zu denken. Entsprechend hat der

Arzt den Patienten sinngemäß zu instruieren: „Wenn es schlechter wird, sofort anrufen!".

> **Während Brechdurchfallepidemien werden 3mal so viele perforierte Appendizitiden beobachtet wie außerhalb solcher seuchenhaften Vorkommnisse [42].**

Unter dieser Überlegung sollte der Arzt die Indikation zur rektalen (rektovaginalen) Untersuchung großzügig stellen. Bei Beschwerdepersistenz ist diese Untersuchung zwingend, bei Verschlimmerung der Beschwerden hat sie unverzüglich zu erfolgen.

6.1.3 Erbrechen als Leitsymptom

Bei der *einfachen, uncharakteristischen Form* des Erbrechens mit/ohne Durchfall (vgl. oben) ist nach den üblichen Exklusionen keine ätiologische Klärung durch Erregernachweis nötig. Bei *anderen Wahrscheinlichkeiten,* bei denen *Erbrechen als Leitsymptom* auftritt, muß je nach der Problematik diagnostisch problemorientiert und falsifizierend vorgegangen werden, z.B.: wahrscheinlich Gravidität → Schwangerschaftstest; Bild einer Harnleiterkolik → Urinstatus, Sonograpahie; evtl. Einsatz des diagnostischen Programms Nr. 35 („Brech-Standard").

In der Langzeitbetreuung begegnet dem Hausarzt Erbrechen als Leitsymptom relativ selten, z.B. beim Alkoholiker (vgl. B 11.5), bei der Migränepatientin (vgl. B 12.2), beim Urämiker, beim dekompensierten insulinpflichtigen Diabetiker (vgl. B 12.1), bei einer Commotio cerebri (vgl. B 4.11.1) oder bei einem Glaukom (vgl. B 10.5).

Bei solchen Verhältnissen ist die ärztliche Aufmerksamkeit besonders gefordert, um ganz andere, ebenfalls mit Erbrechen verknüpfte Neuerkrankungen frühzeitig zu erfassen.

Bei längerdauerndem Erbrechen, spätestens nach 6 Tagen, ist mittels „Brech-Standard" eine programmierte Untersuchung obligat.

6.2 Durchfall

Durchfall als Symptom eines akuten Magen-Darm-Katarrhs hört i. allg. binnen 3 Tagen wieder auf.

Als Durchfälle werden zu dünne, evtl. mehrmals täglich abgesetzte Stühle bezeichnet. Einige Tage bestehende, uncharakteristische leichte Diarrhöen können nach der Erstdiagnostik und bei begleitenden Untersuchungen weitere 3–4 Tage symptomatisch (Diät, Hausmittel, Kohle) weiterbehandelt werden. Dabei bleibt der Fall abwartend offen. Die rektale Untersuchung ist bereits erfolgt. Blut im Stuhl liegt nicht vor.

Spätestens nach 6tägiger Krankheitsdauer sollte mit dem „Brechdurchfall-Standard" (Nr. 34) programmiert untersucht werden. Bei durchfallkranken Rückkehrern aus südlichen Ferienländern, besonders aus tropischen Zonen, ist möglichst frühzeitig eine Stuhluntersuchung auf pathogene Keime zu veranlassen, bei allen anderen Patientnen mit Diarrhöen als Erstberatungsursache spätestens mit dem 10. Tag.

Für die allgemeinmedizinische Diagnostik bei Patienten, die nach Tropenaufenthalt heimkommen und eine völlig uncharakteristische Symptomatik bieten, wurde speziell für die Belange in der Allgemeinpraxis der „Tropenrückkehrer-Standard" Nr. 82 entwickelt.

Motilitätshemmer werden wegen einer eventuellen Verschleierung des Krankheitsbildes und der möglichen Resorption von Toxinen überwiegend abgelehnt („Darmkosmetik").

Ungezielt eingesetzte Antibiotika vermögen das Krankheitsbild und den Verlauf gleichfalls zu verschleiern, Krankheitsdauer und Erregerausscheidung können negativ beeinflußt werden [274].

Durchfall, der schon wochenlang angedauert hat, als Erstberatungsursache, muß den Arzt in besonderem Maße an ein Karzinom denken lassen.

Nicht immer sind Malignome und geschwürige Darmentzündungen von sichtbaren Blutauflagerungen begleitet, was in einfacher Weise den diagnostischen Weg vorgeben würde. Daneben muß auch an gewisse heimische Erreger (z.B. Salmonellen) gedacht werden, die bei anhaltenden, besonders bei fieberhaften Durchfallerkrankungen nach spätestens 1 Woche auszuschließen sind.

Von einer „infektiösen Darmerkrankung" sollte nur gesprochen werden, wenn der Erreger identifiziert wurde (z.B. Lamblien, Yersinien, Campylobacter jejuni).

Bei bereits länger als 1 Woche bestehendem Durchfall sollte sofort mit dem „Durchfall-Standard" Nr. 36 programmiert vorgegangen werden, bei Verdacht auf Allgemeinerkrankungen bzw. Karzinom ist

Übersicht 16. Beispiel für einen schriftlichen Diätplan bei Durchfall von Kindern (Klinik St. Hedwig, Pädiatrische Abtl. Regensburg. Leiter: Dr. C. Schütz)

Milch und Milchprodukte	Heilnahrung (Milupa®, Humana®) 17g Pulver/90 ml Wasser, Molico® (Nestlé) Beides auch als Brei zuzubereiten! Ggf. mit Zusatz von Blockschokolade und Süßstoff als „Kakao", angedickt mit Mondamin® als Pudding. Ansonsten Milch und Milchprodukte jeder Fettstufe meiden, außer geringe Mengen Magermilch. Magerquark und milde Käsesorten
Getränke	Schwarzer Tee, Kamillentee; mit Zusatz von 5g Traubenzucker pro 100 ml Trinkflüssigkeit. Heidelbeersaft (nicht mit Zucker gesüßt!)
Fleisch, Wurst	Haschiertes, mageres Fleisch von Kalb, Rind, Pute Kleine Mengen Geflügelwurst oder magere Kalbfleischwurst. *Keine* Gelbwurst! Ist sehr fett!
Eier	*Maximal* 1 weiches Ei pro Tag; evtl. fettfrei zubereitetes Rührei
Teigwaren, Reis	Jede Art von Nudeln (z.B. Makkaroni, Hörnchennudeln); Kartoffeln, Reis, Reisschleim, Salzkartoffeln, Kartoffelbrei mit 1/2 Magermilch und 1/2 Wasser, Kartoffelschnee; Haferschleimsuppe
Brot und Gebäck	Zwieback, Salzletten, Knäckebrot, abgelagertes oder getoastetes Weißbrot, Löffelbisquit, Kinderkekse
Gemüse	Karotten, Broccoli, Blumenkohl, ohne Fett gedünstet
Obst	Geriebener Apfel oder Aplona®, Banane, Hipp-ÄpfelHeidelbeeren, Heidelbeerkompott (möglichst aus getrockneten Beeren), evtl. auch als Fruchtquark zubereitet
Speisenbeispiele	– Teegelee (100 ml Schwarztee mit wenig Traubenzucker süßen, 2 g Gelatine aufgelöst dazugeben und stocken lassen) – Bananen-Zwieback-Brei (2 oder 3 Zwieback in ca. 100 ml Heidelbeersaft und ca. 2 Eßlöffel Wasser einweichen lassen, mit Mus einer Banane verrühren Evtl. 2 Eßlöffel Magermilch und etwas Süßstoff dazugeben) – Apfelschnee (1 Apfel reiben, Eischnee unterheben, mit wenig Traubenzucker süßen) – Reisbrei (1/2 Magermilch, 1/2 Wasser verwenden, evtl. einen geriebenen Apfel untermengen) – Heidelbeer-Bananen-Mus

die Tabula diagnostica Nr. 67 (s. Abb. 89) einzusetzen.

Chronisch-rezidivierende Durchfälle uncharakteristischer Art sind im Krankengut der Allgemeinpraxis statistisch an der Grenze der regelmäßigen Häufigkeit (ca. 1:3000 Fälle). Dasselbe gilt auch für Pankreatitis und chronische Kolitis (vgl. B 6.4.3; Tabelle 1).

6.2.1 Durchfall bei Kindern

Durchfall bei Kindern, v.a. bei Säuglingen (vgl. B 6.2.2), ist immer ernst zu nehmen, obschon es in der Regel rasch zur Heilung kommt. Der Hausarzt sollte sich bemühen, den Eltern einen schriftlichen Diätplan an die Hand zu geben (Übersicht 16).

Bei Verschlechterung des Allgemeinbefindens, besonders wenn Fieber (über 38° rektal) auftritt (Gefahr der Exsikkose!), sind die Kinder/Säuglinge in den spezialistischen Bereich zu überweisen.

6.2.2 Säuglingsdyspepsie

Die *Säuglingsdyspepsie (Säuglingsenteritis)* ist eine akute Ernährungsstörung mit häufigen und durchfälligen Stühlen, die mit subfebrilen Temperaturen und Erbrechen einhergehen kann.

Als *Ursache* kommen Ernährungsfehler, Malabsorption oder Infektionen (z.B. Coli, Salmonellen, Shigellen), aber auch Erkrankungen wie Otitis media, Pneumonie oder Masern in Frage.

Das *Grundprinzip der Behandlung* besteht in der Verhinderung der Dehydratation und der Substitution von Mineralsalzen und Glukose. Dazu verabreicht man am zweckmäßigsten Fertigprodukte. Kleinkinder erhalten ab dem 2. Tag Reisschleim und ab dem 3. Tag leichte Kost (nichts Gebratenes, kein Ei, kein Obst).

Falls bei Säuglingen die orale Elektrolyttherapie nicht durchgeführt werden kann (z.B. wegen Erbrechen) oder nach 24 h erfolglos bleibt, ist eine sofortige stationäre Versorgung erforderlich.

6.3 Sonstige Abdomenopathien

Als **„sonstige" Abdomenopathien** werden in unserer Zweidimensionalen Systematik (vgl. A 1.2) uncharakteristische Beschwerden und Krankheitszeichen im abdominellen Bereich klassifiziert, die beim Besuch der Praxis auch schon abgeklungen sein können. Dabei handelt es sich um ein inhomogenes Fällematerial, das sich nicht anders klassifizieren läßt. Darunter befinden sich also keine „typischen" Bilder wie Krämpfe, Brechdurchfall, Bild einer Cholelithiasis oder Urolithiasis, Bild eines Magen- oder Zwölffingerdarmgeschwürs, Bilder von eingeklemmten Hernien usw.

Unter „sonstigen Abdomenopathien" werden also „Keine-Ahnung-Fälle" registriert. Im Krankengut der 70er und der 80er Jahre nahmen diese Fälle immerhin Rang 21 bzw. 18 ein (Tabelle 1, S. 4 ff).

Je kritischer der Allgemeinarzt seine Fälle klassifiziert und je weniger er sie in „Bilder" hineinpreßt, um so mehr „sonstige Abdomenopathien" wird er registrieren. Diese Rubrik ist also ein Maß für seine nomenklatorische Präzision. Selbstverständlich muß der Allgemeinarzt diese Fälle abwartend offen lassen und beobachten. Der Patient soll bei neuerlichen Beschwerden wiederkommen; meist ist aber die Behandlung mit einer oder einigen wenigen Beratungen erledigt, da die Krankheitszeichen und Beschwerden verschwinden.

6.4 Blut am/im Stuhl

Blut am und im Stuhl als Beratungsursache (BU) ist für jeden Arzt ein alarmierendes Zeichen.

Dagegen nehmen manche Patienten diese Symptome nicht so ernst und suchen den Arzt – trotz aufklärender Medien – erst bei längeranhaltenden peranalen Blutungen, oftmals erst auf Drängen der Angehörigen, auf.

Zuweilen steht die Scham vor der befürchteten rektalen Untersuchung oder der (vorübergehende) Erfolg einer Automedikation dem frühzeitigen Arztkontakt im Wege. Andere Patienten leiden an Hä-

morrhoiden und wissen, daß es dabei zu – meist geringen – Blutungen kommt.

> **Jeden noch so diskreten Patientenhinweis auf Blut im oder am Stuhl ernst nehmen! Unverzügliche Abklärung vornehmen oder veranlassen! Keine unkontrollierte Verordnung von Hämorrhoidenmitteln!**

Zur Standarddiagnostik bei Blut am oder im Stuhl als Erstberatungsursache gehören in der Allgemeinpraxis:

– Anamnestische Sicherung, daß es sich tatsächlich um einen Blutabgang gehandelt hatte.
– Inspektion des Perineums (z.B. perianale Thrombose, Analprolaps).
– Digitale Abtastung des Perineums, die Austastung des Analkanals (z.B. *Fissura ani*)und des Rektums (z.B. Tumor).
– Prokto- und Rektoskopie als Eigen- oder Auftragsleistung.
– Je nach Sachlage erfolgt die Programmierte Diagnostik mit den Handlungsanweisungen Nr. 38 („Oberbauch-Standard"), 39 („Unterbauch-Standard"), 40 („Bauchschmerz-Standard") oder 67 („Tabula diagnostica").

6.4.1 Hämorrhoiden

Innere Hämorrhoiden lassen sich ausschließlich mittels Seitblickproktoskop exakt erfassen, nicht jedoch mittels Palpation oder Rektoskopie.

Wenn Patienten mit Blut im/am Stuhl zum Arzt kommen, sind häufig solche inneren Hämorrhoiden die offensichtliche Ursache. Bei diesem Blutungstyp ist das Blut meist dem Stuhl aufgelagert. Es kann auch postdefäkationale Blutungen geben. Blutbeimengungen im Stuhl weisen dagegen eher auf eine vom Anus entfernter gelegene Blutungsquelle hin.

Auch wenn der Arzt im Proktoskop die Quelle für eine peranale Blutung in den großen, inneren Hämorrhoiden lokalisieren kann, so darf er dennoch nicht eine (höher gelegene) Blutungsquelle außer acht lassen und sich in falscher diagnostischer Sicherheit wiegen.

> **Blut im oder auf dem Stuhl muß solange als abklärungsbedürftiges Zeichen eines Abwendbar gefährlichen Verlaufs (AGV) betrachtet werden, wie nicht das Gegenteil bewiesen worden ist.**

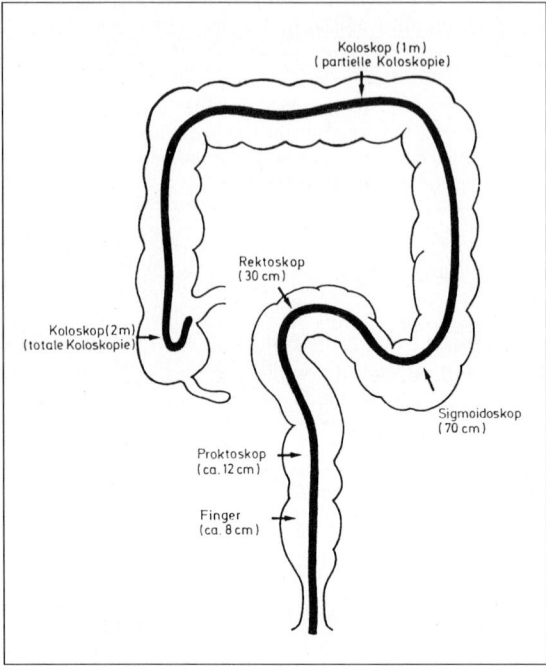

Abb. 48. Reichweite verschiedener Untersuchungsinstrumente im Dickdarmbereich [156]

Für den Hausarzt ergeben sich daraus folgende *praktische Konsequenzen:*

– Finden sich behandlungsbedürftige Hämorrhoiden, so müssen diese therapiert werden (Tabelle 26), um die wahrscheinliche Blutungsquelle von vornherein auszuschließen.
– Stellen sich proktoskopisch keine Hämorrhoiden dar, so ist unverzüglich die totale Koloskopie (Abb. 48) durchzuführen. Die Rektoskopie ist dann entbehrlich.

> **Bei jeder sichtbaren Blutung am Stuhl genügt die Behandlung der Hämorrhoiden, bei jeder okkulten Blutung (vgl. B 6.4.2) muß das gesamte Kolon abgeklärt werden [156].**

6.4.2 Okkulte Blutung

Der Hausarzt sollte im Sinne einer derzeit größtmöglichen Früherkennung von Dickdarmkarzinomen seine Patienten erziehen, nicht auf die Beobachtung von sichtbarem Blut (vgl. B 6.4.1) fixiert zu sein,

Tabelle 26. Zusammenfassung verschiedener therapeutischer Möglichkeiten zur Behandlung von Hämorrhoiden in Abhängigkeit vom Stadium des Hämorrhoidalleidens. ++ = sehr zu empfehlen; + = möglich; – = nicht empfehlenswert. (Aus [133])

Therapieart	Stadium des Hämorrhoidalleidens		
	I	II	III
Salben	++	+	+
Suppositorien	++	–	–
Sklerosierung	++	++	–
Eigenbougierung	++	+	–
Infrarotkoagulation	++	–	–
Kryotherapie (–18°C)	++	–	–
Gummibandligatur	–	++	–
Elektrokoagulation	–	+	+
Operation nach Milligan-Morgan	–	–	++
Operation nach Parks	–	–	+
Operation nach v. Langenbeck	–	–	+

sondern auch die Möglichkeit der *okkulten Blutung* zu bedenken. Gerade beim Dickdarmkrebs sind die Heilungschancen im noch beschwerdefreien Frühstadium (Abb. 49) außerordentlich hoch. Zu diesem Zweck sollten möglichst alle Patienten ab 45 Jahre jährlich auf okkultes Blut mittels entsprechender Stuhlbluttests (z.B. Gujak-Test) im Stuhl getestet und alle Patienten mit okkultem Blut im Stuhl koloskopiert werden (vgl. B 6.4.1). Durch eine solche Vorgehensweise ist zu erwarten, daß nicht nur Karzinome in möglichst frühen Stadien sowie große Adenome (Abb. 49) gefunden und entfernt werden, sondern daß letztlich die Mortalität an Dickdarmkrebs bei jährlich getesteten Personen geringer ist als bei nicht getesteten Patienten [88, 172].

Die Kritik an der Durchführung des Screeningtests auf okkultes Blut im Stuhl richtet sich häufig gegen die Rate falsch-negativer Testergebnisse. Hier ist darauf hinzuweisen, daß ein Screeningtest kein diagnostischer Test ist, und daher sowohl falsch-negative wie falsch-positive Ergebnisse (z.B. durch Nahrungsmittelbestandteile) in Kauf zu nehmen sind. Entscheidend ist auch nicht die Sensitivität bei einmaliger Anwendung (wie bei einem diagnostischen Test), sondern die *kumulative Sensitivität* bei jährlichem Screening beschwerdefreier Personen [90].

Die „koloskopische Nachsorge" nach histologisch gesicherter, vollständiger Entfernung eines Adenoms

Abb. 49. Zeitlicher Ablauf der Entstehung von Adenomen und Karzinomen am Dickdarm sowie der abnehmenden Heilungschancen. Wegen der langenpräsymptomatischen Phase von 10–15 Jahren ist wiederholtes Screening bei noch beschwerdefreien Patienten sinnvoll und notwendig. Gegenüberstellung der derzeit gebräuchlichen Nomenklatur nach Union Internationale Contre le Cancer (UICC) (vgl. C 2.2) zur (älteren) Klassifikation nach Dukes. Das Adenom mit einer intraepithelialen Neoplasie (Carcinoma in situ bzw. fokale Epithelatypie bzw. fokales Karzinom) sowie das Adenom mit einem intramukosalen Karzinom bzw. maligner Polyp) werden nach UICC mit pTis bezeichnet. Für dieses „frühe Tumorwachstum" in einem Adenom gibt es keine Einteilung nach Dukes [172] 1 Mukos, 2 Submukosa, 3 Muscularis propria, 4 Subserosa, 5 Serosa.

ohne Epithelatypien sollte nach 1 Jahr und – bei negativem Befund – in weiteren, größeren Zeitintervallen (3–4 Jahre) erfolgen. Entsprechend engmaschiger ist die endoskopische Überwachung von Patienten, bei denen „maligne Polypen" entfernt wurden, zu handhaben.

6.4.3 Kolitische Bilder

Kolitische Bilder (vgl. B 6.2) imponieren meist durch dünnflüssige, stinkende, zerhackte Sühle, die sowohl Blut als auch Schleim enthalten. Die Krankheit kann in ihrer Intensität erheblich variieren. Der Beginn der Erkrankung ist eher schleichend und steht nicht selten mit einem psychischen Trauma in Zusammenhang.

Die endoskopische Untersuchung mit histologischer Abklärung ist obligat.

6.5 Bauchkrämpfe

Immer wieder werden Patenten mit der Angabe *„Bauchkrämpfe"* vorgestellt. Oft genug lassen sich diese Beschwerden keinem charakteristischen Typus zuordnen und müssen abwarten und offengelassen werden. Viele Fälle bleiben ungeklärt. Die Patienten kommen meist im anfallfreien Intervall zum Arzt. Die Diagnostik erfolgt mit dem Programm Nr. 37 („Kolik-Standard").

Uncharakteristische abdominelle Krämpfe (Rang 50 bzw. 36) sind in der Allgemeinpraxis nahezu ebenso häufig vertreten wie etwa Hämorrhoiden (Rang 47), Depression (Rang 49) und Alkoholismus (Rang 56). In den Statistiken der 70er Jahre sind unter den Patienten mit uncharakteristischen abdominellen Beschwerden besonders die 15- bis 44jährigen betroffen (Tabelle 1, S. 4 ff; [37]).

Die im spezialistischen Bereich gelegentlich angetroffene Bezeichnung „*Colon irritabile*" sollte in der Allgemeinpraxis solange vermieden werden, wie zwingende diagnostische Kriterien fehlen.

Klagt ein Patient über Leibschmerzen, ohne bei den ersten Kontaktfragen „charakteristische" Symptome anzugeben, ist auch nicht von Bauchkrämpfen die Rede und liegt scheinbar keine schwerwiegende Erkrankung vor, dann empfiehlt sich je nach Lage des Falles mit folgenden Programmen vorzugehen (vgl. B 6.4):

– Nr. 38 „Oberbauch-Standard",
– Nr. 39 „Unterbauch-Standard",
– Nr. 40 „Bauchschmerz-Standard".

Bei allen diesen Handlungsanweisungen ist die Erhebung des rektalen und des vaginalen Befundes obligat (vgl. B 6.6).

In der Regel läßt sich mit diesen diagnostischen Programmen kein „Krankheitsbild" – oder gar eine exakte Diagnose – feststellen. Die Beschwerden sind im übrigen meist offensichtlich zu banal, um die Diagnostik primär zu verbreitern und zu vertiefen. Dennoch muß stets bedacht werden, daß die meisten Abwendbar gefährlichen Verläufe ein Stadium durchlaufen, in dem sie Bagatellen gleichen.

Ergibt die allgemeinärztliche Untersuchung nichts Auffälliges und klingen die Krampferscheinungen nicht ab, so ist die weitere Diagnostik im spezialistischen Bereich um so rascher in die Wege zu leiten, je heftiger die Beschwerden sind.

6.5.1 Nabelkoliken bei Kindern

Zu diesen uncharakteristischen Krämpfen im Bauchbereich zählen auch die im Volksmund oft als „*Nabelkoliken*" bezeichneten, in die Nabelgegend projizierten uncharakteristischen Beschwerden bei Kindern.

Kleinkinder können bekanntlich ihre Beschwerden nicht exakt lokalisieren; man erlebt immer wieder, daß sie bei Fragen nach dem Sitz ihrer Schmerzen („Wo tut es weh?") auf die Bauchmitte zeigen. Weist ein weinendes Kind mit seinen Fingern auf den Nabel, so kann das auch bedeuten: „Ich habe Ohrenschmerzen", oder „Mir tut der Hals weh", oder „Irgend etwas stört mich". All das wird seitens der

problemorientierten Diagnostik ohnedies berücksichtigt (Programm Nr. 40 „Bauchschmerz-Standard").

Ein Kind ist frühestens ab dem 4. Lebensjahr in der Lage, Schmerzen im Bauch genauer zu lokalisieren. Der Arzt darf daher dessen Angaben bezüglich der Schmerzlokalisation nicht als absolut verbindlich ansehen.

6.5.2 Bauchschmerzen bei Erwachsenen

Der Erwachsene ordnet bei Bauchschmerzen als Erstberatungsursache seine Beschwerden häufig bestimmten Organen zu:

So werden Schmerzen im Epigastrium auf den „Magen", Schmerzen im rechten Oberbauch auf die „Galle", Schmerzen im rechten Unterbauch auf den „Blinddarm" bezogen. Frauen vermuten bei „Unterleibsschmerzen" bevorzugt „Eierstockentzündungen".

Bei erstmalig aufgetretenen Bauchschmerzen führen die Patienten anfangs meist Selbstbehandlungsversuche z.B. mit feuchten, warmen Wickeln, mit Tee oder Schnaps durch. Patienten mit Koliken wünschen dagegen unverzüglich ärztliche Hilfe. Wenn solche Koliken bereits früher vorgekommen sind, so werden die Patienten zunächst ein bewährtes Präparat (z.B. Spasmolytikum) anzuwenden versuchen.

Im allgemeinen sieht der Arzt den Patienten mit Schmerzen im Epigastrium oder im Mittelbauch häufiger in der regulären Sprechstunde. Bei Schmerzen im rechten Unterbauch mit Fieber dagegen wird eher mit dem Hinweis auf eine mögliche „Blinddarmentzündung" ein rascher Hausbesuch angefordert.

6.5.3 „Typische" Austrahlung als Fallstrick

Gerade die vermeintlich „typische Ausstrahlung" einer Krankheit in eine bestimmte Körperregion ist ein eindrucksvolles Beispiel dafür, wie unvermittelt der vorschnell und nicht konsequent falsifizierende Arzt („Es sieht so aus wie ..., aber was ist es wirklich?") in seiner Diagnostik und den damit verbundenen therapeutischen Konsequenzen in *Fallstricke* geraten kann:

– Nach den Lehrbuchangaben projizieren sich charakteristische Ulkusbeschwerden des Magens in den Rücken, Gallensteinkoliken in die rechte Schulter, die Divertikulitis in den linken Unterbauch, während die akute Pankreatitis gürtelförmige Schmerzen im Oberbauch verursacht.

– Trotz der Häufigkeit dieser „typischen" Schmerzprojektionen darf sich der Allgemeinarzt bei Bauchschmerzen nicht sofort und endgültig vom Ausstrahlungscharakter einer Erkrankung „verführen" lassen. Neben den typischen gibt es bekanntlich auch zahlreiche *atypische Verläufe*.

– Der Arzt, der also vorschnell und nicht falsifizierend vorgeht, kann leicht in einen Fallstrick geraten und dem Patienten (und zugleich sich selbst) schaden.

– Bekanntlich können beispielsweise auch eine Angina tonsillaris (vgl. B 1.5.1), eine Otitis media bei Kindern (vgl. B 6.5.1 und B. 8.1) oder eine Pneumonie (vgl. B 5.10) sowie bestimmte Herzinfarkte bei Erwachsenen (vgl. 5.4) als Leitsymptome „Bauchschmerzen" produzieren.

Die Möglichkeit, uncharakteristische abdominelle Schmerzen und Krämpfe mit den Mitteln der Allgemeinpraxis exakt diagnostizieren zu können, sind bescheiden. Laboruntersuchungen helfen meist nicht weiter.

Im übrigen ist eine aufwendige Diagnostik auch gar nicht nötig. Bei entsprechendem Aspekt (leicht krank) kann sich der Arzt also zunächst auf die gezielte Befragung und auf die sorgfältige Palpation des Abdomens und der benachbarten Organe beschränken. Besonders effektiv ist die Programmierte Untersuchung (vgl. A 1.2.9).

Therapeutisch braucht der Arzt zunächst nicht massiv einzugreifen; er kann die Fälle abwartend offen lassen, um keine gefährlichen Verläufe zu verschleiern.

6.5.4 Epigastralgien

Uncharakteristische Schmerzen, die eindeutig im mittleren Oberbauch (Epigastrium) lokalisiert sind, werden als *Epigastralgien* bezeichnet. Die Beschwerden sind wechselnd stark ausgeprägt; bei Kindern kommen sie praktisch nicht vor.

Organische Veränderungen in dieser Region (Magen, Ösophagus, Zwerchfell, aber auch Bauchdecken und *epigastrische Hernien*) müssen diagnostisch entsprechend (am besten programmiert) bedacht werden, bevor der Arzt die offene Klassifizierung „Epigastralgie" (A/B) wählt.

6.5.5 Krämpfe im Oberbauch

Die uncharakteristischen (nicht krampfartigen) epigastrischen Schmerzen sind von *uncharakteristischen Krämpfen* im Oberbauch nomenklatorisch zu trennen.

Bei Krampfschmerzen ist immer eine intensivere Diagnostik nötig, damit kein beginnender Abwendbar gefährlicher Verlauf (z.B. Herzinfarkt) übersehen wird. Auch hier ist es – wie bei uncharakteristischen Schmerzen – ratsam, programmiert zu untersuchen (vgl. B 6.5).

Eine sofortige Abgabe dieser leichtkranken Patienten in den spezialistischen Bereich ist nur selten erforderlich.

> **Frische Perforationen im abdominellen Gebiet können mehrere Stunden lang atypisch in Erscheinung treten und brauchen zunächst keine dramatischen Symptome zu zeigen.**

Uncharakteristische Schmerzen im rechten Oberbauch (mit oder ohne Kolik) werden vom Patienten meist von vornherein mit der Gallenblase (vgl. B 6.5.2), der Leber oder den Gallenwegen (bei Zustand nach Gallenblasenentfernung) in Verbindung gebracht, besonders nach offensichtlichen Diätfehlern.

Beim Erstkontakt mit Patienten, die über wenig eindrucksvolle, uncharakteristische Schmerzen im *rechten* Oberbauch klagen, kann der Arzt zuwarten und evtl. schrittweise die Diagnostik in Zusammenarbeit mit den Spezialisten vertiefen. *Unerläßliche Maßnahmen* bereits beim Erstkontakt sind jedoch:

– lokale Inspektion und Palpation,
– Inspektion der Skleren und des gesamten Integuments sowie
– ein Urinstatus.

Die erforderliche Diagnostik ist in den Programmen Nr. 37 („Kolik-Standard") und Nr. 38 („Oberbauch-Standard") zusammengefaßt.

Als *weiterführende Maßnahmen* stehen zur Verfügung:

– Sonographie,
– Enzymdiagnostik,
– Stuhlbluttests usw.

Bei uncharakteristischen Schmerzen im *linken* Oberbauch ist diagnostisch weitgehend analog wie bei Erkrankungen im rechten Oberbauch vorzugehen.

Natürlich müssen die Patienten darüber informiert werden, daß sie jede Verschlimmerung sofort dem Arzt melden. Eine stationäre Einweisung kann selbstverständlich jederzeit erforderlich werden.

6.5.6 Magen- und/oder Zwölffingerdarm- geschwüre

Patienten mit *Magen- und/oder Duodenalgeschwüren (Gastroduodenalulzera)* geben meist uncharakteristische Beschwerden an; nur selten wird die typische Symptomatik (z.B. Nüchternschmerz, postprandialer Schmerz, in den Rücken ausstrahlende Schmerzen) geklagt.

Das Geschwürleiden wird heute üblicherweise durch die örtliche Diagnostik (z.B. Ösophago-Gastro-Duodenoskopie, seltener röntgenologische Darstellung) nachgewiesen.

Für den Arzt wie auch für den Patienten ist es immer wieder überraschend festzustellen, wie wenig der endoskopische Befund (z.B. Größe und Stadium des Ulkus oder blander Befund) mit dem Ausmaß der subjektiven Beschwerden korrespondiert. Es läßt sich also längst nicht bei jedem Kranken mit einer „typischen" Ulkusanamnese auch ein Ulkus verifizieren.

Ausschließlich mit endoskopischen oder bildgebenden Verfahren nachgewiesene Gastroduodenalulzera werden in der Zweidimensionalen Systematik als „Bild eines Gastroduodenalulkus" klassifiziert (C). Erst wenn noch der histologische Nachweis eines Geschwürs dazu kommt, liegt eine exakte Diagnose (D) (vgl. B 7.14.3, B 10.2) vor.

> **Oberbauchbeschwerden, die länger als 21 Tage bestehen, müssen endoskopisch abgeklärt werden [139].**

Der Arzt, der jedoch keine endoskopische Untersuchung etc. veranlaßt, muß konsequenter- und seriöserweise zunächst das Symptom allein (z.B. „mitternächtlicher Oberbauchschmerz"; A) oder die Symptomgruppe (z.B. „postprandialer Oberbauchschmerz, Aufstoßen, Völlegefühl"; B) klassifizieren. Durch diese Art der Benennung seiner Beratungsergebnisse bringt der Arzt sich selbst, seinem Patienten und seinen Kollegen gegenüber die jeweilige Stufe in der Diagnostik aktuell zum Ausdruck (vgl. A 1.3).

Gastroduodenalulzera werden in unseren Gebieten zunehmend seltener beobachtet. Dies drückt sich in den allgemeinmedizinischen Statistiken der 70er und 80er Jahre für die Gruppe der „peptischen Ulzera" aus (Tabelle 27).

Die Aussage von K. Schwarz aus dem Jahr 1910 „Ohne sauren Magensaft kein peptisches Geschwür" hat in den letzten Jahren die eindrucksvolle Bestätigung erfahren. Die Zahl der elektiven Ulkusoperationen ist jedoch seit 1977 mit Einführung von Cimetidin in allen westlichen Industrieländern bis 60% drastisch zurückgegangen.

Die Indikationen zur *Langzeittherapie* der Ulkuskrankheiten mit H_2-Rezeptoren-Blockern sind in Übersicht 17 zusammengefaßt.

Wurde bereits einmal ein Ulcus duodeni endoskopisch gesichert, so kann bei späterer erneuter Zwölffingerdarmsympto-

Tabelle 27. Häufigkeit (Rang) des Beratungsergebnisses „peptische Ulzera" in allgemeinmedizinischen Praxen in Österreich [37], in der Schweiz [151] und in Frankreich/Paris [237]

Beratungsergebnis (BE)	Österreich		Schweiz	Frankreich
	Braun 1954–1959	Braun 1977–1980	Landolt-Theus 1983–1988	Sourzac/Very 1988–1990
Peptische Ulzera	37	60	135	146

Übersicht 17. Indikationen zur Langzeittherapie [11]

- **Verlauf der Ulkuskrankheit**
- – Mehr als 2 Rezidive pro Jahr,
- – immer kürzere Intervalle
  zwischen den Ulkusschüben,
- – immer längere Abheilungszeiten
  bei der Schubtherapie,
- – hoher Leidensdruck im Ulkusschub.

- **Anamnestische Daten**
- – Vorausgegangene Komplikationen (Blutung,
  Perforation),
- – schwere Begleiterkrankung (kardial, Leberzirrhose,
  Niereninsuffizienz),
- – Notwendigkeit ulkusbegünstigender Medikamente
  (Antirheumatika).

Übersicht 18. Kriterien für die Operationsindikation [11]

- **Individuelle Faktoren**
- – Wunsch des Patienten,
- – Nebenwirkungen bzw. Unverträglichkeit der
  medikamentösen Therapie,
- – Raucher,
- – jüngerer Patient.

- **Therapieversager**
- – Mangelnde Einsicht des Patienten
  und damit schlechte Compliance,
- – Ulkus während adäquater Langzeittherapie
  („breakthrough ulcer")
- – nicht heilendes Ulkus.

- **Indikation zur Langzeittherapie** (vgl. Übersicht 17).

---

matik eine weitere endoskopische Kontrolle vor Einsatz von H_2-Rezeptor-Blockern unterbleiben [11].

Das primäre Risiko einer elektiven Operation, insbesondere der selektiven proximalen Vagotomie (SPV), ist heute als äußerst gering anzusetzen [11]. Die Letalität liegt unter 1%. Die SPV wurde von Holle vor über 20 Jahren in die Ulkuschirurgie eingeführt.

Die *Kriterien für die Operationsindikation* ergeben sich aus Übersicht 18.

6.6 Appendizitische Bilder

Schmerzen im rechten Unterbauch als Erstberatungsursache können sich charakteristisch darbieten, beispielsweise als (typisches) *Bild einer akuten Appendizitis.*

Das „Bild einer typischen Appendizitis" (C) ist ein regelmäßig häufiges Praxisvorkommnis. In zwei Drittel der Fälle handelt es sich tatsächlich um eine Wurmfortsatzentzündung (vgl. Kap. B 6). Grundsätzlich muß bei Schmerzen im rechten Unterbauch, Fieber und Erbrechen (Brechreiz), aber auch bei isoliertem Erbrechen stets solange an einen Abwendbar gefährlichen Verlauf gedacht werden, wie das Gegenteil nicht bewiesen ist.

Ausschlaggebend für die Entscheidung des Arztes zur sofortigen stationären Einweisung sind der Lokalbefund und der Allgemeinzustand des Patienten.

Appendizitis-Bilder sind in den letzten Jahrzehnten im allgemeinmedizinischen Krankengut deutlich seltener beobachtet worden (Tabelle 28).

Bei einem appendizitischen Bild ist – wie überhaupt bei abdominellen Beschwerden – die rektale Untersuchung obligat, selbstverständlich auch unter den widrigsten Bedingungen beim Hausbesuch! Die Notwendigkeit der vaginalen Untersuchung bei unklaren Bauchbeschwerden muß gleichfalls immer wieder betont werden!

6.6.1 Kontrolliertes Zuwarten

Es gibt Fälle, bei denen der Arzt in Absprache und in engem Kontakt mit den Angehörigen bei geringfügigen Beschwerden im rechten Unterbauch *kontrolliert zuwarten* kann. Dabei muß er verbindlich engmaschige – anfangs evtl. zweistündliche – Kontrollintervalle festlegen, wobei außerdem jegliche Beschwerdeverschlimmerung sofort gemeldet werden muß. Zu seiner eigenen Absicherung sollte er dieses Vorgehen am besten schriftlich festhalten. Bei nicht nennenswert krank wirkenden Kindern mit subfebrilen Temperaturen und Schmerzen im rechten Unterbauch kann in Einzelfällen unter diesen geschilderten Voraussetzungen ein Klysma mit frappierendem Erfolg versucht werden.

Selbst bei oft nur geringen Beschwerden im rechten Unterbauch sind erstaunlich viele von der Vorstellung bedrückt, es könnte sich ein „Blinddarmdurchbruch" einstellen. Diese Befürchtung des Patienten und seiner Angehörigen sollte der Arzt von

Tabelle 28. Häufigkeit (Rang) des Beratungsergebnisses „Appendizitisbilder" in allgemeinmedizinischen Praxen in Österreich [37], in der Schweiz [151] und in Frankreich/Paris [237]

Beratungsergebnis (BE)	Österreich Braun 1954–1959	Braun 1977–1980	Schweiz Landolt-Theus 1983–1988	Frankreich Sourzac/Very 1988–1990
Appendizitisbilder	32	84	95	112

vornherein in seine Überlegungen einbeziehen und daher eher zu häufig als einmal zu spät einweisen.

6.6.2 Atypische Beschwerden

Ein sog. atypisches Beschwerdebild (z.B. Schmerzen im linken Unterbauch oder im rechten Oberbauch) darf den Arzt bei der Frage der stationären Einweisung nicht zu falschen Schlüssen verleiten. Auch bei geringstem Verdacht auf ein appendizitisches Bild oder einen anderen Abwendbar gefährlichen Verlauf ist der Patient unverzüglich in den stationären Bereich einzuweisen. Dies gilt für alle Altersstufen, gleichermaßen für Konsultationen in der Praxis wie unter den beschränkten diagnostischen Möglichkeiten beim Hausbesuch (vgl. B 6.6).

6.6.3 Gedanken zur Einweisungsdiagnose

Weist der berufstheoretisch geschulte, wissenschaftlich denkende Allgemeinarzt einen Fall unter der Bezeichnung der Symptomatik

– „subfebril, Brechreiz, nicht lokalisierbarer Bauchschmerz, keine Défense musculaire, rektal unauffällig"

zur Vertiefung der Diagnostik bzw. zur Beobachtung ins Krankenhaus ein, dann stößt er vielfach auf das Unverständnis der dort wirkenden Kollegen.

Solche „offenen" Bezeichnungen werden heute noch selten als vernünftige Informationen geschätzt, denn der Kliniker erwartet vom einweisenden Arzt die Mitteilung einer „Diagnose" (Abb. 50; [36]).

> **Der berufstheoretisch geschulte Allgemeinarzt soll sich nicht scheuen, in entsprechenden Fällen die stationäre Einweisung unter der *Bezeichnung der Symptomatik* vorzunehmen, anstatt mit einer „Verdachtsdiagnose"!**

6.7 Hernien (Bauchwandbrüche)

Meistens sind die Angaben der Patienten typisch; oft sprechen die Betroffenen sogar selbst von einem Bruch. Die direkte Diagnostik erlaubt für gewöhnlich eine rasche Klassifizierung.

Leistenhernie und *Nabelhernie* gehören zu den regelmäßig häufigen Vorkommnissen in der Allgemeinpraxis (Tabelle 29).

Die Untersuchung auf *Leistenbruch (Hernia inguinalis)* erfolgt zweckmäßigerweise am stehenden Patienten. Dabei wird mit dem Zeigefinger das Skrotum eingestülpt und in den äußeren Leistenring hineingetastet; der Patient wird aufgefordert, zu pressen

Tabelle 29. Häufigkeit (Rang) verschiedener „Hernien und Narbenbrüche in der abdominellen Region" in allgemeinmedizinischen Praxen in Österreich [37] und in der Schweiz (1983–1988) [151].

	Österreich Braun 1954–1959	Braun 1977–1980	Schweiz Landolt-Theus 1983–1988
	(Rang)	(Rang)	(Rang)
Hernia inguinalis	45	71	92
Hernia umbilicalis	121	194	277
Hernia incarcerata	195	193	332[a]
Hernia epigastrica	204	271	360[a]
Hernia femoralis	–	–	361[a]
Narbenhernie	425[a]	359[a]	204

[a] Nicht regelmäßig häufig; vgl. Tabelle 1

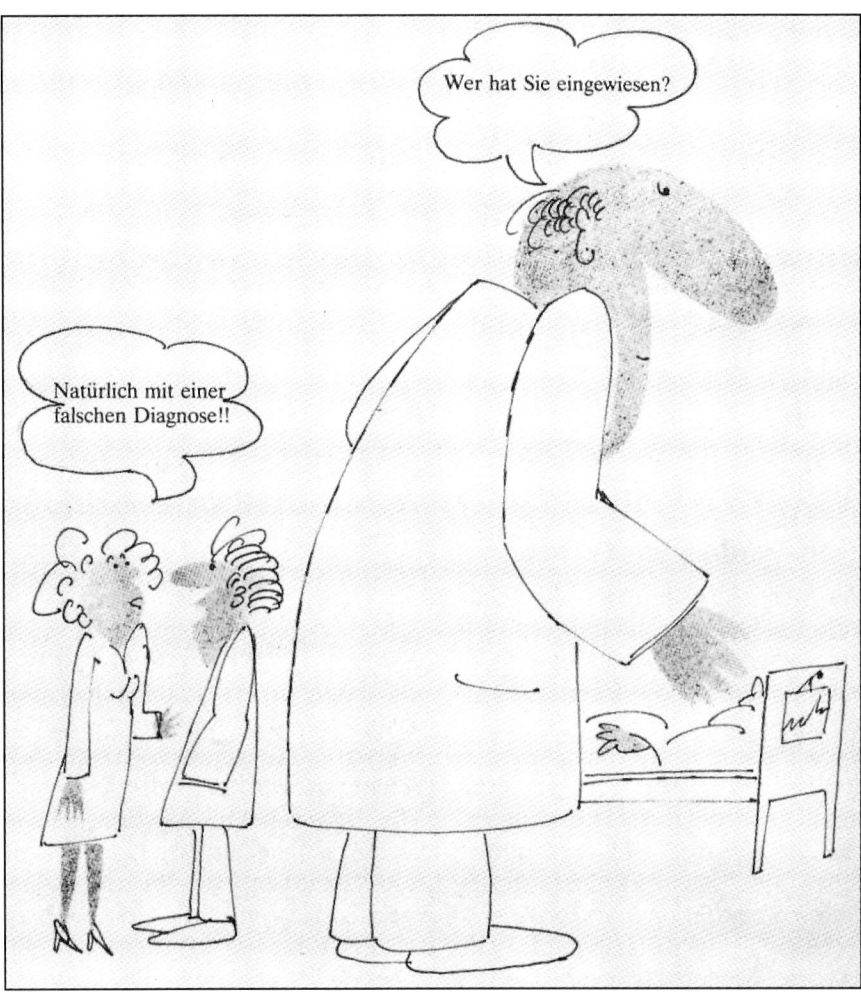

Abb. 50.
Das „jüngste" Gericht [36]

oder zu husten. Analog ist das Vorgehen bei der Frau, wobei hier von den Labien aus nach lateral vorge- fühlt wird.

Fallstricke beim Leistenbruch sind beim männ- lichen Geschlecht die Hydrozele (vgl. B 9.13) (Aus- schluß durch Diaphanoskopie; Farbtafel S. 336 ff) sowie die Varikozele und evtl. vergrößerte Lymph- knoten (vgl. B 12.9.3).

Die Exklusion einer *Femoralhernie* kann bei Mann und Frau Schwierigkeiten bereiten.

Sobald eine Hernie verifiziert wurde, sollte der Allgemeinarzt (in Zusammenarbeit mit dem Spezia- listen) dem Patienten die Notwendigkeit einer Opera-

tion erklären! Bei jeder nicht behandelten Hernie besteht bekanntlich die Gefahr, daß es zur Inkarzera- tion von Darm und dadurch zu Ileus- und Nekrosebil- dung kommt.

Die *alternative Behandlung* der Leistenhernie mit Bruchbändern sollte heute nur noch dann in Betracht gezogen werden, wenn eine Operation absolut kon- traindiziert ist oder seitens des Patienten (oder seiner Familie) abgelehnt wird.

Die Frage der *postoperativen Schonung* muß indi- viduell entschieden werden. Sie ist auch wegen mög- licher Rezidive und des künftigen Einsatzes am Ar- beitsplatz von Bedeutung; dabei kann sich der Allgemeinarzt an folgenden *Empfehlungen* orientieren [206]:

– Abhängigkeit vom ausgeübten Beruf.
– Während der ersten 4 postoperativen Wochen: nicht mehr als 5 kg heben, danach vorsichtige Gymnastik, leichtes Joggen.
– 4.–6. postoperative Woche: bis zu 10 kg heben erlaubt (= voller Bierkasten).
– Erst ab 3 Monaten: 20 kg heben (z.B. voller Koffer).

6.7.1 Nabelhernien im Säuglingsalter

Diese Brüche sind nicht selten, besonders bei dystrophischen Kindern; die Bruchpforte verheilt meist spontan mit zunehmendem Fettpolster. Differentialdiagnostisch muß ein Hautnabel abgegrenzt werden. Die Gefahr einer Einklemmung besteht kaum, der ausgetretene Bruch läßt sich meist auch leicht reponieren und heilt – ob ohne oder mit „Bruchband" – im allgemeinen bis Ende des 1. Lebensjahres spontan. Eine Operation ist daher nur bei sehr großen *Nabelbrüchen* indiziert.

6.7.2 Leistenhernien bei Kleinkindern

Im allgemeinen sind die *Leistenhernien* bei Säuglingen und Kleinkindern wegen der engen Bruchpforten potentiell Abwendbar gefährliche Verläufe und sollten daher bald operiert werden. Man weiß zwar von früher, daß solche Hernien durch Einwachsen von Fettpolstern in die innere Bruch-pforte spontan heilen können (besonders bei dystrophischen Säuglingen), doch heute steht das Risiko der Inkarzeration im Vordergrund der Überlegungen, so daß die baldige Operation zu bevorzugen ist.

Leistenbrüche zeigen, wenn das Kind beim Schreien preßt, meist Füllungs- und Konsistenzwechsel [229].

6.8 Oxyuriasis

Die Infestation mit *Spulwürmern (Ascaris lumbricoides)* ist in den letzten Jahren stark zurückgegangen, Infestationen mit *Rinderbandwurm* und *Fischbandwurm* sind weitgehend verschwunden.

Der Befall des Menschen mit den Eiern des nur wenige Millimeter großen sog. *Kleinen Fuchsband-*

Abb. 51. Madenwurm = Enterobius = Oxyure. Die etwa 10 mm langen Madenwürmer leben im Ileozökum; trächtige Weibchen wandern kolonabwärts und kriechen bei Körperruhe aus dem Anus. Perianale Eiablage. Vorder- und spitzes Hinterende bei geringer Vergrößerung gut unterscheidbar. Einachweis im Analabklatsch mit Klebestreifen unter dem Mikroskop. Die asymmetrischen Eier sind bisweilen auch im Stuhl zu finden. Braunfärbung bei Jodzugabe (Lugol) rechtes unteres Bild [260]

wurmes (Echinococcus multilocularis) als Zwischenwirt gehört zu den schwersten durch Parasiten hervorgerufenen Krankheiten (alveoläre Echinokokkose durch Finnenbefall der Leber). Nach Auffassung der WHO stellt diese Krankheit die wichtigste und gefährlichste Zoonose des mitteleuropäischen Raumes dar [81].

Madenwürmer (= Oxyuren = Enterobius vermicularis, Enterobiasis; Abb. 51) sind das einzige regelmäßig häufige, durch parasitierende Würmer bedingte Beratungsergebnis in der Allgemeinpraxis. Im Vergleich zur enormen Verbreitung der winzigen Madenwürmer ist die Zahl der Praxisfälle bescheiden [35].

Spul-, Band- und Madenwürmer lassen sich bereits makroskopisch erkennen. Oft bringen die Patienten größere (meist getrocknete) Teile von Würmern oder das, was sie dafür halten, in die Praxis mit; dabei sind Verwechslungen mit Nahrungsresten pflanzlicher Herkunft möglich.

Mikroskopisch wird nur der interessierte Untersucher fündig. Die allgemeinmedizinische Vorgehensweise bei Verdacht auf Madenwürmer erfolgt in der Regel aufgrund einer Beschreibung der Beschwerden (z.B. Juckreiz bei Körperruhe am After als Hinweis auf die perianale Eiablage) bzw. auf eine gesprächsweise Identifizierung der Maden. Vielfach werden weder die Patienten (Kinder) noch die Stühle mit den Oxyuren vom Arzt gesehen. In Anbetracht der charakteristischen Symptomatik (Afterjucken) und der Unverwechselbarkeit der Maden ist in diesem Fall die sonst mit Recht unzulässige „Ferndiagnostik" ausnahmsweise vertretbar [35].

Die Enterobiasis kann nur dann erfolgreich beseitigt werden, wenn die Reinfektion durch ständig erneute orale Eiaufnahme verhindert wird. Der Infektionsweg Anus–Hand–Mund muß systematisch unterbrochen werden. Gleichzeitig hat die Beseitigung aller weiteren Infektionsmöglichkeiten zu erfolgen: Die klebrigen Eier sind in Bett, Unterwäsche, aber auch im Hausstaub zu finden. Daher muß die Wäsche gekocht (!) werden (60°-Wäsche tötet die Eier nicht ab; [260]).

> **Peinliche Körperhygiene (Hand- und Nagelreinigung, Nagelhygiene etc.) ist weit bedeutsamer für den Behandlungserfolg als das Anthelminthikum.**

> **Übersicht 19.** Maßnahmen bei Stuhlverstopfung [104]
>
> **Anregung des gastro- und ileokolischen Reflexes**
> - Morgens beim Aufstehen ein kaltes Getränk. Bei Säuglingen Kuhmilchtrinken stark einschränken!
> - Reichliches Frühstück mit Kaffee.
> - Ballaststoffreiche Kost (z.B. Vollkorn- oder Leinsamenbrot, ungeschälter Reis, Früchte wie Äpfel, Zitrusfrüchte, Gemüse wie Karotten, Kohl, Hülsenfrüchte, Salat.
> - „Stuhltraining" möglichst täglich zur selben Zeit, am besten nach dem Frühstück mindestens 10 min lang; am geeignetsten „Hockstellung" (Beine mit einem Schemel hochgestellt). Bei Kindern müssen die Füße Bodenunterstützung haben!
> - Vermeidung von „stopfenden" Nahrungsmitteln (z.B. Banane, Kakao, Zartbitterschokolade).
> - An die Einnahme von bestimmten Medikamenten denken, die Kodein enthalten (z.B. Hustenpräparate).
>
> **Mechanische Anregung der Dickdarmperistaltik**
> - Forcierte Bauchatmung, z.B. beim Gehen.
> - Massage des Dickdarms von außen.
> - Ballaststoffe vom Kleie- oder Quellstofftyp (Metamucil®, Mucofalk®).
>
> **Abführmittel**
> - Nur in Ausnahmefällen!

6.9 Obstipation

Wie so oft in der Allgemeinmedizin, so geht es auch beim Problem *Verstopfung (Obstipation)* nur um die Spitze eines Eisberges der allgemeinen Morbidität [42]. Für den Patienten kann das Wort „Verstopfung" bedeuten: „zu selten" (Frequenz), „zu schwer" (Entleerungsstörung), „zu hart" (Konsistenz) oder „zu wenig" (Stuhlmenge) [74].

Darmverengende Neubildungen und andere lebensbedrohliche Verläufe machen nicht die Masse der Fälle aus, sondern

– einerseits die „akute" Darmruhe nach Durchfällen oder durch plötzliche körperliche Immobilität (wie sie Unfallfolgen, Entbindungen und verschiedene Bettruhe erfordernde Zustände mit sich bringen),
– aber auch die „akute" Darmträgheit in Folge von Kostumstellungen, z.B. auf Reisen.

Während die Behandlung der akuten Obstipation – soweit es sich nicht um Säuglinge und Kleinkinder handelt – überwiegend im Laienbereich abläuft, hat es der Allgemeinarzt nahezu durchwegs mit Fällen von chronischer Obstipation zu tun. Die Führung dieser Patienten, die ohne sonstige Beschwerden über trägen Stuhlgang klagen, erfolgt mittels Handlungsanweisung Nr. 41 („Stuhlverstopfungs-Standard").

Bereits beim Gesunden weist die Stuhlfrequenz große Unterschiede auf. Als „normal" gelten 2 Stühle täglich bis zu 3 Stühlen wöchentlich [97], bei Männern bis 5 Stühle wöchentlich. Einer Verstopfung würde somit eine Stuhlfrequenz unter 3 bis 5 Stühlen pro Woche entsprechen.

Die Grundlage der Obstipationsbehandlung stellt eine ballaststoffreiche Kost dar (weitere Maßnahmen s. Übersicht 19).

Thematik des Fachgesprächs

Aufgabe

Besprechen Sie die in Übersicht 20 aufgeführten Beratungsergebnisse „Charakteristische und uncharakteristische Beschwerden und Krankheitsbilder in der abdominellen Region" anhand der nachfolgenden Fragen und der bei den entsprechenden Beratungsergebnissen aufgeführten Zusatzfragen!

Übersicht 20. Charakteristische und uncharakteristische Beschwerden und Krankheitsbilder in der abdominellen Region

- **Regelmäßig häufig in der Allgemeinmedizin:**
  - Erbrechen und/oder Durchfall, akut,
  - uncharakteristische Bauchschmerzen (Abdomenopathien),
  - Obstipation,
  - Bauchkrämpfe,
  - uncharakteristische Schmerzen im Oberbauch (Epigastralgien),
  - peptische Ulzera,
  - Leistenbruch,
  - Sodbrennen,
  - appendizitische Bilder,
  - Meteorismus,
  - Cholelithiasis,
  - Oxyuriasis,
  - Postcholezystektomiebeschwerden,
  - Blut am/im Stuhl,
  - Fissura ani,
  - Leberzirrhose,
  - Hernia incarcerata,
  - Hernia umbilicalis,
  - Pankreatopathien,
  - kolitische Bilder,
  - Hernia epigastrica,
  - Säuglingsdyspepsien.

- **Nicht regelmäßig häufig (= unter 1:3000 Fälle):**
  - Hepatitis acuta,
  - Aerophagie,
  - Incontinentia alvi,
  - Pylorusstenose,
  - Ileus.

Fragen

„Charakteristische und uncharakteristische Beschwerden und Krankheitszeichen in der abdominellen Region"

1. Ungefähre Häufigkeit in der Allgemeinpraxis.
2. Überlegungen zur Klassifizierung.
3. Notwendigkeit und Dringlichkeit des Hausbesuches, Zumutbarkeit der Einbestellung des Patienten mit akuten Bauchbeschwerden in die Praxis.
4. Alter und Beruf des Patienten.
5. Erster Eindruck des Arztes.
6. Patientenklage („Was klagt der Patient?").
7. Vermutete Ursache/Auslöser/Dispisition.
8. Lokalbefund („Was sieht der Arzt? Was tastet der Arzt?").
9. Wertigkeit von Laboruntersuchungen, bildgebenden Verfahren und Endoskopie.
10. Fallstricke und Falsifizierung (z.B. „Es sieht so aus wie blutende Hämorrhoiden, aber was ist es wirklich?").
11. Abwendbar gefährlicher Verlauf (z.B. Perforation).
12. Abwartendes Offenlassen („Wie lange kontrolliert zuwarten?").
13. Selbstmaßnahmen des Patienten (z.B. Bauchwickel, „Verdauungsschnaps").
14. Behandlung durch den Arzt:
    - Empfehlungen (z.B. Diät) und Überwachungsintervalle,
    - Arbeitsplatz (z.B. Schichtarbeit),
    - Arbeitsruhe, Rehabilitationsmaßnahmen,
    - konservativ (u.a. Medikamente, Bruchbänder, psychische Führung),
    - operativ (u.a. auch endoskopische Methoden),
    - Überweisung zum Spezialisten,
    - Notwendigkeit der stationären Behandlung.

Zusatzfragen „Erbrechen"

- Diätempfehlung und Aufbaukost bei unkompliziertem Erbrechen bei Säuglingen, Kleinkindern, Schulkindern, Erwachsenen.
- Stellenwert von Antiemetika.
- Bewährte Präparate (auch bei Schwangeren, Kindern).
- Einige pharmakologische Anmerkungen zu Bromoprid (z.B. Cascapride®), Domperidon (Motilium®), Metoclopramid (z.B. Paspertin®) (z.B. Indikation, wichtige Nebenwirkungen: parkinsonähnliche Symptome wie Zungen-Schlund-Krämpfe sowie Dyskinesien; Gegenmittel: Piperiden/Akineton®); ferner Cisaprid (Propulsin®).
- Beschreibung und Behandlungsmöglichkeiten von Erbrechen bei Kinetose, Azetonämie, bei Vergiftungen, bei chronischem Alkoholismus, in der (Früh)Schwangerschaft, bei Migräne, bei Störungen und Reizungen des Gleichgewichtsorganes, nach Röntgenbestrahlung, bei bestimmten Karzinomen, bei Karzinomtherapie, bei Pylorusstenose des Säuglings und des Erwachsenen.
- Medikamentenanamnese, wie z.B. Digitalispräparate, Azetylsalizylsäure, Antirheumatika, Diuretika, Östrogene, Sulfonylharnstoffe; aber auch Erbrechen nach Exposition bei Pflanzen- oder Holzschutzmitteln, blei- oder arsenhaltigen Substanzen.
- Herbeigeführtes Erbrechen als therapeutische Maßnahme bei Vergiftungen (durch Magenspülung, aber auch durch die Einnahme von Ipecac-Sirup[7] mit nachfolgendem Trinken von reichlich Flüssigkeit/Zuckerlösung).
- Erleichterung nach dem Erbrechen als Hinweis auf peptisches Ulkus.
- Diskussion von normalem Erbrechen (*Spucken* nach der Nahrungsaufnahme bei fast allen gesunden Neugeborenen und Säuglingen) und pathologischem Erbrechen (krankhafter Eindruck) im Neugeborenen- und Säuglingsalter.

---

[7] Extr. Ipecacuanhae fluid. (Erg. B 6)   7,0
Glycerini   10,0
Sirup simpl. (Zuckersirup)   100,0
D.S. Kinder unter 2 Jahren 20 ml, Kinder über 2 Jahre 30 ml, anschließend unbedingt 100–200 ml Saft oder Tee trinken [267]

- Blut im Erbrochenen/im Auswurf: Hämatemesis, Hämoptoe, Hämoptyse. Möglichst Inspektion des Erbrochenen, des Aufwurfs!

Zusatzfragen „Durchfall"

- Kurze Erörterung bestimmter Problemkeime und Parasiten (z.B. Campylobacter jejuni, Yersinien, Lamblien).
- Empfehlungen zur häuslichen Hygiene bei Durchfallerkrankungen.
- Meldepflicht bei infektiösen Darmerkrankungen.
- Mögliche Ursachen von Durchfällen, z.B. Laxanzienabusus mit Drastika wie Senna und Aloe, Nahrungsmittelallergie (z.B. Milch, Eiklar, Nüsse, Erdbeeren), Malabsorption (z.B. Sprue-Zöliakie. Therapieprinzip: „Reis und Mais"), Hyperthyreose, bestimmte Medikamente (z.B. Antibiotika), psychische Störungen, Darmparasiten wie Lamblien.
- Medikamente mit potentiell diarrhogener Wirkung (arzneimittelinduzierte Diarrhöen): Antazida (besonders magnesiumhaltige), Laxanzien (oft auch versteckt in Leber-Galle-Mitteln), Antibiotika (Überwucherung mit Clostridium difficile), Zytostatika, Antihypertensiva (Reserpin; α-Methyl-L-Dopa; Ganglienblocker), Antikonzeptiva, Antiepileptika (Phenytoin; chem. Diphenylhydantoin/Zentropil®).
- Therapie bei uncharakteristischen Durchfällen (Hausmittel z.B. hochdosiert Carbo medicinalis; Hefe (z.B. Perenterol®), stuhleindickende Substanzen wie Kaolin und Pektin (z.B. Kaoprompt® H), Elektrolytgemische nach WHO-Empfehlung, Motilitätshemmer wie Loperamid/Imodium®, Naturprodukte wie getrocknete Heidelbeeren (Dakoesan®, Banane, pflanzliche Adsorbenzien wie Karotten; Diät, Salzstangen, nichts Fettes, keine Milchschokolade, Coca-Cola oder – besser – Tomatensaft. Diskussion der Teepause (= Nahrungspause).
- Häufige Ursachen für Salmonelleninfektionen.
- Diskussion der verschiedenen therapeutischen Konzeptionen bei nachgewiesener Salmonelleninfektion (z.B. Laktulose? Antibiotika? Meldepflicht! Führung des Dauerausscheiders).
- Mögliche Elektrolytstörungen, diätetische und medikamentöse Maßnahmen, Auswirkungen auf

Patienten unter Digitalistherapie: Gefahr von Elektrolytstörungen.

- Reisediarrhö: An Lambliasis intestinalis denken! Patientenstuhl möglichst im Labor absetzen und warm auf Zysten und Flagellanten untersuchen. Therapie mit Imidazolderivaten (z.B. Clont®) und nachfolgender Symbioselenkung mit Rechtsmilchsäure (Omniflora®).
- Behandlung schwerer Durchfälle im Einzelfall auch mit Tinct. opii simplex 5,0 (3mal tgl. 5 Tropfen; Betäubungsmittelverschreibungsordnung!).
- Vorschlag für Diätempfehlung und Aufbaukost bei unkompliziertem Durchfall bei Säuglingen, Kindern, Erwachsenen.

Zusatzfragen „Obstipation"

- Erörterung der individuellen Schwankungsbreiten von Stuhlfrequenz, -volumen und -konsistenz.
- Mögliche Ursachen: z.B. Bewegungsmangel, verminderte Flüssigkeitszufuhr, Streß, ballaststoffarme Kost, Fieber.
- Pseudoobstipation bei ausschließlich brustmilchernährten Säuglingen: nur alle 4–5 Tage Stuhl in den Windeln (keine Behandlung erforderlich!).
- „Physiologische" Verstopfung bei Übergang von Frauenmilch auf künstliche Ernährung.
- Bewertung von Obstipation und Diarrhö im Wechsel (z.B. Colon irritabile, aber auch Malignom!).
  Obstipierende Nahrungsmittel, z.B. Bananen, Heidelbeeren (getrocknete Heidelbeeren = therapeutischer Stuhlstopfer), Nüsse, Schokolade, Schwarzer Tee.
- Medikamente als Ursache einer Verstopfung: z.B. Atropin, Scopolamin (Buscopan®), Antidepressiva, Kodeinpräparate, aluminiumhaltige Antazida.
- Vorgehen bei der Obstipationsdiagnostik: Bauchpalpation (Kotballen?) – Analinspektion (Fissur?) – rektale Untersuchung (Ampulle leer oder voll mit Stuhl, Blut am Finger?) – Proktoskopie (Hämorrhoidenleiden?) – Rektoskopie (Melanosis recti als Zeichen für Laxanzienabusus?) – Kolondoppelkontrasteinlauf (Darstellung von Divertikeln?), Defäkographie.
- Behandlung der Obstipation:
  „Natürliche" Mittel wie Leinsamen, Backpflaumen, Feigen, Plantago-ovata-Samenschalen (indischer Flohsamen), vermehrtes Trinken, ballaststoffreiche Nahrung, quellende Substanzen; probate Pharmaka wie saline Wirkstoffe (z.B. Karlsbader Salz = Kalium-Natrium-Sulfat) als Choleretikum, kurzfristig Paraffinum subliquidum als Gleitmittel und Weichmacher, Milchzucker (Laktose) als Hausmittel, Laktulose (Bifiteral®) als nichtresorbierbares mildes Laxans (auch für Säuglinge).
  Medikamente: Anthrachinone wie Sennesblätter oder Cortex frangulae; Phenylmethan wie Bisacodyl (Dulcolax®) als Drastikum, auch rektal applizierbar.
- Gefahren von Tees und sog. Früchtewürfeln als Selbstmedikation, Problematik der versteckten Drastika wie Sennesblätter in Tees zur „Blutreinigung".
- Möglicher Zusammenhang von Laxanzienabusus, Serumelektrolytwerten und abdominellen Krämpfen sowie Proctalgia fugax.
- Obstipation beim Kind: Mögliche Ursachen wie schlackenarme Ernährung, vermehrter Wasserentzug bei Fieber, Analfissur durch Defäkationsdressur, „Stillobstipation". Therapie: Glyzerin als Suppositorium oder Einlauf.

Zusatzfragen „Magen- und/oder Zwölffingerdarmgeschwüre"

- „Diagnostische Methoden": Indikation und Wertigkeit der Bestimmung der Säure im Magensaft (obsolet!), Bestimmung von Serumgastrin, radiologische und endoskopisch-bioptische Untersuchungen.
- Beispiele für exogene Faktoren wie Zigarettenrauchen, Alkohol, Koffein, Medikamente (z.B. Antirheumatika, Kortikosteroide [?]).
- Zusammenhang mit psychischer Belastung: Duodenalulkus als Beispiel für psychosomatische Erkrankung, Streßulzera unter Ausnahmesituation wie Verbrennung, Schock, Operation.
- Intervalle für die endoskopisch-bioptische Kontrolle (Magengeschwür: 4 Wochen nach Diagnosestellung; Zwölffingerdarmgeschwür: einmalige endoskopische Diagnostik ausreichend).
- Ziele der konservativen Therapie: Schmerzbeseitigung, Heilungsbeschleunigung und Rezidivprophylaxe durch Regulierung der Eßgewohnheiten, des Genußmittelkonsums und der Medikamenteneinnahme (z.B. Azetylsalizylsäure).

- Prinzipien der Diät: Häufige, kleine Mahlzeiten, möglichst wenig Milch, wenig kohlensäurehaltige Getränke, Vermeidung von Kaffee mit und ohne Koffein (Röststoffe!), Einschränkung des Alkoholkonsums.
- Magentherapeutika, Indikation, wichtige Nebenwirkungen, Dosierung, Benennung eines Handelspräparates:
  - Adstringenzien wie Wismut-Salze, eiweißgebundenes Silber in Targesin (z.B. als Rollkur bei Helicobacter-pylori-Problematik);
  - Magnesium- und Aluminium-Antazida (Dosis jeweils 1 und 3 h nach den Mahlzeiten sowie zur Nacht; 7 Einzeldosen in 24 h);
  - Histamin-(H_2-)Rezeptorantagonisten, wie z.B. Cimetidin, Ranitidin, Famotidin, Nizatidin, Roxatidin;
  - Anticholinergika, wie z.B. Pirenzepin, Atropa belladonna (Tollkirsche);
  - Schleimhautprotektiva, z.B. Karbenoxolon (Lakritze!), Sucralfat (Ulcogant®);
  - Prokinetika, wie z.B. Metoclopramid (Achtung: dosisunabhängige extrapyramidalmotorische Syndrome besonders bei Kindern), Cisaprid (Propulsin®);
  - Protonenpumpenblocker wie Omeprazol (Antra®);
  - Phytopharmaka wie Kamillenextrakt (auch als Rollkur), Tinctura c. belladonna, Amara wie Tausendguldenkraut und Wermut (als Tee), Lakritzensaft;
  - medikamentöse Langzeittherapie.
- Beispiele für wesentliche Nebenwirkungen der medikamentösen Therapie (z.B. Obstipation bei Aluminiumhydroxid-Antazida, laxierende Wirkung bei Magnesium-Antazida, Gynäkomastie bei H_2-Blockern, Mundtrockenheit und Sehschwäche sowie Harnverhaltung und Arrhythmien bei Anticholinergika).
- Prinzipien der chirurgischen Therapie: primäre und sekundäre Operationsindikation, resezierende und nichtresezierende (Vagotomie) Verfahren.
- Der operierte Magen: endoskopische Kontrollintervalle, Stumpfkarzinome, typische Beschwerden („Dumpingsyndrom"), Süßigkeiten- und Milchunverträglichkeit; Vitamin-B_{12}-Substitution!
- Sondenernährung schwerstkranker Patienten (z.B. dementielle Syndrome, Karzinompatienten) mittels perkutaner endoskopischer Gastrostomiesonde (PEG-Sonde) anstatt transnasaler Sondenernährung.
- Mehrdimensionaler, psychosomatischer Behandlungsansatz: Kenntnis der besonderen Abhängigkeitsbedürfnisse des Patienten (verständnisvolles Eingehen auf Konfliktsituationen), Arbeitsplatzproblematik (z.B. Schichtarbeit), Regelung der Eßgewohnheiten, autogenes Training.
- Diskussion der Notwendigkeit einer stationären Behandlung.
- Komplikationen: z.B. Blutung, Perforation, Stenose, Penetration, Entartung.

Zusatzfragen „Hernien" (Bauchwandbrüche)
- Untersuchungsbedingungen bei epigastrischen- und Inguinal-Hernien.
- Rektusdiastase als Beratungsproblem (z.B. bei Schwangeren).
- Zumutbarkeit und Dringlichkeit einer Hernienoperation bei Säuglingen, Erwachsenen und Hochbetagten.
- Beratung zum Narkoseverfahren (Vollnarkose/Lokalanästhesie), Operation stationär oder ambulant?
- Problematik von Bruchbändern und Leibbinden.
- Postoperative Befreiung vom Schulsport und vom Heben schwerer Lasten in der Arbeit.
- Rezidivproblematik.

Zusatzfragen „Sodbrennen"
- Hypo- und Hyperazidität: Zusammenhang mit Sodbrennen?
- Sodbrennen und Ernährungszusammenhang (z.B. Genußmittel, kohlensäurehaltige Getränke, Süßigkeiten), Zusammenhang mit Schwangerschaft, Medikamenten.
- Refluxösophagitis und Hiatushernie: Prinzipien der Patientenführung (z.B. Eßgewohnheiten, Körperlagerung).
- Diätetische (z.B. „stille" natriumhydrogenkarbonathaltige Heilwässer, Mineralbrunnen) und medikamentöse Behandlungsstrategien.
- Bullrichsalz® = (Natriumhydrogenkarbonat) als Hausmittel.
- Hausärztliche Führung des Patienten mit Reizmagen („Non-Ulkus-Dyspepsie/NUD").

Zusatzfragen „Appendizitische Bilder"

- Beispiele für mehr oder minder charakteristische Befunde bei körperlicher Untersuchung, z.B. Übelkeit, Nahrungsverweigerung, Brechreiz und Erbrechen, Schmerzen im rechten Unterbauch, mäßige Erhöhung der Körpertemperatur, Erschütterungsschmerz beim Hüpfen auf dem rechten Bein, Liegen mit angezogenem rechten Bein (Psoasschmerz), Durchfall, aber auch Verstopfung, verminderte Darmgeräusche, Druckschmerzhaftigkeit am McBurney, Réaction musculaire, Défense (Abwehrspannung), (kontralateraler) Loslaßschmerz (Blumberg-Zeichen = Hinweis auf lokale Peritonitis), Rovsing-Zeichen (positiv =„Appendixschmerz" bei Ausstreichen des aufsteigenden Dickdarmes zum rechten Unterbauch hin), Druckschmerz im rechten Douglas-Raum bei rektaler/vaginaler Untersuchung, axillorektale Temperaturdifferenz.
- Hilfsmittel Sonographie?
- Wertigkeit der Leukozytenerhöhung (trügerisches Zeichen!).
- Problematik bei Säuglingen, Kleinkindern und alten Menschen (z.B. uncharakteristische Symptomatik, Perforationsgefahr – bei Säuglingen und Kleinkindern über 30%).

Zusatzfragen „Nabelkoliken bei Kindern"

- Mögliches Begleitsymptom zahlreicher Allgemeinerkrankungen z.B. Infekte der oberen Luftwege und des Mittelohres.
- Rezidivierende kolikartige Bauchschmerzen im Spiel- und Schulalter („Nabelkoliken" nach Moro): meist unabhängig von den Mahlzeiten, oft vor dem Kindergarten- oder Schulbesuch, manchmal vor dem Zubettgehen.
- Mögliche Ursachen für „Nabelkoliken": Emotionale Faktoren in Familie, Kindergarten oder Schule; vegetative Übererregbarkeit.
- „Trimenon"koliken: Rezidivierende, kolikartige Bauchschmerzen bevorzugt im 3.–5. Lebensmonat („Schreistunde"). Hastiges Trinken? Ernährungsfehler? Kuhmilchintoleranz?
- Diskussion möglicher Zusammenhänge zwischen der Ernährung der stillenden Mutter und Säuglingskoliken (z.B. bei blähender Kost und Zitrusfrüchten).

Zusatzfragen „Meteorismus"

- Symptomatische Maßnahmen: Diät (z.B. Vermeidung von kohlensäurehaltigen Getränken und scharfen Gewürzen, Kohlgemüse, Getreide?).
- Bei nicht übelriechenden Winden Candida-albicans-Befall (Levurose) bedenken!
- Lebensführung (Vermeidung von z.B. Streß, Rauchen, Kaffee).
- Bewährte Therapeutika (Karminativa wie Kümmel, Fenchel, Anis und Pfefferminze; Entschäumer wie Dimethylpolysiloxan/Sab®).

Zusatzfragen „Cholezysto- und Choledocho lithiasis"

- Diagnostisches Mittel der Wahl (B-Bild-Utraschall, Funktionssonographie auf Gallenblasenkontraktilität), weiterführende Diagnostik (Infusionscholezystocholangiogramm, endoskopisch-retrograde Cholangio-Pankreatikographie/ERCP, Nativcomputertomogramm/Steinzusammensetzung!).
- Patientenführung (Diät, Operation, Litholyse, Choleretika). Gallenblasensteine und Karzinomzusammenhang?
- Diskussion der Litholyse mit Chenodesoxycholsäure (CDC) und Ursodesoxycholsäure (UCD): Nur für reine Cholesterinsteine (CT-negativ) < 1 cm Durchmesser in funktionstüchtiger Gallenblase; hohe Rezidivquote.
- Neue Behandlungsverfahren (extrakorporale Stoßwellenlithotripsie/ESWS, mechanische Zertrümmerung, transpapilläre Extraktion).
- Führung des cholezystektomierten Patienten (Postcholezystektomiesyndrom).
- Therapie des Kolikanfalls (z.B. parenteral N-Butyl-Scopolamin/Buscopan®, Metamizol/Novalgin®? Nitropräparate?).
- Diskussion der Operationsindikation bei „stummen" Gallensteinen.

Zusatzfragen „Blut am Stuhl"

- Indikationen für den Nachweis von okkultem Blut (z.B. Vorsorgeuntersuchungen, unklare Gewichtsabnahme, uncharakteristische Durchfälle).
- Diagnostisches Vorgehen bei positivem Stuhlbluttest.
- Problematik der Guajak-Teste.
- Vorgehen bei Patienten, die erstmals über „schwarzen Stuhl" berichten: „natürliche"

Schwärzung (z.B. Eisenpräparate, Heidelbeeren, Wismutpräparate) oder Nofall? Bei Teerstuhl: Notfallabor, Kreislaufmaßnahmen und -kontrollen, Anordnungen.
- Bevorzugtes Auftreten von Dickdarmkrebs in fallender Häufigkeit (Rektum/Sigma/Colon descendens/Colon transversum/Zökum).
- Rektoskopie, Koloskopie (partiell/total): ambulant oder stationär? Zumutbarkeit, Komplikationen.
- Zusammenarbeit mit dem Spezialisten bei festgestellten Polypen im Dickdarm, Festlegung der Kontrollintervalle nach Polypektomie.
- Diskussion des Zusammenhangs von fetter, faserarmer Kost und Kolonkarzinom.
- Nachsorge nach operiertem Kolonkarzinom.
- Therapeutische Maßnahmen bei behandlungsbedürftigem Hämorrhoidalleiden (Sklerotherapie z.B. nach Blond; Infrarotkoagulation, Gummiligatur nach Barron, Operation). Sinn und Unsinn von systemischen und lokalen Hämorrhoidalmitteln, Beratung zur Lebensführung.
- Vorgehen bei frischer Perianalthrombose. Beschreibung des Operationsvorganges in der Praxis.

Zusatzfragen „Fissura ani"
- Typisch geklagte Beschwerden.
- Bevorzugte Lokalisation in Steinschnittlage (6 Uhr).
- Behandlungsprinzipien: *diätetisch* (ballastreiche Nahrung, geformter Stuhl), *mechanisch* (Analdilatation), *funktionell* (Sphinktertraining), *operativ*.
- Rezidivneigung.
- Analfissur als mögliche Ursache für Obstipation im Kindesalter, Psychogene Komponente bedenken!
- Führung des Patienten mit Analfisteln (z.B. Zusammenhang mit Colitis ulcerosa, M. Crohn; Operation im Intervall; langwierige postoperative Nachbehandlung; Rezidivneigung).

Zusatzfragen „Lebererkrankungen"
- Gezielte Befragung (frühere Lebererkrankungen? Früherer Ikterus? Oberbauchkoliken? Ernährungsgewohnheiten? Stoffwechselerkrankungen? Alkohol? Medikamente? Chemische Noxen? Transfusionen?).
- Beispiele für subjektive Beschwerden: Müdigkeit, Völlegefühl, Neigung zu Hämatomen.

- Wichtige Enzymparameter (z.B. GPT, Gamma-GT, Cholinesterase), Stellenwert der Sonographie.
- Stufendiagnostik und therapeutische Konsequenzen bei pathologisch veränderten Enzymmustern (ohne/mit Ikterus).
- Stufendiagnostik und therapeutische Konsequenzen bei offensichtlichem Ikterus (stationäre Einweisung!).
- Übertragungsmodus bei den verschiedenen Hepatitisformen, Risikogruppen.
- Immunprophylaxe der Hepatitis A und B (aktiv, ggf. passiv).
- Hepatitisimpfberatung und Impfverpflichtung bei Praxismitarbeitern und speziellen Risikogruppen (z.B. Dialysepatienten, Hämophile, Homophile).
- Führung des Patienten mit Leberschaden (Diätetik, Arbeit und Freizeit, Sinn und Unsinn von Leberschutzpräparaten).
- Mögliche Leberschädigung durch Medikamente (z.B. Pille, Antimykotika, Tuberkulostatika).
- Alkoholismus und Leberschädigung.
- Diskussion der Dosierung bestimmter Arzneimittel (z.B. Propranolol/Dociton®, Verapamil/Isoptin®, Nitroglyzerin) bei Lebererkrankungen (Risiko der Überdosierung!).

Zusatzfragen „Pankreopathien"
- Wertigkeit der gezielten Labordiagnostik in der Allgemeinpraxis in der akuten/chronischen Phase (z.B. BKS, Leukozyten, Amylase im Serum/Urin, Lipase, Stuhluntersuchung).
- Zusammenhang von Pankreaserkrankungen und Alkoholabusus, Cholelithiasis, Diabetes mellitus.
- Problematik des Papillen- oder Pankreaskopfkarzinoms in der Diagnostik.
- Indikation und Durchführung der ERCP.

Zusatzfragen „Kolitische Bilder"
- Mögliche Ursachen, z.B. Salmonellose, Medikamente wie Antibiotika, psychische Störungen.
- Stufendiagnostik: rektale Untersuchung, Proktoskopie, Rektoskopie mit Probeexzision, flexible Endoskopie, Doppelkontrastdarstellung (Irrigoskopie), ggf. röntgenologische Untersuchung des Dünndarms (möglicher Crohn-Befall des terminalen Ileums).
- Verschiedene therapeutische Möglichkeiten (Diät, Klysmen und Einläufe, Sulfasalazin (Azulfidi-

ne®), Kortison, Erhellung psychosomatischer Zusammenhänge, Operation).

- Mögliche Komplikationen wie Abszeßbildung und Fisteln.
- Ursache der *Zöliakie* (bei Erwachsenen auch *Sprue*) als Erkrankung des Dünndarms:
  - Lebenslange Unverträglichkeit des Klebereiweißes (Gluten/Gliadin) der Getreidesorten Weizen, Roggen, Gerste und Hafer.
  - Symptome bei Kindern: z.B. nach problemlosem Gedeihen in den ersten Lebensmonaten Erbrechen, Durchfall, Leibblähung, Wesensveränderung, Gewichtsverlust.
  - Symptome bei Erwachsenen: z.B. häufige Stuhlentleerung, massige, breiige, fette und übelriechende Stühle, Blähungen. Exakte Diagnose nur durch Dünndarmbiopsie möglich. Ernährungsprinzip „Reis und Mais".

Zusatzfragen „Oxyuriasis" („Enterobiasis")

- Einfache Nachweismethoden im allgemeinärztlichen Labor.
- Allgemeine hygienische Maßnahmen in der Familie, Übertragungsmodus. Mitbehandlung der Familienangehörigen und der Haustiere?
- Behandlungsmöglichkeiten bei Madenwürmern: Knoblauch, Mohrrüben; chemisch-definierte Anthelmintika.
- Vorsichtsmaßnahmen zur Verhinderung einer Infestation mit den Eiern des kleinen Fuchsbandwurms: Kein roher Verzehr von Waldbeeren oder Pilzen (nur verkocht oder verbacken!), keine Abtötung der Eier durch Tiefkühlung!

7 Andere Beschwerden und Erkrankungen der Haut

Bestimmte Erkrankungen, bei denen (auch) die Haut betroffen ist, sind bereits an anderer Stelle dargestellt worden (z.B. Pyodermien – vgl. B 3; Bilder von Masern, von Rubeolen – vgl. B 12.5).

Die hier aufgeführten „anderen Erkrankungen der Haut" nehmen mit 11,1 bzw. 8,2% der Beratungsprobleme (vgl. Tabelle 1 und Tabelle 2) im Unausgelesenen Krankengut einen recht bedeutenden Rang in den allgemeinmedizinischen Häufigkeitsstatistiken der 70er und 80er Jahre ein [37, 151]. Das entspricht auch dem Empfinden eines jeden erfahrenen Praktikers.

Für den Jungarzt, der in einer Allgemeinpraxis seinen Weiterbildungsabschnitt ableistet und über keine spezielle dermatologische Weiterbildungszeit in der Klinik verfügt, ist es immer wieder beeindruckend, in welchem Umfang Patienten beiderlei Geschlechts und jeglichen Alters den Hausarzt wegen Hauterkrankungen konsultieren und in welcher Vielfalt sich die einzelnen Hautprobleme darstellen. Es scheint, daß die Hauterkrankungen in den letzten Jahren eher zugenommen haben.

Angesichts dieser Häufigkeit ist es jedoch erstaunlich, daß in den meisten Ländern für die Weiterbildung zum Allgemeinarzt keine entsprechende Schulung verbindlich vorgeschrieben ist. An den hoch selektierten und schweren Fällen der Klinik wäre freilich nicht viel für die Bedürfnisse der Praxis zu lernen. Eine optimale Weiterbildung müßte bei niedergelassenen Allgemein- und Hautärzten statt-

Tabelle 30. Rang der häufigsten Beratungsergebnisse im Bereich der Haut, bei denen die direkte Diagnostik wichtig ist, in allgemeinmedizinischen Praxen in Österreich [37] und in der Schweiz [151]

| Beratungsergebnisse | Österreich | | Schweiz |
	Braun 1954–1959	Braun 1977–1980	Landolt-Theus 1983–1988
Ekzeme	8	8	17
Varizen	72	25	40
Akute Thrombophlebitis	46	30	37
Impetigo contagiosa	22	34	132
Insektenstiche	65	40	48
Warzen (Verrucae vulgares)	92	41	24
Abszesse	7	43	74

finden, denn gerade dort kann der Jungarzt die erforderliche Kennerschaft (vgl. B 3.1) erwerben, weil er möglichst viele Affektionen oft genug sieht.

7.1 Direkte Diagnostik als Minimum

Affektionen der Haut präsentieren sich i. allg. auf den ersten Blick so, daß der Arzt mittels *direkter Diagnostik* vorgehen wird (vgl. folgende Abschnitte in Teil B: 2.2, 7.9, 7.16, 8.5.2, 8.6, 12.8 und 12.9).

Berufstheoretisch ist dies folgendermaßen zu erklären: Der diagnostisch direkt vorgehende Allgemeinarzt kümmert sich zunächst weder um frühere, noch um gegenwärtige andere Gesundheitsstörungen, er mißt beispielsweise in diesen Fällen weder den Blutdruck, noch befaßt er sich vorerst mit der seelischen Verfassung des Patienten. Er wendet sich also der krankhaften Veränderung an der Haut direkt zu.

Dagegen wäre es beispielsweise beim langjährigen Ekzempatienten, der nach einiger Zeit wegen „derselben Beschwerden" wiederkommt, verfehlt, wenn auf eine Inspektion der befallenen Region verzichtet und sogleich ein Rezept ausgestellt würde. Sicherlich wird der Anblick der rezidivierenden Hautveränderungen in der Regel nichts Ungewöhnliches ergeben, es kommt jedoch darauf an, im Ausnahmefall etwas Andersartiges nicht zu übersehen. Der Patient sagt zwar rasch: „Ich habe wieder dasselbe", aber sehr oft stimmt das überhaupt nicht [35].

Die direkte Diagnostik ist ein absolutes Minimum, das der Allgemeinarzt nicht unterschreiten darf. Er soll sich ihrer jedoch nicht gläubig, sondern kritisch bedienen [37].

Die häufigsten Beratungsergebnisse im Bereich der Haut, bei denen die direkte Diagnostik wichtig ist, sind in Tabelle 30 zusammengefaßt.

Unter berufstheoretischen Gesichtspunkten sind Erkrankungen der Haut ein besonders eindrucksvolles Beispiel dafür, daß Diagnosen – im Sinne einer exakten Zuordnung zu einem wissenschaftlichen Krankheitsbegriff – mit den Mitteln der Allgemeinpraxis in nur recht bescheidenem Ausmaß gestellt werden können. In den meisten Fällen wird es der Hausarzt beim Klassifizieren von Symptomgruppen (B) oder Bildern von Krankheiten (C) belassen müssen. Aber auch der Spezialist vermag selbst mit histologischen Methoden oft genug keine hieb- und stichfeste Diagnose zu stellen.

7.2 Beobachtungen aus der Praxis

Gewöhnlich wendet sich der Patient mit Hautproblemen auch heute noch erstaunlich oft primär an seinen Hausarzt; in Städten mit entsprechender spezialistischer Versorgung suchen jedoch zunehmend mehr Patienten direkt den Dermatologen auf in der Überzeugung, daß dieser rasch eine exakte Diagnose stellen und eine optimale Behandlung einleiten könne.

Nicht selten jedoch erlebt es der Allgemeinarzt, daß manche Patienten nach oft langwierigen therapeutischen Versuchen im spezialistischen Bereich mit stationären („ausgebrannten") Hautkrankheiten vertrauensvoll wieder zu ihrem Hausarzt zurückkehren (z.B. Psoriatiker, Neurodermitiker). Umgekehrt gibt es aber sicher auch Fälle, bei denen der Hausarzt nicht früh genug in den spezialistischen Bereich überweist und damit möglicherweise effektive Maßnahmen verzögert (z.B. beim Melanom, dessen Bild er verkannt hatte).

7.3 Ekzem

Die Gründe, weswegen Patienten mit Ekzemen ihren Hausarzt aufsuchen, sind vielfältig: So können es beispielsweise kosmetische Probleme im Bereich der sichtbaren Haut (z.B. Gesicht) sein, Beeinträchtigung der beruflichen Tätigkeit (z.B. Kontaktekzem der Handflächen beim Friseur, beim Klempner) oder submammärer oder intertriginöser Juckreiz beim mikrobiell besiedelten Ekzem.

Manche Patienten plagt einfach die Angst, der „Ausschlag" könnte chronisch werden (z.B. besorgte Mutter bei einem Säugling mit Neurodermitis).

7.3.1 Nomenklaturprobleme

Nach Gottron kennt zwar jeder ein Ekzem, dennoch weiß niemand, was ein Ekzem eigentlich ist [53]. Damit wird die Schwierigkeit der Begriffsbestimmung und Einteilung beschrieben. Der berühmte Dermatologe Hebra (1816–1880) sagte einmal: „Ekzem ist alles, was wie ein Ekzem aussieht". Ekzem ist also ein historisch gewachsener Begriff, mit dem der Dermatologe eine besondere Reaktionsform der Haut bezeichnet. Da es sich um ein häufiges Praxisproblem handelt, mangelt es bald auch dem jungen Arzt nicht an einschlägiger Erfahrung.

So verwirrend vielfältig und unterschiedlich stark ausgeprägt sich die Ekzeme dem Allgemeinarzt in seiner täglichen Praxis präsentieren, so verwirrend mögen ihm manchmal auch die verschiedenen Nomenklaturen der Spezialisten erscheinen, die auf unterschiedlichen Einteilungsprinzipien beruhen.

Verschiedene Einteilungsprinzipien
Bei einem Ekzem weist die Hautveränderung stets eine entzündliche Komponente auf; deshalb ist im angelsächsischen Schrifttum für die verschiedenen Ekzemformen auch nur der Terminus „Dermatitis" üblich. Von einer *„einfachen" Dermatitis*, beispielsweise einem *Sonnenbrand*, unterscheidet sich das Ekzem aber durch Abweichungen in der Morphe und v. a. im Verlauf. Besonders verantwortlich für seine subakuten bis chronischen Formen und die differenten Bilder sind sowohl exogene als auch endogene Faktoren, zum Teil Kombinationen davon [256].

Als *mikrobielles Ekzem* wird eine Gruppe bezeichnet, an deren Entstehung und Unterhaltung Keime oder deren Produkte maßgeblich beteiligt sind [82]. Dieser Ekzemgruppe sind i. allg. folgende pathogenetischen Faktoren gemeinsam:

– Milieufaktor,
– Irritation,
– Sensibilisierung u.a.m.

Das *intertriginöse Ekzem* ist ein Modellfall solcher Ekzeme. Es entsteht aus der sog. „Intertrigo", einem akut-subakuten Reizzustand der großen Körperfalten (Axillen, Leisten, Anogenitalregion, submammäre und Bauchfalten). Auslösend können wirken: Adipositas, Diabetes, Marasmus, feucht-heißes Klima sowie schlechte Körperhygiene.

Der Allgemeinarzt darf bei erythematösen und pruriginösen Hauterscheinungen nicht vorschnell von einem Ekzem sprechen. In vielen Fällen handelt es sich um eine ekzematisierte Grunderkrankung, die es herauszubekommen gilt (z.B. ekzematisierte Skabies) [53].

Denkt man des weiteren an atypische Mykosen, an Lichen ruber planus oder an bestimmte Psoriasisformen, so wird man rasch einsehen, daß auch bei einem „typischen" Krankheitsbild die Diagnostik noch lange nicht erledigt ist.

Daher sollte der sorgfältig vorgehende Allgemeinarzt nicht vorschnell ein „Ekzem" klassifizieren und unreflektiert hochwirksame Externa verordnen. Er wird beispielsweise zuerst eine Pilzkultur veranlassen, nach Milbengängen fahnden oder diskrete Psoriasisherde suchen. Er muß also wissen, daß bei einer erheblichen Minorität von Fällen, die wie ein Ekzem aussehen, weder ein Kontaktekzem, noch eine atopische Dermatitis, noch ein seborrhoisches, ein mikrobielles, ein dyshidrotisches, ein Unterschenkel- oder ein Kleinkinderekzem vorliegen [35].

Definition in der Allgemeinmedizin
Die Klassifizierung „Ekzem" ist ein Lehrstück dafür, wie schwierig es für ein Fachgebiet ist, selbst bei häufigen Beratungsproblemen eine einheitliche Fachsprache zu finden (vgl. A 1.4 sowie B 1.2.1, 2.1.1, 7.3.1, 9.2 und 11.6.3). Diese Schwierigkeit

trifft für alle Gebiete zu. Daher ist es nur legitim und seriös, wenn beispielsweise von R. N. Braun schon vor Jahrzehnten Vorschläge für eine eigene allgemeinmedizinische Fachsprache gemacht wurden.

In der allgemeinmedizinischen Kasugraphie wird das Ekzem u.a. wie folgt definiert:

Akut, subakut und chronisch an der Oberhaut sich präsentierende Herde von „typischem" Aussehen: Rötung, manchmal Schuppung, juckend, lokalisiert [152].

Daneben können Lichenifikation, Rhagaden, Ödem, Nässen etc. vorkommen. Bei den subjektiven Beschwerden ist Juckreiz nahezu die Regel.

7.3.2 Stadien

Es lassen sich folgende 3 Formen unterscheiden, die fließende Übergänge aufweisen können:

- *akute Form:* Rötung, Schwellung, Bläschen,
- *chronische Form:* Rötung, schuppig, verdickt, trocken,
- *subakute Form:* eher wenige Bläschen, dafür zahlreiche Knötchen sowie Schuppen.

Eine vorteilhafte Einteilung läßt sich auch nach der *Ursache* vornehmen:

- *bekannte* Ursache,
- *unbekannte* Ursache.

Zu den Ekzemen mit *bekannten Ursachen* zählen beispielsweise

- die toxische Kontaktdermatitis(z.B. durch irritierende Stoffe wie Detergenzien, Lösungsmittel);
- die allergische Kontaktdermatitis (z.B. durch Nikkel als Modeschmuck, Dichromat im Zement, bestimmte Medikamente);
- die stauungsbedingte Dermatitis (z.B. durch Krampfadern an den Unterschenkeln, nach längerem Verlauf häufig mit einem Ulcus cruris – vgl. B 7.5 – assoziiert);
- die mit Infektionen oder Epizoonosen assoziierte Dermatitis (z.B. bei bakteriellen – oder Pilzinfektionen, Skabies – vgl. B 7.13 – oder Pedikulose – vgl. 7.13);
- das lichtinduzierte Ekzem (z.B. nach Tetrazyklin- oder Sulfonamideinnahme).

Als Ekzeme *unbekannter Ursachen* werden beispielsweise angesehen:

- die atopische Dermatitis (die häufigste Form des Kinderekzems);
- die seborrhoische Dermatitis, die sich bevorzugt an Kopf, Hals und Thorax zeigt;
- die Neurodermitis sowie
- das akute Palmar- und Plantarekzem.

7.3.3 Diagnostik

Der Allgemeinarzt wird im Unausgelesenen Krankengut seiner Praxis mit sämtlichen Ekzemformen in ihren verschiedenartigsten Stadien und Ausprägungsformen bei unterschiedlichen Auslösemechanismen konfrontiert.

Klassifizierung

Es ist nicht die Aufgabe des Hausarztes, bei jedem Ekzem eine komplette Diagnostik nach Art des Klinikers zu betreiben. Der berufstheoretisch geschulte Allgemeinarzt weiß, daß ihm mit den Mitteln und unter den Bedingungen der Allgemeinmedizin keine wissenschaftlich exakte Diagnose gelingen kann; er wird es bei der Klassifizierung beispielsweise beim „Bild eines Ekzems" (C) belassen. Dieses Denken konsequent angewandt, zwingt den Allgemeinarzt dazu, stets alles ihm in der Praxis Mögliche zu unternehmen, um mehr Informationen zu gewinnen, andererseits aber alles zu unterlassen, was eine spezialistische Diagnostik zu einem späteren Zeitpunkt erschweren könnte.

Eigener Diagnostikvorschlag

Bewährt hat sich in den Praxen der Verfasser eine Übersicht, die dem Anspruch des Patienten nach raschem Rat und rascher Hilfe ebenso Rechnung trägt wie den Bedürfnissen des Arztes nach Wirtschaftlichkeit, praxisgerechter Realisierbarkeit und Seriosität. Unser Schema (Übersicht 21) wurde entwickelt aus einer am Handlungsbedarf der Allgemeinpraxis orientierten Zusammenschau verschiedener Fragen, die sich hinsichtlich der Präsentation des Befundes, seines Verlaufs, seines möglichen Auslösers und möglicher prädisponierender Faktoren ergeben.

Übersicht 21. Checkliste Ekzemdiagnostik in der Allgemeinpraxis

1. Lokalisation
  a) Singulär/multilokulär,
  b) Fernmanifestationen (Streuherde?).

2. Hautzustand
  a) Nässend/trocken,
  b) blande, nicht superinfiziert,
  c) befallen (besiedelt).

3. Akuität/Verlauf
  a) Akut,
  b) chronisch,
  c) rezidivierend.

4. Prädisposition
  a) Familiär,
  b) Anatomie (Intertrigo?),
  c) Stoffwechsel,
  d) Allergiebereitschaft,
  e) Dyshidrose,
  f) Sebostase,
  g) Fokus
  h) Psyche.

5. Kontaktagens
  a) Lokal,
  b) systemisch.

Programmierte Diagnostik

In der allgemeinmedizinischen Erstberatung bei ausgedehnten, uncharakteristischen Dermatosen empfiehlt sich das Diagnostische Programm Nr. 48 („Ausschlag-Standard"). In dieser Handlungsanweisung kommt es v.a. auf die gezielte Anamnestik sowie die örtliche und allgemeine Inspektion an. Einfache Laboruntersuchungen wie Urinstatus, rotes und weißes Blutbild sowie BKS geben weitere Informationen.

Isolierte Betrachtung als Sackgasse

Ekzeme sind ein gutes Beispiel dafür, wie der Hausarzt die erkrankte Stelle in praxi zunächst direkt diagnostisch angeht (vgl. B 2.2 und B 7.1).

Er darf es jedoch nicht bei der isolierten Betrachtung (vgl. B 7.6.5) bewenden lassen, sondern sollte einen möglichst großen Teil des gesamten Integuments inspizieren.

So können beispielsweise die vom Patienten präsentierte Rötung und Schwellung im Gesicht ihre Ursache in einem (nicht vorgezeigten) akuten Schub eines chronischen Stauungsekzemes am Unterschenkel haben [159]. Oder es können umgekehrt, beispielsweise bei Patienten mit an den Händen lokalisierten Berufsekzemen nach langen Verläufen, Ekzeme als selbständig gewordene Streuherde an den Unterschenkeln manifest werden, die oft noch weiterbestehen, obwohl die Kontaktekzeme, die primär an den Händen lokalisiert waren, abgeklungen sind. Ähnliches gilt für das *Mykid* und das dyshidrotische Ekzem (vgl. B 7.6.1).

7.3.4 Therapie

Der „Reflex" des Patienten, „Salbe" auf die befallenen Stellen bei den vielfältigsten Formen von Ekzemen aufzutragen (meist eine übliche Hautpflegecreme), ist geradezu typisch. Auch bei Säuglingen und Kleinkindern wird von den besorgten Müttern intensiv gecremt; hier wird jedoch nach kurzfristiger Anwendung der Doktor eher bald konsultiert.

So vielgestaltig sich die Ekzeme präsentieren, so vielfältig und oftmals uneinheitlich und verwirrend stellen sich die verschiedenen Behandlungsstrategien dar.

Die Autoren glauben, daß ihr *„Schema für die Ekzembehandlung"* (Übersicht 22) dem Allgemeinarzt eine Hilfestellung im Praxisalltag leisten kann.

Allgemeine Maßnahmen

Solange der nässende Zustand anhält, empfehlen sich *feuchte Verbände*, z.B. mit Castellani-Lösung. Daneben können im Einzelfall z.B. *Schwefelschüttelmixturen, Höhensonne* oder *reizarme Diät* zum Einsatz kommen. Gegen Juckreiz kann man symptomatisch *Antihistaminika* geben. *Klimatherapie* mag in Sonderfällen angezeigt sein (endogenes Ekzem). Zudem soll der Patient auf geeignete, nicht kitzelnde Wäsche achten (optimal: *Baumwolle*).

Saft- oder Fasttage können bei schweren, generalisierten Ekzemen bisweilen zum Erfolg führen. *Vegetabile, salzarme* Kost wird bei jedem Ekzem von Vorteil sein. Jeder Ekzematiker braucht *Ruhe*.

Die Ekzeme lassen sich durch diese Vorgehensweise (Übersicht 23) in einem großen Teil der Fälle zur Abheilung zu bringen, bei den konstitutionell bedingten können oft mit relativ einfachen Pflegemaßnahmen Rezidive verhütet werden.

Übersicht 22. Schema für die Ekzembehandlung

1. Nach Ausprägung
   a) Lokaltherapie,
   b) Therapie des gesamten Integumentes,
   c) systemische Therapie,
   d) ganzheitliche Behandlung
      (z.B. Diät, Klima, Psychotherapie).

2. Nach Hauttyp
   a) Fett/fettarm,
   b) feucht/trocken.

3. Nach Hautzustand
   a) Nässend: feucht (Umschläge, Bäder), Lotio,
   b) trocken: Rückfettung (Bäder/Salben), Okklusions-
      verband.

4. Nach Prädisposition
   a) Hautfalten: Abdeckung,
   b) Allergen: Ausschaltung,
   c) Stoffwechsel, Schweißabsonderung und Talgpro-
      duktion: Regulierung,
   d) Fokus: Sanierung,
   e) Psyche: Entspannung.

5. Nach Verlauf
   a) Akut: Schaum, Lotio, Creme, Gel, Umschlag,
   b) chronisch: Salbe, Okklusionsverband,
   c) subakut: Salbe, Creme.

Übersicht 23. Allgemeine Maßnahmen und Patientenführung bei Ekzem

– Hautpflege,
– Hautschutz,
– tägliche Hygiene,
– Ernährung,
– Klimareiz,
– Gesprächsbehandlung,
– Selbsthilfegruppen.

Übersicht 24. Verschiedene medikamentöse Behandlungsprinzipien in der Lokaltherapie des Ekzems

– Antibakteriell,
– antimykotisch,
– antipruriginös (z.B. Kortikoide),
– keratolytisch (z.B. Salizylsäure),
– hautreizend (z.B. Teer).

Besondere Probleme verursacht aber weiterhin die *atopische Dermatitis,* v.a. wenn sie jahrelang besteht, so daß hier eine Früherkennung und rechtzeitige Behandlung schon im Kindesalter besonders wichtig erscheint [256].

Gezieltes Vorgehen

Soweit es möglich ist, sollte man die einzelnen ätiologischen Faktoren in der Behandlung berücksichtigen:
– Beim Stauungsekzem sind Kompressionsverbände,
– beim Exsikkationsekzem überfettende Bäder und fette Salbengrundlagen,
– beim Kontaktekzem die Elimination der Allergene,
– beim mikrobiellen Ekzem Antibiotika,
– bei Streuekzemen die Beseitigung des Primärherdes zusätzlich zu den sonst üblichen Maßnahmen der Ekzemtherapie sinnvoll.

Teer ist bei allen Ekzemtypen ein souveränes Mittel, besonders angezeigt ist es aber beim chronischen lichenifizierten Ekzem.

Kutane Steroidtherapie

Der Hausarzt wird im Rahmen der Lokaltherapie (Übersicht 24) auch steroidhaltige Salben (Tabelle 31) verordnen; häufig haben die Patienten schon einen Selbstbehandlungsversuch mit einem solchen Präparat unternommen, das sie z.B. von früheren Schüben her kennen.

Eine sichere und effektive Therapie mit topischen Kortikoiden hängt weitgehend davon ab, daß man weiß, wann sie zu verschreiben sind und welche Wirkstärke erforderlich ist (Tabelle 31).

Absorption und Wirkstärke topischer Kortikoide können erhöht werden

– durch galenische Zubereitung,
– durch Okklusion;
– bei großflächigen entzündlichen Dermatosen.

Während im Gesicht und bei Kindern möglichst nur schwach wirksame topische Kortikoide der Gruppe I eingesetzt werden sollten (z.B. Hydrocortison), empfehlen sich für die Behandlung von Handflächen und Fußsohlen potente Steroide der Gruppen III und IV.

Der verordnende Arzt muß zudem auch das Alter seiner Patienten berücksichtigen.

Bei Kindern Gefahr systemischer Nebenwirkungen; wenn möglich, Anwendung von Hydrocortison!
Im höheren Lebensalter vorsichtiger Einsatz von Steroiden an Unterschenkeln; lokale Nebenwirkungen treten häufiger auf!

Tabelle 31. Einteilung topischer Kortikosteroide nach Wirkstärke [Niedner R. in 51]

Kortikosteroid	Wirkstärke [%]
Gruppe I (schwach)	
Hydrocortison	0,25
Hydrocortisonacetat	1,0
Prednisolon	0,4
	2,0
	2,5
Fluocortinbutylester	0,75
Gruppe II (mäßig stark)	
Dexamethason	0,1
Hydrocortisonbutyrat	0,1
Clocortolonpivalat und -hexanoat	je 0,1
Fluoroandrenolon	0,05
Triamcinolonacetonid	0,1
Prednicarbat	2,6
Gruppe III (stark)	
Dexamethasonvalerat	0,1
Betamethasonvalerat	0,1
Fluocortolon und	
Fluocortolonhexanoat	je 0,25
Desoximetason	0,25
Amcinonid	0,1
Diflucortolonvalerat	0,1
Gruppe IV (sehr stark)	
Fluocinolonacetonid	0,2
Diflucortolonvalerat	0,3
Clobetasolpropionat	0,05

Ausgesprochen restriktiv sollte der Einsatz von sog. Kombinationssalben erfolgen; diese müssen häufig aus Verlegenheit – in Verbindung mit einem Antibiotikum und einem Antimykotikum (vgl. B 7.14.4) – als „Schrotschußtherapeutikum" herhalten. Dadurch kann eine spätere Diagnostik (z.B. Anlegen einer Pilzkultur) erschwert werden.

Kortikoidhaltige Externa werden gerne im Rahmen einer Intervallbehandlung alternierend mit wirkstofffreien Zubereitungen (sog. Basisdermatika) gegeben, um Dosis zu sparen. Die interne Behandlung mit Kortikosteroiden vermag den Behandlungsverlauf manchmal abzukürzen.

Psychosoziale Führung

Mögliche Krankheitszusammenhänge sollte der Hausarzt dem Patienten erklären und ihn auf ver-

meidbare Noxen hinweisen; dadurch kann er ihn gelegentlich zu vermehrter Krankheitseinsicht und therapeutischer Mitarbeit gewinnen.

Dennoch werden viele Ekzemverläufe die Geduld von Patienten und Arzt gleichermaßen auf manche Bewährungsprobe stellen. Der Arzt sollte deshalb den Patienten von Anfang an auf eventuelle langwierige Verläufe vorbereiten und ihn aufklären, daß er in Einzelfällen bewußt auf hochwirksame, aber möglicherweise nebenwirkungsbehaftete Substanzen (z.B. Kortikoid) verzichtet; und er soll den Patienten hinweisen, auch die Selbstheilkraft der Natur nicht zu unterschätzen.

Das Waschverbot beim Ekzem gehört der Vergangenheit an; allerdings muß die Hautreinigung besonders hautschonend erfolgen (z.B. mit Syndets).

Der Hausarzt wird den Patienten ferner im Hinblick auf den Arbeitsplatz über geeignete Hautschutzmaßnahmen (fettfreie und fetthaltige Schutzsalben, Gummihandschuhe) sowie über Berufswahl und Möglichkeiten der Umsetzung am Arbeitsplatz beraten (Tabelle 32). Bei beobachteten und eindeutig identifizierten Zusammenhängen von Noxe und Ekzem (z.B. extern oder systemisch angewandte Medikamente, Pflaster) wird der Hausarzt dem Patienten eine schriftliche Bestätigung über seine Beobachtung geben.

Der Patient sollte auch auf enge Zusammenhänge zwischen seelischer Verfassung (z.B. Streß) und Hauterkrankungen (z.B. Cheilitis, dyshidrotisches Ekzem) unter dem Aspekt „Haut als Spiegel der Seele" hingewiesen werden.

Die gezielte *Überweisung in den spezialistischen Bereich* hängt von verschiedenen Faktoren ab, z.B.

- Ausdehnung des Befundes,
- Chronizität,
- kosmetische Probleme,
- berufsgenossenschaftliche Vorschriften [225],
- Fahndung nach der Noxe,
- Verschlimmerung nach eingeleiteter Therapie.

Daneben sind auch das individuelle Patienten-Arzt-Verhältnis und die persönliche Einstellung des Erkrankten von Bedeutung. Der erfahrene Arzt wird schließlich auch Verständnis für den Wunsch mancher Patienten haben, zum Spezialisten überwiesen zu werden.

Tabelle 32. Gasförmige, staubförmige und ähnliche (volatile) Schadstoffkontakte bei Berufsdermatosen [162]

Schadstoffe	Berufe und Betriebe
Metallstaub (Nickel, Chrom, Kobalt)	Metallbetriebe
Baustaub (Chrom)	Tunnelbau, Baustellen, Betonwarenfertigung
Kunstharzdämpfe (Epoxide, andere Kunstharze und Härter, Atopie!)	Modellbau, Zahntechnik, Bodenleger
Desinfektionsmittel (Formaldehyd, Atopie!)	Krankenhausmilieu
Friseurchemikalien (Blondiermittel, Atopie!)	Friseure
Lötdämpfe (Kolophonium)	Elektronikbranche
Düngemittel, Entwicklerchemikalien,	Landwirtschaft, Fotobranche
Arzneimittel	Pharmaindustrie

7.4 Warzen

Warzen sind seit jeher Lieblinge der Volksmedizin. Simple (infektiöse) Warzen (vgl. auch B 12.8.1) sind häufig Anlaß zur Konsultation des Hausarztes. In den allgemeinmedizinischen Statistiken der 50er Jahre nehmen sie noch Rang 92 ein, in den 70er Jahren bereits Rang 41 und in den 80er Jahren Rang 24 [37, 151]. Männliche Patienten sind etwas häufiger befallen. Der Altersgipfel liegt zwischen dem 15. und 44. Lebensjahr.

Besonders ästhetische Probleme belasten den Patienten (in Einzelfällen sogar Ekel), aber auch taktile Störungen (z.B. Verruca vulgaris an den Fingerkuppen) oder Schmerzen (z.B. Verruca plantaris).

Bei den *Plantarwarzen ("Dornwarzen";* Abb. 52) handelt es sich um in die Fußsohlen eingedrückte *Verrucae vulgares.* Dadurch kann ausnahmsweise ein Bild entstehen, das kaum von einer *Schwiele (Callositas)* zu differenzieren ist. Die diagnostische Entscheidung (vgl. B 7.1) fällt dann möglicherweise erst bei der operativen Entfernung. Meist hat der Patient schon eine der zahlreichen im Laienbereich bekannten Behandlungsversuche von sich aus eingeleitet.

Während die gewöhnlichen Warzen bevorzugt an Händen und Füßen auftreten, breiten sich die *Feigwarzen (Condylomata acuminata)* auf der Haut-Schleimhaut-Grenze, besonders am Enddarm, sowie im Vaginal- und Harnröhrenbereich aus. In beiden Fällen ist der Erreger ein (verwandter) Virus.

Der „typische" Warzenträger präsentiert sich gerne mit kalten und feuchten Händen/Füßen. Seelische Konflikte oder Streß scheinen zu prädisponieren, ebenso ein feuchtes Fußmilieu (Gummistiefel). Erwachsene sind häufig Raucher.

Nach ihrer *Erscheinungsform* können folgende Warzen unterschieden werden:

– *Verrucae vulgares:* nadelkopf- bis erbsgroße, harte Warzen mit zerklüfteter Oberfläche, bevorzugt an Hand- und Fingerrücken sowie als *Verrucae filiformes* an Gesicht, Hals, der behaarten Kopfhaut und in der Bartgegend.
– *Verrucae plantares:* nach innen, evtl. wie ein „Dorn" (Abb. 52), in die Tiefe wachsende Warzen an der Fußsohle. Meist von einer schwieligen Verhornung überlagerte Fußwarzen; besonders Dornwarzen, sind allein durch ihren Ansiedlungsort die schmerzhaftesten. Sie zeichnen sich durch erhebliche Hartnäckigkeit, Infektiosität und hohe Rezidivneigung aus. Plantarwarzen neigen dazu, sich wie ein Mosaik großflächig zusammenzuschließen.
– *Verrucae planae (juveniles):* flache „Hornwarzen", die meist bei Kindern auftreten, selten im Jugendlichen- bzw. Erwachsenenalter.

> **Warzen bilden sich auffallend häufig spontan zurück.**

7.5 Ulcus cruris

Als Ulcus cruris wird ein mehr oder weniger ausgedehnter, mehr oder weniger tief reichender Substanzverlust mit diversen Entzündungszeichen am Unterschenkel, meist in der Malleolargegend, bezeichnet, der in seinem Aussehen je nach Keimbesiedlung, Schmerzen, Gesamtzustand des erkrankten Beines etc. außerordentlich schwankt. Ein wesentliches Charakteristikum ist die geringe Heilungstendenz.

Das *Ulcus cruris varicosum* (venöses Ulkus) ist gegen das *Ulcus cruris postthromboticum* (postthrombotisches Ulkus) abzugrenzen:

Beim ersteren sind die tiefen Venen normal, beim postthrombotischen Ulkus hingegen geschädigt. Während das venöse Ulkus (vgl. B 12.3) endgültig beseitigt werden kann, können beim postthrombotischen (vgl. B 12.3.4) lediglich die Folgen einer irreparablen Schädigung der tiefen Venen beseitigt werden [82]. Ein Ulcus cruris muß also nicht immer ein Ulcus cruris varicosum sein. Daher ist die betroffene Extremität auch im Hinblick auf die arterielle Versorgung sorgfältig zu untersuchen.

> **Nicht jedes Ulcus cruris ist venös bedingt.**

Die *Diagostik des Ulcus cruris* ist einfach, sie konzentriert sich auf 3 Aspekte:

– Geschwür,
– Umgebung des Geschwürs,
– Durchblutungsverhältnisse.

Frauen (besonders Mehrgebärende) sind häufiger von solchen „offenen Beinen" befallen als Männer, Adipöse wiederum häufiger als Schlankwüchsige. Eine venöse Insuffizienz, wie ein stehender Beruf oder ein Vererbungsfaktor sind ebenfalls prädisponierend. Häufig ist ein (Bagatell)trauma der Auslöser für das schier endlose Beinleiden.

Die *konservative Behandlung* des Ulcus cruris ist eine typische hausärztliche Aufgabe, die eine intensive und langzeitgerichtete Zusammenarbeit zwischen Arzt und Patient erfordert, gerade weil Rückschläge nicht selten sind.

Vielfältig sind die Behandlungsversuche im Laienbereich, die selbst hergestellte Badezusätze, Salben und Tierfettzubereitungen umfassen können; beliebt sind auch verschiedene Puder.

Ähnlich vielfältig und ebenso häufig auf eigener Erfahrung beruhend sind die diversen Behandlungsversuche mit Externa im Arztbereich. Sie reichen von antibiotikahaltigen Salben- und Puderzubereitungen

Abb. 52. Verruca plana (Syn. Dornwarze). Typisch der Stanzdefekt der Haut mit Unterbrechung der Hautlinie [197]

bis zu temporären Hautersatzstoffen. Dabei ist die Möglichkeit einer iatrogenen Allergisierung zu bedenken.

Da das Ulcus cruris venosum in der Regel mit anderen Zeichen des chronisch-venösen Stauungssyndroms zusammen auftritt, ist die *entstauende Wickeltechnik* kombiniert mit Mobilisierung und Bekämpfung der Grunderkrankung (z.B. Diabetes, Herzinsuffizienz) die Methode der Wahl [101].

> **Die Standardbehandlung des unkomplizierten Ulcus cruris venosum besteht neben der Wundtoilette in einer fachgerechten, konsequenten und kontrollierten Kompressionstherapie durch Wickeln der Unterschenkel. Eine alleinige Lokaltherapie mit Salben ist von vornherein zum Scheitern verurteilt.**

7.6 Bläschen auf der Haut

Patienten mit *Bläschen auf der Haut (Vesiculae)* suchen den Hausarzt relativ rasch und häufig auf; meist sind neben dem ästhetischen Problem die Schmerzen der Konsultationsanlaß. Faktoren wie Sonnenbestrahlung beim Skifahren oder am Strand können disponieren. Allgemeinsymptome sind selten, uncharakteristische Fieberzustände können vorausgehen.

Befallen sind bevorzugt Schleimhäute (z.B. Lippen, Mund bei Herpes-simplex-Virus I, die Geschlechtsorgane bei Herpes-simplex-Virus II). Solche Bläschen treten jedoch nicht nur an Schleimhäuten, sondern auch am übrigen Körper auf, z.B. an Wangen, Ohrläppchen, Gesäß, Hand- oder Fingerrücken.

Die Spontanheilung ist die Regel; medikamentöse Behandlung hilft – wenn überhaupt – nur im allerfrühesten Stadium.

Bei der Bildung einer *Blase (Bulla)*, deren Entstehung in offensichtlichem Zusammenhang mit einer mechanischen Irritation steht (z.B. Holzhacken, Fußmarsch), wird es der Patient in den meisten Fällen bei Beobachtung oder Selbstbehandlung (z.B. Aufstechen) belassen.

7.6.1 Dyshidrotisches Ekzem

Ein *dyshidrotisches Ekzem* muß bedacht werden, wenn sich auf veränderter Haut winzige Papeln oder Bläschen meist interdigital sowie an den Handtellern und Fußsohlen ausbreiten. Die vom Patienten oft vermutete „Störung der Schweißdrüsen" wird kontrovers diskutiert [242], häufigste Ursache ist eine *Kontaktallergie* oder ein *Mykid* bei bestehender Tinea pedum. Bevorzugt sind das weibliche Geschlecht, vegetativ stigmatisierte Personen sowie 20- bis 30jährige.

7.6.2 Herpes simplex

Ein besonderes Problem stellt der *rezidivierende Herpes simplex* dar, der in bestimmten Zeitabständen immer am gleichen Ort auftritt.

Der Hausarzt sollte bei jedem Patienten, der ihn mit Herpes aufsucht, dessen Abwehrlage (z.B. Streß, Menstruation, Vita sexualis, konsumierende Erkrankungen) im Auge behalten.

7.6.3 Herpes zoster

Die Abwehrlage des Patienten ist auch bei einer weiteren Bläschenkrankheit, dem *Zoster (Gürtelrose)*, zu bedenken. Dieser befällt jedoch die Haut (nicht die Schleimhaut).

Gerade die oft tagelang dem Zoster vorauseilenden, teilweise recht starken Schmerzen können den Arzt zu falschen Überlegungen führen (z.B. Gerstenkorn, Bindehautentzündung, Coxarthrose, Hexenschuß, Interkostalneuralgie), v.a. solange noch keine Bläschen ausgebrochen sind.

Nach der segmentalen Eruption der Bläschen ist die Zuordnung (Klassifizierung) aufgrund der Kennerschaft dann vergleichsweise einfach.

Kontrovers diskutiert wird der Zoster als eine lokalisierte Form der Varizellen. Bei Befall des ersten Trigeminusastes ist das Auge selten betroffen. Für die Inspektion der Cornea soll möglichst ein Augenarzt hinzugezogen werden, auch aus juristischen Gründen [230].

7.6.4 Bläschen im Mund

Bei *Bläschen im Bereich der Mundschleimhaut* handelt es sich um eine Erkrankung, deren Ursache noch weitgehend ungeklärt ist. In Einzelfällen können diese Bläschen eine Herpes-simplex-Primärinfektion bei Kleinkind oder Reinfektion in höherem Lebensalter darstellen.

Die häufigeren, nichtinfektiösen chronisch-rezidivierenden (habituellen) Aphthen finden sich in der Regel an den Schleimhautumschlagstellen und Schleimhauttaschen, gelegentlich auch an der Zuge und am Zungenrand.

Während das Allgemeinbefinden bei der *(nichtherpetischen) Stomatitis aphthosa* vergleichsweise wenig beeinträchtigt ist – abgesehen von lokalen Schmerzen v.a. bei Nahrungsaufnahme –, geht die *primäre herpetische Gingivostomatitis* häufig mit hohem Fieber und starkem Befall der gesamten Mundschleimhaut und des Pharynx einher.

7.6.5 Hand-Fuß-Mund-Syndrom

Ebenfalls mit schmerzhaften Effloreszenzen im Mundbereich, die jedoch vergleichsweise wenig Beschwerden bereiten, beginnt das seltene *Hand-Fuß-Mund-Syndrom*, wobei gleichzeitig oder kurz darauf sich Bläschen meist an den Volarseiten der Füße und der Hände bilden. Betroffen sind bevorzugt Kinder unter 10 Jahren, meist während der warmen Jahreszeit.

Oft präsentiert der Patient nur eine der 3 möglichen befallenen Regionen (z.B. die Hände); an einem solchen Beispiel läßt sich erneut aufzeigen, wie wichtig es ist, wenn der Arzt die in der Übersicht 21 (vgl. B 7.4.4) erwähnte Verteilung (singulär? multilokulär?) beachtet und es nicht bei der isolierten

Betrachtung der einzelnen Region bewenden läßt (vgl. B 7.3.4).

7.7 Psoriasis vulgaris

Wie unterschiedlich häufig sich oftmals dieselbe Erkrankung über Jahre hinweg präsentieren kann, belegt das Beispiel der *Psoriasis vulgaris (Schuppenflechte)*. In den 50er Jahren liegt sie auf Rang 298 [31], in den 70er Jahren auf Rang 98 [37] und im allgemeinmedizinischen Krankengut der 80er Jahre auf Rang 195 [151]. Mehr als die Hälfte der Patienten, die der Hausarzt betreut, sind chronisch erkrankt, entsprechend weniger Betroffene sieht der Arzt zum ersten Mal.

Oft beobachtet der Patient nur rote, nicht juckende Flecken an beiden Ellenbogen und/oder an den Knien. Er vermutet häufig selbst eine Flechte oder Allergie. Der Arzt findet in der Regel scharf umschriebene, gerötete Herde (Erythem) mit silbrig schuppender Auflagerung. Diese lassen sich in einfacher Weise, z.B. mit einer sterilisierten Ampullensäge ablösen („Kerzenphänomen"; nach Entfernung des „letzten Häutchens" Beobachtung des „blutigen Taus"/Auspitz-Phänomen; Abb. 53).

Die problemorientierte allgemeinärztliche Diagnostik, unter vorläufigem Verzicht auf eine histologische Untersuchung, ist bei diesem Krankheitsbild und der typischen Lokalisation oft entbehrlich. Die Frage nach ähnlichen Hauterscheinungen in der weiteren Verwandtschaft sollte immer gestellt werden.

7.7.1 Nicht immer ein „typisches Bild"

Die Schuppenflechte muß sich jedoch nicht immer „typisch" präsentieren. So können beispielsweise Herde in der Rima ani oftmals nicht gleich als Psoriasis erkannt werden (Fallstrick!). Dies gilt auch für die Psoriasis auf dem behaarten Kopf.

Gerade bei „Bildern einer Schuppenflechte" (C) ist also der Arzt besonders gefordert zu falsifizieren: „Es sieht so aus wie beispielsweise eine Mykose oder ein superinfiziertes Ekzem in der Afterfalte: Aber was ist es wirklich?"

Neben der Haut hat auch das Skelett einen Bezug zur Psoriasis. So können Osteoarthropathien allein auftreten, sie können sich aber auch während des

Abb. 53. Ablösen einer silbrigen Hautschuppe mittels steriler Ampullensäge („Kerzenphänomen")

Ablaufs einer Psoriasis vulgaris entwickeln oder vor dem Auftreten einer Schuppenflechte bemerkbar machen, ohne daß an der Haut irgendwelche Symptome einer Schuppenflechte parallel dazu auftreten müssen [220].

Problematisch sind auch jene Psoriasisfälle mit rheumanegativer Osteoarthropathie, bei denen der Nagel betroffen ist („Tüpfelnägel" oder „Ölflecken" – vgl. Abschn. B 7.7.2). In der Mehrzahl der Fälle wird jedoch die Kennerschaft (vgl. B 3.1, 7.6.3, 7.9) den Arzt weiterbringen.

7.7.2 Tragfähige Arzt-Patienten-Beziehung

Zur *Standardbehandlung* gehören heute die Dithranol-Minutentherapie oder die Behandlung der behaarten Kopfhaut mit Kortikoidtinkturen. Dem *Spezialisten* vorbehalten bleiben sollten die Phototherapie oder Photochemotherapie sowie die Behandlung mit Retinoiden.

Als *allgemeine Maßnahmen* wird der Hausarzt Reiztherapie (Teerbäder und Sonnenbestrahlung) oder Hautpflege mit Ölbädern empfehlen.

Das schon seit altersher bewährte Keratolytikum Salizylsäure in Konzentrationen von meist 2–3% ist weiterhin das Mittel der Wahl. In Einzelfällen kann auf kortisonhaltige Externa (vgl. B 7.3.4; Tabelle 31) nicht verzichtet werden.

Übersicht 25 faßt die verschiedenen Möglichkeiten der kortikoidfreien Psoriasisbehandlung zusammen. Die Behandlung des Psoriatikers erfordert eine

---

Übersicht 25. Möglichkeiten der kortikoidfreien Psoriasisbehandlung

Topisch:
– Teer,
– Dithranol (Cignolin),
– Salizylsäure,
– UV-B-Bestrahlung (Höhensonne),
– selektive Ultraviolett-Therapie (SUP),
– Thalassotherapie.

Systemisch:
– Photochemotherapie mit Psoralen (z.B. Meladinine®)
– UV-A („Blacklight") = PUVA,
– Etretinat,
– Retinoid (Tigason®),
– Hydroxyuria (500 mg, 2- bis 3mal täglich),
– Methotrexat (MTX) (Endoxan®).

---

tragfähige Arzt-Patienten-Beziehung: Trotz der vielfältigen Behandlungsmaßnahmen gelingt es i. allg. nur, die jeweiligen Schübe abzukürzen. Eine Gewähr für Rezidivfreiheit kann bei keinem Medikament übernommen werden [219].

7.8 Zeckenbisse

Die Bevölkerung hatte – bevorzugt in Gegenden mit Laubwäldern – schon immer mit *Zeckenbissen* zu tun. Seit dem Ende des 2. Weltkriegs beobachtet man jedoch eine kontinuierliche Ausbreitung des Holzbocks (Ixodes rizinus) von Ost nach West; in demselben Maße breitet sich auch das Frühsommer-Meningoenzephalitis-Virus (FSME-Virus) aus, das durch diese Zecke bevorzugt von April bis Juni und von September bis Oktober übertragen wird.

In den 50er Jahren waren Zeckenbisse im allgemeinmedizinischen Krankengut mit Rang 353 ein nicht mehr regelmäßig häufiges Beratungsproblem [31]. In den 70er und 80er Jahren nahmen sie dagegen bereits die Ränge 110 bzw. 170 ein [37, 151].

Mit dem Speichel der Zecke können neben dem FSME-Virus, das eine Meningoenzephalitis hervorrufen kann, in einigen Fällen auch Borrelien als Erreger übertragen werden. Speziell die Borrelien Burgdorferi gelten als Erreger des *Erythema chronicum migrans;* der „typische" rote bis blaurote Fleck wird langsam größer und blaßt dabei im Zentrum ab (Abb.

Farbtafel S. 336 ff). Oft kommen die Patienten Wochen nach dem Biß, wenn sich das Erythem bereits in Rückbildung befindet. Zur *Behandlung* empfiehlt sich Penizillin in entsprechender Dosierung, um eine Borreliose im Spätstadium, die sog. Lyme-Arthritis, zu verhindern. Konsequenterweise muß der Arzt also bei der Abklärung von uncharakteristischen Arthritiden (vgl. B 2.1 und 2.7) auch an eine Borreliose denken.

Während früher die Patienten kamen, um sich die Zecken (oder Reste davon) nur entfernen zu lassen, haben sie jetzt zusätzlich noch Angst vor einer Zeckenenzephalitis. Entsprechend gewinnt das Beratungsergebnis „Zeckenbiß" an Bedeutung.

Die aktive Immunisierung gefährdeter Personen schützt wirkungsvoll, und zwar nur gegen die Frühsommermeningoenzephalitis, nicht aber gegen eine *Borreliose.*

7.9 Lipom, Atherom

Knoten am behaarten Kopf stören den Patienten (z.B. Hindernis beim Kämmen, Hinweis des Friseurs). Aber auch andere tastbare Knoten unter der Haut können ihn beeinträchtigen oder beunruhigen (z.B. Sorge vor Bösartigkeit), so daß der Betroffene die operative Entfernung wünscht.

Die Lokalisation ist für die direkte Diagnostik wichtig (vgl. B 2.2, 7.1 und 7.16, 8, 8.5.2, 8.6, 12.8, 12.9). Ein kugelförmig erscheinender Knoten am Kopf läßt eher an ein *Atherom* denken, ein mehr längliches subkutanes Gebilde an Rumpf und Armen dagegen an ein *Lipom.*

Aspekt und Tastbefund erlauben die Zuordnung zu Bildern, die in der Regel dann durch die Operationsergebnisse bestätigt werden („Kennerschaft"; vgl. B 4.1, 7.6.3, 7.7.1). Natürlich muß der Arzt auch hier falsifizieren, um andere Arten von Neubildungen auszuschließen.

7.10 Pruritus, Urtikaria

Pruritus (Juckreiz) ist ein subjektives Symptom, das viele Hautkrankheiten, aber auch manche Krankheiten der inneren Organe begleitet [85].

7.10.1 Uncharakteristischer Juckreiz

Der Allgemeinarzt sieht *uncharakteristischen Juckreiz* (A) als isoliertes Symptom. Leichte Fälle verlaufen ohne Störung der Nachtruhe. In der Regel lassen sich weder Allgemeinerkrankungen noch sonstige Ursachen feststellen. Trotzdem ist danach zu fahnden. Dazu dient die Handlungsanweisung Nr. 45 („Juckreiz-Standard").

Nicht selten tritt Juckreiz auch im Anogenitalbereich auf. Hier gibt es vielfältige Ursachen, manchmal liegen ein latenter Diabetes mellitus, Oxyuren oder zunehmend häufig ein Candidabefall zugrunde.

In solchen Fällen mit „charakteristischem" Juckreiz wird die Behandlung zunächst der Grunderkrankung gelten (z.B. Einstellen des Diabetes mellitus, Weglassen bestimmter Medikamente und Noxen, Körperpflege, Pilzsanierung, Wurmkur, Streßabbau, Konfliktbewältigung). Erfahrungsgemäß läßt sich aber dadurch in der Mehrzahl der Juckreiz nicht beheben.

> **Folgender gedanklicher Reflex ist zu vermeiden:**
> **Juckreiz = allergische Dermatose = Verschreibung von Kortikoiden oder Antihistaminika [53]!**

7.10.2 Nesselsucht

Quaddeln mit oder ohne Juckreiz belästigen den Betroffenen. Der Patient ist besorgt über das meist rasche Auftreten, das oft uneinheitliche Aussehen der Hauterscheinungen und ihres Verteilungsmusters am Integument (oft auch an Handtellern und Fußsohlen). Besonders beeindruckt ist er, wenn Augenlider oder Mundschleimhaut in manchmal grotesker Weise betroffen sind. Dramatisch werden Schwellungen empfunden, wenn sie auf Lippen, Zunge und/oder Rachenraum (Glottisödem!) übergreifen.

Nicht selten vermuten die Patienten von sich aus als Auslöser bestimmte Nahrungsmittel (z.B. Erdbeeren, „gespritzte" Orangen), v.a. wenn ähnliches schon früher einmal, vielleicht in nicht so ausgeprägter Weise, als *„Nesselsucht" (Urtikaria)* aufgetreten ist. Manchmal läßt sich sogar ein zeitlicher Zusammenhang mit der Einnahme eines bestimmten Medikaments herleiten (z.B. Salizylsäure, Antibiotikum).

Azetylsalizylsäure (ASS) und andere Analgetika können, besonders bei Asthmatikern, „allergische" Symptome auslösen (sog. pseudoallergische Reaktionen, bei denen Histamin an der Reaktion nicht beteiligt ist). Dies erklärt, warum einerseits keine typische Sofortreaktion eintritt, jedoch eine evtl. sehr heftige protrahierte Symptomatik, und andererseits die übliche antiallergische Therapie mit Antihistaminika keinerlei Wirkung zeigt. Die meisten anamnestisch geschilderten „Penizillin-Allergien" sind gar keine, sondern sie stellen unbedeutende Nebenwirkungen oder durch einen zugrundeliegenden Infekt bedingte Exantheme dar [117].

> **Erhält der Arzt durch den Patienten Hinweise auf eine *„Penizillin-Allergie"* oder vermutet er selbst eine solche, muß vor jeder weiteren Gabe dieser Substanz (oder Substanzgruppe) die Testung im spezialistischen Bereich vorgenommen werden.**

Eine allergenfreie Kost gibt es nicht. Zu Testzwecken kann es jedoch notwendig sein, für einen begrenzten Zeitraum (2 bis maximal 4 Wochen) eine streng allergenarme Diät (Eliminations- oder Suchdiät) einzuhalten. Bei *Kleinkindern* hat sich folgender *Kostplan* als praktikabel erwiesen:

– Reis- oder Getreideschleim,
– gekochte Karotten,
– eine Sorte Weizenbrot ohne Zusatzstoffe (kein Vollkorn),
– eine Sorte (selbstgemachte) Konfitüre (Aprikosen),
– etwas Salz,
– Mineralwasser,
– Mus aus geschälten und gekochten Äpfeln.

Bei *Erwachsenen* bewährt sich eine bestimmte allergenstandardisierte Kost zur Erkennung von Nahrungsmittelallergien [121]. Sinn dieser Kost ist es, in den folgenden 10 Tagen nur wenige, in ihrer Zusammensetzung bekannte Lebensmittel zu essen und zu trinken, um damit die große Anzahl der möglichen Nahrungsmittelallergene auf eine überschaubare Menge zu reduzieren.

Vorausgesetzt, daß der Patient unter Einhaltung dieser Kost keines seiner (noch unbekannten) Allergene aufnimmt, werden sich die Beschwerden bessern. In diesem Falle sollte er nach 10 Tagen eine sog. „Such- oder Aufbaukost" anschließen, indem er unter Beibehaltung der „allergenstandardisierten Kost" jeden 2. Tag ein weiteres Lebensmittel, Gewürz oder

Getränk zu sich nimmt. Mit welchem Nahrungsmittel er anfängt, entscheidet der Patient selbst. Die Nahrungsmittel sollten jedoch nicht aus verschiedenen Grundstoffen zusammengesetzt sein.

Folgende Lebensmittel sind erlaubt:

Fleisch/Fisch:	Rind, Lamm, Geflügel und alle Fischsorten, frisch kaufen und selbst zubereiten (kochen, braten, grillen), keine Fleischerzeugnisse und Wurstwaren, kein Geräuchertes.
Gemüse:	Karotten und Erbsen.
Obst:	Bananen oder Aprikosen (Dose).
Nährmittel:	Kartoffeln, Reis (Wasa® Roggen -Knäcke).
Brot:	Eine Sorte, milchfrei (kein Mischbrot).
Brotaufstrich:	Aprikosenmarmelade oder kalter Bratenaufschnitt (selbst zubereitet), Tatar (nur gesalzen).
Getränke:	Kaffee, Tee, Mineralwasser.
Fett:	Butter, kaltgepreßtes Olivenöl.
Sonstiges:	Zucker, Salz.

Sobald der Betroffene bei der schrittweisen Wiedereinführung der Lebensmitel auf „sein" Allergen trifft, kommt es – in der Regel innerhalb von 6–24 h – zum erneuten Auftreten seiner Krankheitserscheinungen. Diese Lebensmittel müssen dann in Zukunft gemieden werden.

7.11 Rosazea

Rötung im Gesicht empfinden die Patienten, besonders Frauen und Mädchen, als ein störendes kosmetisches Problem. Häufig haben die Betroffenen bereits verschiedene Kosmetika wie Salben und Gesichtswässer zur Behandlung eingesetzt oder abdeckende Substanzen zur Tönung verwendet. Besonders irritiert eine erstmalig aufgetretene Gesichtsrötung, auch wenn sie nicht schmerzhaft ist.

Die *Rosazea,* eine von mehreren Dutzend Beratungsergebnissen an der Grenze der regelmäßigen Häufigkeit, ist eine harmlose, auf die Haut beschränkte Krankheit der zweiten Lebenshälfte. Wind und Wetter sowie Alkoholexzesse oder Kälteexpositionen scheinen eine Rolle zu spielen.

Im Gegensatz zur Rosazea befällt die *rosazeaartige Dermatitis (periorale Dermatitis)* zu 90% Frauen;

Kosmetika- und Kortikoidabusus sind häufig verursachend.

7.12 Erysipel

Das *Erysipel (Wundrose)* beeindruckt Patient wie Arzt gleichermaßen durch den dramatischen Beginn:

- hohes Fieber,
- Schüttelfrost,
- schlechter Allgemeinzustand.

Die Rötung kann gelegentlich erst später auftreten und ist anfangs nicht mit Lokalschmerzen verbunden. Der Arzt sollte bei Patienten mit hohem Fieber und ausgeprägter Allgemeinsymptomatik daher sorgfältig zunächst nach einer lokalen Rötung der Haut suchen, um möglichst frühzeitig einen Hinweis auf ein Erysipel zu erhalten. Dieses kann dann um so rascher mit Penizillin in hohen Dosen angegangen werden.

Bei folgenden Symptomen liegt wahrscheinlich ein *Erysipeloid* vor:
- scharf begrenzte Rötung mit regionalen roten Streifen,
- nicht reduzierter Allgemeinzustand,
- kein Fieber.

Das Erysipeloid oder Pseudoerysipel (bei Metzgern als „Schweinerotlauf" oder bei Fischern als „Fischrose" beobachtet) tritt auf, wenn beim Hantieren mit älterem Fleisch oder Fisch die Erreger (Erysipelothrix insidiosa) in die verletzte Haut (meist im Handbereich) eingedrungen sind. Es spricht ebenfalls gut auf Penizillin an.

Während das Erysipel eine eher scharf begrenzte Hautrötung aufweist, fällt bei der *Phlegmone* eine druckdolente Schwellung (z.B. subkutan, subfaszial, intramuskulär, peritonsillär, perianal) auf. Die Hohlhandphlegmone (Abb. 54) entsteht durch direkte Stichverletzungen in die Hohlhand oder beim Durchbruch eines Schwielenabszesses oder einer Sehnenscheideneiterung.

Die pyogenen *Sehnenscheidentzündungen* des Daumens und Kleinfingers können wegen drohender Komplikationen nicht ernst genug genommen werden (V-Phlegmone!).

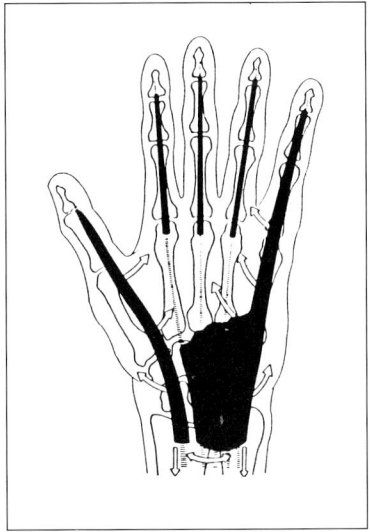

Abb. 54. Ausbreitungswege der radialen und ulnaren Sehnensackphlegmonen [269]

7.13 Pedikulose und Skabies

Das Aussterben der Kopflaus schien vor wenigen Jahren nur noch eine Frage der Zeit zu sein. Um 1965 bis 1967 änderte sich jedoch die Situation. Durch die zunehmende Reiselust wurden diese blutsaugenden Parasiten des Menschen nach Deutschland zurückgebracht.

Während früher *Läusebefall (Pedikulose)* hauptsächlich bei sozialen Problemfamilien anzutreffen war, hat sich heute als Folge geänderter Lebenseinstellung und aus Unkenntnis eine sog. „Wohlstandsverlausung" gebildet, die alljährlich im Herbst, einige Wochen nach den großen Ferien, von einem lästigen Mitbringsel regelmäßig zu einer „Läuselawine" anschwillt [59]. Die Eier der Läuse („Nissen") werden an die Haare geklebt (bevorzugt an die Haarbasis). Das Ei ist am Haar mit einer aus Klebemasse gefertigten Röhre angebracht, die den Haarschaft völlig umschließt (Abb. 55). Die Entfernung des Eies vom Haar ist nur möglich, wenn man den Haarschaft in seiner ganzen Länge durch das Röhrchen zieht; dies erklärt die Mühe, die beim Auskämmen der Nissen aufgebracht werden muß.

Einschlägige Fälle von *Krätze (Skabies)* kommen heute nicht mehr regelmäßig häufig vor. Nach dem

Abb. 55. Nisse mit Haftröhrchen (schematische Zeichnung)

2. Weltkrieg war die Krätze vorübergehend allerdings eine der häufigsten Beratungsursachen in der Allgemeinpraxis. Die Skabies tritt jetzt vorwiegend als „gepflegte Krätze" unter geringfügigen ekzematoiden, evtl. papulösen Veränderungen auf. Es ist in der Regel erfolglos, die unregelmäßig gewundenen Milbengänge zu suchen [99].

Der Weg zur richtigen Klassifizierung führt gegenwärtig nicht selten über die Fallstricke „Allergie" oder „Ekzem" und die entsprechenden wirkungslosen Behandlungen. Schließlich versucht der therapierende Arzt ein Antiskabiosum. Der prompte Erfolg gestattet dann die Klassifizierung: „Bild einer Skabies" (C).

> Wenn mehrere Mitglieder in einer Lebensgemeinschaft von Juckreiz und Ausschlag betroffen sind, ist der Verdacht auf Skabies besonders naheliegend. Leitsymptom: hochgradiger Juckreiz bei Bettwärme!

7.14 Bilder von Mykosen

Das Bild eines lokalen *Pilzbefalles (Mykose)* (C) der Haut oder der Hautanhangsgebilde (z.B. Nägel, behaarter Kopf) sieht der Allgemeinarzt relativ oft. In diesem Fall wendet er örtliche Routinen an (vgl. B 7.14.1).

7.14.1 Örtliche Routinen

Definition: Zweckmäßige Vorgangsweisen aufgrund der Praxiserfahrung bei den häufigen regionalen Gesundheitsstörungen. Im Gegensatz zur obligaten Programmierten Diagnostik (vgl. B 5.8.2) sind *örtliche Routinen* unbewußte, problemorientierte Diagnostikformen.

Bilder von Mykosen gehören (neben z.B. Myalgien, Arthropathien, Kreuzschmerzen, Kontusionen, Pharyngitis, Rhinitis) zu den 15 häufigsten Beratungsergebnissen in der Allgemeinmedizin, bei denen die örtliche Routine sehr wichtig ist.

7.14.2 Pilzbefund und Pilzkultur

Im spezialistischen Bereich werden die Hautmykosen nach ihrem Erreger (Dermatophyten, Hefen, Schimmelpilze: DHS) eingeteilt in:

– Dermatomykosen,
– Candidamykosen,
– Schimmelpilzmykosen.

Der direkte Erregernachweis *(Pilzbefund)* gelingt beispielsweise aus Nagelgeschabsel, Haaren, Schuppen oder Pustelinhalt und läßt sich auch in der Allgemeinpraxis einfach und schnell duchführen (Material mit 30%iger Kalilauge versetzt, über dem Bunsenbrenner erwärmt, Nachweis unter dem Mikroskop).

Auch wenn der Arzt auf diese Weise die „Mykose" diagnostisch sichern kann, muß er wissen, daß er damit nicht Art und Gattung des Erregers bestimmt hat. Nicht einmal die Unterscheidung zwischen Faden- und Sproßpilzen ist mit Gewißheit möglich.

Die *Pilzkultur* (Abb. 56) wird hauptsächlich eingesetzt, um Dermatophyten von Hefepilzen zu unterscheiden (ggf. Indikation zur systemischen antimykotischen Therapie). Pilzbefund und Pilzkultur weisen eine Trefferquote von 80% auf.

Abb. 56. Entfernen von möglichst viel Nagelfeilicht mit der V2A-Knochenraspel und Aufsammeln im Plastikbehälter zum Versand an den Laborarzt zwecks mykologischer Untersuchung.

7.14.3 Vorgehen nach brauchbaren Richtlinien

Immer häufiger glauben Patienten, an einer Pilzinfektion erkrankt zu sein, und suchen deshalb den Arzt auf. Dem Betroffenen fallen besonders die Haut- und Schleimhautveränderungen im Bereich von Füßen, Händen, Mund, After, Scheide, Finger- und/oder Zehennägeln auf. Hinweise und Informationen in der Laienpresse oder an öffentlichen Plätzen (z.B. Schwimmbad) weisen den Patienten auf eine mögliche Gefährdung hin.

In einzelnen Fällen hat der Patient bereits einen Behandlungsversuch unternommen, bevor er sich zum Hausarzt begibt (z.B. hat er wieder jene antimykotische Salbe zur Behandlung der Zwischenzehenräume verwendet, die früher gewirkt hatte, diesmal aber nicht). Von seinem Arzt erwartet nun der Betroffene die „eindeutige" Diagnose und zugleich die Einleitung einer wirkungsvollen Therapie.

Von einer exakten Diagnose kann jedoch erst dann gesprochen werden, wenn der Erreger nach Art und Gattung identifiziert ist. Wie schwierig eine solche wissenschaftlich-exakte Diagnose ist und wie ausgesprochen selten sie in einer Allgemeinpraxis vorkommt, wurde bereits verschiedentlich erwähnt (z.B. in B 2.3.2 „Schulterschmerzen: Therapie ohne Diagnose", und in B 7.3.1 „Ekzem: Nomenklaturprobleme").

Für die Belange der Allgemeinpraxis und unter wirtschaftlichen Gesichtspunkten kann jedoch in manchen Fällen der Erregernachweis entfallen, besonders wenn es sich um charakteristische Besiedlungsorte handelt (z.B. Interdigitalräume, Mundschleimhaut, Anogenitalbereich, Finger- und Zehennägel).

Übrigens lassen sich bei der häufigsten „Mykose" in unserem Zivilisationskreis, der interdigitalen „Fußmykose", bei der Hälfte von Zwischenzehenmazerationen kulturell ohnedies keine Pilze nachweisen ([263]; Abb. Farbtafel, S. 336 ff).

Das Beispiel der interdigitalen Fußmykose zeigt, daß der schon klassische Satz von O. Naegeli „Vor die Therapie haben die Götter die Diagnose gesetzt" zumindest für das praxisgerechte Vorgehen des Allgemeinarztes nicht immer seine Berechtigung hat. Am besten ist es also, völlig undogmatisch nach brauchbaren Richtlinien für die Einleitung der ärztlichen Therapie, die der Patient rasch und wirkungsvoll erwartet, zu suchen (Braun, 1987, pers. Mitteilung).

7.14.4 Vorgehen bei „Bildern von Krankheiten"

Mit der gebotenen Zurückhaltung darf man bei „Bildern von Krankheiten" zunächst durchaus so tun, als ob die wahrscheinlichste Krankheit vorliegen würde. Doch muß der Arzt sich stets im klaren darüber sein, daß bei manchen dieser „Bilder" der Schein trügt. Er muß also jederzeit bereit sein, seine Meinung über die Art einer vermuteten Gesundheitsstörung zu revidieren. Das mindert sein Prestige nicht.

Auch dann, wenn es in der Allgemeinpraxis z.B. beim „Bild einer Mykose" (C) bleibt (statt der exakten Diagnose „Mykose" (D), verursacht die Therapie meist keine größeren Probleme. Das gilt v.a. für jene Fälle, bei denen Aspekt und Symptome leicht faßbar sind, etwa Juckreiz, Bläschen- und Schuppenbildung, Einrisse (Mazerationen) und das Aussehen der betroffenen Stelle selbst.

Die Behandlung bei „Bildern von Mykosen" läßt sich unter 2 Gesichtspunkten betrachten:

– *lokaler Befall* von Haut- und Schleimhäuten,
– *systemischer Befall* (Organbefall).

Bei einer *lokalen Anwendung* von Antimykotika lassen sich pathogene Pilze recht gut und fast ohne Nebenwirkungen unterdrücken. Im Gegensatz dazu sind Antimykotika bei systemischer Anwendung mehr oder minder schlecht verträglich [144] und daher entsprechend gezielt einzusetzen. Dies betrifft nicht den offensichtlich intestinalen *Soorbefall* beim Säugling (Abb. Farbtafel, S. 336 ff). Hier kann der Arzt mit gutem Erfolg das bewährte (und nicht resorbierbare) Antimykotikum Nystatin anwenden.

Auf die Problematik des wahllosen Einsatzes von sog. Kombinationssalben (Antibiotikum, Kortison, Antimykotikum) in der Lokalbehandlung wurde bereits im Absch. „Kutane Steroidtherapie" (vgl. B 7.3.4) hingewiesen.

Bei nicht ausreichender Kennerschaft oder im Zweifel sollte der Arzt auf eine primäre topische Behandlung mit einem Antimykotikum oder auf den Einsatz eines Kombinationspräparates (z.B. Antimykotikum + Kortison) verzichten. In diesen Fällen empfiehlt sich zunächst eine nicht verschleiernde unspezifische Lokalbehandlung (z.B. Desinfizienzien wie Merfen®-Tinktur oder Farbstofflösungen) oder die Konsultation des Spezialisten.

7.15 Haarausfall

Alopecia diffusa/areata (diffuser/kreisförmiger Haarverlust) gehört in den allgemeinmedizinischen Statistiken der 50er, 70er und 80er Jahre zu den 300 regelmäßig häufigen Praxisvorkommnissen.

Meist sind es jüngere Frauen, die den Allgemeinarzt wegen *Haarausfall (Effluvium capillorum)* aufsuchen. Sie klagen mehr oder weniger verzweifelt, daß ihnen die Haare „büschelweise" ausgingen, daß sie schon zahlreiche, viel gepriesene Mittel gegen ihren Haarausfall angewendet hätten, aber keines habe geholfen.

Der Haarausfall (Effluvium) ist vom Haarverlust (Alopezie) zu unterscheiden:

– Effluvium (Haarausfall): 100 Haare/Tag,
– Alopezie (Haarverlust): mehr als 60% aller Kopfhaare.

Während die Glatze des Mannes durchaus als ein fakultatives sekundäres männliches Geschlechtsmerkmal beschrieben werden kann (und auch gesellschaftlich toleriert wird), bedeutet die androgenetische Alopezie bei der Frau eine doppelte Belastung: Neben der Entstellungsproblematik besteht eine echte somatische Störung [23].

> **Ein täglicher Ausfall von 70 Haaren ist noch physiologisch (Haare bei der Morgentoilette zählen lassen!).**

Zunächst empfiehlt sich die problemorientierte Diagnostik mittels der Handlungsanweisung Nr. 46 („Haarausfall-Standard"). Der Arzt darf keinen Abwendbar gefährlichen Verlauf, z.B. eine Thyreotoxikose oder eine andere Allgemeinerkrankung (z.B. Thalliumvergiftung) übersehen, nur weil der Fall nicht „danach aussieht".

Die therapeutische Beeinflußbarkeit des Haarausfalls ist nach wie vor unbefriedigend.

7.16 Hautflecken und Hautveränderungen

In unseren Breiten hat sicherlich jeder Mensch seine „Muttermale" oder „Leberflecken". Normalerweise werden diese *Hautflecken* gar nicht oder nur unter kosmetischen Gesichtspunkten von den Menschen in Augenschein genommen.

Die Trennung zwischen anlagemäßig bedingten Fehlbildungen *(Nävi)* und davon unabhängigen Geschwülsten ist schwierig, Überschneidungen kommen vor. Nach Braun-Falco müssen über 40 verschiedene Hautveränderungen in Erwägung gezogen werden [43, 44].

7.16.1 Maligne Hauttumoren

Die verschiedenen Arten des Hautkrebses sind zusammengenommen die einzigen Malignome, die in der Allgemeinpraxis die Grenze der regelmäßigen Häufigkeit zeitweilig überschreiten. Die anderen Krebsformen liegen ausnahmslos mehr oder weniger weit darunter.

Der *Hautkrebs* nimmt im allgemeinmedizinischen Krankengut der 70er Jahre Rang 192 [37] und in den 80er Jahren den ebenso erstaunlich hohen Rang von 228 ein [151].

Der Verdacht auf ein malignes Epitheliom ergibt sich durch die Kennerschaft (vgl. B 3.1).

Beim „Bild eines Hautkrebses" (C) findet der Arzt mittels der direkten Diagnostik (vgl. B 2.2, 7.1 und 7.9, 8, 8.5.2, 8.6, 12.8, 12.9) unregelmäßige, pigmentierte oder nichtpigmentierte Hautveränderungen mit Induration, mit und ohne Exulzeration („verdächtiges Aussehen"). Die histologische Untersuchung verifiziert das Malignom, wobei die Basaliome überwiegen.

Das *Basaliom* ist ein destruierend wachsender Tumor, lokal aggressiv, in hohem Prozentsatz im Kopfbereich (Abb. 57), Metastasen sind äußerst selten.

Plattenepithelkarzinome befinden sich bei unserer Bevölkerung fast ausschließlich im Gesicht und an den Ohren, vornehmlich an der Unterlippe von Männern (Tabakrauch + Sonnenstrahlen; Abb. Farbtafel, S. 336 ff).

Wenngleich von den Hautkrebsen das *Melanom* seltener als das *Plattenepithelkarzinom* oder das *Basaliom* ist, löst es zu Recht große Unruhe aus.

> **Der Arzt soll sich hüten, einen Tumor als gutartig zu bezeichnen, über dessen Dignität er sich nicht genau im klaren ist. Er muß einen malignen Prozeß in Erwägung ziehen, wenn er auf Hauterscheinungen mit Wachstumstendenz stößt, die sich knotig oder geschwürig entwickeln und einer Therapie länger als 14 Tage widerstehen [53].**

7.16.2 Schwarzer Krebs

Bis vor wenigen Jahrzehnten war das *maligne Melanom*, der Pigmentzellkrebs der Haut *(„schwarzer Krebs")*, ein ausgesprochen seltener Tumor. Heute zählt das Melanom zu den häufigeren bösartigen Tumoren des Menschen. Obwohl es sich direkt an der Hautoberfläche entwickelt, wird es nicht immer rechtzeitig erkannt.

Oft lenken erst so bedenkliche Symptome wie Blutung und Juckreiz die Aufmerksamkeit auf diesen Prozeß. Der Grund dafür ist in der Wachstumsdynamik der Melanome zu suchen. Der initiale Tumor vergrößert sich nämlich nur sehr langsam und wird – weil man innerhalb absehbarer Zeit scheinbar keine Veränderung bemerkt – zunächst als „Muttermal" interpretiert [200]. Bei der Beobachtung kann die Verwendung eines Dermatoskops hilfreich sein, weil sich damit harmlose pigmentierte Veränderungen wie benigne Nävuszellnävi (vgl. Abb. Farbtafel,

S. 336 ff), seborrhoische Warzen und thrombosierte Angiome sicherer abgrenzen lassen [248].

Der „schwarze Krebs" sieht anfänglich aus wie ein Pigmentzellnävus und kann daher offenbar lange Zeit als solcher verkannt werden [242]. Die Mehrzahl der Melanome scheint jedoch unabhängig von Pigmentzellnävi, also auf zuvor unauffälliger Haut, zu entstehen.

ABCDE-Regel

Bei der Untersuchung pigmentierter Hautveränderungen kann mit der sog. ABCDE-Regel eine erste Beurteilung vorgenommen werden. Diese Regel besagt, daß bei Vorliegen der folgenden Kriterien *Verdacht auf ein malignes Melanom* besteht:

– **A**symmetrie,
– **B**egrenzung, unregelmäßige,
– **C**olor, ungleichmäßige Farbtöne,
– **D**urchmesser über 5 mm,
– **E**rhabenheit.

Die Farben können von rot, braun, schwarz über blau oder hell reichen („USA-Flagge"); die Tumoren können aber ebenso gleichmäßig dunkelbraun oder schwarz gefärbt erscheinen. Ihre Oberfläche ist in frühen Stadien unverändert, später glänzend, schuppend, rauh, höckrig.

Alle Hautveränderungen sind auf maligne Entartung verdächtig, wenn sie beginnen
– sich in Farbe und Größe zu verändern,
– Pigmenthöfe zu bilden oder gar
– zu bluten oder
– zu ulzerieren.
Auch Juckreiz ist suspekt.

Fallstrick: subunguales Hämatom

Melanome an Finger- und Zehenendgliedern werden häufig verkannt, weil sie aussehen können wie z.B. Quetschblutungen unter dem Nagel oder chronische Entzündungen des Nagelwalls.

Bei folgenden *Zeichen* muß an ein Melanom gedacht werden:

– Ablösen einer Nagelplatte,
– dunkle Verfärbung eines Nagels, an einer Stelle oder vollständig,
– chronische Entzündung des Nagelwalls.

Abb. 57. Prädilektionsstellen von Basaliomen im Gesicht: Bevorzugung der zentrofazialen Anteile. (Mod. nach [82])

Melanome an Finger- und Zehenendgliedern sind schmerzlos.

Prädisponierende Faktoren

Verhängnisvoll quält die (historische) Auffassung die meisten Patienten (aber auch manche Ärzte), daß aus Manipulationen an Muttermälern Melanome entstünden, daß diese also „wild" werden würden. Der wichtigste auslösende bzw. prädisponierende Faktor für Basaliom, Plattenepithelkarzinom und Melanom ist jedoch das Sonnen-(UV-)Licht. Des weiteren sind die Großstädter, die sich immer wieder durch exzessive Sonnenbestrahlung „sportive" Bräunung innerhalb kurzer Zeit erwerben wollen, mehr melanomgefährdet als die Landbewohner, die lebenslang der Sonne ausgesetzt sind („sozialer Trend"; [82]). Besonders gefährdet sind Menschen mit roten Haaren und mehr als 50 melanozytären Nävi am Körper (Durchmesser über 2 mm [266]).

Die Gefahr der malignen Entartung ist gering

– vor der Pubertät,
– bei *behaarten*, pigmentierten Nävuszellnävi.

7.16.3 Zusammenarbeit mit dem Spezialisten

In idealer Weise ist gerade das Melanom dazu geeignet, in der Krebsvorsorge rechtzeitig erkannt zu werden. Am Melanom braucht heute niemand mehr zu sterben [200].

Darüber hinaus ist der Allgemeinarzt gefordert, prinzipiell bei allen entkleideten Patienten auch der Hautoberfläche im Hinblick auf pigmentierte Hautveränderungen Aufmerksamkeit zu schenken.

Bei diagnostischen Unklarheiten sollte der Dermatologe konsultiert werden. Die Treffsicherheit bei initialen Melanomen liegt bei Dermatologen mit großer klinischer Erfahrung etwa bei 75% und ist bei Ärzten anderer Fachrichtungen deutlich niedriger [248].

Da die Prognose beim malignen Melanom sehr stark von der Tumordicke abhängt und bei metastasierten Melanomen keine effektiven Therapiemöglichkeiten mehr bestehen, kommt der *Frühdiagnostik* eine herausragende Bedeutung zu. Dabei kann – wie erwähnt – die Verwendung eines Dermatoskops hilfreich sein. Generell jedoch sollte in jedem unklaren Fall ein Spezialist zu Rate gezogen werden.

7.16.4 Beobachten – Operieren

Die *Pigmentzellnävi (Nävuszellnävi)* sind zu zahlreich und treten bei zu vielen Menschen auf, als daß alle exzidiert werden könnten.

Im Gegensatz zu früheren Auffassungen sollte jeder Nävus exzidiert werden,

– der in irgendeiner Weise den Patienten beunruhigt (Wachstum, Juckreiz),
– der eine lackartig dunkle Farbe hat,
– der plötzlich dunkle ungleichmäßige Färbungen aufweist,
– der Färbungen hat, bei denen Pigmentfüße auftreten.

Sorgfältig oder vorsorglich entfernt werden sollten pigmentierte Nävuszellnävi, die chronischen Reizen ausgesetzt sind, z.B.

– an Scheuerstellen von Kleidungsstücken,
– an intertriginösen Hautarealen,
– im Palmoplantarbereich.

Das angemessene Verfahren ist die Exzision im gesunden Gewebe.

> Jeder exzidierte Pigmentzellnävus soll histologisch untersucht werden, damit die gutartige Natur des Nävus belegt werden kann, falls bei Metastasen eines malignen Melanoms der Ausgangsherd gesucht wird [242].

Kann ein Melanom nicht mit absoluter Sicherheit ausgeschlossen werden, ist in jedem Fall die Exzision und histologische Untersuchung indiziert. Die Exzision kann knapp erfolgen, auch elektrokaustische Abtragung ist erlaubt [82].

Bei Verdacht auf ein Melanom erfolgt grundsätzlich die operative Entfernung des Primärtumors mit 5 cm Sicherheitsabstand und tief bis zur Faszie reichend, ggf. geht ein Schnellschnitt in Vollnarkose voraus.

7.17 Pityriasis versicolor und Pityriasis rosea

Die pigmentierten Herde am Stamm sind – in Abhängigkeit von der Sonnenbestrahlung – weißlich bis bräunlich, von unterschiedlicher Größe, weisen kleieförmige Schuppung („Hobelspanphänomen") auf und sind durch enorme Rezidivfreudigkeit charakterisiert. Die Klassifizierung *„Pityriasis versicolor"* erfolgt aufgrund der Kennerschaft (vgl. B 3.1).

Ebenfalls kleieförmige (pityroide) Schuppung findet sich bei der *Pityriasis rosea (Schuppenröschen)*, einer akut verlaufenden, spontan heilenden (unbehandelt 1–3 Monate) Hautkrankheit.

Die hellroten, ovalen Plaques folgen in auffälliger Weise den Hautspaltlinien und weisen dasselbe Alter auf. Hauptsymptom ist ein kreisrunder, scharf begrenzter, lachsroter Herd mit peripherer Schuppenkrause („Primärmedaillon").

Diese oberflächliche Dermatomykose wird nur in jenen wenigen Fällen zur ärztlichen Beratungsursache, in denen sie größere Ausmaße erreicht oder kosmetisch stört. Die virale Genese wird diskutiert.

7.18 Lichen ruber planus

An der Grenze zur regelmäßigen Häufigkeit in der Allgemeinpraxis liegend, wird der *Lichen ruber planus (Knötchenflechte)* als der Prototyp einer mit Papeln einhergehenden Hauterkrankung angesehen.

Prädilektionsstellen sind Handgelenkbeugeseiten, Lumbalregion, Knöchel, Schleimhäute (Mund und Genitale). Unter *Lichenifizierung* versteht man Veränderungen durch Verdickung und Vergröberung der Haut.

7.19 Keloid

Ebenfalls an der Grenze zur regelmäßigen Häufigkeit liegt das *Keloid*.

Es ist charakterisiert durch eine überschießende derbe Narbenbildung („Wulstnarbe"), manchmal durch juckende Bindegewebswucherung nach einer Hautverletzung.

Ohne histologischen Nachweis erfolgt die Klassifizierung als „Bild eines Keloids" (C).

7.20 Uncharakteristische Hautveränderungen

Hier werden alle unklaren, uncharakteristischen Hautveränderungen registriert (Rang 186/147 im allgemeinmedizinischen Krankengut der 70er/80er Jahre).

Die meisten dieser Dermatosen klingen bald von selbst wieder ab oder lassen sich durch indifferente Behandlungen günstig beeinflussen. Somit bleibt es bei der Klassifizierung *„uncharakteristische Effloreszenz"* (oder *„uncharakteristische Dermatose"*) als Symptomgruppe B.

Zur allgemeinmedizinischen Diagnostik bei (ausgedehnten, uncharakteristischen) exanthematischen Hauterkrankungen wurde ein „Ausschlag-Standard" (Programm Nr. 48) geschaffen. Die programmierte Untersuchung lohnt sich trotz des scheinbaren Bagatellcharakters der meisten einschlägigen Affektionen. Sie dient – wie alle anderen Handlungsanweisungen – der diagnostischen allgemeinärztlichen Absicherung.

Nach wochenlanger Beobachtung der unveränderten Hauterscheinungen bzw. bei Nichtanschlagen therapeutischer Versuche sollte zum Spezialisten überwiesen werden. Erfahrungsgemäß resultiert daraus zwar nichts Besonderes, aber es kommt nicht auf die Regel, sondern auf die Ausnahme an.

7.21 Thematik des Fachgesprächs

Aufgabe

Besprechen Sie die in Übersicht 26 aufgeführten Beratungsergebnisse „Beschwerden und Erkrankungen der Haut" anhand der nachfolgenden Fragen und der bei den entsprechenden Beratungsergebnissen aufgeführten Zusatzfragen!

Übersicht 26. Beschwerden und Erkrankungen der Haut

• **Regelmäßig häufig in der Allgemeinmedizin:**
- Ekzem,
- Warzen,
- Bilder von Mykosen,
- Ulcus cruris,
- Urtikaria,
- Pruritus,
- Herpesbilder,
- Nävus,
- Psoriasis vulgaris,
- Zeckenbisse,
- Alopezia,
- Lipom,
- Atherom,
- Hautkrebs,
- Zoster,
- Rosazea,
- Erysipel,
- Skabies,
- Pedikulose,
- Lichen ruber planus,
- Pityriasis rosea,
- Keloid,
- uncharakteristische Hautveränderungen (Dermatose).

• **Nicht regelmäßig häufig (= unter 1:3000 Fälle):**
- Erysipeloid,
- Molluscum contagiosum.

Fragen

„Andere Beschwerden und Erkrankungen im Bereich der Haut"

1. Ungefähre Häufigkeit in der Allgemeinpraxis.
2. Bevorzugung bestimmter Altersgruppen, Berufsgruppen, Geschlechtsverteilung.
3. Patientenbeobachtung und Patientenklage („Was beobachtet, klagt und befürchtet der Patient?").
4. Beobachtungen aus der Umgebung des Patienten („Was beobachtet und beunruhigt die Umgebung des Patienten?").
5. Ursache / Auslöser / Disposition / Kontaktfragen („Was fragt der Arzt? Woran denkt er?").
6. Direkte Diagnostik („Was sieht, prüft und dokumentiert der Arzt?").
7. Falsifizierung, Exklusion („Es sieht so aus wie ..., aber was ist es wirklich?").
8. Ansteckbarkeit („Ist das ansteckend?").
9. Beispiele für Abwendbar gefährliche Verläufe („Alles immer ernst nehmen!"); z.B. Nävus und Melanom; Zeckenbiß und FSME bzw. Borreliose; Atherom und Vereiterung; Erythem und Erysipel.
10. Weiterführende Diagnostik im hausärztlichen und im spezialistischen Bereich: Bewertung bestimmter Laboranalysen (z.B. Eosinophilie im Differentialblutbild, Immunglobulintiterbestimmung, Hauttestungen, Kulturen).
11. Notwendigkeit der Zusammenarbeit mit dem Spezialisten (z.B. Basaliom, Alopezia, berufsbedingtes Ekzem).
12. Abwartendes Offenlassen („Wie lange zuwarten?").
13. Vorausgegangene Selbstmaßnahmen des Patienten.
14. Lokaltherapie (allgemeinärztliche Maßnahmen wie Bäder, Wickel, Umschläge, Salben, Exzision, Phototherapie).

15. Systemische Therapie (Diätetik, Antibiotika, Immunstimulanzien, Steroide, aktive und passive Immunisierung).
16. Anweisung für allgemeine Verhaltensmaßnahmen (z.B. Körperpflege, Freizeitgestaltung, Selbstkontrolle, Selbsthilfegruppen, Beachtung von Warnzeichen).
17. Notwendigkeit der stationären Diagnostik und Therapie.

Zusatzfragen „Ekzem"

- „*Windeldermatitis*":
Wichtige Differentialdiagnostik in der Praxis (Windelsoor und seborrhoisches Säuglingsekzem).
Mögliche Ursachen: Durchfälle, vorangegangener Soorbefall der Geburtswege der Mutter und/oder des kindlichen Mundes, Okklusion durch die Windel (am wichtigsten!).
Cave: Mit Plastik überzogene Windeln! Behandlung (z.B. Tragen von Leinenwindeln, Luftexposition, Vermeidung von Gummiunterlagen, Bäder in Kaliumpermanganat, austrocknende Salbengrundlagen wie Pasta zinci mollis, antimykotische Antibiotika wie Nystatin).
Cave: Saure Säfte! Wann systemische Gabe von Nystatin?

- Nystatin: Dieses Antibiotikum wirkt fungistatisch gegen Hefen, besonders gegen Candida albicans. Gabe in hohen Dosen oral möglich, da nahezu keine Resorption! Daher problemlos auch bei Schwangeren und Säuglingen.

- *Kontaktekzem* (z.B. am Ohrläppchen bei Modeschmuck, am Bauch durch Jeansknopf, an den Handflächen beim Maurer).
Mögliche Ursachen (Nickel/Zement).
Maßnahmen: Beratung, Lokaltherapie, Arbeitsruhe? Berufskrankheit? Umschulung?

- Allgemeine und spezielle Maßnahmen bei *Handekzem*, z.B. Ausschalten einer möglichen Noxe, Vermeidung von Seife – dafür Anwendung von Syndets, Handpflege im arbeitsfreien Intervall (bei starker Austrocknung fettende Salben, beispielsweise auf Vaselinebasis;
bei mäßiger Austrocknung Wasser-in-Öl-Emulsion, z.B. Lanolin;
bei feuchten Händen wie im Friseurberuf Öl-in-Wasser-Emulsion, z.B. Ungt.emuls.aqu., Okklusivfolie, Hautarztverfahren! (Allergiepaß).

- *Dyshidrosis pedum* (Fußekzem): Vorbeugende Maßnahmen wie Meiden von Gummischuhen oder -sohlen, Meiden von Perlonsocken; statt dessen: Tragen von kochfesten Baumwollsocken, mehrmaliger Schuhwechsel täglich, Waschen mit kaltem Wasser. Schwimmbad als vermutete Ursache?

- *Stauungsekzem am Unterschenkel* bei chronisch-venöser Insuffizienz: Bevorzugte Lokalisation. Entstehungsursache (chronisch-venöse Insuffizienz, Kontaktsensibilisierung durch langfristig angewandte Externa).
Therapie: Varizenbehandlung (konservativ durch konsequente Wickeltechnik, ggf. zusätzlich Venenverödung; Varizenoperation: hohe Ligatur der V. Saphena magna; „Venen-Stripping").

- *Atopie, Neurodermitis:* Familiäre Häufung? Vor- und Begleiterkrankungen wie Asthma, Pollinosis, Milchschorf. Bevorzugte Lokalisation (Gelenkbeugen, retroaurikulär, Haaransatz). Bekleidungstips (z.B. Vermeidung von Wolle auf der Haut). Ernährungstips (z.B. Kuhmilchproblematik, dafür ggf. Sojamilch; „Reizstoffe" in der Nahrung?). Klimatherapie (See- oder Hochgebirgsklima). Vermeidung von Überfettung der Haut. Medikamente wie Antihistaminika, Sedativa, Kortikoide, Phytopharmaka. Psychische Führung?

- Impfproblematik bei funktionsgestörtem Abwehrsystem (z.B. beim Atopiker/Allergiker: Gefahr der Hühnereiweißallergie!): Vorsicht bei Impfungen mit Provokationscharakter (z.B. Pertussis, Cholera)! Ggf. Vermeidung von Kombinationsimpfstoffen, dafür Einzelgabe in entsprechenden Abständen.

- Kutane Steroidtherapie: Wesentliche Wirkungsmechanismen auf die Haut (antiphlogistisch, immunsuppressiv, antiproliferativ, vasokonstriktiv). Beispiele für verschieden stark wirksame topische Steroide (Handelsnamen!). Steroidtherapie unter Berücksichtigung der Körperregion (z.B. Gesicht, intertriginöse Regionen, Rumpf, Skrotum, Extremitäten, Hände und Füße) und des Alters (Kinder, höheres Lebensalter). Indikationsbezogene Anwendungsbeispiele für topische Steroide (z.B. bei Ekzem, Psoriasis, Lichen planus, Prurigoknoten, Alopezia areata, Sonnenbrand).

Unerwünschte Wirkungen (z.B. Hautatrophie, Verschleierung von Infektionen, Steroidakne, periorale Dermatitis).
Achtung: Glaukomanfall bei potenten topischen Steroiden im Augenlidbereich möglich!

- *Seborrhoisches Ekzem:* Bevorzugte Lokalisation (z.B. Brustmitte, Augenbrauen, Nasolabialfalte, Bartbereich, behaarte Kopfhaut). Bevorzugte Therapie (z.B. Salizylspiritus, Kortikoid).
- Superinfektion bei Ekzem: Verhütung und Behandlung.
- Badezusätze bei Ekzemkrankheit, z.B. Lipide (wie Sojaöl, Erdnußöl, Nerzfett), Teerzusätze (v.a. beim chronischen lichenifizierten Ekzem), Schwefelbäder (z.B. beim seborrhoischen Ekzem), antimikrobiell wirksame Badezusätze wie Kaliumpermanganat.
- Behandlung der Seborrhoea capillitis: Zunächst Schuppenentfernung (z.B. Haarwaschmittel, ggf. salizylsäure- und/oder teerhaltig), danach Tinkturen (z.B. kortikoid-salizylsäurehaltiger Spiritus).

Zusatzfrage „Photoallergie"

- Mögliche Photoallergie durch Sulfonamide, orale Antidiabetika, Tetrazykline, Hydrochlorothiazid, optische Aufheller in modernen Waschmitteln.

Zusatzfrage „Sonnenbrand (Dermatitis solaris)"

- UV-A-/UV-B-Problematik.

Zusatzfragen „Warzen"

- Prädisposition (z.B. feuchte Akren, Alter, falsches Schuhwerk, Nikotinabusus).
- Infektiosität?
- Faden-„Warzen": Lokalisation. Keine Virusätiologie!
- Verschiedene Möglichkeiten der Warzentherapie. Konservativ, z.B. Salizylvaseline-Salbe und -Pflaster, Mitosehemmer wie Fluorouracil (Verrumal®), alternative Maßnahmen?
  Operative Maßnahmen, z.B. Abtragung mit scharfem Löffel, Exzision mit Skalpell, Hochfrequenzchirurgie, Kryochirurgie, Laservaporisierung.
- Warzen am Fingerendglied (paronychiale Warzen): Problematisch in der Therapie (Gefahr der Verletzung der Nagelmatrix), Überweisung zum Hautarzt!

- Therapieprinzip bei Plantarwarzen: Zunächst „Verdünnung" der Hyperkeratose durch Hobeln, dann keratolytische Salben.
- Therapie der Condylomata acuminata: Touchierung mit Podophyllinspiritus 10/20/30%.

Zusatzfrage „Molluscum contagiosum (Dellwarze)"

- Erkennung (Eindellung in der Mitte), bevorzugter Sitz (Gesicht/Augenlider, Hals, Geschlechtsteile), bevorzugtes Alter (Kinder, meist jugendliche Erwachsene), Übertragungsmodus (Selbstübertragung), Nachweis (Molluskum-Elementarkörperchen im herausgedrückten Pfropf), Behandlung (Anritzen der Haut mit dem Starmesser, Heraushebelung des Inhalts, nachfolgende Ätzung des Grundes).

Zusatzfragen „Ulcus cruris varicosum"

- Bevorzugte Lokalisation (innerer oder äußerer Knöchel).
- Diagnostische Schritte: Prüfung der Fußpulse (Palpation, Dopplerultraschallgerät), Untersuchung der Varizen im Stehen, Phlebographie, Plethysmographie, Radiofibrinogentest.
- Prophylaktische Maßnahmen bei Varizenpatienten (z.B. intermittierendes und nächtliches Hochlagern der Beine, Übergewicht bekämpfen, ggf. Einlagenversorgung. Kräftigung der Beinmuskulatur: Wadenmuskelpumpe, Kneipp-Anwendungen, Kompressionsstrümpfe). Problematik von Diuretika und sog. Venoprotektiva (z.B. Roßkastanienextrakte).
- Kompressionstherapie: Wirkungsweise eines Kompressionsverbandes, Langzeitbehandlung mit Kompressionsstrümpfen (Kompressionsklassen, Formulierung einer korrekten Rezeptur für „Gummistrümpfe", Problematik von Stützstrümpfen und Strumpfhosen).
- Wickeltechnik: Indikation für Gummibinden und Langzugbinden einerseits, textilelastische und Kurzzugbinden andererseits. Indikation für Zinkleimverband. Liegedauer von elastischen Verbänden und Zinkleimverband (tags/nachts?)
- Beispiele für potentiell allergisierende Externa im Ulkusbereich (z.B. Peru-Balsam, Anaesthesin®, Chloramphenicol, Neomyzin).
- Therapie der oberflächlichen Venenentzündung (Thrombophlebitis): entzündungshemmende Sal-

ben (z.B. Blutegel- oder Heparinsalben, antiphlogistische Salben), Kompressionsverbände ggf. mit Schaumgummiplatten, evtl. Antiphlogistika, nächtliche Hochlagerung. Bettruhe kontrainidziert! Emboliegefahr?

Lokale Thrombusausräumung durch Stichinzision.

- *Krampfadern:* Therapie (Hochlagerung, Kompression, evtl. Verödung oberhalb der Blutungsstelle).
- *Phlebothrombose* (tiefe Thrombophlebitis).

Ursache der Phlebothrombose (Virchow-Trias): Strömungsverlangsamung, Schädigung des Gefäßendothels (z.B. orale Kontrazeptiva und Rauchen), Veränderung der Blutzusammensetzung (z.B. postoperativ, v.a. nach Bauchoperationen, bei manchen Karzinomen). Hauptursache: Strömungsverlangsamung (z.B. bei Bettlägerigen, überlanges Abknicken der venösen Gefäße im Kniegelenk beim Sitzen – in Flugzeug und Auto).

Abwendbar gefährlicher Verlauf: Lungenembolie sowie irreparable Schädigung der tiefen Beinvenen, wenn Thrombus nicht entfernt oder lysiert wird („postthrombotisches Syndrom").

Besonders gefährlich: Beckenvenenthrombose (hohe Embolierate!). Risikogruppe: Übergewichtige. Frühsymptome: Leider wenig eindrucksvoll! Lungenembolie häufig erstes Frühzeichen.

Therapie der frischen Thrombose: Antikoagulation mit Heparin wie Liquemin®; Fibrinolytika und Thrombektomie (stationär); Notfallbehandlung: Heparin (sofort wirkend!) Anwendung i.v. oder s.c. – Klinikeinweisung.

Achtung: Antikoagulanzien verhindern nur das Weiterwachsen von Thromben, der Thrombus selbst bleibt unberührt!

Langzeitbehandlung nach Krankenhausentlassung: ca. einjährige Antikoagulanzientherapie mit Cumarin wie Marcumar®. Systematische Beingymnastik. Exakter Kompressionsverband.

- Thromboseprophylaxe bei Bettlägerigen (altersabhängige Gefährdung!): Physikalisch wie Hochlagerung der Beine, Beingymnastik. Thromboseprophylaxestrümpfe? Medikamentös: Low-dose-Heparin-Therapie.
- *Postthrombotisches Syndrom:* Charakterisiert durch Ödeme, Fibrosierung und Sklerosierung des Bindegewebes mit gamaschenartiger Einschneidung im distalen Unterschenkeldrittel („Pseudosklerodermie"), Stauungsekzem, Ulcus cruris postthromboticum mit irreparabler Schädigung der tiefen Venen.

- Patientenführung bei Behandlung mit Antikoagulanzien (Cumarine): Regelmäßige Einnahme der vorgegebenen Dosis! Regelmäßige Kontrollen im Abstand von 2–3 Wochen! Führung eines Gerinnungshemmerausweises. Beachtung möglicher Interaktionen mit anderen Medikamenten (z.B. nichtsteroidale Antirheumatika/NSAR). Vermeidung intramuskulärer Spritzen. *Achtung* bei Stürzen: Ausgedehnte Hämatome, innere Blutungen! Ernährung: etwas Zurückhaltung bei grünem Gemüse (reich an Vitamin K). Notfallbehandlung durch den Arzt: Vitamin K_1 (Konakion®-Ampullen stets mitführen!).

Zusatzfragen „Bläschen im Bereich der Mundschleimhaut"

- Behandlungshinweise für den Patienten: z.B. Spülen bzw. Betupfen des Mundes mit Adstringenzien wie Salbei, Kamille, Myrrhe oder Gentiana-Violett.
- Lokalbehandlung mit Bepanthen®-Lösung; evtl. haftende Substanzen wie Pyralvex®-Gel (Phytopharmakon) oder Volon® A (steroidhaltig!).
- Therapieempfehlungen bei nichtinfektiösen chronisch-rezidivierenden (habituellen) Aphthen: Eisenpräparate? Farbstofflösungen, Lutschen von hypertonen Zuckerlösungen wie „Bayrisch Blockmalz", auch langsames Zergehenlassen von Kortikoidtabletten wie Betnesol®-Pastillen. Eigenbluttherapie? Immunglobulin-Gabe? Echinacea-Kuren (z.B. Resistan®)?

Zusatzfragen „Zoster"

- Erreger: Varicella-Zoster-Virus (gezielte Befragung des Patienten nach früher durchgemachter Windpockenerkrankung!).
- Typisches Verteilungsmuster (nahezu ausschließlich unilateral).
- Lokale Behandlung (z.B. Puder-Watte-Verbände, Desinfizienzien wie Vioform; Aciclovir/Zovirax®). Systemische Behandlung (Zovirax®-Tabletten fraglich wirksam; Gabe von Vitaminen der B-Gruppe traditionell, jedoch ohne nachweisbaren Effekt; Zoster-Immunglobulin).

- Indikation für Gabe von Zoster-Immunglobulin: Prophylaxe bei immungeschwächten Patienten (z.B. unter Immunsuppression, Schwangere ohne Varizelleninfektion in der Vorgeschichte), nicht zur Therapie!
- Bekämpfung schwerer Zosterschmerzen (z.B. Diclofenac/Voltaren®, Carbamazepin/Tegretal®, Hautquaddelung mit Lokalanästhetika).
- Problematischer Befall: Zoster ophthalmicus, Zoster oticus, Zoster generalisatus, Zoster necroticans. Gefürchtet: Postzosterische Neuralgie.
- *Daran denken:* „Symptomatischer Zoster" als Hinweis (im höheren Alter) auf ein Malignom!

Zusatzfragen „Psoriasis"

- Immer daran denken: Typische und weniger typische Lokalisationen!
- Beispiele für mögliche Auslöser: Infektionskrankheiten, Alkohol, Medikamente (z.B. β-Rezeptorenblocker, das Antimalariamittel Chloroquin/Resochin®); psoriasisförmige Herde durch ACE-Hemmer, Symptomverstärkung durch Lithium, nichtsteroidale Antirheumatika, Kortikosteroide.
- Psoriasis und psychische Probleme: Chronizität, Partnerschaft sowie Sport und Freizeit. Furcht der Mitmenschen vor Ansteckung.
- Einfache weiterführende Diagnostik: Abkratzen z.B. mit sterilisierter Ampullensäge („blutiger Tau").
- Wirkprinzipien der Klima-(Thalasso-) und Heliotherapie (z.B. Totes Meer): Trockenheit der Luft, übersättigte Salzlösung des Wassers, intensive Bestrahlung mit UV-A-Sonnenlicht).
- „Typischer" Befall bei Psoriasis arthropathica: Meist Befall der (kleinen) distalen interphalangealen Gelenke, meist asymmetrisch; Hautveränderungen nicht obligat; Rheumaserologie negativ.
- Externe Behandlungsmöglichkeiten: Dithranol (im Handel als Stift Psoralen®MT zur „Minutentherapie") als echtes Antipsoriatikum (1916 in die Therapie eingeführt) – Wäscheverfärbung; Salizylsäure zur Schuppenablösung und zur Stabilisierung des Dithranols (Anwendung als Dithranol-Salizylvaseline in Dithranol-Konzentrationen 0,1–1% in 2- bis 3%iger Salizylvaseline/aufsteigende Dosierung bis zur deutlichen Rötung der umgebenden Haut); Teer (seit langem als Antipsoriati-

kum bekannt) – unangenehmer Geruch; fluorierte Kortikosteroide.
- Beispiel für innerliche Behandlungsmöglichkeiten: Synthetische Derivate der Vitamin-A-Säure (Retinoide/Tigason®); Immunsuppression durch Ciclosporin A – mögliche Nebenwirkungen wie Nephrotoxizität.
- Phototherapie durch Höhensonne (UV-B im Bereich der Höhensonne heute wenig verwendet – dagegen phototherapeutischer Standard UV-B-Bestrahlung mittels selektiver Ultraviolettherapie/SUB); längere Bestrahlungszeiten ohne Erythembildung durch UV-A-Strahler.
- Photochemotherapie: Lokale oder systemische PUVA-Therapie.
- Psoriasis und Ernährung (kontrovers diskutiert!). Verboten z.B. fette Wurst.
- Erbgang: Häufig familiäres Auftreten. Erbgang nicht mit Sicherheit bekannt.

Zusatzfragen „Zeckenbisse"

- Wichtige Verbreitungsgebiete in Mitteleuropa (z.B. Österreich, Süddeutschland, angrenzende Regionen).
- Hauptinfektionszeit: Ende April bis Juni und September bis Oktober.
- Bei welchen Symptomen auch an vorangegangenen Zeckenbiß denken?
  Fieber von etwa 1 Woche Dauer, Funktionsstörungen des Nervensystems, ggf. Hörsturzsymptomatik, Gelenkschmerzen, kardiale Symptomatik u.a.
- Indikation und Durchführung der aktiven Immunisierung gegen FSME, Impfintervalle und Wirksamkeit; Impfung im 1. Lebensjahr, auch Schwangere.
- Passive Immunisierung gegen FSME mit Immunglobulin. Dosis: Abhängig von der nach dem Biß verstrichenen Zeit.
- Aufklärung des Patienten: FSME-Impfung ist kein Schutz gegen Borreliose! Selbstbeobachtung nach Zeckenbissen!
- Serumantikörper gegen Borrelia Burgdorferi entwickeln sich individuell unterschiedlich rasch; daher ggf. Verlaufskontrolle!
- Tips zur Entfernung: Herausdrehen des möglichst noch lebenden Parasiten, z.B. mit Zeckenzange; erstickende Maßnahmen wie Klebstoff, Öl proble-

matisch wegen möglicherweise verstärkter Erregerausschwemmung.
- Therapie des Erythema chronicum migrans: Penizillin V über 3 Wochen, auch Tetrazyklin, Doxizyklin.

Zusatzfrage „Lipom", „Atherom"
- Diskussion der Operationsnotwendigkeit und des Operationszeitpunktes.

Zusatzfragen „Pruritus" und „Urtikaria"
- Mögliche Ursachen, z.B. starke Austrocknung der Haut (z.B. im Alter, bei Dialysepatienten und Atopikern), Schwangerschaft, parasitäre Erkrankungen, Genuß- und Arzneimittel, mechanische Reizung durch Wollkleider, Abhängigkeit von den Jahreszeiten (Winter, Sommer), venöse Stauung.
- Pruritus als Begleitsymptom, z.B. bei Diabetes mellitus, bestimmten Karzinomen, Cholestase, Streß.
- Ursachen von Pruritus im Anogenitalbereich, z.B. Oxyuren, Candidabefall (Levurose), Trichomonaden, Chlamydien, Östrogenmangel im Alter, Diabetes mellitus, Fissura ani, Ekzem, Hämorrhoiden.
- Grundzüge der Therapie: Behandlung der Grunderkrankung, Streßabbau, Sedierung, rückfettende Bäder, Einfetten der Haut mit Lotions, Cremes, Einölen, Teerbäder, gezielt topische Steroide (bei Urtikaria im Notfall auch parenteral!), Thesit-Lotio. Die topische Anwendung von Antihistaminika sollte auf Insektenstiche (= histamininduzierte Hautreaktionen) beschränkt bleiben!
- Allgemeine Maßnahmen, z.B. Tragen von Leinenwäsche, Regelung der Kost (Verbot von Alkohol, Nikotin, Kaffee und scharfen Gewürzen), Anwendung von Essigwasser, Mentholspiritus, lokal Östrogene.
- Beispiele für histaminbedingten („allergischen") Pruritus: Insektenstiche.
- Wichtige Allergene, die urtikarielle Allgemeinreaktionen vom Soforttyp (= IgE-mediierte Urtikaria oder Typ-I-Immunreaktion oder anaphylaktischer Typ) auslösen: z.B. Arzneimittel (Penizillin, Salizylate, Pyrazolonderivate, Lokalanästhetika), eiweißhaltige Nahrungsmittel, Inhalationsallergene wie Dämpfe, Pollen, Staub, Parfum, parasitäre Antigene (Insektenstiche). *Achtung:* Alle Arzneimit-

tel können Juckreiz auslösen, auch bei bereits jahrelanger Einnahme!
- Mögliche Fernwirkungen der primären Mediatoren (Histamin, Leukotriene, Prostaglandine etc.): Gefäßpermeabilitätssteigerung und Kapillardilatation (Flüssigkeitssequestration) → Kontraktur der glatten Muskeln (Erbrechen und Durchfall, Bronchospasmus) → Sekretionssteigerung (Bronchialobstruktion) → Kardiotoxizität (Kontraktilitätsabnahme, Rhythmusstörungen). Folgen davon: Hypovolämie → Herzversagen → Schock.
- Beispiele für wichtige Nahrungsmittelallergene: Kuhmilch, Hühnerei. *Achtung:* Eizusätze auch z.B. in Nudeln, Mayonnaise, Schokoladenpulver, Haarshampoos (*Cave:* Auf Eiern gezüchtete Impfstoffe: Masern, Mumps, Röteln, Grippe, FSME, Tollwut). Ferner Soja, Erdnuß, Hülsenfrüchte (besonders Erbsen), Gewürze (besonders Sellerie. – *Achtung:* Zahnpasta mit Gewürzzusätzen!), Kartoffeln (besonders rohe), Getreide (Roggen- und Weizenkorn, „Bäckerasthma"), Hasel- und Walnüsse (*Achtung:* Nußzusätze in Süßigkeiten und Backmischungen!), Fisch (besonders Seefische), Schalentiere (Hummer, Krabben, Langusten); meist Pseudoallergien durch Zitrusfrüchte, Beeren (z.B. Erdbeerenallergie) und einheimische Obstsorten.
- Beispiele für *Kontaktallergene:* sog. Paragruppe Chrom-Leder-Nickel-Gummi.
- Beispiele für *Inhalationsallergene:* Pollen (Bäume, Gräser, Getreide), Milben („Hausstaubmilben-Allergie"). Tierepithelien (besonders Haustiere wie Katzen, Meerschweinchen, Hamster, Kaninchen, Wellensittiche und Kleinpapageien, seltener bestimmte Hunderassen und Pferde, Fischfutter), Schimmelpilze (*Achtung:* Klimaanlagen! „Befeuchtungsfieber" – *Achtung:* Zimmerpflanzen als mögliche Schimmelpilzsporenlieferanten!).
- Beispiele für *Berufsallergene:* Mehl, Öle, Gummi, Lacke.
- Beispiele für *parasitäre Antigene:* Bienen- und Wespenstichallergen.
- Beispiele für allgemeine Therapieprinzipien bei allergischen Erkrankungen:
Umgebungssanierung (z.B. Wohnung, Kindergarten, Schule, Arbeitsplatz), partielle Pollenkarenz

(Pollenflugkalender, Urlaubsplanung, Fenster in den frühen Morgenstunden schließen wegen Pollenflug!), Entfernung bestimmter Haustiere, Vermeidung unspezifischer Reize wie Rauchen, Berufsstaub; Sanierung feuchter Bäder und Mauern, Entfernung von Pflanzen und Hydrokulturen, Vermeidung entsprechender Nahrungsmittel.

- Maßnahmen bei Milbenallergie:
Ersatz von Bettfedern, Roßhaar, Seegras und Wolldecken durch Synthetikmaterial („Bettsanierung").
Verbannung aller „Staubfänger" wie Polstermöbel, Vorhänge, Bettvorleger, Teppichböden. Bevorzugung wischfester und pflegeleichter Böden. Akarizide Mittel als Feuchtpulver oder Schaum.

Zusatzfragen „Rosazea"

- Diskussion des Ernährungseinflusses (z.B. scharfe Gewürze, Alkohol).
- Möglicher Zusammenhang mit Verdauungsstörungen.
- Periorale Dermatitis: Allgemeine lokale Maßnahmen, z.B. Vermeidung von Alkaliseifen. *Cave:* topisches Kortikoid, fettende Salben. Diskussion des Zusammenhangs z.B. mit Streß, Menstruationszyklus.

Zusatzfrage „Erysipel"

- Risikogruppe: Patienten mit herabgesetzter Abwehrkraft, z.B. Diabetiker.

Zusatzfragen „Pedikulose" und „Skabies"

- Übertragung der Läuse: Enger Kontakt z.B. durch Überwanderung von einem Kopf auf den anderen, gemeinsam benutzte Mützen, Kämme.
- Ursache des heftigen Juckreizes: Täglich 2- bis 3mal Blutsaugen aus der Kopfhaut (bevorzugt Schläfen-, Ohren- und Nackengegend), aber auch im Bereich von Augenbrauen und Barthaaren möglich.
- Ratschläge und Maßnahmen zur Entlausung: Unterbrechung der Übertragungskette, sehr kurze Haartracht, Nissenkamm. Medikamentös das pflanzliche Pyrethrum (Goldgeist® forte) oder chlorierte Kohlenwasserstoffe (Jacutin®, Quellada®).
- Bestimmung des Bundesseuchengesetzes bezüglich Besuch von Kindergarten und Schule: Bestätigung des behandelnden Arztes oder des Gesundheitsamtes, daß alle Läuse und Nissen beseitigt sind.

- Diskussion der Mitbehandlung von Familienmitgliedern und sonstigen Kontaktpersonen bei Auftreten von Pedikulosis und Skabies.
- Prädilektionsstellen für Skabiesbefall: Interdigitalräume von Fingern und Zehen, alle Körperspalten wie Achselhöhlen, Leistengegend, Damm- und Gesäßfalte, Brust mit Warzenhöfen, Gürtelregion und Genitalien, kaum Kopf.
- Ratschläge und Maßnahmen zur Skabiesbehandlung: Gründliche Körperreinigung, Kurzschneiden von Finger- und Zehennägeln. An 3 aufeinanderfolgenden Tagen morgens und abends Körper vom Hals bis zu den Zehen z.B. mit Antiskabiosum® Mago einreiben. Am 4. Behandlungstag gründliche Körperreinigung. Täglich frische Wäsche; Oberbekleidung und Bettwäsche waschen, 3–4 Tage auslüften.

Zusatzfragen „Bilder von Hautmykosen"

- Fakultativ pathogene Hautpilze: Fadenpilze (= Dermatophyten), Sproßpilze (= Hefen), Schimmelpilze, Corynebakteriosen (Pityriasis versicolor, Pityriasis rosea, Erythrasma). Beispiele für bevorzugte Lokalisationen, Diskussion des Erregernachweises, mögliche Ursachen und begünstigende Faktoren (z.B. Infektionen, Milieu, herabgesetzte Infektabwehr, Zivilisationsschäden).
- Candidamykosen der Schleimhaut: Hauptsächlich beim Säugling und bei konsumierenden Erkrankungen. Vorkommen des Erregers („überall", z.B. in Früchten, Milchprodukten, Obstsäften, Getreide; von Mensch zu Mensch, z.B. durch Küsse oder intrapartal, Koitus).
Begünstigung durch z.B. Diabetes mellitus, Malignome, Schwangerschaft, Leukämie, orale Kontrazeptiva, Kortikoide, Immundefekte, nach und bei Antibiotikatherapie.
- Beispiele für Organbefall mit Candida: z.B. Gastrointestinaltrakt, Penis, Prostata, Blase, Vagina, Gehörgang, Atemwege, Mund.
- Allgemeine Maßnahmen bei Candidamykose: Behandlung der Basisstörung (z.B. Diabetes mellitus, Eisen- oder Vitamin-B-Komplexmangel).
- Spezielle Maßnahmen bei Candidamykose im Mund- und Gastrointestinaltrakt (kohlenhydrat-

arme Kost, Vermeidung von Zucker und süßen Getränken); bei Windelsoor: Wechsel der Windelsorte, ggf. Baumwollwindel oder Baby windelfrei halten, feine Sägespäne oder Roßhaar unter dem Bettlaken, Farbstoffbehandlung (z.B. Sol. pyoctanini 1% 2mal tgl.), Zinköl und/oder Zink-Talkum-Puder, Kaliumpermanganat als Badezusatz; bei Soor im Genitalbereich (krümeliger Fluor): Pille? Partnerinfektion? Mitbehandlung! Antiseptische Bäder mit Chinosol® 1:1000, lokal-medikamentös: Nystatin-Ovula bzw. Salbe, Ampho-Moronal®-V-Lösung (bei Soorbalanitis) (evtl. Mitbehandlung des Verdauungstraktes); ggf. systemisch Ketoconazol (Nizoral®) 5 Tage 2 Tbl. tgl.

- Medikamentöse Therapie der Candidamykose: Nystatin (klassisch!), Amphotericin B (beide oral nicht oder nur sehr gering resorbierbar!), Therapiedauer: Möglichst über 4 und mehr Wochen hindurch.
- Onychomykosen: Mögliche Ursachen (z.B. Traumen, Maniürverletzungen, ständige Arbeit in feuchtem Milieu, schlechte periphere Durchblutung, Tragen von Gummihandschuhen/Gummischuhen, Diabetes mellitus, mangelhafte Pflege). Materialgewinnung zur Diagnostik (Spänchen aus der untersten Nagelschicht mittels Raspatorium nach mehrmaligem Abtupfen mit 70%igem Alkohol). Keratolyse kranker Nagelteile mit Harnstoffsalbe (Rp. Urea pura 40,0 – Vasel. alb. 55,0 – Cera alba 5,0 unter nächtlichem Okklusionsverband für 2–3 Wochen).
Medikamentöse Therapie: lokal, z.B. antimykotischer Nagellack (z.B. Fungiplex®); systemisch, z.B. Griseofulvin-Fulcin®-S über Wochen und Monate bei Dermatophyten (nicht wirksam bei Hefen und Schimmel!), nebenwirkungsarm Sempera®. Allgemeine Behandlungsmaßnahmen: Zurückfeilen verdorbener Nagelteile, Einstellen des Rauchens (schlecht durchblutete Akren!).
Achtung: Nagelextraktion ohne gleichzeitige konsequente Lokaltherapie sichert nicht vor dem Rezidivbefall!
- Interdigitalmykose („Fußpilz"): Begünstigende Faktoren (z.B. feuchtwarmes Milieu, Gummischuhe und synthetische Strümpfe, zu enge Schuhe).
Allgemeine Maßnahmen: Baumwollstrümpfe, lockere Lederschuhe, gründliches Abtrocknen zwischen den Zehen, Einpudern, Spreizung des 4. Zehenzwischenraumes durch Wattebausch, Barfußlaufen. Lokaltherapie: desinfizierende oder gerbende Bäder, Antimykotika.

- Antimykotika zur Therapie lokaler Infektionen: Imidazolderivate wie Clotrimazol (z.B. Canesten®, Myconazol (z.B. Daktar®), Econazol (Epi-Pevaryl®), Oxiconazol (Oceral®), Isoconazol (Travogen®), Bifonazol (Mycospor®) und Tioconazol (Fungibazid®), ferner Pyridon-Derivat Ciclopirox (Batrafen®), Naftifin (Exoderil®).
Systemische Therapie: Antimykotische Polyenantibiotika Amphotericin B (Ampho-Moronal®) und Nystatin (Moronal®), ferner die Imidazolderivate Myconazol, Ketoconazol, Itraconazol (Sempera®).
- Desinfektionsmittel: (baldige Beseitigung von Krankheitserregern („Entkeimung") und Antiseptika (starke Reduktion der Keimzahl): z.B. Kresole (wie Kodan®, Sagrotan®), phenolartige Substanzen (*Achtung:* resorptive Giftwirkungen auch bei intakter Haut möglich), Oxidationsmittel (z.B. Wasserstoffperoxid, Kaliumpermanganat, Halogene wie Tinct. Jodi, Polyvidon-Jod (Betaisadona®), Detergenzien wie quartäre Ammoniumverbindungen (z.B. Cetaflon®), Alkohole (z.B. Isopropylalkohol 80%ig (zur chirurgischen Händedesinfektion), Kresolderivate wie Hexachlorophen, Acridin-Derivate (z.B. Rivanol® 1:1000–1:5000), Chinolinderivate (Chinosol®).

Zusatzfragen „Haarausfall"
- Mögliche Ursachen der temporären Alopecia diffusa, wie beispielsweise Uncharakteristisches Fieber (UF), maligne Tumoren, Eisenmangelanämie, Zytostatikatherapie, Antikoagulanzienbehandlung (Heparin, Cumarinderivate), Vitamin-A-Überdosierung, zu intensive Haar- und Kopfhautpflege, nach Streßsituationen (z.B. Unfall, Operationen, starke Gemütsbewegungen), postpartale Alopezie, Friseurschäden (Färben, Tönen, falsche Wickeltechnik, Überblondierung).
- Untersuchung im spezialistischen Bereich: Trichorhizogramm (5 Tage Haare zuvor nicht waschen!).
- Therapie: lokal hyperämisierende Behandlung; antiseborrhoische Maßnahmen und Behandlung der Schuppenbildung mit Selen-Disulfid, Cadmi-

um-Disulfid, Teerderivate, kurzfristig: alkoholische Haarwässer (u.a. Criniton®); östrogen- und steroidhaltige Haarwässer (z.B. Alpicort® F); bei androgenetischer Alopezie der Frau: antiandrogen wirksame Ovulationshemmer (z.B. Diane® 35); evtl. künftig: Minoxidillösungen 1% (ursprünglich Hochdruckmittel). Im spezialistischen Bereich bei frischem Auftreten umschriebener Herde: streng intrakutane Kortikoidinjektionen; ferner Haartransplantation.

- Zusatzbehandlung: Gelatine täglich 7,5 g. Beachte: Spontanheilungen bei Haarausfall möglich! Bei Therapieresistenz: Haarteil (Toupet), Perücke.
- Haarausfall und psychische Aspekte: Behinderung der Kommunikation, Störung des Selbstwerterlebens.

Zusatzfragen „Nävi und Hautkarzinome"

- Prädisponierende Faktoren: Kumulative UV-Belastung (!), Rasse (Weiße/Schwarze), familiäre Belastung („Melanomfamilien"), Geschlechtsdisposition (Frauen?).
- Beispiele für Nävi (*Beachte:* Nach ihrer Ausbildung bleiben Nävi praktisch unverändert [211]). Pigmentzellnävi oder Nävuszellnävi kommen praktisch bei jedem Menschen vor; blaue Nävi (zuweilen schwer zu diagnostizieren, Exzision ratsam); Lentigo (Lentigo simplex in der Kindheit; Lentigo senilis – „Altersfleck" – lichtinduzierter, erworbener Zustand); Halonävus oder Sutton-Nävus (zunächst heller Hof, nach Monaten Pigmentverlust oder völliges Verschwinden, weißer Fleck bleibt).
- Erörterung: Beobachtung oder operative Entfernung (selbst oder im spezialistischen Bereich?) in Abhängigkeit von Lokalisation und Präsentation.
- Darstellung und Erörterung verschiedener dermatochirurgischer Verfahren in der Allgemeinpraxis (Probeexzision, Curettage mit scharfem Löffel, Kaltkaustik mit dem Hochfrequenzchirurgiegerät. *Cave:* Thermo- oder Glühkaustik, chemochirurgische Ätzbehandlung, z.B. mit Argentum nitricum/Höllenstein, Podophyllin-Spiritus 10–30% bei Condylomata acuminata, Phenolum liquefactum für Warzen oder Lentigo senilis.
- Weitere dermatochirurgische Verfahren im spezialistischen Bereich: z.B. Dermabrasion, Kryotherapie, Laserbehandlung.

Zusatzfragen „Pityriasis versicolor"

- Erregernachweis (Hefepilz) im Abrißpräparat mittels durchsichtigem Klebestreifen.
- Prädisponierende Faktoren: Übermäßige Schweißbildung, sehr warme Arbeitsplätze (z.B. Hochofen) bzw. in der Freizeit (Sauna, Dampfbad), übermäßiger Gebrauch von Duschmitteln, Feuchtigkeitsstau auf der Haut durch Tragen von Synthetikwäsche.
- Behandlung: Keratolytischer Spiritus (Rp. Acid. salicyl. 3,0 / Chlorhexid. acetic. 0,5 / Glycerini 5,0/Alcohol isopropyl. 70% ad 100,0) oder Econazol als Lösung (Epi-Pevaryl®).
- Übertragbarkeit: Praktisch nein (Disposition!).

Zusatzfragen „Pityriasis rosea"

- Indifferente Maßnahmen (z.B. Waschen und Baden einschränken, ultraviolette Strahlen? Ggf. Zinköl zur „Beruhigung" des Patienten. Vermeidung von Übertherapie). Spontanheilung!
- Übertragbarkeit: Nein. Lebenslange Immunität.
- Beobachtung: Auftreten der Hautveränderungen nach Tragen neuer, noch nicht gewaschener Wäsche?

Zusatzfragen „Keloid"

- Patientenaufklärung vor Operationen: Bereits Operationsnarben vorhanden? *Achtung:* Individuelle Disposition! Keloid bei Kindern häufiger als bei Erwachsenen.
- Behandlung: Operative Therapie allein ist kontraindiziert (erneutes und vergrößertes Keloid!). Prophylaxe: Bei ersten Anzeigen von Narbenhypertrophie Lokalbehandlung mit Kortikoiden; ggf. Röntgenbestrahlung. *Beachte:* Dupuytren-Kontraktur und Induratio penis plastica korrelieren nicht selten mit Keloidneigung.

8 Andere Beschwerden und Erkrankungen im Bereich von Nase, Ohren, Mund und Hals

Erkrankungen im Bereich von Nase, Ohren, Mund und Hals, die häufig *mit Fieber* einhergehen, wurden bereits in Kap. 1 vorgestellt.

Daneben gibt es aber auch noch zahlreiche weitere Erkrankungen mit regionalen Symptomen, die jedoch meist ohne Allgemeinerscheinungen ablaufen. Bei vielen dieser Beratungsursachen genügt zur ärztlichen Versorgung im Rahmen der direkten Diagnostik (vgl. B 2.2, 7.1, 7.9, 7.16) oder der örtlichen Routinen (vgl. B 7.14.1) die Inspektion der vorderen Nasenabschnitte, des äußeren Gehörgangs, des Mundes und des Rachens; diese Untersuchungen können teilweise mit einfachen Hilfsmitteln durchgeführt werden.

8.1 Otitis media acuta

Die *akute Mittelohrentzündung (Otitis media acuta)* gehört zu den 20 häufigsten Beratungsergebnissen in der Allgemeinpraxis. Sie zeichnet sich durch eine gute Heilungstendenz aus. Kinder erkranken 3mal so häufig wie Erwachsene [37, 151].

Typische Symptome für eine Erkrankung des Mittelohres [97] sind:

- *Allgemeinerscheinungen:*
- Fieber,
- Schwindel u.a.

- *Örtliche Symptome:*
- Schmerzen,
- Absonderung,
- Schwerhörigkeit,
- Ohrgeräusche.

Dabei steht entweder eines dieser Symptome allein im Vordergrund der Beschwerden oder es ist in bestimmter Weise mit anderen Symptomen kombiniert [20].

Bei Säuglingen und Kleinkindern mit Otitis media ist der Allgemeinzustand deutlich beeinträchtigt; Unruhe, Fieber und v.a. unbeeinflußbares – oft nächtliches – Schreien sind die führenden Symptome. Der kleine Patient faßt sich nicht selten an das betroffene Ohr. Eine gastrointenstinale Symptomatik ist nicht ungewöhnlich.

> **Je jünger das Kind, desto geringer die örtlichen Symptome!**

Bei Kindern kann – als große Rarität – eine Mittelohrentzündung auch einmal wie das Bild einer Appendizitis in Erscheinung treten.

8.1.1 Diagnostik

Die Diagnostik bei akuten und/oder chronischen Ohrenschmerzen stützt sich auf Dauer und Heftigkeit der örtlichen wie der allgemeinen Symptome.

Die Otoskopie zur Beurteilung von Gehörgang und Trommelfell (Abb. Farbtafel, S. 336 ff) gehört zum unabdingbaren Rüstzeug eines Allgemeinarztes, Laborbefunde führen nicht weiter.

Beim Neugeborenen und beim Säugling ist die Spiegelung allerdings oft schwierig (enger Gehörgang und starke Neigung des Trommelfells). Gelingt die Darstellung des Trommelfelles, ist der Befund nicht selten uncharakteristisch.

> **Bei Jugendlichen und Erwachsenen gibt es keine entzündlichen Mittelohrerkrankungen ohne sichtbare Trommelfellveränderung [100]. Die Hörteste können eine Schalleitungsschwerhörigkeit [z.B. Rinne-Versuch negativ (Abb. 58), Weber-Versuch: Lateralisation ins kranke Ohr (Abb. 59)] zeigen.**

Bewertung:

● Rinne-Test:

Das Hörvermögen über Luftleitung wird mit dem Hörvermögen über Knochenleitung *eines* Ohres verglichen. Zunächst wird die angeschlagene Stimmgabel auf den Warzenfortsatz hinter der Ohrmuschel aufgesetzt. Der Patient wird gefragt, ob er den Ton hinter dem Ohr hört (Knochenleitung). Ist das der Fall, wird die Stimmgabel ohne nochmaliges Anschlagen mit den schwingenden Zinken waagrecht oder senkrecht vor den Gehörgang gehalten (Luftleitung). Haare werden vom Gehörgangseingang weggeschoben. Der Patient wird jetzt gefragt, ob er den Ton vor dem Ohr (Luftleitung; Abb. 58a) lauter oder besser als hinter dem Ohr (Knochenleitung; Abb. 58b) hört.

1. Rinne-positiv: Luftleitung besser als Knochenleitung. Der normal Hörende hört in der Regel den Ton vor dem Ohr besser oder lauter als hinter dem Ohr. Aber auch bei einer Schallempfindungsschwerhörigkeit ist das Ergebnis in der Regel positiv.
2. Rinne-negativ: Luftleitung schlechter als Knochenleitung. Dies ist bei einer Schalleitungsschwerhörigkeit, z.B. Erkrankung im Mittelohr, der Fall.

● Weber-Test:

Das Hörvermögen für die Knochenleitung *beider* Ohren wird hiermit verglichen. Die angeschlagene Stimmgabel wird auf dem Kopf in der Mitte des Scheitels an der Haargrenze oder am Nasenansatz aufgesetzt. Der Patient wird gefragt, ob er den Ton in beiden Ohren gleich oder in einem Ohr lauter hört. Der Ohrgesunde, aber auch der beidseits symmetrisch Schwerhörige, gibt den Ton in der Mitte oder „im ganzen Kopf" gleich laut an (Abb. 59a).

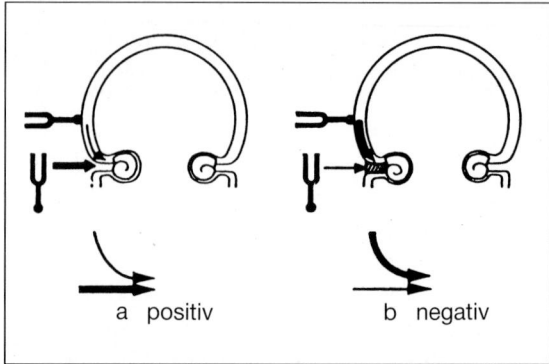

Abb. 58 a, b. Rinne-Versuch: Vergleich des Hörvermögens für Luft- und Knochenleitung. Normales Gehör (a), Schalleitungshindernis rechtes Ohr, z.B. Ohrpropf (b) [49]

Der einseitig Mittelohrschwerhörige lokalisiert den Scheitelton ins kranke Ohr, der einseitig Innenohrschwerhörige ins gesunde Ohr (Abb. 59b).

8.1.2 Therapie

Die Ursachen für eine akute Mittelohrentzündung sind meist durch die Tube eingewanderte betahämolysierende Streptokokken, Staphylokokken und Pneumokokken [140]. Diese Keime sprechen i. allg. gut auf Penizillin an. Daneben kommen auch Viren in Frage.

Bei Säuglingen ist E. coli der häufigste Erreger. Zunehmend machen sich jedoch bei Kindern auch die Problemkeime Haemophilus influenzae und Branhamella catararrhalis bemerkbar.

Nicht jede akute Mittelohrentzündung verlangt eine antibiotische Therapie. Allerdings sind Komplikationen dadurch wesentlich seltener geworden; daraus ergibt sich eine bedingte Indikation [24]. Wegen der guten Wirksamkeit der Antibiotika gegen diese Keime kann auch ohne Erregernachweis ein entsprechendes Breitbandspektrumantibiotikum (mindestens 7 Tage) gegeben werden, wenn nicht binnen 1–2 Tagen die Heilung offensichtlich in Gang kommt. Bleibt 2 Tage nach Beginn einer solchen Behandlung eine Besserung aus, so müssen bei der heutigen Erregerlage ein penizillinresistenter Erreger oder eine Virusinfektion angenommen werden [24].

Eine der wichtigsten Maßnahmen ist jedoch die Wiederherstellung der ausreichenden Belüftung im

Abb. 59 a, b. Weber-Versuch: Normalbefund (a) Schallleitungsschwerhörigkeit rechts, Innenohrschwerhörigkeit links (b) [265]

a   b

Bereich der Nasennebenhöhlen durch *abschwellende Nasentropfen*.

Ohrentropfen sind von zweifelhaftem Wert (vgl. unten) und bei Perforation sogar abzulehnen. Bei intaktem Trommelfell treten Ohrentropfen nicht in ausreichender Menge in die Mittelohrräume über.

Lokale Wärmeanwendung kann in Einzelfällen als angenehm empfunden werden. Manchmal wirkt lokale Kälte schmerzlindernd.

Innerhalb 1 Woche muß ein überzeugender Behandlungserfolg zu erkennen sein, andernfalls sollte die Überweisung zum HNO-Arzt erfolgen. Bei rasch zunehmenden Schmerzen und ausgeprägter Trommelfellvorwölbung (Abb. Farbtafel, S. 336 ff) ist die Überweisung früher indiziert (eventuell zur Parazentese u.a.).

Die *chronische Otitis media* zeigt i. allg. nicht die Symptome der akuten Otitis media. Der Patient muß nicht schmerzgeplagt sein, trotzdem kann etwas Sekretausfluß bestehen. Umgekehrt können aber auch ohne Sekretausfluß heftige Schmerzen vorhanden sein, oder beides nur mäßig gelegentlich oder intermittierend auftreten. Es kann auch Fieber ohne

Schmerzen vorhanden sein. Ein solches Krankheitsbild sollte der Allgemeinarzt grundsätzlich in Zusammenarbeit mit einem Spezialisten abklären und behandeln (Abwendbar gefährlicher Verlauf/AGV).

Ohrenfremdkörper oder ein Zeruminalpfropf können als *Fallstrick* die Symptomatik einer Mittelohrentzündung vortäuschen.

8.1.3 Komplikationen

Wegen der frühzeitigen systemischen Antibiotikagabe kommt es bei der akuten Otitis media nur noch selten zur Perforation.

Bei der akuten perforierten Otitis media dauert der Ohrfluß nur kurze Zeit (3–10 Tage). Die Durchbruchstelle ist meist sehr klein (stichförmig). Dagegen spricht eine deutlich sichtbare, persistierende Perforation eher für eine chronische Otitis. Blutblasen auf dem Gehörgang und dem Trommelfell sind für eine Otitis viraler Genese typisch (Myringitis bullosa haemorrhagica; Abb. Farbtafel, S. 336 ff). Ein Sekretspiegel hinter dem Trommelfell ohne nennenswerte Entzündungszeichen deutet auf einen Tuben- bzw. Mittelohrkatarrh (Abb. Farbtafel, S. 336 ff) hin (vgl. B 8.4).

Wenn das Ohr dann einmal „läuft", sind die Schmerzen meist erträglich oder überraschenderweise kaum noch vorhanden. Die Besorgnis der Mütter gilt dann meist der Überlegung, ob ein Gehörschaden zurückbleibt und ob sich das Trommelfell noch schließt.

Werden die Schmerzen jedoch stärker, entfiebert der Betroffene nicht und perforiert das vorgewölbte Trommelfell nicht spontan, so ist der Patient in den spezialistischen Bereich abzugeben.

Nach Abklingen der akuten Otitis ist eine Tubendurchblasung zur Wiederbelüftung des Mittelohres bzw. zur Normalisierung des Hörvermögens häufig überflüssig und auch nicht ganz unproblematisch. Valsalva-Preßversuche sind für den Patienten zu empfehlen, soweit der Betroffene kooperativ ist (problematisch bei Kindern).

Bei rezidivierenden Paukenergüssen im Kindesalter kann in Kurznarkose nach Parazentese und Sekretentfernung ein Paukenröhrchen (Abb. 60) in das Trommelfell (Kragenknopf-Prothese) zum Zweck der Zwangsbelüftung eingesetzt werden.

Plötzlich auftretender erheblicher Schwindel mit Übelkeit und Erbrechen sowie Spontannystagmus, ferner meningitische Zeichen oder Symptome einer Fazialisparese sind schwerwiegende Hinweise auf drohende Komplikationen der akuten Otitis und erfordern die sofortige Überweisung in den spezialistischen Bereich.

Wenn 2–3 Wochen nach Beginn der akuten Mittelohrentzündung erneut Schmerzen im Ohr und/oder Druckschmerz über dem Warzenfortsatz einsetzen, das Fieber ansteigt und sich das Hörvermögen verschlechtert, so deutet dies auf die gefährliche Mastoiditis hin. Die Überweisung zum Spezialisten ist obligat. Die Mastoiditis ist heute und war bereits vor der Antibiotikaära sehr selten zu beobachten.

8.2 Otalgien

Otalgien sind *„Ohrschmerzen"* ohne faßbares Substrat am äußeren oder Mittelohr. Zum Teil handelt es sich um Schmerzen, die von der Nachbarschaft ausstrahlen. Akute Rötung am Trommelfell und im Ge-

Abb. 60. Paukenröhrchen [183]

hörgang sowie Fieber fehlen. Die Diagnostik erfolgt mit dem Programm Nr. 49 („Ohrschmerz-Standard")

Der Ohrschmerz hat verschiedene *Ursachen:*

– So können beispielsweise heftige Schmerzen im Zusammenhang mit raschem Wechsel des Luftdrucks auftreten (z.B. im Flugzeug als Folge ungenügender Tubenbelüftung).
– Es ist aber auch möglich, daß ein Herpes zoster oticus, Halswirbelsäulenveränderungen, Neuralgien (Nervi V, VII, IX, X), Lymphknotenschwellungen bei vereitertem Weisheitszahn, Tonsillen-, Kehlkopf- oder Parotisaffektionen oder Bißanomalien Ohrschmerzen verursachen.

8.2.1 Patientenklage, Patientenmaßnahmen

Schmerzen im Inneren des Ohres werden von dem Betroffenen als besonders unangenehm empfunden. Oft weiß der Kranke aus früherer leidvoller Erfahrung, wie rasch sich diese Schmerzen steigern können, so daß er schon zeitig ärztlichen Rat sucht. Besonders Mütter haben da Erfahrungen mit den nächtlichen Ohrenschmerzen ihrer Kinder.

Der Patient hat bereits Wattebäuschchen in den Gehörgang eingelegt, um sich vor Zugluft zu schützen. Häufig wurden Ohrentropfen beim Apotheker besorgt. Eine Mittelohreiterung wird befürchtet.

Die gezielte Befragung des Arztes gilt der Zeitdauer der Beschwerden, dem Schmerzcharakter, der

Verstärkung oder Abnahme bei bestimmten Tätigkeiten oder Maßnahmen (z.B. Schneuzen, Seilbahnfahrt, Wärme).

Bei Kindern muß man sich danach erkundigen, ob sie „dasselbe" schon öfters hatten; bei „fremden" Kindern, wann sie zuletzt ein Antibiotikum erhalten haben oder wann sie deswegen bereits einmal beim HNO-Arzt gewesen sind (frühere Erkrankungen).

8.2.2 Untersuchungsgang

Zunächst werden Gehörgang und Trommelfell gezielt untersucht.

Der erfahrene Arzt weiß, daß kein Zusammenhang zwischen dem Spiegelbefund und den geklagten Beschwerden bestehen muß. Nicht selten kann ein „zum Platzen reifes" vorgewölbtes Trommelfell (Abb. Farbtafel, S. 336 ff) vergleichsweise wenig Beschwerden verursachen, während eine nur minimal gefäßinjizierte Membran für den Patienten erheblich schmerzhaft ist.

– Anschließend wird die Durchgängigkeit beider Nasenöffnungen geprüft, wobei der Patient aufgefordert wird, Luft durchzublasen: Ferner werden die Halspartien nach regional vergrößerten Lymphknoten sowie die Kiefergelenke abgetastet, das Mastoid und die Nasennebenhöhlen abgeklopft. Zusätzlich erfolgt Beweglichkeitsprüfung der Halswirbelsäule.
– Abschließend wird der Rachen inspiziert, wobei mit dem Mundspatel der Zungengrund möglichst tief und maximal heruntergedrückt wird, so daß sich dadurch ein Würgreiz auslösen läßt. Gerade dann kann der Arzt in nicht wenigen Fällen sehen, ob an der Rachenhinterwand gelb oder grünlich verfärbte Schleimstraßen verlaufen (Abb. Farbtafel, S. 336 ff). Dieser Befund wird die Indikation zur antibiotischen Behandlung möglicherweise erleichtern.

Wegen des unangenehmen Würgreizes empfiehlt sich bei Kindern die Racheninspektion möglichst am Ende der Untersuchung.

8.2.3 Patientenführung

Die Beratung wird sich zunächst darauf beschränken, dem Patienten den Zusammenhang zwischen seinen

Schmerzen und einer mit großer Wahrscheinlichkeit vorliegenden Belüftungsstörung klarzumachen. Ohrentropfen helfen daher wenig oder gar nichts (vgl. B 8.1.2).

Die richtige *Therapie* besteht in der Schaffung guter Durchlüftungsverhältnisse im Nasen-Rachen-Bereich durch

– abschwellende Nasentropfen,
– Druckumkehr im Mittelohrbereich mittes Valsalva-Preßübungen

oder darin,

– daß man Kinder einen Luftballon aufblasen läßt.

Jedwede „Watteeinlage" ist obsolet. Bei schönem Wetter darf durchaus ins Freie gegangen werden, dabei ist der Gehörgang mit Schal oder Mütze vor Zugluft zu schützen. Schulbesuch und Teilnahme am Turnunterricht sind möglich, vom Schwimmunterricht sollte das Kind gut 1 Woche lang befreit werden. Gerade bei Kindern sollte vorsorglich ein Analgetikum verordnet werden, zumal sich die Schmerzen in der Nacht verstärken können.

8.3 Otitis externa

Ohrenschmerzen können nicht nur Symptom einer Entzündung des Mittelohres, sondern auch des äußeren Ohres sein.

Im Vordergrund der *Otitis externa diffusa (Gehörgangsekzem)* stehen Juckreiz und evtl. übelriechende Sekretion, wobei die Schmerzen weniger stark ausgeprägt sind. Dagegen sind der Druck auf den Tragus und der Zug an der Helix schmerzhaft. Eine allergische Ursache und eine mögliche Psoriasis sind zu bedenken.

Bei der *Otitis externa furunculosa (Gehörgangsfurunkel)* können erhebliche Schmerzen vorhanden sein. Sie werden in den verschwollenen Gehörgang oder den äußeren Abschnitt des Gehörgangs lokalisiert (vgl. B 3.4).

Die *Erregertestung* bei akuter Otitis media mit oder ohne Otorrhö sowie bei Gehörgangsfurunkel ist beim Durchschnittsfall in der Allgemeinpraxis nicht erforderlich, dagegen eher im spezialistischen Bereich bei therapieresistenten oder chronischen otorrhoischen Verläufen.

8.4 Tubenkatarrh

Die Patientenklage, das Ohr „fällt zu", Druckgefühl im Ohr und/oder Ohrensausen lassen den Arzt zunächst an einen *akuten Tubenkatarrh* denken. Selbstverständlich muß dabei auch der Abwendbar gefährliche Verlauf eines Hörsturzes (vgl. B 8.5.1) in Betracht gezogen und ggf. ausgeschlossen werden.

Beim nicht eitrigen *chronischen Tubenkatarrh* sollten die zugrundeliegenden Ursachen korrigiert werden (durch z.B. Adenotomie, Behebung von Nasennebenhöhlenaffektionen, antiallergische Maßnahmen).

Bei rezidivierenden Otitiden im Kindesalter ist häufig eine vergrößerte Rachenmandel Ursache der Belüftungsstörung; hier sollte in Zusammenarbeit mit dem Spezialisten nach kritischer Überlegung eine Adenotomie empfohlen werden.

Die Behandlung erfolgt in typischer Weise mit dem Ziel, die Verschlüsse der tympanalen Belüftungswege wieder zu öffnen (vgl. oben).

8.5 Falsifizierung am Beispiel Ohrpfropf

Der Verschluß des Gehörganges durch einen *Ohrpfropf (Cerumen obturans)* gehört zu den 30 häufigsten Beratungsergebnissen in der Allgemeinpraxis (Tabelle 1, S. 4 ff; [37]).

Typische Patientenangaben (z.B.: „Ich habe wieder einen Ohrschmalzpfropfen" oder „Ich habe mich heute geduscht und seither höre ich nichts mehr") weisen den diagnostischen Weg. Eventuell sieht man den Pfropfen, wenn man die Ohrmuschel lateralwärts zieht. Mitunter können jedoch Fremdkörper, die oberflächlich von Zerumen bedeckt sind, einen bloßen Ohrschmalzverschluß vortäuschen. Die therapeutische Spülung klärt derlei Ausnahmesituationen rasch.

Ändert die Ausspülung nichts an der Hörstörung, muß der Arzt davon ausgehen, daß beim Patienten schon vorher eine Innenohrschwerhörigkeit bestanden hatte. Ein Stimmgabeltest wird empfohlen (vgl. B 8.1.1). Zerumen ist also ein typisches Beispiel für die *Notwendigkeit der Falsifizierung* („Es sieht so aus wie ..., aber was ist es wirklich?").

> Keine Ohrspülung, wenn der Patient wegen einer Ohrverletzung kommt (z.B. Trommelfellverletzung durch Haarnadel, Blutung aus dem Ohr)! Vor Spülung wegen Zerumen oder Fremdkörper stets den Patienten fragen, ob bereits von früher her ein Loch im Trommelfell bekannt ist.

8.5.1 Fallstrick Hörsturz

Der *Hörsturz* ist ein echter Fallstrick bei *plötzlich auftretender einseitiger Schwerhörigkeit.*

Der Patient hat das Gefühl, Watte im Ohr zu haben, gelegentlich empfindet er dabei ein höchst unangenehmes Sausen oder ein Maschinengeräusch. In der Vorgeschichte fehlt die Angabe „Erkältung" oder Veränderung des umgebenden Luftdrucks. Auf Anhieb werden evtl. Zerumen oder Tubenkatarrhe erwartet [20]. Der Trommelfellbefund ist in der Regel unauffällig.

> Schon der bloße Verdacht auf einen Hörsturz ist als Notfall zu behandeln. Jeder Tag Verzögerung verschlechtert die zunächst nicht ungünstige Prognose (Übersicht 27).

Auffallenderweise wird in den spezialistischen Lehrbüchern der 60er und 70er Jahre das Beratungsproblem Hörsturz nur am Rande erwähnt. Damit stimmen die Statistiken von Braun überein, der in den eigenen Praxen während der Jahre 1944 bis 1984 keinen einzigen Fall bei weit über 120 000 Beratungsergebnissen gesehen hatte (Braun 1991, pers. Mitteilung).

8.5.2 Ohrensausen

Das Beratungsergebnis *Ohrensausen* oder uncharakteristisches Ohrenklingen *(Tinnitus aurium)* ist in der Häufigkeitsverteilung des Krankengutes der 70er bzw. 80er Jahre auf Rang 90 bzw. 138 gestiegen [37, 154], während es in den 50er Jahren noch Rang 201 einnahm [31].

Dieses lästige Symptom (Klassifizierung in Gruppe A, vgl. Tabelle 2) ist wechselnd stark ausgeprägt, uneinheitlich und schwer zu erfassen. Psychisch labile Menschen können ebenso betroffen sein wie junge, streßgeplagte Leute. Manche Patienten geben an, daß der „Lärm" tagsüber erträglich ist, in der Nacht aber viel lauter und störender wird.

Übersicht 27. Checkliste bei Verdacht auf Hörsturz [98]

Hören Sie mit dem erkrankten Ohr nichts mehr?
( ) ja   ( ) nein

Hören Sie mit dem erkrankten Ohr, aber verstehen Sie nicht?
( ) ja   ( ) nein

Hören Sie Töne rechts und links unterschiedlich?
( ) ja   ( ) nein

Haben Sie einen fremden Toneindruck (Nachhall, zerhackte Töne, Scheppern)?
( ) ja   ( ) nein

Haben Sie ein hohes Ohrgeräusch?
( ) ja   ( ) nein

Schmerzen laute Worte im Ohr, ohne daß Sie diese verstehen?
( ) ja   ( ) nein

Anmerkung: Wenn diese Fragen auch nur teilweise mit „Ja" beantwortet werden, besteht dringender Verdacht auf Hörsturz.

Ohrensausen ist nicht unbedingt an eine Schwerhörigkeit gebunden. Bei M. Ménière besteht gelegentlich zwischen den Anfällen ein dauerndes Ohrgeräusch (vgl. B 5.8).

Grundsätzlich hat Tinnitus aurium so lange als ein potentiell abwendbar gefährlicher Verlauf im Sinne eines Hörsturzes zu gelten, bis dieser im Zusammenwirken mit dem Spezialisten ausgeschlossen werden kann.

Zu Ohrgeräuschen kommt es aber auch relativ häufig bei Gehörgangsverlegung (durch Fremdkörper, Zerumen – vgl. B 8.5) oder durch Entzündungen. Verstärkende Faktoren, z.B. körperliche Belastung, Streß, Tageszeit, Blutdruckänderungen, sowie das Ausmaß des Hörverlustes können individuell sehr unterschiedlich empfunden werden.

Sekundäre psychische und vegetative Reaktionen auf diese unangenehme, willkürlich nicht beeinflußbare akustische Wahrnehmung führen u.a. zu Schlaf- und Konzentrationsstörungen, Angstvorstellungen und depressiven Verstimmungen. Das dekompensierte Ohrgeräusch kann so zum ganzheitlichen medizinischen Problem werden (Abb. 61).

Fällt bei der ersten, direkten Diagnostik nichts Weiteres auf, so sollten die Untersuchungen mit Hilfe des Programmes Nr. 50 „Ohrgeräusche-Standard für die allgemeinmedizinische Diagnostik bei Uncharakteristischen Ohrgeräuschen" fortgesetzt werden.

Ergibt sich durch die Diagnostik kein spezieller Anhalt, so werden „Uncharakteristisches Ohrensausen", „Ohrenklingen" oder „Tinnitus" klassifiziert. Der Fall bleibt abwartend offen.

Meist zeigen die therapeutischen Bemühungen keinen Erfolg und der Betroffene muß sich damit abfinden, mit den lästigen Symptomen zu leben. Von den sog. Außenseitermethoden sind keine Wunder zu erwarten [42].

8.5.3 Schwerhörigkeit

Entscheidend für die Beurteilung der Art der Schwerhörigkeit ist neben dem Trommelfellbefund die Feststellung der Art der Schwerhörigkeit:

– *Schalleitungsschwerhörigkeit* (= Mittelohrschwerhörigkeit z.B. bei Zerumen, Trommelfelldefekt, Mittelohrentzündung, Tubenkatarrh, Otosklerose) oder
– *Schallempfindungsschwerhörigkeit* (= Innenohrschwerhörigkeit z.B. bei Innenohrentzündungen, Altersschwerhörigkeit, akustischem Trauma, Hörsturz).

Mittels einer Stimmgabel (440 Hz, Gabel mit breitem Fuß) kann der Arzt das Hörvermögen für Luft- und Knochenleitung vergleichsweise prüfen (Rinne-Versuch, Weber-Vesuch – vgl. Abb. 58 und 59, S. 182). Die Aussage der Stimmgabelprüfungen ist ggf. durch spezialistische Diagnostik zu vertiefen.

Bei Säuglingen und Kleinkindern ist jede Angabe der Betreuer über eine Sprachentwicklungsverzögerung sehr ernst zu nehmen. Nur eine Frühversorgung hörgeschädigter Kinder gewährleistet den Spracherwerb.

Kinder mit dem Risiko einer Hörstörung können mit einem praktikablen Risikoregister durch den Hausarzt erfaßt und bereits bis zum 6. Lebensmonat einer verläßlichen audiometrischen Untersuchung zugeführt werden (Übersicht 28).

Die Gehörprüfung erfolgt heute in der Regel mit einem Audiometer, in dem zur Prüfung des Hörvermögens frequenzabhängige Sinustöne erzeugt werden, die in ihrer Lautstärke verändert werden können.

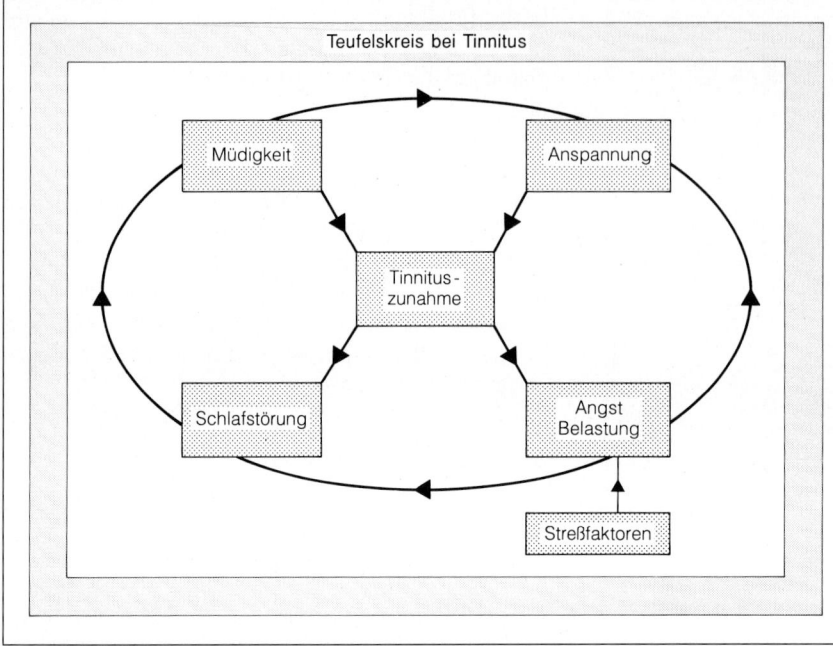

Teufelskreis bei Tinnitus

Abb. 61. Sekundäre Einflußfaktoren und Folgeerscheinungen bei Ohrgeräuschen [157]

Es gibt eine Reihe von Methoden zur Gehörprüfung, wobei es vor jeder audiometrischen Untersuchung unerläßlich ist, den äußeren Gehörgang auf Zerumenpfropfen oder Fremdkörper zu untersuchen.

Auf dem Gerätemarkt werden folgende unterschiedliche Typen angeboten:

– Schnelltest-Audiometer für Screening-Tests über Kopfhörer oder mit zusätzlichen Lautsprechern für Freifeldprüfungen zwischen 250 Hz und 8000 Hz und einem Schalldruckpegel bis 90 dB.

Übersicht 28. Checkliste für den Hausarzt bei Kindern mit Risiko einer Hörstörung [228]

– Liegt Schwerhörigkeit in der Familie schon bei jungen Leuten vor?
– Bestanden während der Schwangerschaft Viruserkrankungen?
– Wurden toxische Medikamente eingenommen?
– Gab es überhaupt größere Schwierigkeiten während der Schwangerschaft?
– Lagen das Geburtsgewicht unter 1500 g, der Apgar-Wert bei 0–3, das Bilirubin um 20 mg%?
– Bestehen Fehlbildungen im Kopfbereich?
– Wurden Erkrankungen wie Meningitis oder Enzephalitis durchgemacht?

– Ton-Audiometer zur Durchführung der üblichen tonaudiometrischen Tests im Frequenzbereich zwischen 125 Hz und 12 000 Hz.
– Ton-Sprach-Audiometer mit zusätzlicher Möglichkeit für alle sprachaudiometrischen Tests einschließlich eines entsprechenden Rauschens zur Vertäubung.

In der Praxis interessieren nicht die absoluten Werte der Hörschwelle, sondern der *Hörverlust*. Deshalb hat man alle Punkte der normalen Hörschwellenkurve gleich Null (0) gesetzt. Dies ist die Nullinie im Audiogramm.

Bei jeder Frequenz wird nun der Punkt markiert, bei dem der Proband zu hören beginnt. Die Punkte miteinander verbunden ergeben die Hörschwelle des Schwerhörigen im Verhältnis zu der des normal Hörenden, also die Hörverlustkurve.

Im Audiogrammformular ist manchmal noch das Schallangebotsfeld der normalen Umgangssprache vereinfacht als ein Viereck eingezeichnet (Abb. 62). Schneidet die Hörschwellenkurve der Testperson diese Fläche, so ist das Sprachverständnis herabgesetzt. Aus der Form und dem Verlauf der Hörschwelle kann der Untersucher auch auf die Ursache der Störung, z.B. Innenohrschwerhörigkeit, Schalleitungsschwierigkeit etc. schließen [165].

Bei der Schnelltestaudiometrie unterscheidet man 2 Methoden:
– Bei der 1. gründlicheren Methode wird die ganze Hörschwellenkurve aufgezeichnet. Weicht diese signifi-

kant von der Nullinie, also von der Hörschwelle normal hörender Personen, ab, so ist der Proband einer gründlicheren Untersuchung des Gehörs zuzuführen. Nach heutiger Praxis wird dieser Grenzwert bei 30 dB Hörverlust bei den wichtigen Sprachfrequenzen gesehen (Abb. 62).

– Die 2. Methode ist wesentlich schneller durchzuführen und daher ganz besonders für Reihenuntersuchungen (z.B. Berufsgenossenschaftsuntersuchungen) an großen Probandenkollektiven geeignet. Es handelt sich hierbei um die Screening-Audiometrie, bei der am Audiometer ein bestimmter Lautstärkepegel (z.B. 30 dB) eingestellt wird und dem Probanden die Töne unterschiedlicher Frequenzen nur mit diesem Pegel angeboten (Abb. 63) werden. Der Proband gibt an, ob der Ton gehört wird oder nicht. Wird ein Ton nicht gehört, so ist der Verdacht eines stärkeren Hörverlustes begründet und eine eingehende Untersuchung im spezialistischen Bereich angezeigt. Eine genauere Aussage über Art und Ursprung der Hörstörung lassen erst Methoden der anspruchsvollen Audiometrie zu [165].

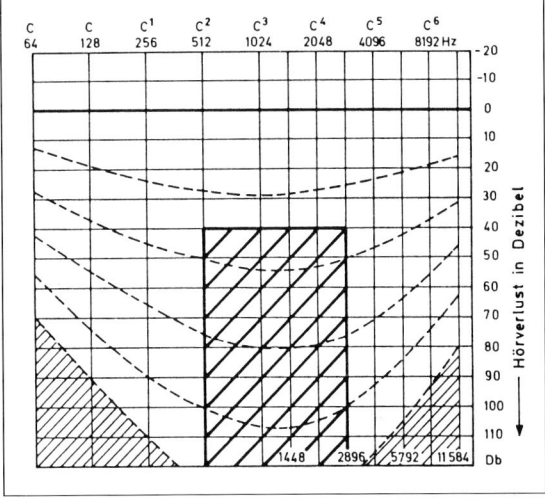

Abb. 62. Tonaudiogrammformular für die Hörverlustmessung mit dem sog. Sprachviereck als Kriterium für kritischen Hörverlust [165]

8.6 Nasenbluten

Nasenbluten (Epistaxis) ist neben der akuten Mittelohrentzündung und Zerumen eines der häufigsten Beratungsergebnisse im Bereich von Nase, Ohren, Mund und Hals, bei denen die direkte Diagnostik angewandt wird (vgl. B 2.2, 7.1, 7.9, 7.16, 8.5.2, 12.8, 12.9).

Die direkte Diagnostik zielt auf den Kiesselbach-Ort, der in 80–90% der Fälle Blutungsquelle ist. Falls es dort nicht ohnedies blutet, finden sich meist Anzeichen für frische, bereits gestoppte Blutaustritte. Die Beschreibung der verlorenen Blutmenge wird oft übertrieben. Zuallererst muß der Patient daher beruhigt werden.

Ein Blick in den Rachen und auf die Nasengänge gilt Blutungen aus anderen Nasenabschnitten. Liegen solche komplizierten Situationen vor, sollte der Allgemeinarzt den Patienten rasch überweisen.

Aufgrund der Angaben (z.B. Trauma?) und Wahrnehmungen (z.B. „Grippe") schließt sich für gewöhnlich die Lokalbehandlung an. Selbstverständlich sollte auch noch der Blutdruck des Patienten gemessen werden, ggf. das Hämoglobin.

Die *Septumdeviation* kann zur Behinderung der Nasenatmung und dadurch beispielsweise zu Kopfschmerzen, evtl. zu Mundatmung u.a.m., führen.

Abb. 63. Ausgefülltes Audiogrammformular bei Schnelltestaudiometrie [165]

8.7 Nasennebenhöhlenentzündungen

Die *Entzündung der Nasennebenhöhlen (Sinusitis frontalis, maxillaris)* zählt zu den häufigen Erkrankungen des Menschen, bleibt aber wegen der geringfügigen Symptomatik oft unbeachtet (vgl. auch „Schnupfen" in B 1.7 und „Kombinierte Luftwegekatarrhe" in B 1.8). Folgende Faktoren scheinen eine wichtige Rolle für die Infekthäufigkeit zu spielen:

- die Pneumatisationsverhältnisse des Gesichtsschädels beim Säugling und beim Erwachsenen,
- die unterschiedliche Größe der Nebenhöhlen von Säugling und Erwachsenem,
- die unterschiedliche immunologische Reife bzw. die fehlenden sekretorischen Antikörper.

Im Gegensatz zum Erwachsenen sind die Atemwege beim Kind kurz und eng; die Permeabilität der Schleimhäute ist gesteigert, und v.a. der spezifische Oberflächenschutz wird erst allmählich aufgebaut. Etwa bis zum 3. Lebensalter ist meist das Siebbeinlabyrinth Sitz einer Entzündung, erst jenseits des 5. Lebensjahres wird die Stirnhöhle bevorzugt.

Bilder von Kieferhöhlenentzündungen führen mit Rang 38 den Patienten im unausgelesenen Krankengut deutlich häufiger zum Allgemeinarzt als Bilder einer Stirnhöhlenentzündung (Rang 108; Tabelle 1, S. 4 ff).

Auch der Spezialist sieht die Kieferhöhle häufiger als Sitz einer Infektion im Erwachsenenalter. Im allgemeinen werden Personen mit einer Kieferhöhlenentzündung rascher in den spezialistischen Bereich überwiesen als Patienten mit einer Stirnhöhlenentzündung.

Die für den Allgemeinarzt bei Nebenhöhlenerkrankungen einfache Untersuchungsmethode der Diaphanoskopie zeigt im Idealfall eine verminderte Durchlässigkeit des erkrankten Organs (Abb. 64). Weitere und v.a. exaktere Aufschlüsse über das Ausmaß der Organaffektion geben die im spezialistischen Bereich durchzuführenden Ultraschalluntersuchungen (der eindimensionale A-Scan und der zweidimensionale B-Scan), Röntgenaufnahmen der Nasennebenhöhlen und computertomographische Untersuchungen (axiales und koronares CT). Entscheidend in der Therapie von Nasennebenhöhlenaffektionen ist der Sekretabfluß.

Überweisungen zur früher geübten Praxis der Kieferhöhlenspülung sind heute die Ausnahme von der Regel. Der Allgemeinarzt sollte jedoch dann überweisen, wenn der Gesundungsprozeß innerhalb 1 Woche noch nicht in Gang gekommen ist oder wenn sich das Krankheitsbild dramatisch verschlechtert hat.

Abb. 64. Diaphanoskopie. Durchleuchtung der Kieferhöhlen mit Fiberglaslichtbündel (rechte Seite lichtdurchgängig, linke Seite verschattet) [20]

Die *endonasale Fensterung* hat heute weitgehend die Radikaloperation abgelöst. Hierbei wird in Oberflächen- und Lokalanästhesie nach Abspreizung der unteren Muschel ein daumennagelgroßes Fenster im unteren Nasengang angelegt. Die Mehrzahl der Sinusitiden heilt dadurch spontan aus. Ein erneutes Rezidiv kann nach dem Zuwachsen des Fensters auftreten [264].

Bei einer putriden Nasennebenhöhlenerkrankung ist es sicherlich nicht falsch, zunächst mit einem Antibiotikum/Chemotherapeutikum und abschwellenden Nasentropfen gut dosiert und ausreichend lange zu behandeln: Die meisten Fälle sprechen erfahrungsgemäß prompt darauf an. Ähnlich geht der Allgemeinarzt auch bei der nicht näher abgeklärten Mesotitis (vgl. B 8.1.2) vor.

8.8 Adenotonsillarhyperplasie

Die *Tonsillarhyperplasie* (Abb. Farbtafel, S. 336 ff) kann ebenso wie eine *Rachenmandelvergrößerung* (adenoide Vegetationen, „Polypen") zur Verlegung des Tubenostiums und bei Kindern sekundär zur Mundatmung und Hörschwäche führen („adenoider Habitus").

Die *Indikation zur Adenotomie* (vgl. B 8.4) kann großzügig gestellt wenrden, der Eingriff läßt sich durchaus ambulant in Intubationsnarkose am hängenden Kopf (Abb. 65) durchführen. Rezidive der adenoiden Vegetationen sind in Einzelfällen möglich.

– Nicht selten wird die bloße Hyperplasie des lymphatischen Rachenrings, insbesondere der Gaumentonsillen, auch ohne pathologische Folgen, bereits als Indikation für eine Adenotonsillektomie angesehen.
– Die Tonsillektomie ausschließlich wegen vergrößerter Gaumenmandeln ist heute obsolet. Erst die Folgezustände, wie verlegte Nasenatmung, Nebenhöhlenentzündungen, Tubenbelüftungsstörungen mit Schwerhörigkeit, geschlossenes Näseln oder – bei sehr starker Hyperplasie – manchmal auch Schluckstörungen und Atmungsbehinderungen, machen die hyperplastische Mandel berechtigt zu einem operativen Objekt.
– Auch hartnäckige Infektanfälligkeit mit ihren für die allgemeine Entwicklung des Kindes schädlichen Auswirkungen kann eine Indikation zur Adenotomie und Tonsillektomie darstellen [19].

Die Tonsillektomie sollte wegen der möglichen Gefahr der Nachblutung stationär durchgeführt werden.

Abb. 65. Adenotomie mit dem Beckmann-Ringmesser in Intubationsnarkose am hängenden Kopf [264]

Dabei muß mit einem postoperativen Blutungsrisiko von 1 Woche gerechnet werden.

8.9 Globusgefühl

Druckgefühl im Hals und Schluckbeschwerden (*„Globusgefühl";* vgl. B 1.5) beim Leerschlucken beunruhigen den Patienten sehr; die Beschwerden verschwinden in der Regel, wenn der Patient Speise schluckt.

Von einem *„Globus nervosus"* darf nur dann gesprochen werden, wenn ein krankhafter organischer Befund (*Fallstrick*: z.B. retrosternale Struma!) ausgeschlossen werden kann.

Thematik des Fachgesprächs

Aufgabe

Besprechen Sie die in Übersicht 29 aufgeführten Beratungsergebnisse „Andere Erkrankungen im Bereich von Nase, Ohren, Mund und Hals" anhand der nachfolgenden Fragen und der bei den entsprechenden Beratungsergebnissen aufgeführten Zusatzfragen!

Übersicht 29. Andere Erkrankungen im Bereich von Nase, Ohren, Mund und Hals

- **Regelmäßig häufig in der Allgemeinmedizin:**
  - Otitis media acuta,
  - Zerumen,
  - Sinusitis maxillaris,
  - Ohrensausen (Tinnitus),
  - Otalgie,
  - Epistaxis,
  - Otitis externa (Gehörgangsekzem),
  - Schwerhörigkeit,
  - Sinusitis frontalis,
  - Tubenkatarrh,
  - Adeno-/Tonsillarhyperplasie,
  - Globusgefühl.

- **Nicht regelmäßig häufig (= unter 1:3000 Fälle):**
  - Otitis externa furunculosa,
  - Otitis media chronica (chronisch rezidivierender Ohrfluß),
  - Hörsturz.

Fragen
„Andere Erkrankungen im Bereich von Nase, Ohren, Mund und Hals"

1. Ungefähre Häufigkeit in der Allgemeinpraxis.
2. Alter/Geschlecht/Beruf.
3. Patientenbeobachtung, Patientenklage („Was klagt der Patient?"), Patientenmaßnahme(n) („Was hat der Patient bereits von sich aus getan?").
4. Ursache/Auslöser/Disposition.

5. Direkte Diagnostik (Lokalbefund: „Was sieht und prüft der Arzt?").
6. Laboruntersuchungen und bildgebende Verfahren: Indikation, diagnostische Wertigkeit.
7. Falsifizierung („Es sieht so aus wie ..., aber was ist es wirklich?"), Exklusion.
8. Therapie:
   - allgemein
     - Empfehlungen,
     - Freizeit,
     - Arbeitsplatz,
     - Arbeitsruhe;
   - lokal
     - Medikamente, auch biologische Mittel; elektrophysikalische Therapie;
   - systemisch
     - Medikamente, auch Phytopharmaka;
   - operative Maßnahmen (ambulant/stationär).
9. Abwartendes Offenlassen („Wie lange zuwarten?").
10. Abwendbar gefährlicher Verlauf (AGV).
11. Komplikationen.
12. Überweisung zum Spezialisten, Notwendigkeit zur stationären Einweisung.

Zusatzfragen „Otitis media acuta/chronica"

- *Otitis media acuta:* Bevorzugtes Alter (6 Monate bis 12. Lebensjahr); mögliche Ursache (z.B. unterschiedliche Anatomie im Vergleich zum Erwachsenen, noch nicht voll entwickeltes Immunsystem).
- Mögliche Ursachen für die Auslösung einer sog. „Begleitotitis" (z.B. Masern, Influenza, andere Virusinfekte, Trauma mit Trommelfellperforation).
- Konservative und operative Behandlungsprinzipien der akuten Mittelohrentzündung (z.B. abschwellende Nasentropfen, Analgetika, Antibiotika/Chemotherapeutika, Parazentese).

- Diskussion der Wärmebehandlung, z.B. Mikrowelle, Wärmflasche (manchmal subjektiv angenehm, aber auch Schmerzverstärkung möglich!).
- *Otitis media chronica*: Abwendbar gefährlicher Verlauf?

Zusatzfragen „Otitis externa"
(Gehörgangsekzem) und „Otalgie"
- Lokalbehandlung mit Antiseptika (z.B. Betaisodona® Salbe oder Lösung, Tinct. Castellani, Brillantgrün, Gentianaviolett oder 2- bis 5%iger Salizylalkohol; Rp.: Acid. salizyl. 0,5/Ol. oliv. ad 20,0/M.S. „Ohrentropfen").
  Beachte: Alkoholische Ohrentropfen bei akuter Entzündung oder offener Paukenhöhle verursachen große Schmerzen; in diesem Fall Einlage eines Gazestreifens mit z.B. Betaisodona®-Salbe oder Jellin®-Salbe. Bei Verdacht auf Otomykose z.B. Myco-Jellin®-Creme.
- Mögliche Ursachen: meist durch „Reinigung" des Gehörganges z.B. mit Haarnadeln; Gehörgangfremdkörper; Chlorwasser („swimmers ear"); Stoffwechsel (z.B. Diabetes mellitus); Allergie.

Zusatzfragen „Tubenkatarrh"
- Stellenwert von abschwellenden Maßnahmen (z.B. Rhinologika). Diskussion der Gabe von Otologika (z.B. Ohrentropfen).
- Prinzip und Durchführung der Nasendusche n. Politzer und des Preßversuches n. Valsalva.
- Fallstrick „Tubenkatarrh": Hörsturz!
- Homöopathische Therapie von chronischen Tubenkatarrhen, insbesondere bei Kindern (Rp.: Apis mellifica D 6/S: 3mal 5 Kügelchen täglich lutschen).
- Beratungen zur Alltags- und Freizeitgestaltung (z.B. Tauchsport, Flugzeug, Seilbahn).

Zusatzfragen „Adenoide Wucherungen",
„Tonsillarhyperplasie"
- Bevorzugte Altersgruppe.
- Schilderung möglicher Beschwerden.
- Indikationen für eine Adenotomie/Tonsillektomie.

Zusatzfragen „Cerumen obturans"
- Durchführung und Komplikationen der Ohrspülung mit der Ohrspritze bzw. einer umfunktionierten Munddusche (z.B. Perforation, artefizielle Oti-

tis externa).
  Cave: Zerumenlöffel! *Cave:* Perforation durch ärztliche Insrumente zur Fremdkörperentfernung!
- Kontraindikation für eine Ohrspülung (bekannte Perforation!).
- Patientenberatung (*Cave:* Wattestäbchen zur Gehörgangsreinigung, Haarnadeln usw., Vermeidung von Wattevorlagen wegen „Angst vor Erkältung").
- Zeruminalpfropf-lösende Rezeptur: Glycerin./Äthanol/aa ad 30,0/M.S. „Ohrentropfen".

Zusatzfragen „Ohrensausen"
- Mögliche Ursachen (z.B. Cerumen obturans, M. Ménière, Tubenkatarrh, hoher Blutdruck, Einengung der Foramina intervertebralia der Halswirbelsäule/HWS, HWS-Fehlhaltungen, Stenose(n) von Blutgefäßen, Anämie, Streß, ototoxische Medikation wie Gentamyzin, Chinin, Salizylate, Streptomyzin; Knalltrauma).
- Abwendbar gefährlicher Verlauf: Hörsturz!
- Masker-Therapie beim Spezialisten.

Zusatzfragen „Hörsturz"
- Lokalisation (unilateral!).
- Vermutete Ursachen?
- Möglicherweise Abwendbar gefährlicher Verlauf?
- Procedere und Erstmaßnahmen: Blutdruckmessung, Inspektion des Gehörganges und des Trommelfells, Weber- und Rinne-Versuch, Politzer-Luftdusche, ggf. Hämatokritbestimmung, mögliche Durchblutungsförderung mit hämorrheologisch wirksamen Plasmaexpandern und gefäßerweiternden Substanzen. Umgehende Überweisung in den spezialistischen Bereich!
- Prognose?!

Zusatzfragen „Schwerhörigkeit"
- Mögliche Ursache bei Säuglingen [z.B. familiär gehäufte Hörstörungen, perinatale (Röteln!) oder postnatale Störungen]; bei Kindern (z.B. übergangene beidseitige Mesotitis, adenoide Wucherungen), bei Erwachsenen/alten Menschen (z.B. Schalleitungsstörung wie Gehörgangsverlegung durch Zerumen, Schallempfindungsstörungen wie vaskuläre oder zentrale Schäden, kombinierte Schwerhörigkeit wie Otosklerose).

- Mögliche Ursachen bei Erwachsenen wie berufliche Exposition (z.B. Preßluftbohrer, Schlosserei- und Druckereilärm, Disjockey). *Beachte:* Berufskrankheit mit Meldepflicht! Prophylaxe: Lärmschutzgeräte, Lärmschutzstöpsel (z.B. auch im Freizeitbereich)!
- Früherkennung von Hörstörungen bei Kindern: Schlüsselfunktion der Eltern (z.B. andersartiges Verhalten von Säuglingen beim Füttern und Spielen).
- Beobachtungen und Fragen der Eltern/des Arztes, ggf. im Rahmen von Vorsorgeuntersuchungen bei Kindern.
- Gezielte *Untersuchungen auf Schwerhörigkeit* im Rahmen der gesetzlichen Kindervorsorge:
  U2: 3.–10. Lebenstag
  U3: 4.–6. Lebenswoche
  Orientierende Hörprüfung durch starke Schallreize (Klatschen, Klingeln): Reaktion durch Zusammenfahren, Kopfbewegung oder Lidschlag (Auropalpebralreflex).
  U4: 3.–4. Monat
  Blickwendung auf akustischen Reiz; Schallquelle darf für das Kind nicht sichtbar sein. Lallen, Lauschen.
  U5: 6.–7. Monat
  Reaktion auf Zurufe, Laute- und Silbenbildung wie „Dada", „Lala".
  U6: 10.–12. Monat
  Reaktion auf leise Ansprache aus 1 m Entfernung, ausdauerndes Plappern, Bildung von 1 oder 2 Wörtern wie „Mama", „Papa", Erbringen von Aufforderungsleistungen (Befolgung von 2 von 3 Aufträgen).
  U7: 21.–24. Monat
  Zwei-Wort-Sätze, Befolgung einfacher Aufforderungen, Zeigen von Körperteilen auf Befragung. Ab diesem Alter häufig infektbedingte Mittelohrschwerhörigkeit.
  U8: 3 1/2 Jahre bis 4. Lebensjahr
  Mehr-Wort-Sätze, Sprechen in der Ich-Form, sinnvolle Satzbildung.
  U9: 5. Lebensjahr bis 5 Jahre 4 Monate
  Durchführung der Audiometrie.
- Beispiele für einfache Hörprüfungen: nichtapparative und nichtelektroakustische Tests wie Hörweiten- oder Abstandsprüfung für Flüster- und Umgangssprache, Stimmgabeluntersuchungen nach Weber und Rinne.

- Hörweitenprüfung für Flüster- und Umgangssprache ab dem 4. Lebensjahr: 6 m langer, ruhiger Raum, Prüfung für beide Ohren getrennt, anderes Ohr durch Watte verschlossen, Flüstern mit Reserveluft.
- Screening-Audiometrie: Untersuchung mittels unterschiedlicher Frequenzen bei einheitlichem Lautstärkepegel (z.B. 30 dB): Der Proband gibt an, ob der Ton gehört wird oder nicht. Hörverlust bei einer oder mehr Frequenzen in einem von beiden Ohren erfordert Wiederholung der Prüfung. Bei Hörverlust im zweiten Test besteht Verdacht auf stärkeren Hörverlust: Eingehende Untersuchung im spezialistischen Bereich!
- Beispiele für Hörprüfungen im spezialistischen Bereich: Hörschwellenaudiogramm, Sprachaudiogramm.
- Hinweis auf Schwerhörigkeit bei Erwachsenen: Minderung des Sprachverstehens, besonders unter erschwerten Bedingungen (Cocktailparty-Effekt).
- Hörgeräte als Funktionsprothesen: Der Erfolg ist abhängig von Lokalisation und Ausmaß des Hörschadens sowie von Motivation und Mitarbeit des Patienten. Patienten mit mittel- bis hochgradiger Schwerhörigkeit empfinden die durch das Hörgerät bedingte Hilfe meist wesentlich stärker als Patienten mit nur leichtgradiger Schwerhörigkeit.
- Möglicher Grund für das Nichtbenutzen eines Hörgerätes: Der Patient versteht auch mit Hörgerät schlecht, wenn mehrere Personen gleichzeitig sprechen (Umgebungslärm).
- Führung von Altersschwerhörigen: Keine „ins Ohr brüllende" Umgangssprache, dafür langsame, deutliche und gute Sprachartikulation, Beobachtungsmöglichkeit der Lippen des Sprechenden, niedriger Umgebungsgeräuschpegel; optische (z.B. lichtoptische Hausglocke) und akustische (z.B. Telefonverstärker) Hilfsmittel; Hörgeräte.

Zusatzfragen „Nasenbluten"

- Mögliche Ursachen für lokal bedingtes Nasenbluten, z.B. chemische, thermische oder klimatische Schleimhautschädigung; Gefäßverletzung am Locus Kiesselbachii; Fremdkörper in der Nase; Rhinitis sicca anterior; idiopathisch (schwache rezidivierende Blutungen bei Kindern und Jugendlichen).

- Mögliche Ursache für symptomatisches Nasenbluten, z.B. akute Infektionskrankheit; Gefäß- und Kreislauferkrankungen (z.B. Arteriosklerose, Hypertonie); Blutungskrankheiten und Gerinnungsstörungen; Antikoagulanzientherapie.
- Instrumentarium zur Stillung von Nasenbluten: Nasenspekulum, Bajonettpinzette, Salbentamponade, Vasokonstringens (z.B. Privin®); ggf. Ätzung mit Chromsäureperlen.
- Empfehlung von Selbsthilfemaßnahmen (neben allgemeiner Beruhigung): Aufrechtsetzen, Kältepackung ins Genick, festes Zusammendrücken der Nasenflügel mit den Fingern.
- Maximale Liegedauer der Nasentamponade: 1–2 Tage.
- Prophylaxe und Nasenpflege: z.B. weiche Salbe wie Bepanthen®, Emser® Sole verdünnt.

Zusatzfragen „Nasennebenhöhlenentzündungen"
- Typische Patientenklagen, z.B. Kopfschmerzen um die Augen herum mit Schmerzmaximum um die Mittagszeit, Schmerzen oberhalb der erkrankten Nebenhöhle, Absonderung aus der Nase, Bild von Zahnschmerzen.
- Mögliche Ursachen, z.B. Schnupfen (Rhinoviren), Schwimmbäder („Badesinusitis"), chronische Nasenentzündungen, Septumdeviation, Allergien, Perforation in die Kieferhöhle („dentogene Sinusitis").
- Ärztliche Ratschläge an den Patienten, z.B. möglichst nicht schneuzen (dafür hochziehen und ausspucken), Gesichtsdampfbäder, Nasendusche mit Salzlösungen, Rotlicht, keine unkontrollierte Anwendung von Nasentropfen („Privinismus"), Luftbefeuchtung in geschlossenen Räumen, Nasenpflege mit weicher Salbe (z.B. Vaseline, Lanolin).

- Behandlung durch den Allgemeinarzt, z.B. kurzfristig abschwellende Nasentropfen, Antibiotika, Antiphlogistika, Sekretolytika, kurz- und mittelfrequente Wärmetherapie.
- Beispiele für abschwellende Nasentropfen (Handelspräparate) in Abhängigkeit vom Lebensalter (Säuglinge, Kinder, Erwachsene).
- Zusammenarbeit mit dem Spezialisten wie Zahnarzt, HNO-Arzt, Radiologen.
- Diskussion der Effektivität von Inhalationen.
- Beispiele für Maßnahmen im spezialistischen Bereich, z.B. Punktion, Fensterungen, Radikaloperation, Entfernung der Nasenpolypen.
- Naseneingangsfurunkel: *Achtung!* An mögliche Thrombose des Sinus cavernosus denken!

Zusatzfragen „Septumdeviation"
- Physiologische Verbiegung des Nasenseptums: Bei dreiviertel aller weißen Menschen vorhanden; nicht immer ein Atemhindernis!
- Mögliche Ursache für Belüftungsstörungen der Nasennebenhöhlen: höhergradige Septumdeviation.
- *Beachte:* Die chronisch behinderte Nasenatmung bewirkt reflektorisch eine (reversible) Obstruktion im Bronchialsystem; obere und untere Atemwege stellen eine Einheit dar! [231].
- *Beachte beim Säugling:* Freihalten der Luftwege in der Nase wichtig, da Zufuhr der Atemluft nahezu ausschließlich über die Nase erfolgt!
- Behinderte Nasenatmung auch bei allergischer Komponente („allergische Rhinopathie"): anfallsartig wäßrige Sekretion mit Niesattacken, saisonale Abhängigkeit.
  Lokaltherapie: Cromoglicinsäure (DCNG); kurzfristig/langfristig Kortisonspray, z.B. Beconase®

9 Andere Beschwerden und Erkrankungen im urogenitalen Bereich

In Kap. 9 werden jene Beratungsergebnisse zusammengefaßt, die auf Erkrankungen der Niere, der ableitenden Harnwege und/oder des männlichen oder weiblichen Geschlechtsapparates hinweisen.

Nicht aufgenommen sind Beratungsergebnisse, die bereits in Kap. 6 (z.B. Abdomenopathie, Hernien), Kap. 7 (z.B. Dermatitis und Pruritus anogenitalis) besprochen wurden, oder in Kap. 12 (z.B. Gynäkomastie) Erwähnung finden.

Die hier erfaßten „Anderen Erkrankungen im Urogenitalbereich" nehmen innerhalb der Gesamtberatungsergebnisse der Allgemeinpraxis mit 5,5% (vgl. Tabelle 2) einen respektablen Rang ein. In nahezu einem Viertel aller Fälle sind mit Hilfe der direkten Diagnostik (vgl. B 2.2, 7.1, 7.9, 7.16.1, 8, 8.5.2, 8.6, 12.8, 12.9) exakte Diagnosen möglich (z.B. Phi-

mose, Präputialverklebung). Doch auch ebenso häufig muß es der Arzt lediglich beim Klassifizieren von Sym-ptomen belassen (z.B. Pollakisurie, Vulvitis, Fluor, Hämaturie).

9.1 Psyche, Soma oder Psychosoma?

Manche in diesem Kapitel zusammengefaßten Beratungsergebnisse sind durch ihr oft enges Zusammenspiel von somatischen und psychischen Komponenten charakterisiert, die sich bei verschiedenen Patienten in verschieden starker Ausprägung präsentieren können.

Dies trifft z.B. für folgende Beratungsergebnisse zu:

– klimakterische Beschwerden,
– Dysmenorrhöe,
– Pollakisurie,
– Zystitis,
– Vaginitis,
– uncharakteristische Hypomenorrhöe, Amenorrhöe,
– Senkungsbeschwerden,
– Fluor,
– Enuresis nocturna,
– Sexualprobleme,
– Adnexitis chronica,
– Urethritis non specifica.

Ähnliche Überlegungen gelten für andere Beratungsergebnisse in den Kap. 2–12, z.B.
für Myalgien, Kreuzschmerz (Kap. 2), Präkordialschmerz, Herzklopfen, Extrasystolen, Asthma bronchiale (Kap. 5), uncharakteristische Adomenopathien, peptische Ulzera, Meteorismus, Kolitis (Kap. 6), Urtikaria, Pruritus, Hyperhidrose (Kap. 7), Ohrenklingen, Globus (Kap. 8), Hypotonie, Schwindel, Kopfschmerz, Schlaflosigkeit, Adipositas, Ohnmacht, kalte Füße, Migräne, Dyspnoe, Zungenbrennen, Obstipation (Kap. 12) u.a.

Diese Beratungsergebnisse werden derzeit in Abhängigkeit von den Kenntnissen, den Erfahrungen und der Haltung des jeweiligen Arztes sowie seiner individuellen Diagnosebegriffe mehr oder weniger den verschiedenen Bereichen (Psyche/Soma) zugeordnet und ggf. entsprechend statistisch ausgewiesen.

Hält man sich an die Ergebnisse der berufstheoretischen Forschung, dann sind gleichwohl weitgehend einheitliche Beurteilungen möglich.

Die 1963 von Crombie [52] angegebenen Ziffern für das unausgelesene Material an der ersten Linie sind bis zum heutigen Tag von allen kritischen Überprüfern im wesentlichen bestätigt worden (Tabelle 33).

Bei abweichend höheren Ziffern handelt es sich um individuelle Bevorzugungen der Autoren, die entweder ein hoch ausgelesenes Patientengut betreuen oder fälschlicherweise alle nicht organisch überzeugend erklärbaren Fälle den psychogenen Fällen zuschlagen.

Eine solche an berufstheoretischen Überlegungen orientierte Statistik erklärt die für Kap. 11 („Andere Erkrankungen der Nerven und der Psyche"; Tabelle 2) vergleichsweise niedrige Fallzahl mit 5,8%.

Tabelle 33. Prozentuale Zusammensetzung der somatischen und psychischen Fälle im Unausgelesenen Krankengut der Allgemeinpraxis [52]

Fälle	[%]
Rein somatische Fälle	52
Vorwiegend somatische Fälle	21
Ausgewogen somatische/psychische Fälle	13
Vorwiegend psychische Fälle	6
Rein psychische Fälle	8

Der Arzt sollte übrigens bei der endgültigen Zuordnung zu psychogenen Erkrankungen sehr zurückhaltend sein und solange die Symptome (Gruppe A) oder Symptomgruppen (Gruppe B) klassifizieren, solange sich keine eindeutige andere Gruppierung (vgl. A 1.2) anbietet.

9.2 Fachsprache

In der angewandten Heilkunde ist es üblich geworden, bestimmte Krankheiten mit bestimmten Fächern begrifflich zu verknüpfen (z.B. urologische Krankheiten, gynäkologische Krankheiten).

Diese Gepflogenheit hat sich offenbar durch die Aufteilung der Fälle im Krankenhaus auf die verschiedenen Fachstationen ergeben. In einem solchen Sprachgebäude hätte allerdings die Allgemeinmedizin überhaupt keinerlei Zuständigkeit.

Ein derartiger Konnex ist unzulässig, denn viele Krankheiten weisen zu zwei bzw. mehr Fächern enge Beziehungen auf. So „gehört" z.B. die Tonsillitis zu den inneren Krankheiten, aber auch zu den Kinder- und HNO-Erkrankungen (vgl. auch Panaritium in Abschn. B 3.6.1 und Varizen in B 12.3.1).

Die Spezialisten sind also nicht berechtigt, Krankheiten, mit denen sie zu tun haben, als „Eigentum" ihres Fachgebietes anzusehen. Dasselbe gilt für Ausdrücke, die dem Klinikjargon entliehen sind und sich leider in die Allgemeinpraxis eingeschlichen haben, z.B. „*gynäkologische Untersuchung*" (statt korrekterweise „*vaginale Untersuchung*" – vgl. Abschn. B 9.3.3, 9.17), „*urologische Untersuchung*" (statt „*Untersuchung der Nieren und ableitenden Harnwege*" u.a.; [37]).

Ein weiteres Beispiel für die kritiklose Übernahme ist der in der Klinik gängige Begriff *„ohne Befund"/o.B."* bzw. *„normal"*. Für die Belange der Allgemeinmedizin empfiehlt sich die subjektive Formulierung *„nichts aufgefallen/n.a."*. Was nämlich *„normal"* scheinen mag, muß es durchaus nicht sein. Es ist daher besser, nicht eine Normalität zu behaupten, wenn man nur sagen kann, daß dem Untersucher nichts Abnormales aufgefallen war [152].

9.3 Spezialist und Generalist

Die unterschiedliche Vorgehensweise von Allgemeinarzt und Spezialist soll am Beispiel des Beratungsproblems „Unterleibsbeschwerden bei der Frau" dargestellt werden:

So wird vom Gynäkologen als dem Spezialisten eine fachspezifisch begrenzte Ausschlußdiagnostik erwartet. Dagegen muß der Allgemeinarzt möglichst nach allen Seiten hin diagnostisch offen sein.

Der Allgemeinarzt als Generalist wird seiner Funktion auf fachlich hohem Niveau gerecht, wenn er dabei das Abdomen palpiert, die Wirbelsäule prüft, die Nierenlager abklopft, die Portio mittels Vaginalspekulum einstellt, das innere weibliche Genitale palpiert, rektal untersucht, die Psyche beobachtet, ggf. einen Urinstatus veranlaßt oder auch das gesamte Abdomen sonographiert.

Er geht also problemorientiert und gezielt sowie nach allen Seiten hin (auch zur Psyche!) diagnostisch offen vor. Der Gynäkologe dagegen wird in der Wahrnehmung seiner Funktion überwiegend organorientiert arbeiten und in der Regel routinemäßig, also auch bei regelrechtem vaginalen Untersuchungsbefund (entsprechend den Forderungen seiner Fachgesellschaft und Arbeitsgruppen), spezialistische Untersuchungen vornehmen, z.B.:

– Entnahme des Vaginalsmears und mikroskopische (ggf. phasenkontrastmikroskopische) Betrachtung des Nativpräparates.
– Untersuchung des Zervixsekrets auf Spinnbarkeit („Farnkrautphänomen").
– Entnahme eines zytologischen Abstriches, getrennt nach Portio und Zervix, Färbung nach Papanicolaou.
– Kolposkopie der Vaginalwände und der Portio, ggf. Fotodokumentation.

– Verschiedene Färbemethoden der Portio.
– Intravaginale Sonographie.

Dieses Beispiel zeigt, daß man die verschiedenen diagnostischen Vorgehensweisen der einzelnen Arztgruppen (Allgemeinarzt/Spezialist) auch unterschiedlich bezeichnen muß:

So wird man den auf das weibliche Genitale bezogenen Untersuchungsgang beim Allgemeinarzt richtigerweise als *„vaginale Untersuchung"* einordnen; die Untersuchung des weiblichen Geschlechtsapparates beim Gynäkologen ist nach den oben dargelegten Kriterien demnach eine erweiterte oder komplette Genitalexploration, die von dieser Fachgruppe i. allg. als *„gynäkologische Untersuchung"* bezeichnet wird (vgl. B 1.2, 2.1.1, 9.2).

Natürlich wird der Spezialist auf diese Weise bei seiner kompletten Untersuchung eher einmal mehr einen Abwendbar gefährlichen Verlauf im symptom- und beschwerdefreien Stadium entdecken (z.B. Mikrokarzinom im Zervikalkanal). Trotzdem ist die übliche, oben geschilderte Untersuchung des Allgemeinarztes bei der Beratungsursache „Unterleibsbeschwerden" korrekt.

Damit bleibt ein minimales, unabänderliches Risiko für eine mögliche Früherkennung bei nicht offensichtlichem Unterleibskrebs. Allerdings wird beim ausdrücklichen Beratungsziel „Krebsfrüherkennung bei Frauen" ein Mikrokarzinom des Zervikalkanals auch seitens des Allgemeinarztes routinemäßig aufgedeckt, weil in diesem Rahmen Präparate von der Portio und vom Zervixkanal in vorgeschriebener Weise für den Zytologen abgenommen werden.

9.3.1 Ökonomische Zwänge

Im ganzen gesehen ist es unmöglich, bei jedem Ratsuchenden eine umfassende Krankheitsprophylaxe zu betreiben; es kann daher kein generelles Ziel der Heilkunde sein, alle Gesundheitsstörungen und Anomalien aufzudecken [33].

Kein Staat der Erde verfügt über genügend Mittel, um bei jedem einzelnen Erkrankten eine tiefschürfende ärztliche Befragung und Untersuchung zu finanzieren. Die Regeln der klinischen Diagnostik können nicht einmal bei dem kleinen Bruchteil von Patienten voll eingehalten haben, deren Versorgung im Krankenhaus erfolgt [37].

Der Spezialist muß aus seiner fachlichen Begrenzung heraus erkennen, daß die Erstversorgung des Unausgelesenen Krankengutes in die Hände der darauf spezialisierten Allgemeinärzte gehört. Die Allgemeinärzte brauchen also nicht mehr länger – wie frühere Generationen – ihre Arbeit mit dem unguten Gefühl, eine „minderwertige" Art Medizin zu praktizieren, erledigen.

9.3.2 Rasches Beraten

Auch bei der üblichen, manchmal nur Minuten betragenden Zeitaufwendung je Konsultation in der Allgemeinpraxis (vgl. A 1.8) ergeben sich zusammengenommen im Laufe einer oft lebenslangen Arzt-Patienten-Führung gar nicht selten mehrstündige Kontakte.

Nutzt der Allgemeinarzt die ihm bei der Einzelberatung verfügbare Zeit optimal, dann hat ein Patient größere Chancen, bei gefährlichen Erkrankungen rechtzeitig behandelt zu werden als auf irgendeine andere Weise. Der beste Ort zur Krebs- und sonstigen Früherfassung ist demnach die Sprechstunde eines Allgemeinarztes. Das setzt allerdings voraus, daß sich die Menschen selbst beobachten und daß sie Krankheitszeichen, von denen sie beunruhigt sind, nicht bagatellisieren, sondern damit ihren Hausarzt aufsuchen [37].

9.3.3 Innere Prophylaxe

Unter *innerer Prophylaxe* versteht Braun den Auftrag des Allgemeinarztes, trotz der dominierenden Bagatellen einen spezifischen, optimalen Untersuchungsgang bei den diversen uncharakteristischen Beratungsursachen durchzufühen [30, 37].

Beispiele für solche *optimierten Untersuchungsgänge* – ggf. auch in geteilter Verantwortung mit dem Spezialisten – sind:

– Auch bei der entferntesten
  Möglichkeit eines Myokardinfarktes, einer Koronar-
  insuffizienz, einer Myokarditis,
  usw. (Übersicht 30)   → EKG-Ableitung
– Bei allen auf das weibliche
  Genitale weisenden Sym-
  ptomen(Übersicht 31)   → Vaginaluntersuchung

Übersicht 30. Indikationen zur Ableitung eines Elektrokardiogramms in der Allgemeinpraxis [34]

1. Bei akuten Beschwerden, die einen Infarktverdacht begründen.
2. Vor und während einer Digitalis- oder sonstigen analogen Glykosidbehandlung.
3. Bei Fieber und gleichzeitigem Verdacht auf eine entzündliche Herzerkrankung.
4. Bei Herzrhythmusstörungen (subjektiv geäußert und/oder objektiv erfaßt).
5. Bei Verdacht auf Hypokaliämie.
6. Bei akuter und chronischer Herz- und Kreislaufinsuffizienz.
7. Bei uncharakteristischer Dyspnoe ohne sonstige befriedigende Befunde.
8. Bei uncharakteristischen Schmerzen im Brustbereich, aber auch in der Hals- und der abdominellen Region, sofern sich der geringste Verdacht auf eine kardiale Affektion erhebt.
9. Bei uncharakteristischem, blutigen Auswurf.
10. Bei erhöhten Blutdruckwerten.
11. Bei Verdacht auf einen Herzklappenfehler.
12. Zur diagnostischen Absicherung (und Psychotherapie) bei offensichtlicher vegetativer Dysregulation und bei klarer Hypochondrie, soweit
    auf das Herz bezogene Beschwerden den Patienten ängstigen.

– Bei allen auf den Enddarm
  weisenden Zeichen   → Rektale Untersuchung
– Bei allen auf Harntrakt-
  infektionen weisenden
  Beschwerden   → Urinuntersuchung
– Bei jeder Hämaturie   → Sonograpahie/
                             Pyelographie

– Bei Uncharakteristischem
  Fieber (UF), das länger
  als 1 Woche dauert, und
  spätestens bei 14 Tage
  andauerndem uncharakte-
  ristischem Husten   → Thoraxröntgen-
                             untersuchung

– Bei jedem Verdacht auf
  einen Abwendbar gefähr-
  lichen Verlauf, z.B. bei
  entsprechend abdomineller
  Symptomatik, bei Feststellung eines Knotens
  in der Brustdrüse,

Übersicht 31. Indikationen für die Durchführung der inneren Genitaluntersuchung bei der Frau in der Allgemeinpraxis [25, 32]

1. *Bei der Erstberatung bei allen Frauen, ebenso bei rezidivierenden Beschwerden, falls seit der letzten inneren Exploration mehr als 6 Wochen vergangen waren,*

   – wenn sie ausdrücklich gewünscht wird;
   – wenn Beschwerden und/oder Zeichen klar auf Krankheiten, Abnormitäten oder Veränderungen am weiblichen Genitale, evtl. im Zusammenhang mit einer Gravidität, hinweisen;
   – wenn Beschwerden seitens der Harnorgane bestehen;
   – wenn andere abdominelle Beschwerden bestehen, die sich nicht eindeutig extragenital erklären lassen;
   – wenn nennenswerte Kopfschmerzen, Ischialgie, Drüsen in der Leiste und ähnliche extraabdominell angegebene Beschwerden und Zeichen mit möglichen Beziehungen zum weiblichen Genitalorgan oder wenn Fieberzustände in den ersten 6 Wochen post partum gegeben sind;
   – wenn Allgemeinerscheinungen existieren oder alarmierende Befunde anfallen, wofür die entsprechenden Routineuntersuchungen keine befriedigende Erklärung liefern konnten.

2. *Bei der Wiedervorstellung bei allen Frauen (oder baldmöglichst),*

   – wenn eine Indikation unter 1. nicht eingehalten wurde;
   – wenn sich das Bild einer offenbar extragenitalen Krankheit in Richtung auf eine Indikation unter 1. wandelt oder wenn sich ein solches Bild nicht erwartungsgemäß bessert und daher eine Genitalerkrankung ausgeschlossen werden muß;
   – wenn allgemeine, anfangs banal erscheinende Krankheitsmerkmale ungeklärt weiterbestehen;
   – wenn u.U. nicht zureichend geklärte allgemeine und örtliche Erscheinungen weiterbestehen und wenn seit der ersten bzw. letzten negativen Exploration mehr als 6 Wochen vergangen sind.

---

bei Schmerzen im
Unterbauch mit Fieber
und Erbrechen   → sofortige Überweisung
– Bei allen einschlägigen
Indikationen   → Programmierte Diagnostik

9.4 Urolithiasis und Bilder von Koliken

Koliken der ableitenden Harnwege *(Nieren- und Ureterkoliken)* werden in der Allgemeinpraxis zunehmend häufiger beobachtet: Während sie in den 50er Jahren noch Rang 188 einnahmen [31], finden sie sich am Ende der 70er Jahre auf Position 61 bzw. in den 80er Jahren auf Position 63 (Tabelle 1; S. 4 ff).

Der Patient mit *Nierenkolik* leidet unter qualvollen, starken Schmerzen, die relativ gleichmäßig und kontinuierlich andauern und je nach Lage des Konkrements lokalisiert sind bzw. ausstrahlen (u.a. unteres Abdomen, Hoden, Labien). Der Patient ist in der Regel sehr blaß, unruhig und kann nicht still liegen; Übelkeit, Erbrechen sowie Miktionsdrang können vorhanden sein.

9.4.1 Intensität der Beschwerden

Die *Intensität der Beschwerden* hängt von der Lokalisation des Verschlusses und von der Geschwindigkeit, mit der sich die Überdehnung des Hohlorgans entwickelt, ab.

So kann eine langsam entstehende Obstruktion, z.B. eine chronische Einengung des uretropelvinen Übergangs, nur geringe Schmerzen verursachen oder überhaupt schmerzlos sein und trotzdem zu einer totalen Zerstörung der betroffenen Niere führen.

Häufigste Ursache für Koliken sind Steine. Patienten, die bereits eine Kolik hinter sich hatten, besitzen Erfahrung im Umgang damit und haben meist bereits erste Selbstmaßnahmen eingeleitet, bevor sie einen Arzt herbeirufen.

Erst nach Abgang eines Steines und einem entsprechenden Untersuchungsbefund kann der Arzt anstelle der Klassifizierung „Bild einer Urolithiasis" (C) die exakte Diagnose „Urolithiasis" (D) setzen.

Analog kann aus dem „Bild einer Appendizitis" oder aus dem „Bild einer Extrauteringravidität" letztlich erst aufgrund des Operationsbefundes eine exakte Diagnose formuliert werden.

9.4.2 Stufendiagnostik

Der Patient mit erstmaligen Koliken in der Nieren- und Unterbauchregion fordert meist einen *Hausbesuch* an. Unter den beschränkten Bedingungen der häuslichen Visite muß der Arzt zunächst weitgehend auf gewisse technische und diagnostische Hilfsmittel (z.B. Urinsediment, Sonographie) verzichten; dagegen wird er sorgfältig die gezielte Befragung und körperliche Untersuchung durchführen. Er wird am Krankenbett beim typischen Bild einer Nephro-/Urolithiasiskolik durch eine i.v.-Injektion dem Patient rasche Linderung zu verschaffen suchen. Dabei muß er jedoch sehr sorgfältig die Möglichkeit im Auge behalten, Abwendbar gefährliche Verläufe nicht zu verschleiern. Außerdem muß er den Patienten dazu anhalten, nach genau festgelegtem Intervall dem Arzt über den Erfolg der Maßnahme zu berichten.

Der Arzt darf bei diesem Vorgehen nie vergessen, daß hinter dem „typischen Bild" auch einmal eine atypische Appendizitis stecken kann.

In der *Sprechstunde* ist die Untersuchung des Urinsediments (Erythrozyten, Leukozyten) obligat; eine Sonographie wird sich vielfach anschließen, sofern die Möglichkeit dazu besteht. Sie eignet sich hervorragend zum Nachweis einer Obstruktion im Bereich des harnableitenden Systems (Sensivität ca. 98%, Spezifität ca. 75% [83]). Ein negatives Sonogramm spricht allerdings nicht gegen das Vorliegen eines kleineren Konkrements. Ureterkonkremente sind sonographisch meist nicht darstellbar.

Bei Fortdauer der Krämpfe über 2–3 h hinweg oder bei ihrem Wiederaufflammen erfolgt die Einweisung ins Krankenhaus. Fälle mit unwesentlichen, weiterbestehenden Schmerzen können dem Urologen nach 24 h ambulant vorgestellt werden.

Im beschwerdefreien Intervall sind Röntgenkontrollen, die Erhebung des Urinstatus, die Bestimmung der Harnsäure sowie ein Ausscheidungsurogramm und ggf. ein Computertomogramm (CT) angezeigt.

In ca. 80% der Fälle gehen die Steine unter Koliken spontan mit Makro- oder Mikrohämaturie ab. Die Zusammensetzung des Konkrements ist meist unterschiedlich (gemischtes Konkrement). Nach der Reihenfolge ihrer Häufigkeit werden Kalziumoxalatsteine, Phosphatsteine und Harnsäuresteine gefunden.

Als *allgemeine Diätempfehlung* für Steinträger gilt:

Gemischte Kost bei reichlicher Flüssigkeitszufuhr und körperliche Bewegung – insgesamt also eine Änderung der Lebensgewohnheiten (*Cave:* Übermäßiger Genuß von bestimmten Nahrungsmitteln, z.B. Milch, unreifes Obst, Tomate, Blumenkohl, Schokolade, Fleisch; Alkohol – besonders Bier (!) – bei Harnsäuresteinen).

9.5 Blasen- und Nierenbeschwerden

Patienten mit schmerzhaftem Harndrang *(Algurie)* und/oder erschwertem, tropfenweisen Wasserlassen *(Dysurie)* und/oder häufigem Harndrang *(Pollakisurie)* suchen die Sprechstunde meist mit der Vermutung einer Blasenentzündung auf.

Manche Kranke glauben, sie hätten sich „verkühlt" (z.B. kalter Sitz, kalte Füße, Skifahren). Häufig wird bereits ein Fläschchen Urin für eine Untersuchung mitgebracht. Die Patienten suchen neben der raschen Linderung ihrer Beschwerden auch die Zerstreuung ihrer Befürchtung, sie könnten sich eine Nierenbeckenentzündung zugezogen haben oder es könnte sich eine solche noch entwickeln.

Als *Erstmaßnahme* haben einige der Betroffenen bereits die Trinkmenge (ggf. Blasen- und Nierentee) erhöht und sich warmgehalten. Mütter nehmen diese Maßnahmen instinktiv bei ihren Kindern wahr, wenn ihnen entsprechende Veränderungen aufgefallen sind (z.B. beißender, scharfer Geruch der nassen Windel, häufiger Drang zum Wasserlassen, unruhiges Kind).

Frauen sind für Harnwegsinfekte, auch Rezidive, besonders anfällig. Dabei scheinen anatomische Gegebenheiten neben einer falschen Intimhygiene oder Sexualpraktiken (Verschleppung von Coli-Bakterien vom After in Richtung Urethra) eine Rolle zu spielen.

Bei älteren Männern – aber nicht nur bei diesen – muß an eine Abflußbehinderung gedacht werden; daher darf der Arzt niemals die Untersuchung der Prostata (Abb. 66) unterlassen.

Für die Diagnostik von Beschwerden beim Wasserlassen empfehlen sich die Handlungsanweisungen Nr. 53 „Pollakisurie-Standard" und Nr. 54 „Dysurie-Standard". Obligat ist die Harnanalyse mittels Teststreifen und/oder Beurteilung des Harnsediments (Abb. 109 und Farbtafel, S. 336 ff).

Gewöhnlich treten im Harnsediment Blutkörperchen aus dem peripheren Blut auf, allerdings nur in geringer Zahl. Polymorphkernige Neutrophile und Erythrozyten kommen am häufigsten vor und sind auch am leichtesten zu erkenen (Farbtafel, S. 336 ff).

Ein Dauerkatheter, besonders bei Hochbetagten, kann eine Eintrittspforte für Blasen- und Niereninfektionen darstellen (vgl. B 9.11). Wie jeder Hausarzt weiß, bleiben allerdings viele Dauerkatheterträger über Wochen und Monate, abgesehen von einer signifikanten Bakteriurie und Leukozyturie, subjektiv beschwerdefrei.

Weder die Menge der Keime pro Millimeter (ml) Urin noch die Anzahl der Keimarten oder die Art des Keimes sind relevant für eine akute Zystitis (vgl. unten). Warum und wann beim Langzeitkatheterträger eine akute Zystitis auftritt, ist unklar [234].

9.5.1 Akute Zystitis

Zum Bild der *akuten Zystitis* kann neben den Kardinalsymptomen Algurie – Dysurie – Pollakisurie auch trüber, oft terminal blutiger Urin gehören. Fieber ist nicht obligat. Die Symptome bestehen unabhängig von Tag und Nacht. Entscheidend für das Bild einer Zystitis ist neben der Symptomatik der Urinstatus: reichlich Leukozyten, Epithelien, Bakterien und vereinzelt Erythrozyten. Eine Hämaturie läßt zunächst an eine hämorrhagische Zystitis denken.

Bei akuten Harnweginfekten kommt der Selbstheilungstendenz (vgl. B 2.2) große Bedeutung zu.

> Einer positiven Eiweißreaktion im Urin muß nicht immer eine echte renale Proteinurie zugrunde liegen. Auch Pyurie und Hämaturie können einen positiven Eiweißbefund hervorrufen. Zum typischen akuten Nierenprozeß gehören darüber hinaus Fieber, erhöhte BKS und Zylinderurie [261].

Neben den für die Allgemeinpraxis wichtigen Erregern (Coli, Enterokokken) muß auch an Trichomonaden (bei sexuell Aktiven) oder an Candidabefall (bei älteren Personen oder schlechtem Allgemeinzustand) gedacht werden. Problemkeime des Krankenhauses begegnen dem Arzt in der Allgemeinpraxis selten.

Die akute Zystitis ist fast immer eine Monoinfektion. Im allgemeinen kann der Arzt mit einer Abheilung binnen spätestens 2 Wochen rechnen.

Abb. 66. Die rektodigitale Untersuchung gibt Auskunft über Größe, Beschaffenheit, Form, Konsistenz und Knotenbildung der Prostata, soweit sie der Palpation zugänglich ist [153]

Zystitisrezidive oder chronische Entzündungen der Blase erfordern endoskopische und röntgenologische Untersuchungen. Therapieresistente Fälle werden zu den chronischen Zystitiden gezählt.

Bei der „Reizblase" auf dem Boden vegetativer Störungen, ausgelöst durch sexuelle Konfliktsituationen, Partnerschaftsprobleme sowie hormonelle Störungen, besteht keine Bakteriurie [112].

9.5.2 Pyelonephritis

Das klassische Vollbild der *Pyelonephritis* ist durch die Trias gekennzeichnet:

– Hoch fieberhafter Zustand, evtl. mit Schüttelfrösten (plötzlicher Beginn).
– Meist einseitiger Druckschmerz und/oder Spontanschmerz in der Nierengegend.
– Signifikante Bakteriurie im Harn. Eiweiß schwach-positiv, massenhaft Leukozyten.

Vermehrt Eiweiß und Zylinder sprechen für eine Beteiligung des Nierenparenchyms.
Beim gleichzeitigen Vorliegen einer

– Pollakisurie und Algurie
  wird das „Bild einer Zystopyelitis" klassifiziert,

– bei vermehrt Zylindern im Harnsediment dementsprechend das „Bild einer Zystopyelonephritis".

Bei den Symptomen einer akuten Zystitis muß der Hausarzt die Möglichkeit eines aufsteigenden (urinogenen) Harnwegsinfektes bedenken; die akute Pyelonephritis entsteht allerdings überwiegend hämatogen.

> **Beim uncharakteristischen, nicht rasch abklingenden Fieber muß im Rahmen der vertieften Diagnostik nach spätestens 2–3 Tagen (sofern keine Überweisung indiziert ist) auch ein Harnweginfekt ausgeschlossen werden.**

Die Erregerbestimmung sollte der Therapie einer akuten Pyelonephritis vorausgehen (Mittelstrahlurin beim Mann, ggf. Katheterismus bei der Frau). Ausnahmsweise kann ungezielt antibakteriell behandelt werden.

> **Bei Schwangeren ist auf die asymptomatische signifikante Bakteriurie zu achten, aus der sich eine akute Pyelonephritis (auch ohne manifeste Symptomatik) entwickeln kann [135].**

Wegen der möglichen Übergänge in eine chronische Verlaufsform sind die seltenen Pyelonephritisfälle mit hohem Fieber, die nach 4 Tagen keine Besserungstendenz zeigen, großzügig einzuweisen.

9.5.3 Phytotherapie

Bei der Behandlung von Erkrankungen der ableitenden Harnwege und der Prostata (vgl. Abschn. B 9.6) spielen pflanzliche Arzneimittel eine große Rolle. Diese lassen sich in 4 Gruppen einordnen:

– Harnwegsdesinfizienzien,
– Diuretika,
– miktionsbeeinflussende und Prostatamittel,
– Urolithiasismittel.

Die Präparate können bei bestimmten Indikationen erfolgreich angewendet werden (Tabelle 34).

- Zur sog. *Durchspülungstherapie* haben sich verschiedene pflanzliche Drogen bewährt, die in einer Vielzahl von Fertigarzneimitteln unterschiedlicher Zusammensetzung – oft auch als Teezubereitung – vorhanden sind und meist folgende diuretisch wirksame Bestandteile enthalten:
  Ackerschachtelhalm, Birkenblätter, Brennessel, Goldrute, Hauechel, Katzenbart, Liebstöckl, Lö-

wenzahn, Petersilie, Schlüsselblume, Wacholderbeeren.

- *Spezifisch wirksam* bei Harnweginfekten sind folgende Extrakte:
  Bärentraube, Bruchkraut, Preiselbeerblätter, Kapuzinerkresse, Meerrettichextrakte.

- In der *Prophylaxe und Therapie* von Nieren- und Harnleitersteinen kommen neben den oben genannten diuretisch wirksamen Drogen folgende Phytopharmaka – häufig in Kombinationspräparaten – zur Anwendung:
  Färberröte oder Krapp, Roßkastanie, Kamillenblüten.

Tabelle 34. Zusammenstellung verschiedener pflanzlicher Drogen (Auswahl) nach Indikationen bei Erkrankungen der ableitenden Harnwege und der Prostata [116]

Indikation	Pflanzliche Drogen (Auswahl)	Wirkstoffe
Entzündungen der ableitenden Harnwege	Bärentraubenblätter	Arbutin/Hydrochinon
	Bruchkraut	ätherische Öle/ Saponin
	Kapuzinerkresse	Benzyl-Senföl
Nieren- und Harnleitersteine	Färberröte/Krapp und weitere pflanzliche Bestandteile	Alizarin
		u.a. Aeszin
Reizblase/ vegetatives Urogenitalsyndrom	Zwergpalme	ätherische Öle/ Sitosterin
	Kürbissamen und weitere pflanzliche Bestandteile	Kavapyrone Phytosterole Arbutin
Bettnässen	Johanniskraut/ Gewürzsumach und weitere pflanzliche Bestandteile	Hyperizin
		ätherisches Öl/ Gerbstoff
Benigne Prostatahyperplasie (Prostataadenom)	Brennesselwurzel	
	Kürbissamen und weitere pflanzliche Bestandteile Hypoxis rooperi	Phytosterole
	Zwergpalme	

• Zur *Behandlung der Reizblase* haben sich bewährt:
Die getrockneten Beerenfrüchte der Zwerg- oder Sägepalme (Sabal serrulata), das antiphlogistisch wirkende Sitosterin (das ubiquitär – auch in der täglichen Nahrung – vorkommt) sowie Kürbissamen (Semen cucurbitae) und Schachtelhalm (Herbae equiseti).

9.6 Prostatahyperplasie

Das Beratungsergebnis *benigne Prostatahyperplasie (BHP)* nimmt in den Statistiken der 80er Jahre einen mehr als doppelt so hohen Häufigkeitsrang ein [151, 237] als in den 50er Jahren [31]. Überwiegend sind die über 65jährigen betroffen, entsprechend seltener die 45- bis 64jährigen [37].

Die Prostata ist eine akzessorische Geschlechtsdrüse und normalerweise etwa kastaniengroß. Sie sitzt am Blasenhals und umschließt den zentralen Harnröhrenabschnitt. Was in unserem Sprachgebrauch als sog. Prostatahypertrophie bezeichnet wird, hat mit der Vorsteherdrüse, außer ihrer engen topographischen Beziehung, nichts zu tun.

Beim *Blasenhalsadenom* handelt es sich um Wachstum des periurethralen Gewebes (Adenomyofibrom; Abb. 67), das zur Verdrängung der Prostata, Einengung der Urethra und Verschluß des Blasenausgangs durch den Prostatamittellappen führt. Funktionelle Folgen sind Blasenauslaßstörungen (Ventilmechanismus) und Muskelhypertrophie der Harnblase (Balkenblase). Dekompensation der Blasenmuskulatur führt zur Überlaufblase. Die Restharnbildung (Abb. 68) fördert die Entstehung von Harnwegsinfektionen.

Nicht selten entdeckt der Arzt bei einem älteren Menschen anläßlich der rektalen Untersuchung (z.B. Männervorsorgeuntersuchung, Diagnostik von Blut im Stuhl – vgl. Abschn. B 6.3) eine mäßig vergrößerte, glattwandige, d.h. nicht karzinomverdächtige Vorsteherdrüse (Abb. 66; vgl. B 9.5), ohne daß der Patient selbst über eine Behinderung seines Harnflusses geklagt hätte. In einem solchen Fall erübrigen sich (abgesehen von einer Urinuntersuchung) zunächst weitere diagnostische oder therapeutische Aktivitäten. Regelmäßige Kontrollen der Prostata sind dem Patienten allerdings nahezulegen.

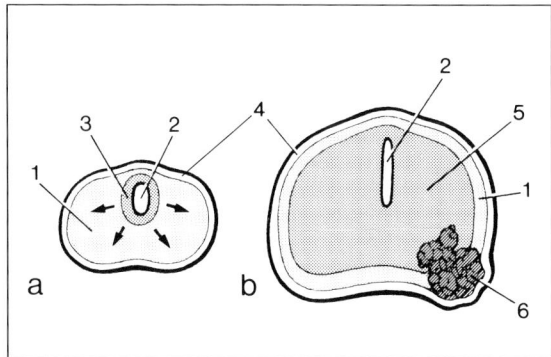

Abb. 67 a, b. Querschnitt durch die hintere Harnröhre eines jungen (**a**) und eines älteren Mannes (**b**). 1 Prostata, 2 Urethra, 3 periurethrale Drüse (Adenomkern), 4 Prostatakapsel, 5 Adenomyofibrom, 6 Prostatakarzinom. Die Entwicklung eines Adenoms und eines Karzinoms der Prostata ist schematisch dargestellt. [261]

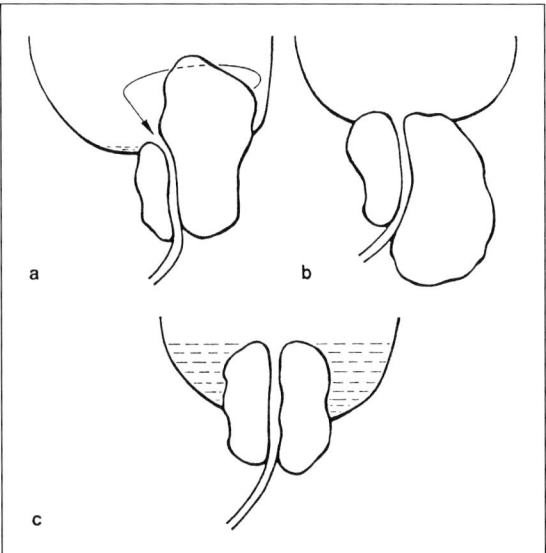

Abb. 68 a–c. Verschiedene Formen der benignen nodulären Prostatahyperplasie (BPH). **a** Partiell intravesikales Prostataadenom ohne Restharn; nur geringe Beschwerden wie im Stadium I. **b** Extravesikales Adenom; keine Beschwerden. **c** Intravesikales Adenom; ausgeprägte Beschwerden wie im Stadium II, Restharn [139]

Tabelle 35. Symptomorientierte Stadieneinteilung der benignen Prostatahyperplasie n. Vahlensiek [111]

Stadium	Merkmale
I „Vorstadium"	– symptomlos – palpatorisch vergrößerte Prostata
II „Reizstadium"	– verzögerter Miktionsbeginn – abgeschwächter Harnstrahl – verlängerte Miktionsdauer – Nachträufeln nach Miktion – Pollakisurie – Nykturie
III „Restharn-stadium"	– wie Stadium I, aber zunehmend – signifikante Restharnbildung (> 20% des Miktionsvolumens) – Pseudodivertikel der Blase – gelegentlich Harnverhalt
IV „Dekompen-sations-stadium	– Überlaufblase (Ischuria paradoxa) – Harnstauungsnieren – schleichende Urämie

Ältere Männer bagatellisieren gerne die – besonders nachts – häufigen Harnentleerungen *(Nykturie)*. Steckt eine benigne Prostatahyperplasie dahinter, kann es nach und nach durch Anstauung zu einer Erweiterung der ableitenden Harnwege, zur zunehmenden Restharnbildung, zum Harnweginfekt und schließlich sogar zur totalen Harnsperre kommen (Tabelle 35).

Die Prostatasonograpahie erlaubt eine gute Größenbestimmung und Abgrenzung des ganzen Organs und ergänzt so sinnvoll die rektale Palpation (Abb. 69).

Die Obstruktion hängt nicht allein von Größe und Form des rektal tastbaren Prostatasegments ab (Abb. 66), sondern v.a. vom Mittellappen. Der Palpationsbefund wird meist überschätzt.

Als Maßstab für die *Operationsindikation* gelten:

– die Schwere der Symptome,
– insbesondere die Restharnmenge und
– der Röntgenbefund (Angelhakenform der terminalen Harnleiter usw.).

> **Die Größe der Prostata korreliert nicht mit der Intensität der Beschwerden!**

Eine dauerhafte und wirksame konservative medikamentöse Therapie des Prostataadenoms ist bisher nicht bekannt. Versuchsweise sollten im Stadium II, aber auch noch im Stadium III bestimmte Phytopharmaka (vgl. Abschn. B 9.5.3) eingesetzt werden [135].

Drei Operationsverfahren stehen zur Verfügung, die in ihrer Durchführung grundverschieden sind (Abb. 70):

• die offene Adenomektomie mittels
  – transvesikalem,
  – retropubischem oder
  – perinealem Zugang;
• die transurethrale Adenomektomie,
• die Kryochirurgie.

9.7 Prostatakarzinom

Findet man bei der Abtastung der Vorsteherdrüse isolierte Verhärtungen oder Knotenbildungen, so ist wegen Verdachts auf ein *Prostatakarzinom* die sofortige Überweisung in den spezialistischen Bereich zu veranlassen (Abb. 67).

> **Die allermeisten Prostatakarzinome entwickeln sich (im Gegensatz zu den Adenomen) harnröhrenfern, also in der dem Mastdarm zugewandten Zirkumferenz der Prostata (Lobus posterior; [135]).**

Bei rechtzeitiger Entdeckung sind die Heilungsaussichten gut. Der operative Eingriff wird ergänzt durch Bestrahlung, Gabe von Östrogenen und Zytostatika. Der Hausarzt betreut solche Patienten oft über Jahre.

Knochenmetastasen bereiten hartnäckige Schmerzen. Sie können imponieren als Lumbalgie, Ischialgie (vgl. Abschn. B 2.1 und 2.4) oder andere Neuralgien. Etwa ein Drittel der Prostatakarzinome wird erst in diesem Stadium gefunden [97].

> **Bei mehr als 1 Woche bestehender, therapieresistenter „Ischialgie" ist beim Mann eine Untersuchung von Rektum und Hoden zum Ausschluß eines Prostata- oder Hodenkarzinoms notwendig, bei der Frau die rektovaginale Exploration zum Ausschluß eines Portio- oder Uteruskarzinoms!**
> **(Handlungsanweisung Nr. 19 „Schmerzen im Bereich des N. Ischiadicus/Ischias-Standard").**

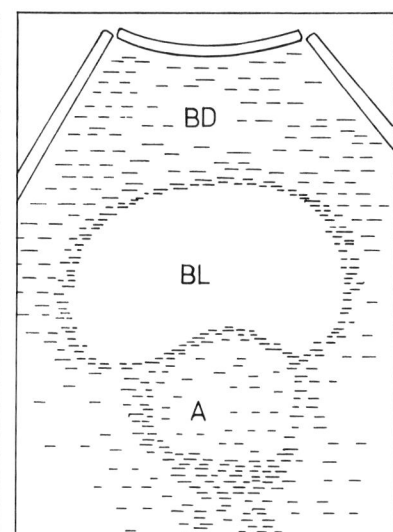

Abb. 69. Darstellung eines Prostataadenoms unter der teilgefüllten Blase mit einem Sektorscanner. Die rundliche symmetrisch hypertrophierte Prostata ist gut erkennbar. Keine Differenzierungsmöglichkeit anhand des Binnenstrukturmusters [8]. **BD** Bauchdecke, **BL** Blase, **A** Adenom

9.8 Enuresis nocturna

Unter Enuresis, dem Einnässen, versteht man unkontrollierte und unbewußte Harnabgänge nach dem 3. bis 5. Lebensjahr (Tabelle 36). Man unterscheidet zwischen *Enuresis diurna (Einnässen am Tag)* und *Enuresis nocturna (nächtliches Einnässen),* beide Formen können gleichzeitig vorkommen.

Die Enuresis ist keine Krankheitseinheit, sondern ein Symptom (Gruppe A), dem verschiedene Ursachen zugrunde liegen können. Sofern das Kind nie trocken war, spricht man von einer primären Enuresis, im Gegensatz zur sekundären Enuresis, die einsetzt, wenn das Kind bereits trocken war (Tabelle 37).

Mädchen mit Enuresis, insbesondere, wenn sie sekundär und/oder als Enuresis nocturna et diurna auftritt, haben sehr häufig einen Harnwegsinfekt (HWI). Bei Jungen geht eine alleinige Enuresis nocturna jedoch fast nie mit pathologischen Urinbefunden oder anatomischen Veränderungen des Harntraktes einher [143].

Bei Kindern, besonders bei Knaben, die wiederholt und unbemerkt nächtlich einnässen, kann bis zum Einschulungsalter zugewartet werden. Voraussetzung hierfür ist jedoch der Ausschluß von Anomalien und Infekten an den Harnwegen.

Eine familiäre Häufung ist bekannt (vgl. Tabelle 37). Fehlende soziale und familiäre Zuwendung

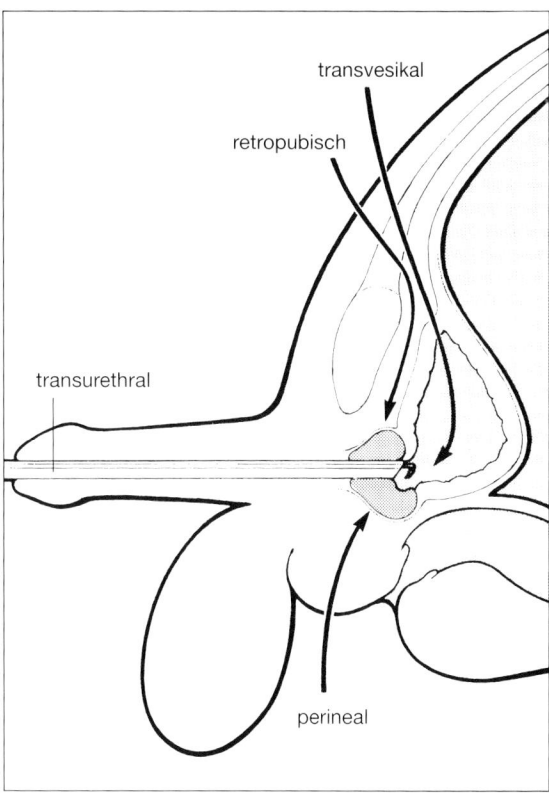

Abb. 70. Zugangswege der offenen und transurethralen Adenomektomie der Prostata [261]

Tabelle 36. Normale Entwicklung der Blasenbeherrschung [145]

Alter	Entwicklungsstand
Neugeborenes	Reflexurinieren durch sich verstärkenden Blasendruck, 12- bis 16mal in 24 h, Blasenkapazität 30–60 ml
15 Monate	Volle Blase wird bewußter. Harnlassen erfolgt manchmal schon beim „Topfen". Nasse Windeln machen Unlustgefühle
3 Jahre	Volle Blase kann für kurze Zeit zurückgehalten werden. Tagsüber meist trocken. Nachts nur trocken, wenn das Kind zwischen 21 und 24 Uhr aufgenommen wird
4 Jahre	Miktion kann bei fast voller Blase durch Kontraktion von Zwerchfell und Bauchmuskeln ausgelöst werden. Harnlassen kann bei voller Blase durch bewußte Kontrolle verzögert werden. Nachts meist trocken
6 Jahre	Blasenentleerung ist schon bei unterschiedlichen Füllungszuständen möglich (wie bei Hunden)
Schulalter	Urinieren 5- bis 7mal in 24 h; Blasenkapazität beim Adoleszenten 250–550 ml

(Kinderheime) können ebenso wie das überprotektive Verhalten von Eltern ursächlich eine Rolle spielen [135]. Entsprechend muß die Therapie orientiert sein, z.B. Blasentraining (Übersicht 32).

9.9 Blut im Harn (Hämaturie)

Sichtbare Blutbeimengungen im Urin oder eine Rotverfärbung, die für Blut gehalten wird, erschrecken den Patienten.

Kriterium einer *stärkeren Blutung (Makrohämaturie)* ist die Koagelbildung (*Achtung:* Eigentamponade!). Die Blutung ist meist schmerzlos.
Die spezialistische Abklärung bei Makrohämaturie ist obligat.

Die *Mikrohämaturie* (= mikroskopische Hämaturie) wird meist zufällig im Rahmen der Urindiagnostik per Teststreifen und Sediment gefunden (vgl. Abschn. B 9.5, Farbtafel, S. 336 ff). Auch jede Mikrohä-maturie muß sorgfältig abgeklärt werden (ggf.

in Zusammenarbeit mit dem Spezialisten), die Überwachungsintervalle sind engmaschig anzusetzen. Manche Fälle können nicht aufgeklärt werden, andere Hämaturien verschwinden spontan.

> Bei Mikro- und Makrohämaturie auch an die Behandlung mit Antikoagulanzien (vgl. Zusatzfragen „Apoplexie" in Abschn. B 11) denken!

9.10 Phimose

Gelegentlich sprechen die Eltern den Arzt (z.B. im Rahmen einer Vorsorgeuntersuchung) besorgt auf eine mögliche Vorhautverengung ihres Babys an und meinen, daß die Vorhaut sich nicht über die Eichel zurückstreifen läßt.

Aufgabe des Arztes ist es, den ängstlichen Müttern zu erklären, daß *Vorhautverklebung (Conglutinatio)* und *Vorhautverengung (Phimose)* in den ersten Lebensjahren physiologisch sind und sich bis

Übersicht 32. Anweisung zum Blasentraining [146]

1. Einmal täglich Urin solange wie möglich anhalten, am besten nach dem Heimkommen von der Schule.
2. In dieser Zeit soviel wie möglich Wasser, Milch oder Saft trinken.
3. Nach möglichst langem Urinanhalten Wasserlassen in ein graduiertes Gefäß, so daß man die tägliche Steigerung des Blasenvolumens sehen und aufschreiben kann.
4. Das Kind bzw. die Eltern führen sorgfältig Buch über jede Urinmenge sowie über die „trockenen" und die „nassen" Nächte.
5. In der Zeit des Urinanhaltens soll das Kind abgelenkt werden, z.B. durch Spiele mit Eltern und Geschwistern.
6. Nach erfolgter Steigerung des Blasenvolumens wird der Harnstrahl geübt, der Vater zeigt z.B. dem Jungen, wie man beim „Pinkeln" plötzlich stoppt und wieder anfängt.
7. Danach übt das Kind mehrmals täglich, den Urinstrahl anzuhalten und freizulassen.

Tabelle 37. Primäre und sekundäre Enuresis, Vorgehen in der Praxis [120]		
Enuresisformen	Körperliche Symptome	Therapie
Primär: d.h. ohne voraus-gehende Sauberkeits-gewöhnung (jenseits des 4. Lebensjahres!);	Notwendigkeit des Ausschlus-ses organischer Ursachen (Mißbildungen usw.) bzw. von Oligophrenien, häufig genetisch determiniert; (Familiarität), funktionelle Blasenstörungen (Sphinkter-Detrusor-Steuerung)	Überweisung zum Pädiater oder Kinderneuropsychiater. Blasenentleerung vor dem Schlafengehen, Konditionie-rung mit Weckgeräten (Alarmton bei Einnässen). Blasentraining. Selbstheil-tendenz: 15% je Jahrgang
Sekundär: nach vorausgehender der Sauberkeitsgewöhnung (Manifestation meist zwi-schen 4. und 8. Lebensjahr) Verhältnis Knaben/ Mädchen 2:1 Ursachen: Streß (Leistungs-druck) Vernachlässigung durch Aufmerksamkeitsent-zug (Protesthaltung des Kindes), evtl. Störungen des Schlafverhaltens (Tief-schlaf)	Enuresis diurna weist auf schwerwiegende Konfliktsitua-tionen hin bzw. ist Ausdruck einer Oligophrenie; Ausschluß organischer Ur-sachen dringend erforderlich	Psychopharmaka (Imipramin/ Tofranil® 1,5 mg/kg) Engmaschige Vorstelltermine, Fa-milientherapie. Abbau re-striktiver (angstverstärken-der) Maßnahmen. Weckschemata, Diät usw., Flüssigkeitsbeschränkung haben keinen wesentlichen Einfluß auf den Therapiever-lauf. Die Resultate liegen im Bereich der Quote der Spontanheilungen

zum Schuleintritt in den allermeisten Fällen zurück-bilden („physiologische Phimose").

Sie bedürfen keiner Therapie (*Cave:* mechanische Manipulationen zur Lösung der Präputialverkle-bung!).

Therapiepflicht (Zirkumzision) besteht erst, wenn der dünne Harnstrahl abgelenkt oder der Vorhaut-sack bei der Miktion aufgebläht wird. Die *echte Phi-mose* ist selten; sie sollte zwischen dem 2. und 6. Lebensjahr operiert werden. Auch bei älteren Män-nern kann es – in seltenen Fällen – zu einer zuneh-menden Vorhautverengung kommen, die ein Zu-rückstreifen unmöglich macht.

Die *Paraphimose* entsteht, wenn die verengte Vorhaut über die Glans penis zurückgestreift und fixiert ist (Gefahr der Abschnürung der Glans!). The-rapeutisch kommt deshalb der sofortige Repositions-versuch in Frage (Abb. 71) bzw. die Einweisung in den spezialistischen Bereich.

Die seltene *Entzündung der Vorhaut (Posthitis)* tritt meist gemeinsam mit einer *Entzündung der Ei-chel (Balanitis)* auf. Diese Entzündung der Glans penis und des inneren Präputialblattes *(Balanopost-*

hitis) beruht in der Regel auf einer Zersetzung von Smegma, wie es bei Phimosen, gelegentlich auch beim Diabetes mellitus vorkommt. Die isolierte Ba-lanitis ist im Krankengut der 80er und 90er Jahre mit Rang 179 bzw. 130 ein regelmäßig häufiges Bera-tungsergebnis [151, 237].

9.11 Harninkontinenz

Unbeabsichtigtes Einnässen wird meist nur auf ein gezieltes Befragen (z.B. bei Senkungen am Becken-boden, bei Harnweginfekten) vom Patienten, evtl. im Rahmen von Vorsorgeuntersuchungen, eingeräumt.

Bei *Frauen* liegt in der Mehrzahl der Fälle eine muskuläre Insuffizienz des Beckenbodens vor (trau-matische Schäden durch Entbindungen, Zustand nach Hysterektomie); daneben spielen hormonelle Einflüsse oder Adipositas eine Rolle.

Je nach Ätiologie der Inkontinenz unterscheidet man folgende Formen:

– *Streßinkontinenz:* Insuffizienz der Urethra. Der in-travesikale Druck übersteigt bei körperlicher Bela-

Abb. 71. Repositionsversuch bei der Paraphimose [97]

stung oder Husten, Niesen, Lachen, schwerem Heben etc. den „Haltedruck" der Verschlußmuskulatur. Vorkommen häufig bei Descensus uteri oder Beckenbodeninsuffizienz (vgl. B 9.17.10), oftmals Zysto- oder Rektozele vorhanden.
– *Urge (Drang)inkontinenz:* Imperativer Harndrang mit Urinverlust vor Erreichen der Toilette. Unwillkürlicher Urinabgang infolge unkontrollierter Detrusorkontraktionen (motorisch: z.B. multiple Sklerose oder Zerebralsklerose; sensorisch: z.B. entzündliche Blasenwandveränderungen).
– *Gemischte Formen:* Urethralinsuffizienz + motorische Reizblase.

Die exakte Unterscheidung wird letztlich durch die Zystourethrotonometrie durch den Facharzt erfolgen. Dadurch ergeben sich Konsequenzen bezüglich des *therapeutischen Vorgehens:*
Während die Streßinkontinenz (Urethralinsuffizienz) durch eine Inkontinenzoperation behandelt wird, empfiehlt sich bei einer Urgeinkontinenz eine gezielte anticholinergische oder spasmolytische Behandlung von 6–12 Wochen.
Für die meisten querschnittgelähmten Patienten ist die *Harninkontinenz* eines der Hauptprobleme. Bei Pflegefällen wird der Dauerkatheter zur Schiene für die Infektion. Auch bei sorgfältiger Asepsis und bei Verwendung von entsprechenden Ableitungssystemen kommt es früher oder später zur aszendierenden Infektion. Je länger der Katheter in der Harnblase verbleibt, um so größer ist das Infektionsrisiko [247].

9.12 Urethritis

Die *Harnröhrenentzündung (Urethritis)* betrifft fast ausnahmslos Männer. Sie geht mit Brennen oder Jucken in der vorderen Harnröhre und Schmerzen bei der Miktion und/oder Sekretion einher.
Die Reiter-Trias (Bindehaut-, mehrfache Gelenke- und Harnröhrenentzündung) ist eine hohe Rarität [35].
Der Harnröhrenausfluß wird bei der direkten Diagnostik (vgl. Abschn. B 2.2, 7.1, 7.9, 7.1.6.1, 8.5.2, 8.6, 12.8, 12.9) selten wahrgenommen, da vorher meistens uriniert wurde. Die obligate Rektalexploration schließt eine weiche, ggf. zerfließliche Prostata im Sinne einer *Prostatitis* aus. Der Harnröhrenausfluß muß mikroskopisch und/oder kulturell auf Gonokokken untersucht werden. Die definitive Diagnostik der *Gonorrhöe* gründet sich ausnahmslos auf den topischen Erregernachweis [258]. Hierzu wird Material aus den verdächtigen Organen entnommen und mit geeigneten Färbe- oder Kulturmethoden weiterverarbeitet.

Bei Frauen wird das Sekret unter Sichtkontrolle mit einer Platinöse nach Expression aus Harnröhre sowie aus Muttermund und Rektum entnommen. Beim Mann genügt zunächst die Untersuchung des Exprimats aus der Urethra, möglichst spät nach dem letzten Wasserlassen. Bei Verdacht auf Homosexualität zusätzliche Materialuntersuchung aus dem Rektumbereich. Zweckmäßigerweise entnimmt man beim Abstrich gleich 2 Präparate. Der Nachweis der Gonokokken erfolgt zunächst mikroskopisch mittels einer der beiden Färbemethoden:

– *Methylenblaufärbung,* einfache Routine- und Suchmethode, bei der man im Idealfall paarweise zusammenliegende (= Diplokokken) blau gefärbte *intra*leukozytär liegende Erreger findet (Farbtafel, S. 336 ff).
– *Gramfärbung,* aufwendig, bei der sich die *intra*leukozytär liegenden gramnegativen Diplokokken im Gegensatz zu dunkelvioletten grampositiven Kokken leuchtend rot anfärben (Farbtafel, S. 336 ff). Im Gegensatz zur Methylenblauverfärbung ist also eine Differenzierung in grampositive und gramnegative Erreger möglich.

Wichtig ist beim Aufbringen des Sekrets auf den Objektträger, daß der Ausstrich nicht zu kräftig durchgeführt wird, da

---

Übersicht 33. Bewährte Färbemethoden, u.a. zum Nachweis von Diplokokken [258]

Methyenblaufärbung
Abstrichpräparat wird mit 1%iger wäßriger Methylenblaulösung überschichtet und nach etwa 15 s mit Wasser abgesprült. Alle Bakterien färben sich blau.

Gramfärbung
1. Auftropfen von Carbolgentianaviolettlösung für etwa 30 s.
2. Abgießen, kein Wasser! Überschichten mit Lugollösung.
3. Nach erneutem Abgießen Abspülen mit 96%igem Alkohol, bis keine Farbschlieren mehr abgehen (etwa 1 min).
4. Gründliches Abspülen mit Wasser.
5. Zur Kenntlichmachung der gramnegativen Diplokokken Gegenfärbung mit verdünnter Fuchsinlösung (maximal 1%ig).

---

sonst die Gefahr besteht, daß das klassische Zeichen der „intra"zellulären Lagerung durch Zerstörung der Leukozyten verschleiert wird (Farbtafel, S. 336 ff).

Die Färbetechnik wird in Übersicht 33 beschrieben.

Neben den sehr wichtigen und oft bereits auf die Krankheit hinweisenden mikroskopischen Untersuchungen ist wegen der höheren Spezifität und der größeren Empfindlichkeit die absolut *beweisende diagnostische Maßnahme* das kulturelle Anzüchten der Erreger auf einem geeigneten Nährboden. In der Allgemeinpraxis verwendet man hierzu ein geeignetes Transportmedium zum Versand ins Speziallabor.

Größere diagnostische und therapeutische Schwierigkeiten verursachen die überwiegenden nicht gonorrhoischen (unspezifischen) Urethritiden (hervorgerufen z.B. durch Chlamydien, Mykosplasmen und Trichomonaden).

9.13 Hydrocele testis

Die *Hydrocele testis (Wasserbruch)* imponiert durch unterschiedlich große Schwellung im Bereich des Skrotums. Sie kann alle Lebensalter betreffen.

Der Hodensack ist meist prall elastisch gefüllt, die Schwellung tritt einseitig auf und läßt sich gut gegen die Leistenregion hin abgrenzen.

Bei Epididymitis, Orchitis oder Hodentumoren kann in äußerst seltenen Fällen eine sekundäre (symptomatische) Hydrozele vorkommen.

Die Transparenz ist bei der Diaphanoskopie wegweisend für eine Hydrozele (Farbtafel, S. 336 ff; vgl. B 6.7).

Zur Programmierten Diagnostik empfiehlt sich die Handlungsanweisung Nr. 59 „direkte Diagnostik beim Eindruck einer Hydrocele testis" („Skrotum-Standard").

Die Hydrozele ist (ebenso wie der Hodentumor!) nicht druckschmerzhaft! Hinter dem Bild einer Hydrozele kann auch ein Hodentumor stecken!

Säuglinge mit kongenitaler Hydrozele müssen nicht vor dem 12. Lebensmonat operiert werden (Spontanremission möglich!).

9.14 Orchitis, Epididymitis

Selten besteht die *Orchitis (Hodenentzündung)* isoliert; meist tritt sie im Gefolge einer *Epididymitis (Nebenhodenentzündung)* auf (hämatogene Streuung bei Infektionskrankheiten!).

Eine Mumpsorchitis kann der Parotisschwellung vorausgehen. Bei Mumpsepidemien sind jedoch auch isolierte Fälle von Orchitis möglich.

Die Epididymitis entsteht auf kanalikulärem Weg (z.B. Entzündung der Harnwege bei Dauerkatheterismus).

Fallstrick: Die sehr seltene *Hodentorsion* oder eine ebenso seltene *Hydatidentorsion* (z.B. bei Säuglingen, Kleinkindern, Schulkindern) kann das „Bild einer Orchitis" (C) vortäuschen.

Jeder „akute Hoden" im Säuglingsalter sollte sofort stationär eingewiesen werden (6-Stunden-Grenze-Regel).

9.15 Leerer Hodensack

Der Hausarzt findet nicht selten bei Routineuntersuchungen von Kindern (z.B. nach der Geburt, beim Eintritt in den Kindergarten oder beim Schuleintritt) einen zur Hälfte oder ganz leeren Hodensack.

Abb. 72. Palpatorische Beurteilung der Hodenlage. 1 Hautgrenze Leistenhaut/Skrotalhaut, 2 intraabdominal, 3 intrakanalikulär, 4 extrakanalikulär, 5 intraskrotal

Der Zustand, wobei ein oder beide Hoden sich nicht im Skrotum finden, wird als *Kryptorchismus* bezeichnet (Abb. 72). Dabei kann das Organ

– gar nicht vorhanden sein (in ganz seltenen Fällen),
– sich innerhalb der Bauchhöhle befinden (intraabdominal),
– sich im Leistenkanal befinden (intrakanalikulär),
– sich außerhalb des Leistenkanals befinden (inguinal).

Die regelmäßige Häufigkeit von Kryptorchismus liegt im langjährigen Durchschnitt einer Allgemeinpraxis unter 1 auf 3000 Praxisfälle.

Der *Pendelhoden* kann in das Skrotum ausgestrichen werden und bleibt dort liegen. Er wird nicht behandelt, sondern in halb- bis jährlichen Abständen kontrolliert.

Der *Gleithoden* kann nur unter Zug ins Skrotum gebracht werden. Nach dem Loslassen verschwindet er wieder aus dem Skrotum in eine höhere Lage. Der Gleithoden muß behandelt werden.

Um ein Kind im Genitalbereich untersuchen zu können, bedarf es folgender Voraussetzungen:

– Absolute Ruhe im Untersuchungszimmer!
– Angemessene Raumtemperatur!
– Arzt muß warme Hände haben!
– Lagerung des Kindes: Kopfhochlage beim Liegen!

Im 1. Lebensjahr kann ein eventueller Spontandeszensus abgewartet werden. Kontrovers wird eine Hormontherapie ab dem 2. Lebensjahr diskutiert. Die operative Behandlung des Kryptorchismus wird für zunehmend jüngere Lebensabschnitte angestrebt, da ab dem 3. Lebensjahr irreversible Schäden in retinierten Hoden bekannt sind [126].

9.16 Sexualprobleme

Wohl nur in seltenen Fällen wird der Hausarzt durch seine Patienten ohne Umschweife auf *Sexualprobleme* angesprochen. Erfahrungsgemäß kommt das Gespräch darauf über eine *„vorgeschobene" Beratungsursache* (z.B. Kreuzschmerzen, Akne) oder im Rahmen der Vorsorgeuntersuchung für Männer und Frauen oder im Rahmen der gezielten Befragung, z.B. bei dem Bild einer Depression.

Während die Sexualprobleme in den allgemeinmedizinischen Statistiken der 50er Jahre (Rang 366) noch zu den nicht regelmäßig häufigen Beratungsergebnissen gezählt hatten [31], waren sie in den 70er Jahren in derselben Praxis (Rang 209) immerhin ebenso häufig wie Zoster, Stomatitis oder eingewachsener Zehennagel (Tabelle 1, s. S. 4 ff). In den schweizerischen bzw. französischen Statistiken der 80er und frühen 90er Jahre nehmen die Sexualprobleme inzwischen Rang 160 bzw 172 ein [151, 237]. Das liegt wohl daran, daß die Patienten – möglicherweise unter dem Eindruck der Medien – für dieses Thema offener geworden sind. Der Hausarzt, der in vielen Fällen die gesamte Familie ärztlich betreut und oftmals auch über Jahre hinweg kennt, wird wegen seines Wissens um die inner- und außerfamiliären Zusammenhänge vertrauensvoll als kompetenter Ratgeber von seinen Patienten direkt oder indirekt konsultiert [z.B. Potenzprobleme beim über 50jährigen, Pillenverordnungswunsch der Mutter für ihre Tochter, Partnerproblematik nach Kurabenteur, Besprechung von möglichen Nebenwirkungen auf die Vita sexualis bei bestimmten Medikamenten, Aufarbeiten des Operationsschocks nach Mamma-Ablatio, auch bei vorübergehend oder dauernd (*Alibidinie*) reduzierter Libido].

In der Aussprache mit dem Arzt können falsche Vorstellungen, Erwartungen oder unbegündete Furcht offenbar werden. Es ist wichtig, daß der Arzt die ungestörte Sexualität als integralen Bestandteil der körperlichen Gesundheit ansieht. Damit ist es dem Patienten möglich, diesbezügliche Fragen oder Befürchtungen jederzeit zu artikulieren. Ist der Klient trotz dieses Angebotes nicht fähig, sexuelle Fragen frei zu äußern, oder wünscht er keine in die Tiefe gehende Diskussion, so wird er doch registrieren, daß der Arzt ihn auch als Wesen mit Sexualität akzeptiert. Treten später Probleme auf, so ist der Betroffene dann vielleicht in der Lage, sie freier darzustellen, und der Arzt kann besser auf sie eingehen [123].

Die sexuellen Funktionsstörungen (*„sexuelle Dysfunktionen"*) haben in der Regel keine eindeutigen somatischen Ursachen, sondern man versteht darunter jene Störungen, die im Ablauf des sexuellen Reaktionszyklus von den Betroffenen oder von den jeweiligen Partnern als nachteilig empfunden werden, z.B.

- Störungen der Erregungsphase:
  – erektile Impotenz,
  – Lubricatio deficiens.
- Störungen der Kontrolle über den Orgasmus-Zeitpunkt:
  – Ejaculatio praecox bzw. retardata,
  – subjektiv zu früher oder zu später Orgasmus bei der Frau.
- Fehlen des Orgasmus:
  – Ejaculatio deficiens,
  – Anorgasmie
- Vaginismus.
- Impotentia generandi.
- Dyspareunie oder Algopareunie.

Es gibt z. Z. keinen Wirkstoff, der beim Gesunden zu einer Steigerung sexueller Aktivität in der Lage wäre. Ebenso unbekannt sind Wirkstoffe, die bei einem Altersabbau sexueller Reaktionen diese wieder auf das Niveau des Jugendlichen heben können. Wenn gefäßbedingte Störungen vorliegen, kann eine Verbesserung der Durchblutung nützlich sein [137].

9.17 Erkrankungen des weiblichen Genitales und der Brust in der Allgemeinpraxis

Die Erkrankungen des weiblichen Genitales und der weiblichen Brust nehmen in der allgemeinärztlichen Praxis im Vergleich zur Gesamtheit aller Fälle eher

Tabelle 38. Zusammenstellung wichtiger Beratungsergebnisse in der Allgemeinpraxis, die den weiblichen Geschlechtsapparat, die weiblichen Brüste, Familienplanung, Kinderwunsch und Schwangerschaft betreffen (sog. „Frauenkrankheiten")

Beratungs-ergebnis	Österreich Braun 1954–1959	Braun 1977–1980	Schweiz Landolt-Theus 1983–1988
Dysmenorrhö	90	32	64
Klimakterische Beschwerden	131	26	101
Gravidität, Geburt	126	52	120
Vaginitis, Vulvitis	200	99	121
Adnexitis acuta	274	289[a]	138
Wallungen	212	228	150
Fluor vaginalis	127	161	200
Sterile Ehe	–	297[a]	231
Descensus uteri/vaginae	82	143	233
Hypermenorrhö, Endometritis	98	88	263
Amenorrhoe, Hypermenorrhö	129	140	272
Abortus	154	184	283[a]
Mastodynie, Mamillenschmerzen	–	356[a]	295[a]
Schwanger-schaftserbrechen	–	–	299[a]
Myoma uteri	225	255	314[a]
Milchsekretion, Mamma lactans	424	309[a]	337[a]
Papanicolaou-Test III/IV	378	279	341[a]
Zervixpolyp	296	394[a]	349[a]
Extrauterin-gravidität	–	–	352[a]
Adnex-geschwulst	250	323[a]	395[a]
Endometriose	–	–	406[a]
Prämenstruelles Syndrom	429	368[a]	–
Erosio portionis, Zervizitis	137	101	407[a]
Hyperplasia mammae	365	–	427[a]
Pillen-beschwerden	330	366[a]	457[a]
Vagina sicca	–	–	477[a]
Falsche Wehen	294	392[a]	478[a]

[a] Nicht regelmäßig häufig; vgl. Tabelle 1

einen relativ geringen Umfang ein. Das wurde durch die Statistiken von Braun, Landolt-Theus (Tabelle 38) sowie Sourzac u. Very [237] in Österreich, der

Schweiz und in Frankreich (Paris) zu verschiedenen Zeiten über mehrere Jahre objektiviert.

Da es sich um relativ kleine Zahlenmaterialien handelt, ergibt sich, daß der statistische Rang der einzelnen Beratungsergebnisse in den erwähnten Erhebungen differiert. Bedeutend ist dagegen die Aussage, daß rund die Hälfte dieser erfaßten 26 Beratungsergebnisse regelmäßig häufig (d. h. mehr als 1:3000 Fälle pro Jahr) vorkommt.

Diese statistischen Aussagen wird der neu Niedergelassene vielleicht nicht für möglich halten, dagegen wird jeder erfahrene Praktiker diesen Sachverhalt spontan bestätigen, da Mädchen und Frauen ihren Hausarzt wegen vielfältiger Beschwerden und Erkrankungen am Unterleib und an den Brüsten, aber auch im Zusammenhang mit Familienplanung, Kinderwunsch und Schwangerschaft, gar nicht so selten konsultieren.

Natürlich wird der Allgemeinarzt im Einzelfall gezielt die Zusammenarbeit mit dem Spezialisten in Diagnostik und Therapie pflegen; die gemeinsamen Bemühungen der Allgemeinärzte und Gynäkologen gelten ohnedies der rechtzeitigen Erkennung prognostisch ernster Erkrankungen innerhalb einer großen Majorität prognostisch günstiger Gesundheitsstörungen. In diesem Sinne darf es bei Erkrankungen des weiblichen Genitales und der Brust

– keine Behandlung ohne Untersuchung und
– keine Untersuchung ohne Krebssuche [26] geben.

Unter dem Aspekt der allgemeinmedizinischen Praxisforschung besteht kein Grund, bei der Gesamtheit dieser Beratungsprobleme von „gynäkologischen Erkrankungen" zu reden. Der berufstheoretisch geschulte Allgemeinarzt spricht hier korrekterweise von „Erkrankungen des weiblichen Genitales" bzw. von „Erkrankungen der Mamma" und von einer „vaginalen" statt einer „gynäkologischen" Untersuchung, denn weder Krankheiten noch diagnostische Methoden sind (wie bereits in B 9.2 „Fachsprache" und 9.3.3 „Innere Prophylaxe" gesagt) nur einem einzigen Fach zugehörig, sondern Allgemeingut der Medizin.

9.17.1 Klimakterische Beschwerden

Hinweise für hormonelle Ausfälle bei Patientinnen in der entsprechenden Altersgruppe können Schweiß-

Tabelle 39. Prozentuale Konzeptionserwartung in Abhängigkeit vom Lebensalter [277]

Lebensalter	Prozentuale Konzeptionserwartung
Jahre	[%]
15	70
20	60
25	55
30	30
35	10
40	3
45	0,5

ausbrüche sein, Hitzewallungen, Regelstörungen (und -pausen), Störungen der Stimmung und des Gefühls (z.B. Affektinkontinenz, Libidoverlust). Hier empfiehlt sich die Handlungsanweisung Nr. 58 („Klimax-Standard") zur Erfassung und Gewichtung der Symptome am Typus klimakterischer Beschwerden.

Menopause

Menopause nennt man den Zeitpunkt der letzten Menstruationsblutung, dem 1 Jahr lang keine weitere Blutung folgt. Das **Menopause**-Alter liegt z.Z. überwiegend jenseits des 50. Lebensjahres. Das *Klimakterium* (vgl. unten) kann bis zum Beginn des Seniums ca. 10 Jahre dauern.

Die **Prämenopause** umschreibt den Lebensabschnitt ab dem 40. Lebensjahr, in dem die Frau die ersten involutionsbedingten Unregelmäßigkeiten des Menstruationszyklus sowie den Beginn des typischen klimakterischen Beschwerdekomplexes („Wechseljahre") erfahren kann.

In der Prämenopause können dysphorische Verstimmungen, vegetative Beschwerden und eine Beeinträchtigung in der Vita sexualis vorkommen. Später sieht der Allgemeinarzt eher die Folgezustände metabolischer Veränderungen. Die meisten Frauen haben jedoch keine nennenswerten Wechselbeschwerden.

Frauen in der **Perimenopause** sind gelegentlich wegen einer möglichen Schwangerschaft verunsichert oder wünschen eine Aufklärung über angemessene Verhütungsmethoden. In solchen Gesprächen sollte auf die Konzeptionserwartung in Abhängigkeit vom Lebensalter hingewiesen werden (Tabelle 39).

Tabelle 40. Häufigkeit (Rang) der Beratungsergebnisse „klimakterische Beschwerden" in allgemeinmedizinischen Praxen in Österreich [37], in der Schweiz [151] und in Frankreich/Paris [237]

Beratungsergebnis	Österreich Braun 1977–1980	Schweiz Landolt-Theus 1983–1988	Frankreich Sourzac/Very 1988–1990
Klimakterische Beschwerden	26	101	26

> In Deutschland leben derzeit etwa ein Vietrel der Frauen in der Perimenopause; viele von ihnen weisen Störungen auf. Echte Krankheit oder Arbeitsunfähigkeit in diesem Lebensabschnitt sind die Ausnahmen von der Regel.

Klimakterium

Das **Klimakterium (Wechseljahre)** ist keine Krankheit. Für manche Frauen besitzt diese Übergangszeit jedoch wirklichen Krankheitswert. Einzelne fühlen sich um ihre Gesundheit betrogen [154].

Obwohl die „Wechseljahre" für die Öffentlichkeit kein Tabuthema mehr darstellen, werden dennoch die körperlichen und seelischen Erscheinungen (wie Hitzewallungen, Schweißausbrüche, Regelblutungsstörungen, Niedergeschlagenheit/Depression, Gewichtszunahme, Reizbarkeit, Schlaflosigkeit oder Herzbeschwerden, Kopfschmerzen oder Vergeßlichkeit, verminderte Libido, Angstgefühle) nicht selten verdrängt oder mißgedeutet. Sie lassen sich für einen Laien auch nicht immer leicht durchschauen.

Infolge der breiten Aufklärung in den Medien wenden sich jedoch die Frauen dieser Altersklasse mit ihren Befürchtungen und Beschwerden zunehmend häufiger an den Arzt. Im Unausgelesenen Krankengut zählen solche Beratungsprobleme heute zu den 100 häufigsten Fällen (Tabelle 40).

Der Hausarzt von heute muß also mit seinen Kenntnissen und Fertigkeiten bezüglich dieses Beschwerdekomplexes auf dem laufenden sein, damit er ein kompetenter Berater bleibt.

Osteoporose

Östrogenmangel im Klimakterium ist nach heutiger Erkenntnis verantwortlich dafür, daß schätzungsweise ein Viertel aller Frauen im höheren Alter an einer symptomatischen **Osteoporose** leidet. Der Begriff Osteoporose beschreibt ein Mosaik aus vielen Komponenten, z. B.

- Rückenschmerzen,
- Habitusveränderungen,
- röntgenologisch erfaßbare Abnormitäten der Wirbelsäule und
- Spätfolgen (z. B. Frakturen).

Der niedergelassene Arzt muß mit der Klassifizierung Osteoporose äußerst vorsichtig umgehen, zumal das Symptom der erhöhten Strahlentransparenz des Skeletts im Röntgenbefund nicht allein zur Diagnostik herangezogen werden darf.

Frakturen bei Osteoporose gibt es besonders im Bereich der Brust- und Lendenwirbelsäule, daneben aber auch an osteoporotisch veränderten Stellen (am häufigsten am Handgelenk und am Oberschenkelhals; Abb. 73).

> An der Halswirbelsäule gibt es keine Osteoporose! Jede Veränderung hier ist durch Traumata, Fehlbildung oder Destruktion bedingt [167].

Zum Hochrisikokollektiv zählen Frauen mit vorzeitiger Menopause sowie mit familiärer Disposition. Die sozioökonomischen Folgekosten (bedingt durch Arbeitsausfall, Invalidität, vorzeitige Berentung) werden heute bei zunehmendem Alter der Bevölkerung und Änderung der Ernährungs- und Lebensgewohnheiten (kalziumarme Ernährung, Bewegungsarmut, Rauchen, Schlankheitsideal) als hoch eingeschätzt.

Für die *Behandlung* der Osteoporose gibt es keine anerkannten Empfehlungen. Sinnvoll für eine *Prophylaxe* ab der Menopause erscheinen:

- physikalische Begleittherapie,
- langfristige Gabe von Fluor-Kalzium-Kombination,
- Lachs-Kalzitonin,
- Östrogene.

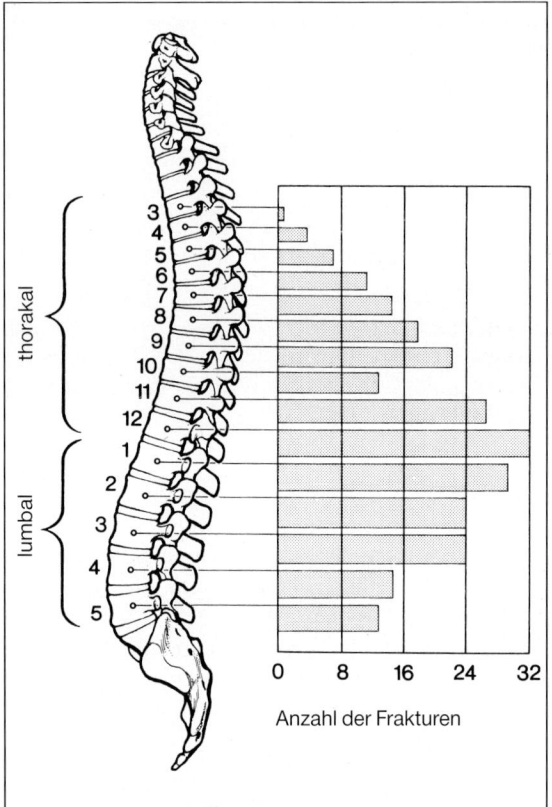

Abb. 73. Häufigkeit von Frakturen der einzelnen Wirbelkörper bei Patienten mit Osteoporose. (Mod. nach Nordin in [167]

Die zu seltene Menstruationsblutung (Zyklus über 35 Tage und unter 90 Tage) wird als *Oligomenorrhöe,* die Regelblutung mit verkürztem Zyklus (unter 24 Tage) als *Polymenorrhöe* bezeichnet.

Ursachen der Hypermenorrhöe:
– (z. B. submuköse) Myome und
– Polypen des Endometriums.

Handlungsanweisungen existieren für diese Fälle nicht; eine genaue Genitaluntersuchung muß jedoch erfolgen. Sie deckt bei diesen Beratungsursachen (BU) in der Regel nichts Besonderes auf (vgl. B 9.3.3 „Indikationsschema zu vaginalen Untersuchungen").

Manche Frauen führen einen Perioden- oder Menstruationskalender. Der Arzt, der sich ein Bild über die Art der Zyklusstörung verschaffen will, sollte sich diesen Kalender zeigen lassen.

Die Ovarialfunktion, d. h. Ovulation und Produktion des Gelbkörperhormons Progesteron, läßt sich gut erfassen, indem die Basaltemperatur gemessen und eine entsprechende Basaltemperaturkurve durch die Frau geführt wird (Abb. 75).

> **Die wichtigste, jedoch bei weitem nicht häufigste Ursache organischer Blutungen, die zum Teil unabhängig von der normalen Ovarialfunktion auftreten, sind Karzinome. Dies macht es erforderlich, bei Menstruationsanomalien die Indikation zur Durchführung einer Kürettage großzügigst zu stellen [135].**

9.17.2 Menstruelle Anomalien

Eine abnormale menstruelle Blutung besteht entweder aus einer übermäßig starken *(Hypermenorrhöe)* oder einer verlängerten Blutung bei biphasischem Zyklus *(Menorrhagie)* oder aus einer Blutung, die unregelmäßig, nichtzyklisch auftritt *(Metrorrhagie;* Abb. 74).

9.17.3 Dysmenorrhöe

Bei weit über der Hälfte der Patientinnen mit Schmerzen im Unterbauch unmittelbar vor und während der Periode *(Dysmenorrhöe;* Tabelle 41) kann kein organischer Befund erhoben werden. Am häufigsten ist offenbar die psychische oder die vegetativ-spastische Genese.

Tabelle 41. Häufigkeit (Rang) der Beratungsergebnisse „Dysmenorrhöe" in allgemeinmedizinischen Praxen in Österreich [37], in der Schweiz [151] und in Frankreich/Paris [237]

Beratungsergebnis	**Österreich** Braun 1977–1980	**Schweiz** Landolt-Theus 1983–1988	**Frankreich** Sourzac/Very 1988–1990
Dysmenorrhöe	32	64	58

Abb. 74. Einteilung der Blutungsanomalien (Nach Bernoth et al., in [97])

Auffallenderweise kommen dysmenorrhöische Beschwerden fast nur bei ovulatorischen Zyklen vor. Der weitaus überwiegende Teil aller Dysmenorrhöen läßt sich durch Hormongabe günstig beeinflussen, indem ein anovulatorischer Zyklus hergestellt wird [124].

9.17.4 Amenorrhöe

Vor allem sehr junge Mädchen, Frauen in bestimmten Konfliktsituationen oder Frauen in der Perimenopause (bei Ausbleiben der Regel) konsultieren aus der Vertrauenssituation heraus – trotz ausreichender Versorgung mit Gynäkologen – oft zuerst ihren Hausarzt. Natürlich spielt dabei eine mögliche Schwangerschaft die besondere Rolle.

Von einer *„post-pill-amenorrhoea"* spricht man, wenn die *Amenorrhöe* nach Absetzen der Pille länger als 6 Monate dauert. Die „Post-pill-Amenorrhöe" („silent menstruation") ist vom Östrogengehalt der Pille abhängig und nimmt mit der Dauer der Pilleneinnahme an Häufigkeit zu. Liegt eine solche Störung vor, so sollte entweder das Kontrazeptivum weiter eingenommen, auf ein gestagenreicheres Prä-

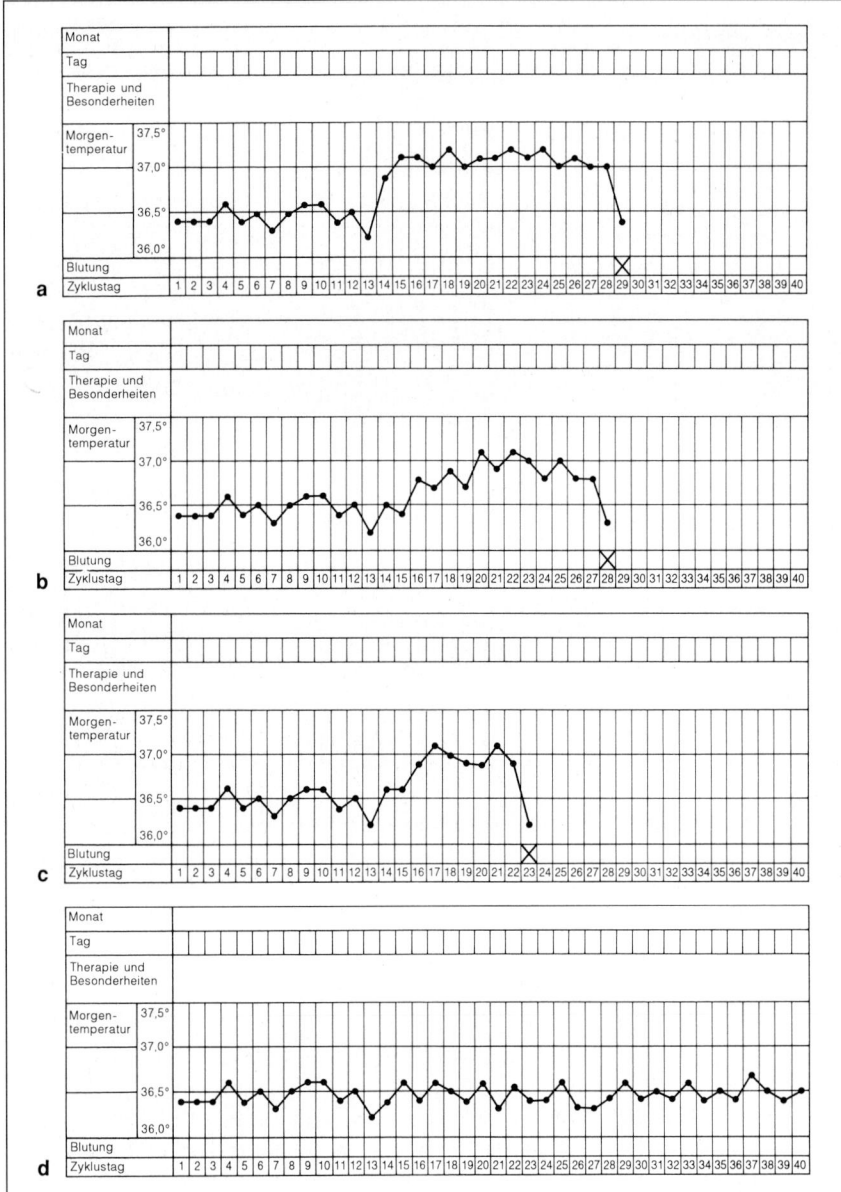

Abb. 75 a–d. Darstellung typischer Kurvenverläufe von Basaaltemperaturmustern [277]. **a** Normaler ovulatorischer Zyklus. **b, c** Corpus-luteum-Insuffienz (schnelle Erschöpfung des Corpus luteum). **d** Typischer Temperaturverlauf

parat gewechselt oder die orale Kontrazeption abgesetzt werden [213].

Schätzungsweise die Hälfte aller Amenorrhöen ist graviditätsbedingt (vgl. B 9.17.5). Diese Fälle werden in der Statistik der Allgemeinmedizin den Schwangerschaften zugeschlagen und nicht unter Amenorrhöe klassifiziert.

9.17.5 Gravidität

Nicht immer ist es für einen Arzt leicht, sofort nach Ausbleiben der Regel eine Schwangerschaft zu diagnostizieren oder auszuschließen. Die *bimanuelle Vaginaluntersuchung* ist neben einem Urintest auf Schwangerschaft obligat.

Tabelle 42. Häufigkeit (Rang) der Beratungsergebnisse „Gravidität und Geburt" in allgemeinmedizinischen Praxen in Österreich [37], in der Schweiz [151] und in Frankreich/Paris [237]

Beratungsergebnis	Österreich Braun 1977–1980	Schweiz Landolt-Theus 1983–1988	Frankreich Sourzac/Very 1988–1990
Gravidität/Geburt	52	120	132

Zur Sicherung der *Schwangerschaft* (Gravidität) wird heute in jeder Arztpraxis und in jeder Apotheke 1–2 Wochen nach dem Ausbleiben der Menses der Urin der Patientin mittels eines immunologischen Tests auf Schwangerschaft (z. B. Pregnosticon) untersucht. Dadurch kann das vom Trophoblasten gebildete humane Choriongonadotropin (HCG) nachgewiesen werden, das bereits 3 Wochen nach der Befruchtung des Eies in gut meßbarer Konzentration von 1000 IE/l und mehr im Urin der Schwangeren erscheint.

Mit radioimmunologischen Reaktionen (RIA) läßt sich das HCG bereits 12–14 Tage nach der Befruchtung im Blut der Mutter spezifisch nachweisen. Dadurch kann die Schwangerschaft sogar noch vor der nächstfälligen Menstruation aus dem Venenblut festgestellt werden.

Für die Feststellung einer Gravidität ist der Nachweis eines oder mehrerer *sicherer Schwangerschaftszeichen* erforderlich:

positiver Ausfall einer immunologischen Schwangerschaftsreaktion (ab der 5. Schwangerschaftswoche, SSW);

Nachweis einer Fruchthülle in der Gebärmutter mittels abdomineller Ultraschalldiagnostik (zwischen 6. und 8. SSW).

Der Nachweis einer intakten intrauterinen Schwangerschaft mit aktiv beweglichen kindlichen Strukturen sowie kindlicher Herzaktion ist mittels Ultraschall hinreichend sicher zwischen der 8. und 9. SSW möglich.

> **Bei jeder Frau im gebärfähigen Alter mit plötzlich einsetzenden Schmerzen im Unterbauch und unklarer Regelanamnese ist unbedingt der Abwendbar gefährliche Verlauf einer Extrauteringravidität zu bedenken. Außerdem können ein Abort, aber auch eine normale Schwangerschaft vorliegen.**

Frauen, deren Periode nach Absetzen der Pille ausbleibt (vgl. B 9.17.4), sind i. allg. wegen einer möglichen Schwangerschaft zunächst wenig beunruhigt; sie erwarten vom Allgemeinarzt eine Beratung über die Fortdauer der Amenorrhö und die aktuellen Konsequenzen im Hinblick auf eine Antikonzeption.

Schwangerenbetreuung, Geburt

Die *Betreuung von Schwangeren* in der Allgemeinpraxis verliert in Deutschland an Bedeutung und ist zunehmend in den spezialistischen Bereich verlagert. Die Leitung einer Geburt obliegt heute generell den Krankenhausärzten. Dennoch zeigt der internationale statistische Vergleich, daß der Allgemeinarzt noch erstaunlich oft mit dem Beratungsgespräch „Gravidität und Geburt" (D) konfrontiert wird (Tabelle 42).

Der Hausarzt führt heute in den meisten Fällen keine Vorsorgeuntersuchung bei Schwangeren in der eigenen Praxis durch; dennoch ist es erforderlich, daß er über die Probleme der Führung und Beratung von Schwangeren Bescheid weiß, wie sie sich beispielsweise für Fragen der Impfung und Arzneimittelverordnung (Tabelle 43), der Infektionskrankheiten, der Veränderung bestimmter Laborparameter (Tabelle 44) oder im Hinblick auf bestimmte Kreislauf- und Stoffwechselparameter (EPH-Gestose!) ergeben. Auch wenn die Frau die Schwangerenvorsorge nicht bei ihrem Hausarzt durchführen läßt, wird der gewissenhafte Allgemeinarzt dennoch in Absprache mit ihr die spezielle Situation und die entsprechenden Risiken im Auge behalten. So wird der Hausarzt also bei einer Graviden, die ihn z.B. im letzten Trimenon wegen Uncharakteristischem Fieber (UF) konsultiert, neben der Blutdruckmessung (maximal RR 140/90) auch eine Urinuntersuchung auf Eiweiß nicht versäumen und nach auffälligen Ödemen fahnden.

Schwangerschaftsabbruch

Nach §§ 218 – 219 b StGB in der Fassung von 1992 ist ein Schwangerschaftsabbruch straflos, wenn

Tabelle 43. Arzneistoffe ohne nachgewiesenes Risiko für das Kind im Mutterleib [5]

Hauptgruppen	Einzelne Arzneistoffe
Analgetika	Parazetamol
Antazida	Magnesiumsalze
Anthelminthika	Niclosamid
Antibiotika	Cephalosporine, Erythromyzin (abere hohe Konzentration in der Muttermilch), Penizillin G und seine Derivate (z.B. Ampizillin)
Antidiabetika	Insulin
Antiemetika	Dimenhydrinat, Doxylamin, Pyridoxin
Antihypertonika	Dihydralazin (bei hypertoner Krise), Methyldopa
Hormone	Progesteron, Schilddrüsenhormone
Impfstoffe	Immunglobuline, aktive Immunisierung gegen Influenza, Poliomyelitis und Tetanus; bei zwingender Indikation Tollwutimpfung und Malariaprophylaxe mit Chloroquin (Organschäden beim Fetus möglich); kontraindiziert Röteln, Masern, Cholera, Typhus, Malariaprophylaxe mit Fansidar®
Laxanzien	Quellmittel, salinische Abführmittel
Lipidsenker	Clofibrat
Mineralien	Eisen, Kalzium
Tuberkulostatika	Ethambutol, Isoniazid
Venenmittel	Roßkastanienextrakt, Rutoside
Vitamine	A, B, C, D, K (Höchstdosen besonders bei Vitamin A, D, K nicht überschreiten!)

Tabelle 44: Übersicht über wichtige klinisch-chemische und Blutparameter, die in der normalen Schwangerschaft verändert sind. Die prozentualen Angaben beschreiben die ungefähren Abweichungen der Serumkonzentrationen bei gesunden Schwangeren am Termin gegenüber Nichtschwangeren [135]

Parameter	Veränderung während der Schwangerschaft [%]
Blutsenkungsgeschwindigkeit	+ 150
Gesamtprotein	− 10
Harnsäure	+ 15
Harnstoff-Stickstoff	− 25
Kalzium	− 5
Magnesium	+ 5
Kupfer	+ 60
Eisen	− 25
Cholesterin	+ 50
Triglyzeride	+ 250
Hämoglobin	− 10
Erythrozytenzahl	− 10
Leukozytenzahl	+ 45

– der Abbruch mit Einwilligung der Schwangeren von einem Arzt vorgenommen wird,
– seit der Empfängnis nicht mehr als 12 Wochen vergangen sind und
– die Schwangere dem Arzt durch eine Bescheinigung nach § 219 Abs. 3 nachgewiesen hat, daß sie sich mindestens 3 Tage vor dem Eingriff hat beraten lassen.

Der Abbruch ist ferner nicht rechtswidrig, „wenn nach ärztlichen Erkenntnissen und Erfahrungen der Abbruch notwendig ist, um eine Gefahr für das Leben der Schwangeren oder die Gefahr einer schwerwiegenden Beeinträchtigung ihres körperlichen oder seelischen Gesundheitszustandes abzuwenden, sofern diese Gefahr nicht auf andere für sie zumutbare Weise abgewendet werden kann" (*medizinische Indikation*).

Ferner ist ein Schwangerschaftsabbruch möglich, wenn dringende Gründe für Erbschäden des Kindes sprechen (*eugenische oder kindliche Indikation*). In diesem Fall kann der Abbruch bis zu 22 Wochen nach der Empfängnis vorgenommen werden (Bescheinigung über eine Beratung 3 Tage vor dem Eingriff erforderlich).

Die „Beratung dient dem Lebensschutz durch Rat und Hilfe für die Schwangere unter Anerkennung des hohen Wertes des vorgeburtlichen Lebens und der Eigenverantwortung der Frau. Sie soll die Schwangere in die Lage versetzen, eine verantwortungsbewußte eigene Gewissensentscheidung zu treffen" ... „Die Beratung hat durch eine aufgrund Gesetzes anerkannte Beratungsstelle zu erfolgen. Der Arzt, der den Schwangerschaftsabbruch vornimmt, ist als Berater ausgeschlossen" (§ 219 StGB).

Gemäß § 218a StGB gelten „Handlungen, deren Wirkung vor Abschluß der Einnistung des befruchteten Eies in der Gebärmutter eintritt, nicht als Schwangerschaftsabbruch im Sinne des Gesetzes."

Der höchstrichterliche Entscheid über die verfassungsgemäße Rechtmäßigkeit steht derzeit (März 1993) noch aus.

Tabelle 45. Häufigkeit (Rang) des Beratungsergebnisses „Fluor vaginalis" in allgemeinmedizinischen Praxen in Österreich [37], in der Schweiz [151] und in Frankreich/Paris [237]

Beratungsergebnis	Österreich		Schweiz	Frankreich
	Braun 1954–1959	Braun 1977–1980	Landolt-Theus 1983–1988	Sourzac/Very 1988–1990
Fluor vaginalis	127	161	200	97

Nach § 5 der *Musterberufsordnung der Bundesärztekammer* ist der Arzt grundsätzlich verpflichtet, das ungeborene Leben zu erhalten. Ein Schwangerschaftsabbruch unterliegt den gesetzlichen Bestimmungen.

9.17.6 Adnexitis

Immer wieder suchen Frauen den Arzt mit der Vermutung auf, „die Eierstöcke" könnten entzündet o.ä. sein. Dies wird häufig mit typischen Handbewegungen in Richtung Symphyse unterstrichen. Die gezielte Befragung (Kohabitationsbeschwerden? Temperaturerhöhung? Fluor?) ist meist unergiebig. Auch bei der Vaginaluntersuchung findet sich kein nennenswerter pathologischer Befund.

Der Allgemeinarzt bleibt diagnostisch abwartend offen, nachdem er von Anfang an auch psychische Faktoren in Erwägung gezogen hatte.

Jeder Arzt kennt solche Patientinnen, die nach langen Wegen durch den spezialistischen Bereich schließlich wieder in der Allgemeinpraxis wegen ihrer „Eierstockbeschwerden" landen. Hier liegen also keine Adnexitiden vor.

War in den 40er und 50er Jahren die *akute Erkrankungen der Eierstöcke (Adnexitis)* hauptsächlich Folge von Abtreibungen, so tritt heute die Adnexitis u.a. als Folge eines fortgeleiteten Infekts bei genitalen Infektionen auf. Auch ein Gonokokkeninfekt muß bedacht werden.

9.17.7 Benigne Adnexgeschwülste

Benigne Adnexgeschwülste (vorwiegend Ovarialzysten), kommen in den allgemeinmedizinischen Statistiken nicht mehr regelmäßig häufig vor (Tabelle 45; vgl. B 9.17). Mit zunehmender sonographischer Diagnostik wird jedoch der Arzt auch häufiger *Zysten als Nebenbefunde* erfassen. Es wäre dann aber falsch, die Patientin sofort mit dem Hinweis auf einen zystischen Ovarialtumor zu ängstigen, da z.B. auch ein *sprungreifer Follikel* einen Durchmesser von über 2,5 cm erreichen kann. Neben der Vaginaluntersuchung sollten derartige Befunde nach der nächsten Regelblutung auf Konstanz überprüft werden [135].

Der Allgemeinarzt soll sich für die vaginale Untersuchung auch angewöhnen, pathologische Befunde sorgfältig zu dokumentieren, um bei Kontrollen Besserungen oder Verschlechterungen beurteilen zu können.

9.17.8 Fluor

Sekretabgang aus der Vagina (Farbtafel, S. 336 ff) wird von den Frauen unterschiedlich bewertet; so können bei schwerer *Kolpitis* Angaben über Fluorbeschwerden fehlen, während eine leichte Hypersekretion der Zervix bereits als störend empfunden werden kann.

Uncharakteristischer Ausfluß (Fluor vaginalis) (A) wird in der Allgemeinpraxis in 1,3–1,8 ‰ aller Fälle festgestellt (Tabelle 45). Er erweist sich meist als harmlos, oft aber als therapeutisch schwer beeinflußbar.

> **Die rein symptomatische Fluorbehandlung ohne Lokaluntersuchung ist ein Fehler! Sie kann Frauen unnötig gefährden. (Cave: Geschlechtskrankheiten, Karzinom, Fremdkörper bei Kindern etc.).**

Klagen Frauen über Scheidenausfluß, empfiehlt sich die Handlungsanweisung Nr. 57 („Fluor-Standard"), wenn eine vorherige direkte Diagnostik (vgl. B 2.2, 7.1, 8.5.2, 12.8) ergebnislos ausgefallen war.

> Bei Klagen über Ausfluß muß vaginal gespiegelt und digital exploriert wenrden (vgl. B 9.3.3 „Indikationsschema zu vaginalen Untersuchungen").

9.17.9 Portioerosion

Unter einer **Erosio portionis** (C) versteht man einen *echten Epitheldefekt.*

Wenn nach einer vorausgegangenen Erosionsbehandlung (meist durch den Gynäkologen) erneut Ausfluß auftritt, wird von den Patientinnen gelegentlich einmal auch die Vermutung vorgebracht, sie hätten wieder eine „Entzündung am Muttermund". Normalerweise stößt der Allgemeinarzt zufällig auf einen solchen Befund, wenn die Vaginaluntersuchung (aus verschiedensten Gründen) indiziert war. Er nimmt dann einen zytologischen Abstrich vor. Fällt dieser unverdächtig aus, erfolgt die Erosionstherapie, andernfalls oder bei a priori verdächtigem Aspekt überweist er die Patientin sofort [37].

> Es ist nicht möglich, mit bloßem Auge zu entscheiden, ob eine sichtbare Veränderung der Ektozervix (Portio) eine Präkanzerose bzw. gar ein Mikrokarzinom (= Stadium I a) oder nur eine hormonal oder entzündlich oder mechanisch bedingte Läsion darstellt [238].

Die weitverbreitete *Vaginalsmear-Untersuchung nach Papanicolaou* ist in der Frauenvorsorge der Krankenkassen gesetzlich vorgeschrieben und erlaubt bei entsprechender Erfahrung des Untersuchers eine gute Beurteilung der augenblicklichen hormonalen Situation (Tabelle 46).

„Die gynäkologische Vorsorgeuntersuchung (Abb. 76) ist einfach. Sie soll vom Hausarzt durchgeführt werden", schreiben die Gynäkologen H. Stamm und H. E. Stamm in ihrem Buch *Praktische Gynäkologie* [238].

Um Präkanzerosen und Mikrokarzinome von gutartigen Veränderungen zu unterscheiden, setzt der Spezialist die *Kolposkopie* ein. Für den spezialistischen Bereich wird gefordert, daß Untersucher ohne Kolposkop die *Schiller-Jodprobe* vornehmen [238].

Die Portio vaginalis uteri wird ausgiebig mit 5%iger Lugol-Jodlösung betupft; dadurch läßt sich das normale (originäre) Epithel der Ektozervix unterscheiden und das Scheidengewölbe dunklenbraun anfärben, da es viel Stärke (Glykogen) enthält. Dysplastisch verändertes Plattenepithel der Ektozer-

vix und auch das Zylinderepithel der Endozervix enthalten wenig oder keine Stärke. Sie färben sich daher nicht oder nur schwach an. Beobachtet man scharfrandige jodnegative oder jodhelle Stellen, dann besteht immer der Verdacht auf eine Dysplasie, auf ein Carcinoma in situ oder auf ein Mikrokarzinom [238].

> 99% aller Präkanzerosen oder Karzinome sind scharfrandig jodnegativ [238].

Die Portioerosion ist nach Braun ein typisches Beispiel für eine *„aufgedeckte, realisierbar behandlungsbedürftige Affektion (ARBA)"* (vgl. B 9.17.10). Für die Verwendung des Begriffes ist ebenso die Behandlungsbedürftigkeit entscheidend wie die Aussicht auf eine erfolgreiche Therapie.

Von der *Portio-Erosion*[8] ist die *Portio-Ektopie* zu unterscheiden, eine zapfenartige Ausstülpung der Zervixschleimhaut.

> Die Ektopie ist ein physiologischer Befund in der fertilen Lebensphase der Frau und deshalb nur bei großer Ausdehnung und lästig Hypersekretion behandlungsbedürftig [240].

9.17.10 Senkungen am Beckenboden

Eine weitere „aufgedeckte, realisierbare behandlungsbedürftige Affektion (ARBA)" (vgl. oben) stellen Senkungen am Beckenboden *(Descensus uteri und/oder vaginae)* (D) dar. Oft sind den Frauen die „Senkungsbeschwerden" seit langem schon bekannt.

Teile des unteren Genitalabschnittes können isoliert deszendieren. Nicht selten besteht eine Kombination von Descensus uteri, Zysto- und Rektozele. Je nach dem Grad der Senkung ergeben sich Beschwerden durch unwillkürlichen Urinabgang *(Streßinkontinenz),* z.B. beim Husten, Pressen, Lachen, Niesen (vgl. B 9.11).

Manchmal berichtet die Patientin auch über ein Gefühl des „Untenherauskommens". Die subjekti-

---

[8] Die kolposkopisch arbeitenden Gynäkologen verstehen unter dem Begriff „Erosio" der Cervix uteri einen echten Epitheldefekt der Portio. Er entsteht so gut wie immer traumatisch und befindet sich außen auf der Portio, kaudal der Zylinder-Plattenepithelgrenze. Die Bezeichnungen „chronische Zervitis" oder „Erosion", die sich auf die Rötung der Portio infolge einer Ektopie beziehen, sollten nach Auffassung dieser Spezialistengruppe nicht mehr verwendet werden. Sie werden durch den Begriff „Ektopie" ersetzt [123].

Gruppe	Zytologischer Befund	Empfehlung
I	Normales Zellbild, dem Alter entsprechend, einschließlich leichter entzündlicher und degenerativer Veränderungen sowie bakterieller Zytolyse	
II	Deutlich entzündliche Veränderungen an Zellen des Platten- und zervikalen Zylinderepithels. Zellen aus Regenerationsepithel, unreife metaplastische Zellen, stärkere degenerative Zellveränderungen, Para- und Hyperkeratosezellen. Normale Endometriumzellen, auch nach der Menopause. Ferner spezielle Zellbilder wie follikuläre Zervizitis, Zellveränderungen bei IUP. Zeichen einer HPV-Infektion ohne wesentliche Kernveränderungen, Zeichen einer Herpes- oder Zytomegalievirusinfektion	Ggf. zytologische Kontrolle, Zeitabstand je nach klinischen Befund – evtl. nach vorheriger Entzündungsbehandlung oder Aufhellung durch Hormongaben
III D	Zellen einer Dysplasie leichten bis mäßigen Grades (Zeichen einer HPV-Infektion sollten besonders erwähnt werden)	Kontrolle in 3 Monaten
IV a	Zellen einer schweren Dysplasie oder eines Carcinoma in situ (Zeichen einer HPV-Infektion sollten besonders erwähnt werden)	Histologische Klärung, ausnahmsweise zytologische Kontrollen
IV b	Zellen einer schweren Dysplasie oder eines Carcinoma in situ, Zellen eines invasiven Karzinoms nicht auszuschließen	Histologische Klärung
V	Zellen eines malignen Tumors: – Zellen eines Plattenepithelkarzinoms (verhornend/nicht verhornend) – Zellen eines Adenokarzinoms, möglichst mit Hinweis, ob endometrialen, endozervikalen oder extrauterinen Ursprungs – Zellen sonstiger maligner Geschwülste	Histologische Klärung
III	Unklarer Befund: – schwere entzündliche, degenerative oder iatrogene Zellveränderungen, die eine sichere Beurteilung zwischen gut- und und bösartig nicht zulassen; – auffällige Zellen eines Drüsenepithels, deren Herkunft aus einem Karzinom nicht sicher auszuschließen ist, möglichst mit Hinweis, ob die Zellen endometrialen, endozervikalen oder extrauterinen Ursprungs sind.	Je nach klinischem Befund kurzfristige zytologische Kontrolle oder sofortige histologische Abklärung

Tabelle 46. Befunde in der Zytodiagnostik an Portio und Cervix uteri (Münchner Nomenklatur II) [236]

ven Beschwerden korrelieren keineswegs immer mit dem objektiven Befund. Auch diese Affektionen lassen sich mit Aussicht auf Erfolg behandeln.

9.17.11 Abort

Unter **Fehlgeburt (Abortus)** (C/D) versteht man die vorzeitige Unterbrechung der Gravidität bis zur 28. SSW. Vor diesem Zeitpunkt ist nur extrem selten mit einem lebensfähigen Kind zu rechnen. Man schätzt das Verhältnis der Aborti zu ausgetragenen Graviditäten mit 1:3 [135].

Die *Ursache* für einen Abortus ist häufig nicht zu klären. Symptome des Frühabortes bis zum 4. Monat sind Blutungen und ziehende Unterbauchbeschwer-

den. Für gehäuft auftretende Spätaborti (4.–7. Monat) spielt die Insuffizienz der Zervix eine große Rolle.

> **Jede Blutung in der 1. Schwangerschaftshälfte muß zunächst als drohender Abortus aufgefaßt werden.**

Gerade bei Kinderwunsch sollte der Allgemeinarzt möglichst umgehend mit dem Spezialisten zusammenarbeiten. Bei allen Aborten mit Fieber über 38,5°C und/oder Schüttelfrost muß – unabhängig von der Ursache – mit der Möglichkeit einer transuterinen Infektion (ggf. eines septischen Schocks der Mutter) gerechnet werden.

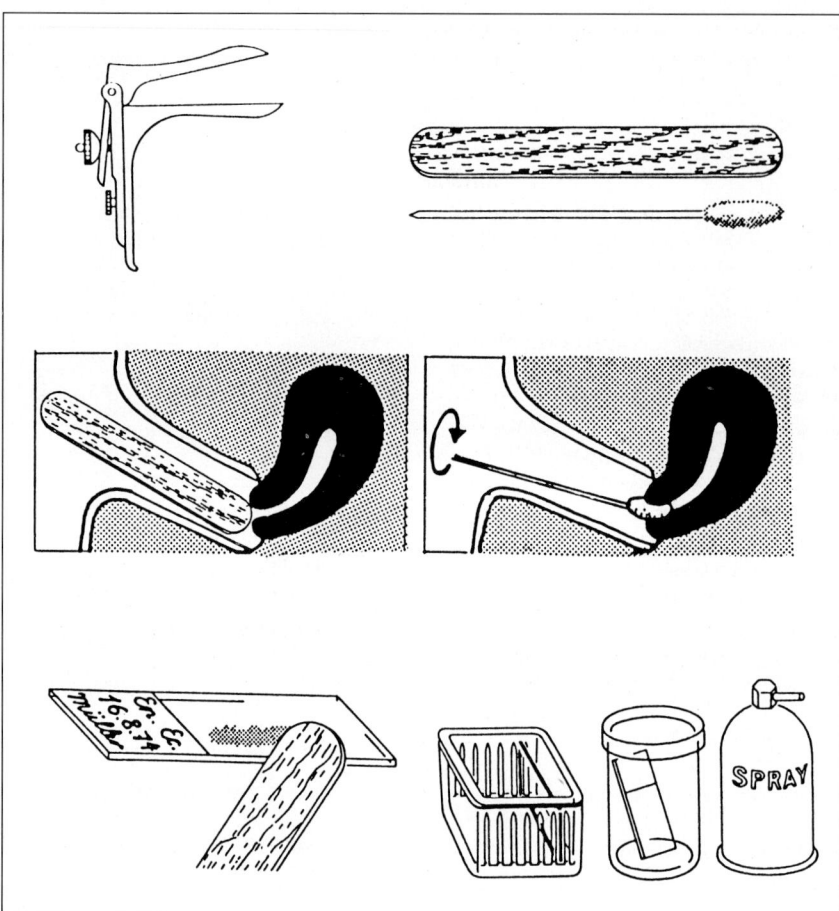

Abb. 76. Entnahme von Portiomaterial (Ektozervix) (*Mitte links*) und von Zervixmaterial (Endozervix) (*Mitte rechts*) zur Diagnostik von Dysplasien (= Präkanzerosen) oder Karzinomen der Portio oder der Zervix. Das Portiomaterial entnimmt man durch leichten Rundumabstrich der Portio, das Zervixmaterial durch Abrollen des Watteträgers auf der Endozervix. Der Ausstrich muß dünn sein (1 Zellschicht) (*unten links*). Wegen Austrocknung ist die sofortige Fixation in 95 %igem Alkohol oder mit einem Spray nötig (*unten rechts*). *Oben links* Vaginalspreizspekulum nach Cusco [238]

9.17.12 Myoma uteri

Myome des Uterus (C/D) werden in der Allgemeinpraxis etwa ebenso oft durch gezielte bimanuelle Untersuchungen bei typischen Symptomen (z.B. verlängerte und verstärkte Regelblutung; vgl. Abb. 74 in B 9.17.2) wie auch im Rahmen von örtlichen Routinen bei weniger charakteristischen Beschwerden oder im Rahmen einer Vorsorgeuntersuchung entdeckt.

9.17.13 Kontrazeption

Das Thema „Geburtenregelung" haben die Menschen schon immer lebhaft und teilweise kontrovers diskutiert. Vor diesem Hintergrund besitzen in der Allgemeinpraxis Fragen der individuellen *Empfäng-*

nisverhütung große Bedeutung für das Beratungsgespräch von Mann und Frau; neben der Familienplanung geht es dabei auch um die Zuverlässigkeit der einzelnen Methoden der Empfängnisverhütung.

Manche Paare oder Partner wollen sich gegen einen möglicherweise in zu jungen Jahren eintreffenden Kindersegen absichern, andere wollen eine ungewollte Konzeption am Ende ihrer reproduktiven Phase verhindern, wieder andere suchen sicheren Schutz bei nicht fester Bindung, andere kommen nach ungeschütztem Verkehr mit dem gezielten Wunsch nach der „Pille danach".

Der Hausarzt bezieht bei seinen Beratungsgesprächen verschiedene Überlegungen ein:

Verantwortungsteilung der Geschlechter, Alter, Wissensstand, vorausgegangene Erkrankungen, Befürchtungen, Ängste, Stabilität der Partnerschaft, re-

Tabelle 47. Veränderungen von Muttermund und Zervix-schleim um die Zyklusmitte als Zeichen der bevorstehenden Ovulation. (*0* keine Ovulation, *3* Ovulation; [238])

Intensitätsgrad	0	1	2	3
Muttermund	geschlossen	locker	teilweise offen	klaffend
Menge	–	+	++	+++
Spinnbarkeit [cm]	0	1–2	3–7	8–10
Farnkristalle	amorph	linear	partiell	vollständig

ligiöse Einstellung, sexuelle Risikogruppe (*Safer-Sex*).

Im Hinblick auf die Beurteilung der einzelnen Methoden der Empfängnisverhütung muß er an folgende Punkte denken:

Nebenwirkungen, Wechelwirkungen mit Medikamenten, Zuverlässigkeit, Compliance, Versagerquote, Endgültigkeit des Wunsches, keine Kinder mehr zu bekommen.

Im Beratungsgespräch steht dem Hausarzt grundsätzlich das gesamte Spektrum der Kontrazeption für Mann und Frau zur Verfügung (s. unten).

Möglichkeiten der Kontrazeption
- Keine Anwendung von Mitteln:
  - Coitus interruptus,
  - natürliche Methoden (z.B. Zeitwahlmethode, Basaltemperaturmessung, Farnkrautphänomen, Abb. 77, Tabelle 47).
- Mechanische Methoden:
  - Präservativ,
  - Intrauterinpessar (IUP),
  - Scheidendiaphragma, (Abb. 81),
  - Portiokappe (Abb. 80).
- Lokal wirksame chemische Substanzen:
  - Spermizide.
- Hormone (Abb. 78):
  - enteral:
    Pillen mit Ovulationshemmung,
    Pillen ohne Ovulationshemmung (Minipille),
  - parenteral,
    Ovulationshemmung (Gestagendepotinjektion, *„Dreimonatsspritze"*).
- Operation (Sterilisierung):
  - Mann (*Vasektomie*),
  - Frau (*Tubenligatur*).

Die verschiedenen Arten der Ovulationshemmer unterscheiden sich hinsichtlich ihrer Östrogenmenge (Ethinylestradiol/EE bzw. Mestranol/ME) und ihrer Gestagenmenge/-anteile (Tabelle 48). Es ist grundsätzlich zwischen Ein- und Zwei-Phasen-Pillen zu unterscheiden.

Abb. 77. Farnkristall-Test: 1 Tropfen Zervixschleim wird auf den Objektträger mit dem Deckglas plattgedrückt und durch Stehenlassen getrocknet. Bei ausreichendem Östrogeneffekt als Zeichen der bevorstehenden Ovulation kristallisiert er in reich verzweigten Farnkristallen. Östrogenarmer Schleim kristallisiert nicht oder nur rudimentär [238]

Abb. 78 a–h. Schematische Darstellung der Zusammensetzung hormonaler Kontrazeptiva in Abhängigkeit vom Zyklustag. (Mod. nach [213]. **a** Normaler Zyklus; **b** „hormonreiche" Ein-Phasen-Pille +/= 50 µg EE; **c** „Hormonarme" Ein-Phasen-Pille (30–35 µg EE) („Mikropille"); **d** Zwei-Phasen-Pille (reine Form); **e** Zwei-Stufen-Pille („step-up"); **f** Drei-Stufen-Pille („step-up"); **g** Mini-Pille; **h** Dreimonatsspritze

Eine Quelle von häufigen Mißverständnissen sind die Begriffe „Mikropille" und „Minipille":
– Die *„Mikropille"* ist ein niedrig dosierter Ovulationshemmer mit *weniger* als 50 µg Östrogen-Tagesdosis.
– Die *„Minipille"* dagegen ist *kein* Ovulationshemmer [66]. Sie wirkt kontrazeptiv, ohne die Follikelreifung zu verhindern.

Seit dem ersten, 1960 von Pinkus und Rock eingeführten Präparat hat sich an den typischen Ovulationshemmern bis heute im Prinzip nichts geändert; es gibt lediglich verschiedene Typen (Abb. 78):

• Kombinationspräparate:
  – die hormonreiche Einphasenpille (+/= 50 µg EE),
  – die hormonarme Einphasenphille (Mikropille) (weniger als 50 µg EE).

Abb. 79. Ausschnitt aus einem Basaltemperaturblatt mit Angabe des Konzeptionsoptmums und der unfruchtbaren Phasen im Zyklus. Vom 2. Tag nach dem intermenstruellen Temeperaturanstieg an ist nie eine Konzeption beobachtet worden [67]

- Sequentialpräparate:
  – Zweiphasenpräparate
  – Zweistufenpräparate („step-up"),
  – Dreistufenpräparate.

Die *Einphasenpille* (Abb. 78 a, b) entspricht prinzipiell der alten Pinkus-Pille:
An allen 21 Einnahmetagen wird die gleiche Kombination von Östrogenethinylestradiol/EE und Gestagen (häufig Levonorgestrel bzw. Lynestrol) eingenommen (in Deutschland Ersteinführung 1971 als Anovlar®, Östrogenanteil 50 µg). Von den synthetischen Östrogenen spielt das Ethinylestradiol (EE) die größte Rolle.

Hormonarme Einphasenpillen haben eine ebenso niedrige Versagerquote wie die *hormonreichen* Einphasenpillen, dagegen sind fast alle anderen Nebenwirkungen (z.B. anhaltende Übelkeit, Kopfschmerzen) deutlich seltener [67].

Von einem *Zweiphasenpräparat* (Abb. 78c) spricht man, wenn während der 1. Einnahmephase nur Östrogene genommen werden und erst in der 2. Phase die üblichen Kombinationen von Östrogen und Gestagen.

Als *Zweistufenpräparate* (Abb. 78 d) bezeichnet man Präparate, die bereits in der 1. Phase eine niedrige Dosis Gestagen enthalten (im Angelsächsischen „Step-up"-Präparate).

Die *Dreistufenpräparate* (Abb. 78 e) wurden in der Absicht entwickelt, die Vorteile der hormonarmen Pillen mit den Vorteilen der Mehrstufenpräparate zu kombinieren [67].

Die *Minipille* (Abb. 78 f), eingeführt 1965, erzielt ihre kontrazeptive Wirkung ohne Ovulationshemmung; damit entfällt ein größerer Eingriff in das Regulationssystem Hypothalamus–Hypophysenvorderlappen–Ovar. Verabfolgt wird täglich – ohne jede Pause (also auch während der Menstruation!) – eine niedrige Dosis eines synthetischen Gestagens; sie beträgt nur 1/6 bis 1/10 der Menge, die in Einphasenpräparaten (Abb. 78 a, b) täglich genommen wird. Die Wirkung der Minipille (z.B. Microlut®) verhindert durch Veränderung des Zervixschleims (Viskositätszunahme) die Spermienaszension.

Nichthormonelle Verhütung

Verschiedene *Kalendermethoden*, wie die nach Ogino oder Knaus, können ärztlicherseits wegen der großen Differenz zwischen theoretischer und praktischer Zuverlässigkeit nicht empfohlen werden [67]. Versager gehen vorwiegend auf Kosten von aktuellen Zyklusverschiebungen, z.B. fieberhafte Erkrankungen, Streßsitationen, Klimawechsel usw. [240].

Dagegen gilt die Bestimmung der fruchtbaren und unfruchtbaren Tage der Frau mit Hilfe der Körpertemperatur *(Basaltemperaturmessung)* als eine sehr zuverlässige kontrazeptive Methode (Abb. 79). Mit Hilfe der Morgentemperatur gelingt es, den Ovulationstermin mit einer Genauigkeit von +/– 1 bis 2 Tagen zu bestimmen, und zwar auch bei verkürzten oder verlängerten Zyklusintervallen.

Selten macht die Beurteilung des Temperaturstiegs Schwierigkeiten. Der Anstieg ist dann signifikant, wenn er innerhalb von 48 h oder weniger eintritt und die Temperaturen an 3 aufeinanderfolgenden Tagen um etwa 0,5°C höher liegen als an den vorangegangenen 6 Tagen.

Unter den *mechanischen Mitteln* [Kondom, Portiokappe (Abb. 80), Scheidendiaphragma (Abb. 81), Intrauterinpessar] gilt das Kondom als eines der ältesten und am weitesten verbreiteten empfängnisverhütenden Maßnahmen.

Tabelle 48. Zusammenstellung verschiedener oraler hormonaler Kontrazeptiva in Abhängigkeit von ihrem Typ. EE = Ethinylestradiol, ME = Mestranol. Auswahl/Stand 01. 02. 1992; [149]

Einphasige Pillen (mit 50 µg und mehr EE/ME)	Einphasige Mikropillen (weniger als 50 µg EE)
Anacyclin®	Cilest®
Ediwal 21®	Conceplan®
Etalontin® 21	Diane 35®
Eugynon® 21	Femovan®
Gestamestrol®	Femranette®
Lyndiol®	Lovelle®
Lynratiopharm®	Marvelon®
Neogynon® 21	Microgynon® 21
Neostediril®	Minulet®
Noracyclin®	Neorlest 21
Orlest® 21	Ovoresta® M
Orthonovum® 1/50	Ovysmen® 0,5/35
Ovoresta®	Ovysmen® 1/35
Pregnon® 28	Stediril® 30
Stediril®	Yermonil®
Stediril® d	

Zweistufenpräparate

Neo Eunomin®
Pericursal® 21
Sequilar® 21
Sinovula®

Zweiphasenpräparate

Eunomin® 21
Lynratiopharm® Sequenz
Ovanon®
Oviol® 22

Dreistufenpräparate

Synphasec®
Triquilar®
Triquilar 28®
Trinordiol 21®
Trinordiol 28®
Triette®
Tri Novum®
Tristep®

Minipille

(nur Gestagen – nicht zur Menstruationsverschiebung geeignet)
Exlutona®
Microlut®
Micronovum®
Micro 30® Wyeth

Tabelle 49. Orientierungshilfe für die Einteilung verschiedener Kontrazeptiva in Zuverlässigkeitsstufen

Zuverlässigkeit	Methode	Versagerquote[a]
Sehr hohe Zuverlässigkeit:	– Pille	
	– Dreimonatsspritze	0,2–0,5
	– Minipille	
	– Intrauterinpessar	
	– Temperaturmethode	
	– Symptothermale Methode	2–3
Mittlere Zuverlässigkeit:	– Kondom	
	– Scheidendiaphragma	3–5
	– Schaumovulum	
	– Schaumspray	
	– andere chemische Mittel	5–10
Unzuverlässig:	– Coitus interruptus	
	– Knaus-Ogino-Methode	
	– Billings-Methode	15–20

[a] Versagerquote = Pearl-Index. Wenn 100 Frauen eine Methode 12 Monate lang anwenden, entspricht die Zahl der ungewollten Schwangerschaften dem PEARL-Index. Man spricht auch von der Zahl der Versager pro 100 Anwendungsjahre.
Beispiel: Wenn 100 Paare ein Jahr lang Kondome als empfängnisverhütende Methode anwenden und in dieser Zeit 4 Schwangerschaften eintreten, hat das Kondom eine Versagerquote von „4". Dabei werden nicht nur die Versager gezählt, die durch das „Versagen" der Methode zustande kommen, sondern auch diejenigen, die auf fehlerhafte Anwendung zurückzuführen sind. Unter anderem gibt es dadurch in verschiedenen Statistiken für die gleiche Methode unterschiedlich hohe Werte.

Tabelle 49 dient als Orientierungshilfe zur Beurteilung, wie zuverlässig die verschiedenen Methoden zur Empfängnisverhütung und der „Versagerquoten" (= *Pearl-Index*) sind.

Die Nidation läßt sich nach erfolgter Konzeption entweder mechanisch mittels Intrauterinpessar oder hormonell mit der *„Morning-after-pill"* („Pille danach")* hemmen. Solche Nidationshemmer stellen keine Kontrazeptiva im eigentlichen Sinn dar.

(Weitere Ausführungen s. S. 234 ff.: Zusatzfragen „Sexualprobleme", „Kontrazeption" und „Hormonale Antikonzeption").

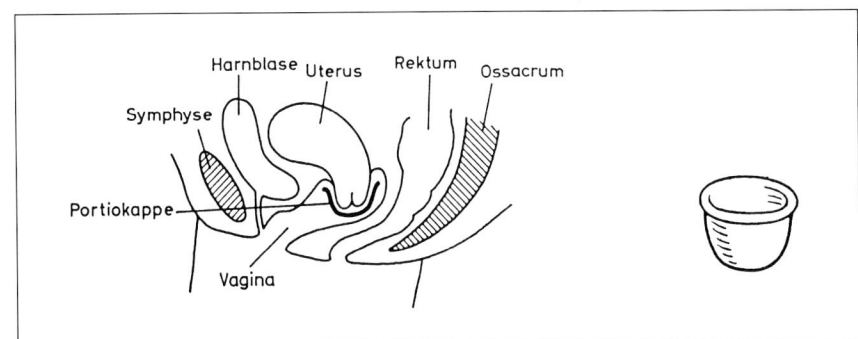

Abb. 80. Portiokappe in situ. Stark schematisierter Sagittalschnitt durch das weibliche Genitale [67]

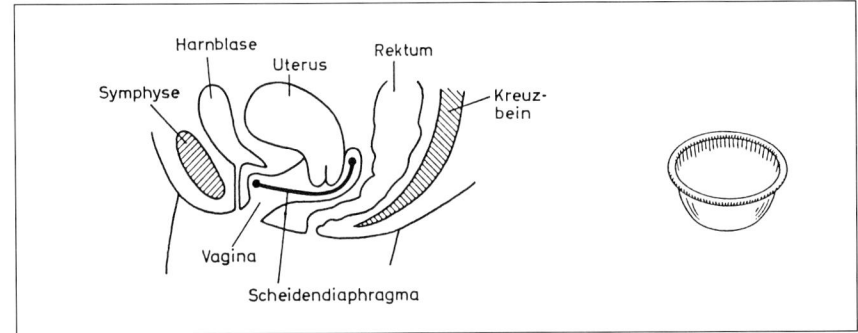

Abb. 81. Scheidendiaphragma in situ. Stark schematisierter Sagittalschnitt durch das weibliche Genitale [67]

Zyklusverschiebung

Urlaubspläne, Wettkampftermine im Sport und Termine in der Freizeit kollidieren häufig mit den monatlichen, natürlichen Blutungsvorgängen der Frau und lassen die Frage nach Verlegung der Blutungsabläufe aufkommen. Die normale Menstruationsblutung ist hauptsächlich eine Progesteronentzugsblutung.

Am einfachsten ist die *Mensesverschiebung* bei Frauen, die auf einen einphasigen Ovulationshemmer (Abb. 78 a, b, Tabelle 48) eingestellt sind. Hier werden, ohne die Pillenpause einzuhalten, sofort die Tabletten der neuen Packung genommen. Nach dem Absetzen der letzten geplanten Tablette tritt nach 2–3 Tagen eine Abbruchblutung auf. Dieses Schema läßt sich auch einmal über 2–3 Zyklen durchführen. Je länger aber die Dauereinnahme anhält, um so mehr muß mit einer Durchbruchblutung gerechnet werden.

Schwieriger ist die Mensesverschiebung bei der Einnahme eines zweiphasigen bzw. zweistufigen Ovulationshemmers [183]. Der Zyklus kann hier nur mit den Pillen der letzten Phase bzw. Stufe verlängert werden. Mit der Minipille ist eine Mensesverschiebung nicht möglich.

Thematik des Fachgesprächs

Aufgabe

Besprechen Sie die in Übersicht 34 aufgeführten Beratungsergebnisse „Beschwerden und Erkrankun-

gen im urogenitalen Bereich" anhand der anschließenden Fragen sowie der Zusatzfragen zu den einzelnen Beratungsergebnissen:

Übersicht 34. Beschwerden und Erkrankungen im urogenitalen Bereich

- **Regelmäßig häufig in der Allgemeinmedizin:**
  - Klimakterische Beschwerden,
  - Dysmenorrhöe,
  - Betreuung einer Schwangeren, Geburt,
  - Urolithiasis,
  - Pollakisurie,
  - Zystitis,
  - Prostataadenom,
  - Polymenorrhöe, Endometritis,
  - Vulvitis, Vaginitis,
  - Erosio portionis, Zervizitis,
  - Pyelonephritis,
  - Hypomenorrhöe, Amenorrhöe,
  - Descensus uteri, Descensus vaginae,
  - Fluor vaginalis,
  - Enuresis nocturna,
  - Abortus,
  - Blut im Harn,
  - Phimose,
  - Sexualprobleme,
  - Antikonzeption,
  - Zystopyelitis,
  - Algurie, Dysurie,
  - Adnexitis chronica,
  - Harninkontinenz,
  - Urethritis,
  - Präputialverklebung (Conglutinatio),
  - Myoma uteri,
  - Urethralstriktur,
  - Hydrocele testis,
  - Papanicolaou-Test III/IV.

- **Nicht regelmäßig häufig (= unter 1:3000 Fälle):**
  - Parametritis, Perimetritis,
  - benigne Adnexgeschwülste,
  - Adnexitis acuta,
  - Glomerulonephritis,
  - Orchitis, Epididymitis,
  - Extrauteringravidität,
  - Zervixpolyp.

Fragen
„Andere Beschwerden
und Erkrankungen im urogenitalen Bereich"

1. Häufigkeit in der Allgemeinpraxis.
2. Bevorzugung bestimmter Altersgruppen.
3. Patientenklage („Was klagt der Patient?").
4. Ursache/Auslöser/Disposition („Was fragt der Arzt? Woran denkt er? Ansteckungsgefahr für den Geschlechtspartner?").
5. Lokalbefund („Was sieht und prüft der Arzt?").
6. Dokumentation („Was notiert der Arzt?").
7. Falsifizierung, Exklusion („Es sieht so aus wie ..., aber was ist es wirklich?").
8. Beispiele für Abwendbar gefährliche Verläufe („Alles immer ernst nehmen!"), z.B. Blutung in der Menopause, akuter Hoden im Säuglingsalter.
9. Abwartendes Offenlassen („Wann?", „Wie lange?").
10. Vorangegangene Selbstmaßnahmen des Patienten.
11. Therapeutisches Vorgehen (akut und langzeitgerichtet).
12. Entscheidung des Hausarztes über das Procedere (Alleinbetreuung? Überweisung? Einweisung? Zusammenarbeit mit dem Spezialisten in geteilter Verantwortung?).
13. Beratung und Führung des Patienten, seines Partners und/oder seiner Angehörigen.
14. Indikation für den gezielten Einsatz bildgebender Verfahren (z.B. Ultraschall, Röntgen, CT).
15. Indikation für andere gezielte Untersuchungen (z.B. Hormonstatus, Endoskopie, Zytologie, bakteriologische Kultur, Mikroskopie, Streifentests).

Zusatzfragen „Psyche/Soma"

- Psychosomatische Krankheiten gemäß der Weltgesundheitsorganisation (WHO) im engeren Sinn: psychogenes Asthma, psychogene Dermatitis, psychogenes Ekzem, pychogenes Ulkus, psychogene Colitis mucosa, psychogene Colitis ulcerosa, psychogene Urtikaria.
- Die wichtigsten Begleiterscheinungen bei funktionellen Syndromen:
  - Somatisch (z.B. Globus, Parästhesien an Mund, Zunge und Extremitäten, Atemhemmung, Herzsensationen, Aufstoßen in Salven).
  - Psychisch (z.B. innere Unruhe, Konzentrationsschwäche/Erschöpfbarkeit, depressive Stimmungslage, Angstzustände, Schlafstörungen; [257]).

Zusatzfragen „Urolithiasis und Bilder von Koliken"

- Telefonische Erstanweisung durch den Arzt (z.B. Überwärmung, Bettruhe, Flüssigkeitszufuhr).
- Dringlichkeit eines Hausbesuchs?
- Notfalltherapie des Arztes am Krankenbett (Potente Medikamente nur bei diagnostischer Sicherheit!): Applikationsform? Opiate?
- Basisuntersuchungen in der Praxis (z.B. Urinstatus, Nierenfunktionswerte, Harnsäure im Serum); ggf. Steinanalyse durch den Laborarzt.
- Infusionstherapie in der Praxis?
- Obligate Sonographie und/oder i.v.-Pyelographie (*Achtung*: Nur im schmerzfreien Intervall!) beim Erstanfall! Abwendbar gefährlicher Verlauf?
- Diagnostisches Vorgehen bei Kolik? *Cave*: Appendicitis ante perforationem (auch ohne Fieber möglich!).
- Allgemeine Richtlinien zur Steinverhütung, z.B. hohe tägliche Flüssigkeitszufuhr besonders nach Schwitzen, Saunabesuch, nach körperlicher Arbeit im Sommer, bei Laxanzieneinnahme.
- Einstellung und Kontrolle des pH-Wertes des Harns (zwischen 6,2 und 6,8 pH).
- Diskussion der Steinentfernung (extrakorporale Stoßwellenlithotripsie/ESWL, perkutane Lithotripsie, endourologische Behandlungsmethoden, Nephrotomie).

Zusatzfragen „Blasen- und Nierenbeschwerden"

- Patientenmutmaßungen und mögliche Ursachen bei Blasenbeschwerden, z.B. Verkühlung, Intimhygiene, Honeymoon-Zystitis, Prostataadenom, Bestrahlung.
- Diagnostisches Vorgehen in der Allgemeinpraxis in Abhängigkeit von Lebensalter, Geschlecht und Schwangerschaft bei
  - erstmaligem Schub,
  - Rezidiv (Spontan- oder Mittelstrahlurin? Kathererismus? Blasenpunktion?)
  - Kultur mit Resistenzbestimmung: Welche Erreger sind häufig? Wertigkeit von Laboruntersuchungen wie BKS, Leukozyten, Kreatinin, Harnstoff? Restharn? Sonographie? Überweisung?
- Mikroskopische Untersuchung des Urinsediments: Betrachtung des Nativpräparates zunächst bei 200facher, dann bei 400facher Vergrößerung zur Zelldifferenzierung und Zellzahlbestimmung. Auszählung von insgesamt 5 Gesichtsfeldern. Normbefund: Durchschnittlich bis zu 3 Erythrozyten, bis zu 5 Leukozyten und 0 Bakterien pro Gesichtsfeld. Hellfelduntersuchung möglichst durch Phasenkontrast- oder Dunkelfelduntersuchung ergänzen (Trichomonaden!).
- Organisierte Harnsedimente: Krankhafte Zellelemente (Leuko-/Erythrozyten; Platten-, Nieren-, geschwänzte Epithelien; Harnzylinder) und Erreger (v.a. Bakterien, Trichomonaden). Nicht organisiertes Harnsediment: v.a. Harnsalze (z.B. Urate, Harnsäurekristalle, Kalziumoxalat).
- Untersuchungen im spezialistischen Bereich (z.B. Infusionsurogramm, retrogrades Urethrozystogramm, Refluxzystogramm).
- Wertigkeit von Eiweiß im Urin?
- Abnahme, Anlegen und Beurteilung des Ergebnisses einer Urinkultur. Keimzahl bei signifikanter Bakteriurie?
- Asymptomatische Bakteriurie, z.B. bei Dauerkatheterismus, in der Schwangerschaft: Notwendigkeit der Chemotherapie/Antibiotikatherapie? Diskussion der Blasenspülung mit antibiotikahaltigen/antiseptischen Substanzen.
- Sinnvolle Fahndung nach Begleiterkrankungen (z.B. Mißbildung, Diabetes, Levurose, Endometriose) bei Harnwegsinfekten in Abhängigkeit von

typischen Lebensaltern (Säuglings-/Kleinkindes-alter/schwangere Frau/Senium).

- Therapie in Abhängigkeit von der Häufigkeit des Auftretens sowie Alter, Geschlecht und Schwangerschaft:
  - *Allgemein:* z.B. Trinkmenge (bestimmte Tees?), Wärme? Arbeitsruhe?
  - *Speziell:* Spasmolytikum, Chemotherapeutikum/Antibiotikum (oral/parenteral)? Benennung eines typischen Medikaments mit seinen Nebenwirkungen und Kontraindikationen. Dauer der Behandlung?
  - *Stoffgruppen der 1. Wahl* (= keine Resistenzentwicklung der Darmflora beobachtet): Trimethoprim + Sulfonamid (z.B. Bactrim® forte), Chinolone (Gyrasehemmer – *Achtung:* nicht bei Epileptikern; z.B. Tarivid®, Ciprobay®), das Chemotherapeutikum Nitrofurantoin (z.B. Furadantin®), das Breitspektrumpenizillin Amoxizillin (z.B. Amoxypen®).
  - *Antibiotika der 2. Wahl* (= Resistenzentwicklungen möglich): Tetrazykline wie Minocyclin (z.B. Klinomycin®), Doxycyclin (z.B. Vibramycin®), Betalactam-Antibiotikum wie Erythromyzin.
  - *Unspezifisch:* Immunstimulanzien wie Uro-Vaxom® (enthält immunaktive Fraktionen aus E.-coli-Stämmen).
- Low-dose-Prophylaxe bei Frauen mit häufigen Reinfektionen: Kontinuierlich über 6 Monate oder intermittierende (im 14tägigen Rhythmus) Chemotherapie.
- Postkoitale Prophylaxe, z.B. 1mal 1 Tbl. Bactrim® forte.

Zusatzfragen „Benigne Prostatahyperplasie (BPH)" und „Prostatakarzinom"

- Pathologisch-anatomische Begründung für die Diskrepanz zwischen nicht tastbar vergrößerter Prostata und möglichen Miktionsstörungen (Form des Adenoms, Mittellappen und Wachstumsrichtung!).
- Bild einer akuten Harnsperre: Fallstricke? Mögliche akute Auslöser („Stammtischblase": Bier = erhöhte Flüssigkeitszufuhr mit diuretischer Wirkung). Diagnostik (Palpation, Perkussion, Sonographie; vorsichtiger Probekatheterismus: leere Harnblase → Hinweis auf Anurie → stationäre Einweisung!).

- Medikamentöse Ursachen der Harnverhaltung (z.B. Psychopharmaka, Parasympatholytika wie Atropin in Belladonna oder Atropinderivate wie Ipratropium (z.B. Atrovent®, Itrop®) oder Pirenzepin (z.B. Gastrozepin®).
- Vorgehen bei Harnsperre mit Überlaufblase: Übliche Kalibergröße des Katheters (Charrière)? Fraktionierter Katheterismus (Ablassen von jeweils ca. 500 ml wegen möglicher Blutung e vacuo). Weiteres Vorgehen nach Katheterisierung? Vorgehen bei Mißlingen? *Cave:* forcierte und frustrane Manöver! Alternativ: suprapubische Harnableitung.
- Indikationen für Dauerkatheterismus? Häufige Komplikationen?
- Therapie des Prostataadenoms:
  - *konservativ* (Phytopharmaka empfehlenswert für Stadium II bis III);
  - *operativ* (Indikationen, Aufklärung über die typischen Operationsverfahren; mögliche Spätfolgen z.B. bezüglich Potenz und Kontinenz).
- Problematik der Aspirationszytologie und Prostatabiopsie: Bakterienstreuung? Mögliche Verschleppung maligner Zellen („Haustierkrebs")?
- Prostatakarzinom: Mögliche Spätsymptome, z.B. Beinödem, Knochenschmerzen (z.B. „Rückenschmerzen"), Spontanfrakturen bei Knochenmetastasen.
- Wertigkeit von Laboruntersuchungen (z.B. Erhöhung der sauren Phosphatase, der Prostataphosphatase und des prostataspezifischen Antigens/PSA).
- Grundprinzip der endokrinen Behandlung (operativ und medikamentös).

Zusatzfragen „Enuresis nocturna"

- Mögliche auslösende Faktoren (somatisch, psychisch, sozial).
- Grundzüge der Therapie (z.B. Verhaltenstherapie bei Kind und Eltern, Weckapparate). Blasentraining: Alle 2–3 h Kind wecken und zur Toilette führen.
- Medikamentöse Behandlung, z.B. Psychopharmaka wie Imipramin (z.B. Tofranil®), Parasympatholytika wie Atropin (in Noxenur®) oder Sympathomimetika wie Noradrenalin (ebenfalls in Noxenur®).
- Bei Erwachsenen auch multiple Sklerose bedenken!

Zusatzfragen „Blut im Harn"
- Mögliche Ursachen (z.B. überwiegend Blutungen aus dem unteren Harntrakt, u.a. Harnleiterstein, Zustand nach Strahlentherapie, Blasenpapillom, hämorrhagische Zystitis; Hypernephrom als Abwendbar gefährlicher Verlauf/AGV).
- Makrohämaturie mit Hämoglobinabfall: Sofortige stationäre Einweisung!
- „Falsche Hämaturie" durch vaginale Blutung. Harnverfärbung auch ohne Erythrozyturie, z.B. durch rote Beete, Brombeeren, Süßigkeiten (Anilinfarben!), Medikamente, Hämoglobinurie bei Sportlern und Soldaten (Marathonlauf, Jogging, Tanzen, „Marschhämoglobinurie").

Zusatzfragen „Phimose" und „Balanitis"
- Komplikationen bei forcierten (auch ärztlicherseits durchgeführten) Dehnungsversuchen oder sexueller Aktivität (z.B. Paraphimose, spätere Narbenbildungen).
- Notfallbehandlung der Paraphimose durch den Arzt.
- Mögliche Ursachen für Posthitis, Balanitis und spätere Phimose (z.B. mangelnde Intimhygiene, Diabetes mellitus, Lichen sclerosus et atrophicus).
- Diskussion möglicher langfristiger Auswirkungen einer Zirkumzision: Vita sexualis? Peniskarzinom? Portiokarzinom?
- Phimoseoperationen bei Kindern (ovaläre Zirkumzision), bei alten Männern (radikale Zirkumzision).

Zusatzfragen „Harninkontinenz"
- Therapie leichter Formen der reinen Streßinkontinenz (z.B. Beckenbodengymnastik, Östrogene, Sympathikomimetikum wie Gutron®).
- Behandlung der Urge-Inkontinenz durch Ruhigstellung des Detrusors mittels Parasympatholytika (z.B. Buscopan®, Uro-Ripirin®, Spasmo-lyt®, Beseitigung der ursächlichen Faktoren).
- Diskussion der Dauerableitung bei Querschnittgelähmten (z.B. Harnableitung mittels Kondomurinal).

Zusatzfragen „Nichtgonorrhoische Urethritis"
- Diagnostik: Gewinnung des Materials (für mikroskopische und kulturelle Untersuchung), charakteristischer mikroskopischer Befund?
- Chemotherapie der nichtgonorrhoischen (unspezifischen) Urethritiden, verursacht z.B. durch Trichomonaden, Chlamydien, Soor, Mykosplasmen (Medikament, Dosierung, Behandlungsdauer, Partnerbehandlung?).

Zusatzfragen „Gonorrhoische Urethritis"
- Therapie der spezifischen (gonorrhoischen) Urethritis: Medikamente: 3mal 4 Mio. I.E. Penizillin G im Abstand von 1–2 Tagen i.m. Bei Penizillinallergie und Penizillinresistenz („Sextourismus"): Pectinomycin z.B. Stanilo® 2 g beim Mann (einmalig) und 2 mal 2 g bei der Frau i.m.
- Partnerbehandlung? Problematik der Schweigepflicht? Meldepflicht?
- Kontrollabstrich und Kultur 7 Tage nach Behandlungsabschluß, bei Frauen Wiederholung nach der nächsten Menstruation!
- Diskussion des serologischen Nachweises: Spezifität und Sensivität derzeit noch ungenügend!
- Mögliche extragenitale Manifestation bei Mann und Frau (z.B. After, Gelenke, Augen bei Neugeborenen).
- *Merke:* Bei Gonorrhö immer auch an Syphilis denken! Syphilisserologie im Verdachtsfall sofort sowie 6 Wochen nach Behandlungsabschluß durchführen!

Zusatzfrage „Hydrozele"
- Fallstricke: Hernie, Hodentumor. Diaphanoskopiebefund?

Zusatzfragen „Epididymitis" und „Orchitis"
- Fallstricke bei Hodenschwellung (Tumor, Hodentorsion). Alterdisposition? Abwendbar gefährlicher Verlauf (AGV)?
- Mögliche Komplikationen bei Mumpserkrankung (Parotitis epidemica) eines geschlechtsreifen Mannes?
- Möglichkeit der Mumpsvorbeugung bei nicht geimpften Gefährdeten (Mumpsimmunglobulin!).
- Komplikation bei Mumpsorchitis (Sterilität!)?
- Allgemeine Maßnahmen bei Epididymitis und Orchitis (z.B. Bettruhe, Hochlagerung, Suspensorium, Antibiotika).
- Subjektive Zeichen für Hodentumor (Schweregefühl, Größenzunahme)? Achtung: Doppelseitige Gynäkomastie als möglicher Hinweis auf Hodentumor!

Zusatzfragen „Priapismus"

- Immer an Leukämie denken!
- Abwendbar gefährlicher Verlauf: Impotentia co-eundi! Sofortige stationäre Einweisung!

Zusatzfragen „Leerer Hodensack"

- Diskussion des Zeitplans für die Behandlung des Kryptorchismus: Im 1. Lebensjahr eventuellen Spontandeszensus abwarten; im 2. Lebensjahr Zeit für die Hormontherapie; Ende des 2. Lebensjahres Operation bei erfolgloser Hormontherapie.
- Behandlung mit Hypothalamushormon als Lösung zum Einsprühen in die Nase (z.B. Kryptocur®).
- Aufklärung der Eltern bezüglich Nebenwirkungen bei „Hormonkuren", z.B. Vergrößerung des Genitales, gehäufte Erektionen, gesteigerte Lebhaftigkeit bis Aggressivität.

Zusatzfragen „Sexualprobleme"

- Mögliche Ursachen der Impotentia coeundi oder Ejaculatio praecox (medikamentös z.B. β-Blocker, Reserpin oder Antidepressiva; Erkrankungen, z.B. Diabetes mellitus; Sucht, z.B. Alkoholismus; psychische Faktoren, z.B. Untreue).
- Wann sollte der Hausarzt an eine Impotentia generandi denken?
  Einzuschlagender Weg in Diagnostik und Therapie, u.a. homologe/heterologe Insemination.
- Definition der Sterilität: Sterile Ehe oder Partnerschaft liegt vor, wenn die Frau bei ungeschütztem regelmäßigen Geschlechtsverkehr nicht innerhalb von 2 Jahren schwanger wird. Mögliche Sterilitätsursachen zu ca. 45% bei der Frau, zu 40% beim Mann, 15% ungeklärt [212].
- Beratung und Führung von Paaren bei Kinderwunsch. Mögliche Indikationen für Embryo-Transfer?
- Beispiele für mögliche Ursachen der Impotentia generandi [anatomisch z.B. Varikozele, Zustand nach Epididymitis beidseits; testikuläre Fertilitätsstörungen z.B. Zustand nach (Mumps)orchitis].
- Beschaffenheit des normalen Ejakulats: Volumen zwischen 2 und 6 ml, Koagulation post ejaculationem und Wiederverflüssigung zwischen 5–30 min. Spermiendichte nicht unter 40 Mio./ml, Motilität mit 60% der spontanen Beweglichkeit, 70% Normalformen im Differentialspermiogramm.

- Möglichkeiten der Einzel- und/oder Partnerbehandlung bei Impotentia coeundi: z.B. Ausschalten der Noxen, Änderung der Lebensweise, Streß- und Altersproblematik, Penisprothese, Schwellkörper-Auto-Injektionstherapie/SKAT, Überweisung zu welchem Spezialisten und zu welchem Therapeuten (z.B. Familientherapie), jedoch kein unkritisches Abschieben zum „Fachmann". Überwindung der eigenen Sprachlosigkeit.
- Beispiele für mögliche falsche Vorstellungen, Erwartungen und unbegründete Befürchtungen zur Sexualität bei Mann und Frau in Abhängigkeit vom Lebensalter.
- Beratung von Schwangeren über sexuelle Aktivitäten im Hinblick auf ein mögliches Schwangerschaftsrisiko (z.B. Abortneigung) und in Abhängigkeit von der Schwangerschaftswoche.
- Wiederaufnahme der sexuellen Aktivität, z.B. nach Herzinfarkt, Uterusexstirpation.

Zusatzfragen „Klimakterische Beschwerden"

- Gesprächsführung bei sog. Tabuthemen. Beispiele für Kontaktfragen.
- *Indikationen* für die Östrogen-Gestagen-Substitution während und nach den Wechseljahren: Auftreten primärer Ovarialinsuffizienz durch vorzeitiges Erlöschen der Ovarialfunktion oder Ausschalten der Eierstöcke (Kastration) vor dem Eintritt des 50. Lebensjahres; Osteoporose zum Zeitpunkt der Menopause; Urogenitalatrophie mit entsprechenden Beschwerden zum Zeitpunkt der Menopause; menopausentypische reaktive Dysphorie (Verstimmung). *Kontraindikationen:* thromboembolische Neigungen; schwere Leberschädigung; Mamma- und Korpuskarzinom.
  Merke: Bei hysterektomierten Frauen gelten grundsätzlich die gleichen Regeln.
- Beispiele für die gezielte Medikation hormoneller Ausfälle (enterale, parenterale Therapie, Transdermale Systeme/TTS, topische Anwendung).
- Dauer der Östrogentherapie? Kontraindikationen!
- Diskussion der einzelnen Geschlechtshormonapplikationen (Mono- oder Kombinationspräparate).
- Nebenwirkung einer Hormontherapie (geringe Gewichtszunahme von 1–2 kg; Blutung in der Menopause! Abrasio?!). Kontraindikationen!
- Beispiele für pflanzliche Klimakteriumtherapeutika (Pflanzliche Sexualhormone): Fructus agni ca-

sti/Mönchspfeffer (Agnolyt®): Gelbkörperhormoneffekt; Cimicifuga/Wanzenkraut (Remifemin®): Östrogeneffekt.

- Beratung zur Lebensführung, psychosoziale Aspekte, Lebenseinstellung, Aufklärung über Physiologie und Pathologie dieses Altersabschnittes mit besonderen Hinweisen auf die Frühzeichen des Krebses.
- Beratung über verschiedene Antikonzeptionsmöglichkeiten im Klimakterium.

Zusatzfragen „Osteoporose"

- Aufklärung über mögliche Folgen (z.B. Frakturen, Rückenschmerzen, Buckelbildung) und Prophylaxe (Gymnastik, Rückendisziplin, Ernährung, Hormone) einer Osteoporose.
- Hormonelle Therapie mittels Östrogen-Gestagen-Kombinationen. *Beachte:* Die Behandlungsdauer muß, damit eine wirksame Prophylaxe resultiert, mindestens 10 Jahre erreichen [60].
- Medikamentöse Alternative zur hormonellen Behandlung der Osteoporose, z.B. Fluor ggf. mit Kalzium (z.B. Tridin®), bei schweren Formen: Injektionen mit dem Parathormon-Antagonisten Calcitonin (z.B. Cibacalcin®); wesentliche Nebenwirkungen?

Zusatzfragen „Menstruelle Anomalien"

- Beratung über Führung und Interpretation eines Menstruationskalender.
- Beratung zur Messung der Basaltemperatur.
- Behandlung der Hypermenorrhöe: Hormonell (Östrogen-Gestagen-Kombination oder Pille), Indikation für Abrasio und Hysterektomie.
- Vorgehen bei Blutung in der Menopause. Abwendbar gefährlicher Verlauf (AGV)?
- Menstruationsverschiebung (Vorverlegung/Hinausschieben bei Frauen mit und ohne Antikonzeptivaeinnahme).
- Durchbruchs- und Schmierblutungen („spotting") bei Frauen mit und ohne Antikonzeptivaeinnahme: Mögliche Ursachen, Beratung, Behandlung.

Zusatzfragen „Dysmenorrhöe"

- Behandlungsmöglichkeiten der Dysmenorrhöe: Psychologisch, spasmolytisch, hormonell („Pille"), andere Möglichkeiten (z.B. Prostaglandin-

hemmer wie Indometacin, Azetylsalizylsäure/ASS, Ibuprofen, Naproxen).
- Pflanzliche Antidysmenorrhoika wie Kamille, Raute (Herba rutae hortensis), Belladonna.

Zusatzfragen „Amenorrhöe" und „Gravidität"

- Sichere und unsichere Schwangerschaftszeichen?
- Möglichkeiten der Selbstdiagnostik einer Schwangerschaft.
- Verschiedene diagnostische Möglichkeiten in der hausärztlichen Praxis und ihre Zuverlässigkeit, auch in Abhängigkeit von der jeweiligen Schwangerschaftswoche.
- Beratung bezüglich der Antikonzeption post partum, auch bei Stillenden.
- Problematik der Arzneimittelverordnung (z.B. Analgetika, Antipyretika, Antibiotika) in der Frühschwangerschaft (3 sensible Phasen: Die ersten 2 Wochen post conceptionem; Organogenese = 3.–8. SSW; Fetalperiode = 9. SSW bis zur Geburt). Problematik in der Spätschwangerschaft?
- Schwangerschaft und Schilddrüsenfunktion (erhöhter Bedarf an Schilddrüsenhormonen und Jod!).
- Mögliche Faktoren für eine Risikoschwangerschaft (= Gefährdung des Fetus oder der Mutter, z.B. durch psychische und soziale Belastungen, genetische Mißbildungen und psychische Erkrankungen in der Familienanamnese, vorausgegangene Operationen am Uterus, Rhesusinkompatibilität bei vorangegangenen Schwangerschaften. Ferner: Diabetes mellitus, Hypertonie, Adipositas, Kleinwuchs, Schwangere unter 18 oder über 35 Jahre, Vielgebärende (mehr als 4 Kinder), Zustand nach 2 oder mehr Aborten/Abbrüchen, totes/geschädigtes Kind in der Anamnese, Komplikationen bei vorausgegangenen Entbindungen, rasche Schwangerschaftsfolge (weniger als 1 Jahr).
- Indikationen für einen Schwangerschaftsabbruch in Abhängigkeit von der Schwangerschaftswoche.
- Problematik der asymptomatischen signifikanten Bakteriurie.
- Beispiele für Schwangerschaftsstörungen: Blutungen in der Schwangerschaft (vor/nach der 28. SSW), Unterbauchschmerzen, Ödeme (Bein und Gesicht), Hypertonie (Blutdruck über 140/90 mmHg), Eiweißausscheidung über 1‰.

- Mutterschutz: Arbeitsbefreiung spätestens 6 Wochen vor der Entbindung und mindestens bis 8 Wochen nach der Entbindung; Verbot von schwerer körperlicher, strahlen- und erschütterungsbelastender Arbeit sowie von Akkord- und Fließbandarbeit; Verbot von Nacht- und Sonntagsarbeit; Arbeitszeitbefreiung für Schwangerenvorsorge und Stillzeit; Mitteilungspflicht der Schwangerschaft an den Arbeitgeber; Kündigungsschutz bis zum 4. Monat nach der Entbindung.
- Diskussion von Schwangerschaft und (Fern)reisen.

Zusatzfrage „Adnexitis"

- Beispiele für medikamentöse und physikalische (elektrophysikalische, balneologische) Maßnahmen bei Adnexitis (*Cave:* Mikrowelle bei liegendem IUP!).

Zusatzfragen „Fluor vaginalis"

- Mögliche Ursachen für Fluor (z.B. organbedingt, hormonell, altersbedingt, Begleiterkrankungen, psychisch, Sexualverhalten).
- Standardisiertes diagnostisches Vorgehen in der Allgemeinpraxis analog der Handlungsanweisung Nr. 57 (Vorschaltanamnestik, Vorschaltuntersuchung, gezielte Anamnestik, gezielte Untersuchung).
- Therapie (gezielt medikamentös, lokal/systemisch), Beratung zur Lebensführung.
- Notwendigkeit der Partnerbehandlung?
- Benennung von Handelspräparaten bei nachgewiesener Kolpitis durch folgende Erreger: Trichomonaden, Candida (Soor-Kolpitis), Gardnerella (Amin-Kolpitis). Partnertherapie!
- Therapie der senilen atrophischen Kolpitis?

Zusatzfragen „Portioerosion"

- Die Durchführung der Schiller-Jodprobe.
- Therapie der behandlungsbedürftigen Ektopie (z.B. Touchierung mit dem Policresulen Albothyl®)

Zusatzfragen „Senkungen am Beckenboden"

- Typische Beschwerden bei gezielter Befragung.
- Therapeutisches Vorgehen (z.B. Beckenbodengymnastik, Scheidenpessar, vordere und hintere Scheidenplastik, Uterusexstirpation).
- Beratung in Abhängigkeit vom Lebensalter bei vorgesehener Uterusexstirpation über Operationsrisiko, Erfolgsaussicht bezüglich der Senkungsbeschwerden und Lebensqualität (z.B. Vita sexualis).

Zusatzfragen „Abortus"

- Möglichkeiten der konservativen Behandlung (z.B. Flachlagerung, Beruhigung der Frau), Hospitalisation?
- Fahndung nach möglichen Ursachen, auch in Zusammenarbeit mit dem Spezialisten (z.B. Toxoplasmose).
- Anzeichen für septischen Abortus (Fieber!).
- Mögliche psychologische Probleme nach Abortus? Beratung bezüglich erneuter Konzeption.

Zusatzfragen „Myoma uteri"

- Mögliche Beschwerden und Befunde.
- Vorgehen nach Feststellung?
- Kontrollintervalle?
- Operative Zugänge bei Uterusexstirpation (vaginal, abdominal?). Diskussion der sog. Uterusamputation sowie der Problematik des subtotalen Vaginalverschlusses (Kolpokleisis).
- Beratung bei Kinderwunsch und Uterus myomatosus (Möglichkeit der Myomenukleation).

Zusatzfragen „Papanicolaou-Abstrich"

- Indikationen zur Durchführung eines zytologischen Abstrichs von Portio und Zervix bzw. vom Scheidenabschluß (Zustand nach Hysterektomie) mit weiterer Anfärbung nach Papanicolaou (z.B. Krebsvorsorge, Informationen über die hormonelle Situation).
- Voraussetzungen auf seiten der Frau (blutungsfreies Intervall – Abstrichentnahme am Beginn der Untersuchung – keine Vaginaltherapeutika oder Scheidenspülungen während der letzten 24 h). Notwendigkeit der getrennten Materialentnahme von Portio und Zervix?
- Technische Voraussetzungen für die Materialgewinnung (Wattetupfer, gereinigter und beschrifteter Objektträger, 96%iger Äthylalkohol, 20minütiger Fixierungsvorgang vor Probenversendung), Vermerk von Regelanamnese (z.B. letzte Periode, Menopause), Entnahmeort (Zervix, Portio, Vaginalwand) und Untersuchungsziel (z.B. Funktion, Karzinom) sowie mögliche Hormonvorbehandlung (z.B. Pille).

- Interpretation der zytologischen Klassen nach Papanicolaou,

Zusatzfragen „Kontrazeption"
- Physiologische Grundlagen der Zeitwahlmethode (nach Ogino bzw. Knaus).
- Konkrete Beratung über die praktische Durchführung der Zeitwahlmethode. Zuverlässigkeit? Kritische Bewertung!
- Erörterung der „natürlichen Familienplanung (NFP)" oder „symptothermalen Methode": Gleichzeitige Beobachtung der Basaltemperatur und des „Symptoms" flüssiger Zervixschleim.
- Zusammenhang von Zyklus und Farnkrautphänomen sowie Spinnbarkeit des Zervikalschleims (Kontrolle des Östrogeneffektes an der Zervix und der präovulatorischen Phase!).
- Beispiele für alternative Empfängnisverhütungsmethoden: z.B. Portiokappe und Scheidendiaphragma (vgl. Abb. 80 und 81).
- Diskussion der Versagerquote der verschiedenen Kontrazeptionsmethoden.
- Beratung bei Wunsch nach Vasektomie (z.B. Potenz? Ambulante oder stationäre Operation? Refertilisierung?).
- Beratung bei Wunsch nach Sterilisation bei der Frau (z.B. Tubenligatur oder Uterusexstirpation? Ambulante oder stationäre Tubenligatur? Mögliche Komplikationen und Refertilisierung nach Tubenligatur? Aufklärung der Patientin bezüglich Unterschied von Sterilisation und Kastration! *Achtung:* Rechtsgültige Einwilligung der Patientin zur Sterilisation muß vorliegen!).
- Wirkungsweise mechanischer Nidationshemmer wie Intrauterinpessar (IUP)?
- Zuverlässigkeit, Verträglichkeit, Nebenwirkungen, Komplikationen, Kontraindikationen für IUP, Kontrollintervalle, Dauer der Anwendung des IUP? IUP als Mittel der ersten Wahl? Aufklärung über Selbstkontrolle! Problematik der „verlorenen Spirale". IUP als Notfallmaßnahme nach postkoitaler Kontrazeption (= mechanisches Hemmnis der Implantation). *Cave:* Mikrowellenanwendung im Unterleibsbereich bei liegendem IUP!
- Beispiele für sexuell übertragbare Erkrankungen („sexual transmitted deseases"/STD) wie Gonorrhö, Trichomonaden, Aids, Herpes, Chlamydieninfektion.

- Beratung über die Anwendung verschiedener Kontrazeptiva in Abhängigkeit von Alter, Geschlecht, Koituserfahrung und Verhinderung von sexuell übertragbaren Krankheiten.

Zusatzfragen „Hormonelle Kontrazeptiva"
- Aufbauprinzip von Ein-Phasen- und Zwei-Phasen-Präparaten, von Zwei- und Drei-Stufen-Präparaten (Ziel: möglichst optimale Imitation des natürlichen Zyklus!).
- Diskussion: Hormonarme Ein-Phasen-Pille („Mikropille") und Pille ohne Ovulationshemmung („Minipille").
- Benennung je eines typischen Handelsprodukts für Ein- und Zwei-Phasen-Präparate, für Zwei- und Drei-Stufen-Präparate, für Minipillen und für die sog. Dreimonatsspritze.
- Dreimonatsspritze (= Depotgestagen): Hohe Zuverlässigkeit, auch anwendbar bei Frauen mit Mammakarzinom! Indikation hauptsächlich bei Debilen; sehr unangenehm: häufig Zyklusstörungen (z.B. Depot-Clinovir®).
- Nebenwirkung hormonhaltiger Antikonzeptiva? Erörterung des Karzinomrisikos! Erörterung des Thromboembolierisikos!
- Typische östrogenbedingte Nebenwirkungen (z.B. Übelkeit, Ödemneigung, Gewichtszunahme, Mastodynie („wie bei einer Schwangerschaft"), typische gestagenbedingte Nebenwirkungen (z.B. Antriebsarmut, Depression, Gewichtszunahme, Akne und Seborrhöe, Nachlassen der Libido, schwache Entzugsblutung bis Amenorrhö).
- Sicherheit der verschiedenen Pillentypen bei Einnahmefehlern?
- Sicherheit im einnahmefreien Intervall mit oder ohne Blutung?
- Sicherheit nach Erbrechen/Durchfall? Wechselwirkungen mit welchen Medikamenten?
- Zyklusverschiebung: Vorverlegung, Nachverlegung unter laufender Pilleneinnahme.
- Therapeutische Indikationen für Pillenverordnung, z.B. bei Dysmenorrhöe, Hypermenorrhöe, Polymenorrhöe, Akne.
- Sexuelles Desinteresse bei Pilleneinnahme (hormonell?). Mögliche Ursachen für Pillenmüdigkeit.
- Pille im Klimakterium: wie lange, welche Östrogendosen (hohe oder niedrige?).

- Schmierblutung („spotting") bei verschiedenen Pillentypen, bei Dreimonatsspritze. Sicherheit? Wann und auf welche anderen Präparate umsetzen?
- Diskussion der Pillenpause.
- Pille und Mehrlingsschwangerschaften.
- Kontrazeption bei Jugendlichen (Kohabitarche).
- Diskussion der „post-amenorrhoea".
- Problematik der Pilleneinnahme, z.B. bei Migräne, Varikosis, Hypertonie, Rauchen (= Risikofaktor Nr. 1).

- Maßnahmen bei Pillenunverträglichkeit.
- Therapie der Akne mit gestagenreduzierter Pille (z.B. Minulet®), in speziellen Fällen mit einer antiandrogenen Pille (z.B. Diane® 35, Eunomin®)?
- Mögliche Einflüsse der Pille auf Blutdruck, Zucker und Fettstoffwechsel, Leberfunktion.
- Postkoitalkontrazeption: hormonell („Pille danach", z.B. Tetragynon®, bis 48 h nach ungeschütztem Verkehr); Legen eines Kupfer-IUP (bis zum 6.Tag möglich).

10 Andere Beschwerden und Erkrankungen im Bereich der Augen

Am Auge erkrankte Personen suchen heute zunehmend den Augenarzt direkt auf, denn die Beschwerden können vom Laien selbst dem Organ „Auge" anatomisch und funktionell zugeordnet werden. Andererseits wird mancher auch von der Angst getrieben, seine Sehkraft zu verlieren.

Dennoch wird der Allgemeinarzt nach wie vor in vielfältiger Weise mit der Diagnostik, Therapie und Beratung sowie mit der Führung von Patienten mit Augenerkrankungen konfrontiert. Außerdem hat er es mit den Augen zu tun:

– im Rahmen der Vorsorgeuntersuchungen bei Kindern und Jugendlichen,
– bei Fortsetzung einer durch den Augenarzt eingeleiteten Therapie,
– bei der Würdigung von Nebenwirkungen auf das Auge bei bestimmten Medikamenten oder
– bei Erstversorgung im Notfall.

10.1 Berufstheoretische Überlegungen

Eine brauchbare Systematik für statistische Zwecke in der Allgemeinmedizin kann nicht nach Krankheiten oder Krankheitsgruppen aufgegliedert sein. Sie muß die Möglichkeit bieten, sämtliche Fälle zwanglos und gleichwertig an einer für sie bestimmten Stelle einzuordnen. Demzufolge wurden verschiedene Beratungsergebnisse, die auch das Auge betreffen, bereits an anderer Stelle abgehandelt, z.B.

– Augensymptomatik beim Uncharakteristischen Fieber (B 1.2), Hordeola (B 3.9),
– Augenmitbeteiligung bei Hypertonie (in B 5.7), bei Diabetes mellitus (in B 12.1), bei Kopfschmerz und Migräne (in B 12.2) sowie bei Rubeolen und Masern (in B 12.5).

Die häufigen Konjunktivitiden bei uncharakteristischen Infekten und Masern wurden daher als Symptom nicht getrennt klassifiziert.

Damit bleiben für Kap. 10 „Andere Beschwerden und Erkrankungen im Bereich der Augen" (entsprechend der Einteilung in Tabelle 2, S. 17) nur mehr relativ wenige regelmäßig häufige Vorkommnisse übrig (Tabelle 50). Mit 2,8% nimmt diese Krankheitsgruppe den niedrigsten Rang aller Beratungsergebnisse in der Zweidimensionalen Systematik (vgl. Tabelle 2) ein.

Tabelle 50. Häufigkeit (Rang) der Beratungsergebnisse „Beschwerden und Erkrankungen im Bereich der Augen" in allgemeinmedizinischen Praxen in Österreich (1954–1959 bzw. 1977–1980) [37] und Schweiz (1983–1988) [151]

| Beratungsergebnisse | Österreich | | | | Schweiz | |
| | Braun 1954–1959 | | Braun 1977–1980 | | Landolt-Theus 1983–1988 | |
	Rang	[‰]	Rang	[‰]	Rang	[‰]
Uncharakteristische Konjunktivitiden	14	12,8	19	10,3	49	4,6
Hornhautfremdkörper	78	3,3	54	4,0	183	0,9
Uncharakteristisches Augentränen	329	–	123	1,8	286[a]	0,3
Subkonjunktivale Fremdkörper	60	4,0	125	1,8	222	0,7
Konjunktivitis nach Augenfremdkörpern	89	2,8	137	1,7	217	0,7
Konjunktivitis durch chemische/physikalische Einflüsse	268	0,5	196	1,0	237	0,6
Grauer Star (Katarakt)	218	0,9	217	0,7	240	0,5
Refraktionsanomalien	346	–	242	0,6	345[a]	0,2
Episkleritis	183	1,1	252	0,5	–	–
Chalazion	217	0,9	263	0,3	274	0,3
Glaskörpertrübungen	369	–	268	0,3	–	–
Keratitis/Kerato-konjunktivitis	214	0,9	276	0,3	292[a]	0,3
Strabismus	355	–	285	0,3	387[a]	0,1
sonstige uncharakteristische Visusstörungen,	374	–	287	0,3	157	1,3

[a] Nicht regelmäßig häufig; vgl. Tabelle 1

10.2 Uncharakteristische Konjunktivitiden

Eine *Bindehautentzündung (Konjunktivitis)* tritt meist an beiden Augen zugleich auf und bildet die mit Abstand häufigste einschlägige Klassifizierung.

Beim „roten Auge" muß stets sowohl an einen uncharakteristischen Infekt als auch an äußere Faktoren (z.B. Staub-, Sonnen- und andere Strahlungseinwirkungen, Chemikalien) gedacht werden. Erst nach einer sorgfältigen Exklusion von Fremdkörpern darf behandelt werden. Bilder einer Konjunktivitis zeichnen sich durch eine große Selbstheilungstendenz aus.

Als *Erreger* der Bindehautentzündung kommen eine Fülle von Keimen (z.B. Bakterien, Viren) in Frage. Grundsätzlich ist der Erregernachweis mittels Abstrich sinnvoll. Zu einer Erregeridentifikation und damit zu einer exakten Diagnose (vgl. B 7.14.3) kommt es im Praxisalltag allerdings fast nie.

Entzündungen erkennt man i. allg. an der erheblichen Rötung und am Sekret, das schleimig oder eitrig sein kann. Die Patienten klagen darüber, daß „die Augen morgens verklebt" sind.

Häufig tritt die Bindehautentzündung ohne Eiter auf. Zwar kommt es dabei auch zu einer vermehrten Entwicklung von Schleim, der sich morgens als

Bröckchen von den Lidern oder aus den Augenwinkeln abstreifen läßt. Hier handelt es sich jedoch nur um getrockneten, etwas gelblich wirkenden Schleim. Die Übergänge zu einer eitrigen und/oder ansteckenden Bindehautentzündung sind fließend [199].

Bei „verklebten Augen" und/oder Tränenträufeln im Neugeborenen- und Säuglingsalter muß ein (oftmals noch physiologisch) verlegter Tränenkanal bedacht werden. Erfolgt nicht innerhalb weniger Tage eine Besserung der Symptomatik, so muß die Abklärung im spezialistischen Bereich erfolgen.

Es ist praxisüblich und vertretbar, bei Bindehautkatarrhen sofort mit einem (Breitband)antibiotikum in Tropfen- oder Salbenform zu behandeln (Abb. 82).

<table>
<tr><td>Bei der eitrigen Bindehautentzündung von Neugeborenen ist die sofortige Überweisung zum Spezialisten besonders wichtig (Erblindung innerhalb weniger Tage möglich! Tripper-Infekt?).</td></tr>
</table>

Bei jeder Augenuntersuchung des äußeren Auges wird das Unterlid ektropioniert, das Oberlid (Abb. 83) nur bei besonderem Verdacht (z.B. auf Fremdkörper) und bei Verätzungen (zur Reinigung des Bindehautsackes).

Weitere mögliche Ursachen – Reihenfolge ohne Gewichtung – können sein:

- ungeeignete Brillen (zu stark, zu schwach, falscher Sitz);
- geringe oder veränderte Zusammensetzung der Tränenflüssigkeit (vgl. Zusatzfragen auf S. 249), besonders beim älteren Patienten;
- Kontaktlinsen und ungeeignete Pflegemittel;
- Dauergebrauch ungeeigneter Augentropfen (z.B. Vasokonstringenzien!);
- Herpes;
- Bindehautbeteiligung, z.B. bei Uncharakteristischem Fieber, Masern, Röteln;
- Hornhaut- und subkonjunktivale Fremdkörper (in der Regel einseitig [!]; z.B. Sandkörner, diverse andere kleine Partikel wie Splitter, winzige Insekten);
- scheuernde Wimpern;
- Reize, besonders umweltbedingte, wie Staub, Rauch, Luftzug, Autogebläse, Klimaanlage, Aufenthalt in zu großer Nähe zur Heizung, Haarfön, Haarsprays, Kosmetika, gechlortes Wasser („Schwimmbadkonjunktivitis"), intensive Son-

a Augentropfen   b Augensalbe

Abb. 82. Applikation von Augentropfen und Augensalbe durch den Arzt im Sitzen: Das untere Lid wird (ggf. mit einem Tupfer) leicht nach unten gezogen, der Patient blickt nach oben. Bei Selbstbehandlung am besten im Liegen.

a

b

Abb. 83 a, b. Besondere Technik für die Untersuchung der Bindehaut des Oberlides (Ektropionieren): Patient schaut entspannt nach unten, Anheben des Oberlides, Zug der Wimpern nach unten und vorn. Anlegen eines Stiftes oberhalb des Lidrandes (Vermeidung von Druck auf den Augapfel (**a**); nun können die Wimpern gegen die Augenbrauen gedrückt werden (**b**) [10]

nen- und Kunstlichteinstrahlung ohne genügenden Schutz (u.a. Höhensonne, Sonnenbank), Überreaktion z.B. durch Pollen, aber auch diverse Produkte der Industrie;
– aktinisch („Verblitzen", UV-Strahlen), chemisch (z.B. Kalkspritzer);
– Verletzung (z.B. Kratzer durch grapschendes Kind, Spiel mit jungem Hund);
– nervöse Erschöpfung, Schlafmangel.

10.3 Verletzungen

Verletzungen im Augenbereich stellen, bezogen auf die Gesamtzahl aller Verletzungen in der Allgemeinpraxis, nur eine Minorität dar.

Leichteste *Hornhautverletzungen* (z.B. im Rahmen von Kontusionen des Auges) heilen innerhalb weniger Stunden von selbst, *Hornhauterosionen* binnen weniger Tage.

Diskrete Epithelveränderungen der Hornhaut werden durch Fluoreszeinanfärbung deutlicher:

Mit der Spitze eines Glasstäbchens wird eine Spur von sterilisiertem 2%igem Fluoreszein-Natrium (Achtung: Sehr sauber halten! Verfall der angebrochenen Flasche nach 6 Wochen) in den Bindehautsack (untere Übergangsfalte) gebracht. Zur Verteilung des Farbstoffes schließt der Patient einige Male die Augen, ein nach wenigen Minuten noch vorhandener Farbstoffrest wird mit physiologischer Kochsalzlösung ausgespült.

Während eine intakte Hornhaut keinen Farbstoff annimmt, färben sich Defekte an (z.B. traumatische Kratzer, Herpes corneae, rezidivierende Erosionen, Keratitis photoelectrica, Keratitis epidemica, auch kleine Glassplitter im Bindehautsack). Diese Hilfsmaßnahme deckt bei der Untersuchung mit Lupe und Taschenlampe oft positive Befunde der Hornhaut auf, mit deren Feststellung die Untersuchung bereits beendet ist. Diese Gelb-grün-Färbung ist besonders gut im blauen Licht erkennbar [108].

Auch bei scheinbar unerheblichen Verletzungen muß stets der seltene Abwendbar gefährliche Verlauf (AGV) z.B. einer *Fremdkörperdurchdringung* von Hornhaut, evtl. auch von Linse und Regenbogenhaut, bedacht werden, auch wenn zunächst am Auge relativ wenig Beschwerden bestehen.

Für den weiterbehandelnden Spezialisten kann es wertvoll sein, wenn bereits der Hausarzt als Erstbehandler die Form des Gegenstandes und die Geschwindigkeit des Aufpralls erfragt und diese Informationen weiterleitet (z.B. „Hammer-Meißel-Vorgeschichte"); dadurch können Schlüsse auf das Ausmaß der Augenschädigung gezogen werden [181].

> **Bei allen, auch scheinbar leichten Veletzungen des Auges muß der Allgemeinarzt sorgfältig untersuchen und eher großzügig sowie rasch überweisen! Selbstverständlich müssen entsprechende Erstmaßnahmen (z.B. Spülungen, Schmerzbekämpfung mit Lokalanästhetikum, sterile Verbände – keine Salbe ins Auge!) erfolgen.**

Auch bei unverdächtigem äußeren Aspekt nach Prellungen sollte eine massive Schädigung des Augapfels mit Einblutung, Linsenluxation und Netzhaut-Aderhaut-Einrissen (als Beispiel für einen extrem seltenen Abwendbar gefährlichen Verlauf) bedacht werden.

> **Jede akut entrundete oder reaktionsarme bis reaktionslose Pupille weist auf eine schwere Augenverletzung hin!**

Bei Irritationen durch Flüssigkeiten ist der hinzugezogene Arzt oft nicht in der Lage zu entscheiden, ob beispielsweise eine Säure- oder eine Laugenwirkung vorliegt.

Grundsätzlich ist die sofortige und kräftige Spülung aus 15–20 cm Höhe mehrere Minuten lang – in der Praxis oder auch am Unfallort! – angezeigt. Insbesondere Kalkteilchen muß der Erstbehandler soweit wie möglich auch subtarsal entfernen, ohne dabei den Transport in die Klinik zu verzögern [97].

Steht kein Leitungswasser zur Verfügung, können auch Tee, Kaffee, Mineralwasser, Cola oder Bier ersatzweise eingesetzt werden, Milch ist zu meiden. Die Spülflüssigkeit darf nicht in das gesunde Auge fließen.

> **Immer daran denken: Ein nach außen blutendes, aber auch ein tränendes Auge kann sowohl im Blut als auch in der Tränenflüssigkeit HIV-Viren enthalten!**

Die Untersuchung des Auges nach einem Trauma ist immer schmerzhaft. Ein oft nicht zu beeinflussender Lidspasmus muß mit einigen Tropfen Lokalanästhetikum überwunden werden, um eine schmerzfreie Untersuchung zu gewährleisten.

10.4 Fremdkörper

Fremdkörpereinwirkungen sind regelmäßig häufige Vorkommnisse (Tabelle 50). In der Allgemeinmedizin kann als Faustregel gelten, daß im unausgelesenen Material in einem Drittel *Hornhautfremdkörper* (D) und in einem weiteren Drittel *subkonjunktivale Fremdkörper* vorliegen.

Was den Rest angeht, so kommen relativ häufig Patienten mit einem einseitig geröteten Auge und/oder klagen, „es sei etwas ins Auge gefallen", obwohl sich kein Fremdkörper, keine Erosion etc. feststellen lassen. Ist die Angabe glaubhaft, dann können diese Fälle als *Konjunktivitis nach Fremdkörpereinwirkung* (C) aufgefaßt werden. Dabei wird ein Spontanabgang des Corpus alienum angenommen.

> **Bei jeder leichten Bindehautentzündung, bei jeder leichten Sehstörung – unabhängig davon, ob ein kleines Trauma vorausging oder nicht, ob eine fieberhafte Erkrankung vorliegt oder nicht, – ist ein Herpes simplex möglich! [47]**

10.5 Grauer Star (Katarakt), grüner Star (Glaukom)

Visusverschlechterungen sowie Blendneigung – bevorzugt in höherem Lebensalter – sind Beschwerden, die auf einen *grauen Star (Katarakt)* (D) hinweisen.

Durch die Blendung einer getrübten Linse wird das Sehen, insbesondere das Kontrastsehen, erheblich beeinträchtigt. Abschattungen des Auges (z.B. Hand, Hutkrempe) oder das Tragen von Sonnenbrillen können die Sehleistung in gewissem Umfang verbessern.

Der graue Star ist ein regelmäßig häufiges Beratungsergebnis in verschiedenen allgemeinmedizinischen Statistiken Österreichs, der Schweiz und Frankreichs seit den 50er Jahren bis zur Gegenwart (Ränge 218 – 217 – 240 – 194; [37, 151, 237].

Nicht mehr regelmäßig häufig an der ersten Linie ist der *grüne Star (Glaukom)*.

Bei der *Anwendung von Kortikosteroiden* gilt zu bedenken:

Bei örtlicher Applikation können diese innerhalb einer Woche Hornhautdefekte, nach einem Monat

ein Glaukom (auch bei allgemeiner Anwendung als Tabletten, Einspritzung oder als Nasenspray!) und nach einem Jahr eine Linsentrübung verursachen [161].

> **Im Rahmen jeder präoperativen Narkoseuntersuchung muß dem Anästhesisten durch den Hausarzt gesagt werden, daß der Patient ein Glaukom hat; auch muß die Art der drucksenkenden Tropfen mitgeteilt werden (Gefahr der Cholinesterasehemmung!).**

10.5.1 Banalitäten als Herausforderung

Ein akuter Glaukomanfall wird derzeit in einer durchschnittlichen Allgemeinpraxis höchstens alle 5–10 Jahre beobachtet. In der Regel sind die Fälle typisch bzw. dramatisch genug, um den Arzt an einen grünen Star denken zu lassen.

Das *typische akute Glaukom* ist charakterisiert durch:

– einseitige akute Sehstörung,
– gerötete, heftig schmerzende Augen,
– Kopfschmerz,
– Brechreiz.

> **Beim Bild einer Migräne und/oder Erbrechen immer einen Glaukomanfall bedenken! Der sog. „akute Glaukomanfall" erfordert als Notfall die unverzügliche Überweisung zum Spezialisten (Erblindungsgefahr!).**

Das akute Glaukom muß – trotz seiner Seltenheit – als Abwendbar gefährlicher Verlauf diagnostisch obligat bedacht werden. Die überragende Dominanz des Banalen bedeutet für die Ärzte in der Praxis eine stete Herausforderung, darüber nicht gefährliche Seltenheiten zu vergessen. Ob es sich tatsächlich um eine Bagatelle gehandelt hat, weiß man ja erst im nachhinein.

> **In der Allgemeinmedizin darf die Diagnostik nicht allein von den häufigsten Vorkommnissen gesteuert werden, auch wenn diese sich völlig banal präsentieren [37].**

Das Glaukom muß also nicht nur prinzipiell beim uncharakteristischen Kopfschmerz bedacht werden, sondern ebenso bei den Bildern einer Stirnhöhlenentzündung, einer Trigeminusneuralgie, bei gewissen „Zahnschmerzen", bei Symptomen, die für Kopftumoren sprechen, bei Uncharakteristischem Fieber (UF) mit Kephalgien usw.

In diesem Sinne ist in der Praxis möglichst immer an erhöhte Augendruckwerte zu denken, wie es überhaupt stets darum geht, atypisch in Erscheinung tretende Bilder von Krankheiten (z.B. atypische Appendizitiden, atypische Malignome etc.) nicht außer acht zu lassen.

10.5.2 Druckwerte

Augendruckwerte zwischen 10 und 20 mm Hg können als normal gelten.

Die oft beschriebene palpatorische Beurteilung des intraokularen Druckes ist für die verfeinerte Glaukomdiagnostik unbrauchbar; sie ist jedoch für die Erkennung des sehr hohen oder stark erniedrigten Druckes durch den Geübten zulässig (Abb. 84). Der Untersucher vergleicht dabei die Spannung auf dem betroffenen Auge mit der auf der gesunden Seite.

10.6 Refraktionsanomalien

Nicht bei allen Menschen, die glauben, schlecht zu sehen, liegt eine Refraktionsanomalie (A/D) vor (Myopie = Kurzsichtigkeit; Hyperopie = Weitsichtigkeit; Astigmatismus; Anisometropie). Refraktionsanomalien gibt es auch bei funktionellen Störungen, z.B. bei Überlastung durch Bildschirmarbeit, Nervosität oder bei Depressionen.

10.6.1 Prüfung der Sehschärfe

Wir unterscheiden:

– Seh*leistung:* Visus sine correctione.
– Seh*schärfe*: Visus cum correctione.
– Seh*vermögen:* alle Funktionen zusammen, d.h. Sehschärfe, Gesichtsfeld, Farbensehen, Adaption, Binokularsehen.

Eine einfache Methode der Visusüberprüfung anhand von Alltagssituationen wird in Abb. 85 gezeigt. Die subjektive Sehleistung und -schärfe läßt sich jedoch am besten mit standardisierten Lesetafeln für die Ferne im Abstand von 5 m, für die Nähe im Abstand von 40 cm bei jedem Auge einzeln objektivieren (Abb. 86 und 87; [97]).

Abb. 84. Palpatorische Beurteilung des Augendruckes zur Erkennung von sehr hohem oder stark erniedrigtem Druck in Einzelfällen zulässig. Palpiert wird nicht aus den Schultergelenken, sondern nur mit den Fingern durch das Oberlid hindurch, als ob man auf „Fluktuation" prüfen wollte. Der Patient muß gleichzeitig den Blick senken; man will auf der Sklera (nicht auf der Kornea) palpieren [47]

Bei der Sehschärfenbestimmung prüft man das optische Auflösungsvermögen des Auges. Hierunter versteht man die Fähigkeit, 2 getrennte Punkte als solche gerade noch wahrzunehmen. Die Prüfung erfolgt bei jedem Auge einzeln unter Abdeckung des anderen Auges (z.B. Abdeckung mit der hohlen Hand ohne Druck).

Der Ausdruck „Sehschärfe" gibt nicht an, was man ohne Brille sieht, sondern was man *mit der bestmöglichen Brillenkorrektur* erkennt. Man hat sich darauf geeinigt, als normale Sehschärfe (1,0 oder 100%) das richtige Erkennen von Leseproben zu bezeichnen, deren Einzelheiten unter einem Gesichtswinkel von einer Winkelminute (1') erscheinen. Es gibt aber viele Menschen, die noch kleinere Einzelheiten erkennen und eine Sehschärfe von 1,2 (120%) oder 1,6 (160%) haben.

Für die meisten Verrichtungen des täglichen Lebens genügt eine Sehschärfe von 0,5 (50%). Dies bedeutet also nicht, daß ein Auge mit der Sehschärfe 0,5 nur die Hälfte wert sei. In der Rechtsprechung bedeutet in der Regel eine Sehschärfe von 0,5 bei normalem zweiten Auge keine Erwerbsminderung und eine Sehschärfe von 0,5 beider Augen eine Erwerbsminderung von nur 5% [161].

Man erkennt /sieht

9. Kirchtürme auf etwa 15 km

8. Mühlenflügel auf etwa 11km

7. Schornsteine auf etwa 4 km

6. Häuser auf etwa 3 km

5. Große alleinstehende Bäume auf etwa 2 km

4. Fensterkreuze auf etwa 300 m

3. Firstziegel auf Dächern auf etwa 300 m

2. Einen Menschen auf etwa 300 m

1. Einen Menschen auf etwa 150 m

Abb. 85. Visusüberprüfungen anhand von Alltagssituationen [199]

Mit den pseudoisochromatischen Farbtafeln nach Ishihara [119] lassen sich Farbsinnstörungen im Rotgrün-Bereich qualitativ bestimmen. Dieser Test wird beim Allgemeinarzt im Rahmen der Untersuchungen nach dem Jugendarbeitsschutzgesetz sowie bei Führerscheinprüfungen durchgeführt.

Die Farbtafeln sollen im natürlichen Licht und nicht bei Kunstlicht schnell und richtig erkannt werden; dadurch lassen sich vorwiegend bei männlichen Probanden die am häufigsten vorkommenden Rotgrün-Störungen aufdecken. Eine quantitative Erhebung der Störung obliegt dem Facharzt [135].

10.6.2 Fehlsichtigkeit beim Kind

Hinweise auf *Fehlsichtigkeit* beim Kind können sein:
– Häufiges Blinzeln und Zukneifen der Augen, Schrägstellen des Kopfes beim Schauen in die Ferne, Naherücken an den Lesestoff.
– Klagen über Kopfschmerzen, Schwindel, Müdigkeit bei Schulaufgaben und Naharbeit sowie zeitweiliges Einwärtsschielen.
– Häufigeres Stolpern als andere Kinder, Danebengreifen, falsches Abschreiben von der Schultafel (Stangler-Zuschrott E in [75]).

Mit 1 Jahr besitzen Kinder etwa 10–20% der Sehschärfe des Erwachsenen, mit 2 Jahren 40–80%, mit 3 Jahren 60–100%, mit 4 Jahren 100%. In einigen Fällen kann sich die volle Sehschärfe aber auch schon vor dieser Zeit entwickelt haben.

Spezielle Kindersehtafeln eignen sich bei bestimmten Altersgruppen (Kindergartenkinder) auch zur Prüfung des Sprechvermögens von Zischlauten wie „Schlüssel“, „Fisch“, „Stuhl“ etc.

Etwa drei Viertel der Sehschädigungen bei Kindern sind erblich bedingt.

10.7 Schwellung der Lider

Als mögliche Ursache kommen in Frage das *Gerstenkorn (Hordeolum)* (C) (vgl. B 3.9) sowie das *Hagelkorn (Chalazion)* (C/D).

Das Chalazion kann oberhalb oder unterhalb des Lidrandes als meist indolentes, derbes Knötchen liegen. Es gibt keine Spontanheilung und sollte deshalb operativ entfernt werden.

Die *Abgrenzung zum Hordeolum* ist nicht immer leicht möglich. Bei häufigerem oder langwierigem Auftreten von Hordeola muß nicht nur ein Diabetes mellitus, sondern auch eine Immuninsuffizienz bedacht werden.

Eine *Lidrandentzündung (Blepharitis)* (C) kommt besonders bei Menschen mit zu trockener oder zu

Abb. 86. Genormte Sehprobentafeln, Zahlen [135]

Abb. 87. Sehtafel für Kinder nach Gorgosch mit Abbildungen in einheitlichen Größenverhältnissen [94]

fettiger Haut vor, die auch häufig unter Kopfschuppen leiden. Bei langdauernder Lidrandentzündung können die Wimpern ausfallen oder in die falsche Richtung wachsen.

Kombinationen *(Blepharokonjunktivitiden)* sind keine Raritäten.

Ausgedünnte Brauen werden als Hertoghe-Zeichen bei Neurodermitis beobachtet.

10.8 Glaskörpertrübung

Der Patient klagt über Spinnwebensehen oder Schlierensehen sowie scheinbar vor dem Auge tanzende Mücken („mouches volantes"). Solche entoptischen Wahrnehmungen geraten typischerweise bei Blicken in Bewegung und schwingen nach. Eine Therapie erübrigt sich bei diesen harmlosen Beeinträchtigungen. Klagt jedoch der Patient über plötzlich auftretendes Schleiersehen, so kann dies ein Hinweis auf eine hintere Glaskörperabhebung oder eine Netzhautabhebung (Abwendbar gefährlicher Verlauf) sein. Die sofortige Einweisung ins Krankenhaus ist in diesen Fällen selbstverständlich.

10.9 Keratitis und Keratokonjunktivitis

Alle *Erkrankungen der Hornhaut* (Kornea) verlaufen mit wenigen Ausnahmen sehr schmerzhaft. Der Patient sucht meist umgehend den Arzt auf. Die differentialdiagnostische Abgrenzung okulärer Benetzungsstörungen und deren Folgen, die als *„trockenes Auge"* bezeichnet werden, gegenüber anderen Formen des „roten Auges" (z.B. *Keratitis, Konjunktivitis*) ist für den Allgemeinarzt – besonders im Initialstadium der Erkrankung – schwierig [279].

Ein Zoster im Bereich des Auges (vgl. B 7.6.3) muß im Hinblick auf eine Beteiligung der Hornhaut sorgfältig (mit Fluoreszein) untersucht werden. Bei einer Hornhautaffektion ist zum Spezialisten zu überweisen. In der Regel jedoch greift der Zoster nicht auf die Kornea über.

10.10 Schielen (Strabismus)

Der angeborene bzw. uncharakteristisch in Erscheinung tretende *Strabismus* (C) gehört in der Allgemeinmedizin zu den Vorkommnissen an der Grenze der regelmäßigen Häufigkeit. Der Allgemeinarzt sieht nur einen Bruchteil aller Schielenden. In der Regel wird von den Betreffenden die Beratungsursache (BU) richtig genannt.

Schwankendes Schielen in den ersten Lebensmonaten beunruhigt die Mutter, es muß jedoch zunächst nicht behandelt werden. Mit dem folgenden Test kann versucht werden, *krankhaftes Schielen* zu erkennen:

Wenn einem Kleinkind abwechselnd das rechte oder linke Auge zugehalten wird, weint das Kind normalerweise nicht. Wenn nun ein Auge schielt, und man dieses Auge verdeckt, weint das Kind ebenfalls nicht. Wenn man einem schielenden Kind jedoch das andere, nichtschielende Auge zuhält, weint es in der Regel, weil es mit dem schielenden Auge schlecht sieht.

Diese einfache Untersuchung gilt nicht für beidseitiges (alternierendes) Schielen [161].

Wird der gelegentliche „Silberblick" zur Regel bzw. weicht ein Auge immer ab, so ist die spezialistische Untersuchung obligat.

Ein einfacher Schieltest für Kleinkinder ist in Abb. 88 dargestellt. Der Arzt positioniert sich mit dem Rücken zum Fenster oder unter einer Deckenleuchte. Das Baby hält er so vor sich, daß dessen Augen zum Licht gerichtet sind. Auf der Hornhaut beider Kinderaugen sieht man nun kleine Spiegelbilder des Fensters oder der Leuchte. Sie sollten in beiden Augen seitengleich zur Pupille liegen (Abb. 88a). Sind die Spiegelbilder zueinander verschoben (Abb. 88b), sollte der Spezialist konsultiert werden.

Das Problem des *Einwärtsschielens (Strabismus convergens)* und des *Auswärtsschielens (Strabismus divergens)* liegt darin, daß räumliches Sehen nur bei Parallelstellung der Augen möglich ist. Eine Behandlung soll so früh wie möglich einsetzen, um eine bleibende Schwachsichtigkeit zu verhindern. Die Sehschule gehört in die Hand des Augenarztes.

Bis zum Alter von 3 1/2 Jahren muß der Strabismus beseitigt sein. Nach dieser Zeit kann räumliches Sehen kaum mehr gelernt werden und das Schielauge wird zunehmend schwachsichtig.

Augenmuskellähmungen (Strabismus paralyticus) sind keine regelmäßig häufigen Beratungsergebnisse an der ersten ärztlichen Linie [35]. Die diagnostische Abklärung erfolgt durch den Augenarzt und/oder den Neurologen. Ein Diabetes mellitus sollte zuvor ausgeschlossen sein.

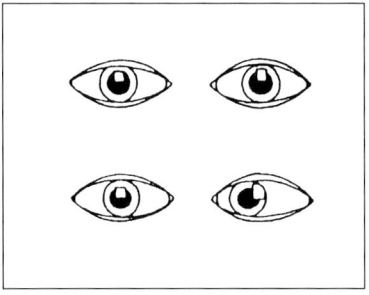

Abb. 88 a, b Einfacher Schieltest für Kleinkinder. **a** Bei richtiger Augenstellung liegt das Spiegelbild auf der Hornhaut etwa auf der gleichen Stelle. **b** Das Spiegelbild ist seitlich versetzt (z.B. beim Einwärtsschielen des linken Auges) [75]

Thematik des Fachgesprächs

Aufgabe

Besprechen Sie die in Übersicht 35 aufgeführten
Beratungsergebnisse „Beschwerden und Erkrankungen im Bereich der Augen" anhand der anschließenden Fragen sowie der für die entsprechenden Beratungsergebnisse aufgeführten Zusatzfragen!

Übersicht 35. Beschwerden und Erkrankungen im Bereich der Augen

- **Regelmäßig häufig in der Allgemeinmedizin:**
- – Uncharakteristische Konjunktivitis,
- – Hornhautfremdkörper,
- – uncharakteristisches Augentränen,
- – Konjunktivitis durch thermische, aktinische, chemische u.ä. Einflüsse,
- – grauer Star (Katarakt),
- – Refraktionsanomalien,
- – Chalazion,
- – Glaskörpertrübung,
- – Keratitis, Keratokonjunktivitis,
- – Strabismus,
- – Visusstörungen.

- **Nicht regelmäßig häufig (= unter 1:3000 Fälle):**
- – Chronisches Glaukom,
- – Blepharitis.

Fragen
„Beschwerden und Erkrankungen
im Bereich der Augen"

1. Alter der Patienten, Häufigkeit in der Allgemeinmedizin.
2. Subjektive Merkmale („Was klagt der Patient?").
3. Kontaktfragen (z.B. „Schon gehabt?", „Wie ist es zugegangen?").
4. Örtliche Symptome (z.B. Schmerzen, Tränen, Blinzeln, Blitzen, Sehverlust, ein- oder zweiseitig).

5. Mutmaßung des Patienten (z.B. „schwache Brille"), Befürchtungen und Ängste des Patienten (z.B. „eitrige Augen", „Blindheit").
6. Objektive Merkmale („Was sieht und prüft der Arzt"), (z.B. Rötung der Bindehaut, Schwellung des Oberlids, Xanthelasmen der Lider, Arcus lipoides, Lichtreflexe im Seitenvergleich).
7. Notwendigkeit und Beispiele für einfache Untersuchungen im Augenbereich (z.B. Visusprüfung, grobe Prüfung des Bulbusdruckes, Ektropionieren, Spiegelung des Augenhintergrundes, Prüfung der Pupillenmotorik mit Licht, Prüfung des Gesichtsfeldes mittels Fingerperimetrie).
8. Überlegungen zu Erkrankungen, bei denen das Auge mitbetroffen sein kann (z.B. Masern, Pollinose).
9. Beispiele für Abwendbar gefährliche Verläufe (z.B. progressive Verschlechterung des Sehvermögens nach nur geringfügiger Verletzung des Bulbus).
10. Diskussion der Notwendigkeit und Dringlichkeit der Überweisung zum Spezialisten.
11. Notfallmaßnahmen durch den erstbehandelnden Arzt (Spülung bei Verätzung).
12. Beratung des Patienten bezüglich Schule, Arbeitsplatz, Sport.

Zusatzfragen „Konjunktivitis"

- Mögliche Ansteckungsgefahr (z.B. für die Familie, in der Schule, am Arbeitsplatz).
- Aufklärung des Patienten und seiner Umgebung (eigene Seife, eigenes Handtuch, Papiertaschentücher, Vermeidung von Körperkontakt).
- Behandlung durch den Allgemeinarzt (Tropfen oder Salbe? Präparate!).
- Problematik von Kortisonapplikation bei Binde- und Hornhautentzündungen (im Laufe 1 Woche Schäden an der Hornhaut, im Laufe 1 Monats Glaukom möglich).

- Einsatz und Problematik der wiederholten Applikation von Lokalanästhetika (Präparatebeispiel!).
- Haltbarkeit von nicht antibiotikahaltigen Augentropfen (angebrochene Flasche i.all. bis zu 6 Wochen brauchbar).
- Applikationsintervalle von Augentropfen (4- bis 5mal tgl. körperwarm in den unteren Bindesack einträufeln), von Augensalben (3- bis 5mal tgl.). *Achtung:* Tropffläschchen sollte das Auge nicht berühren (Sterilität!).

Zusatzfragen „Fremdkörper der Hornhaut" und „Verletzungen am Auge"
- Vorgehen bei Entfernung eines Hornhautfremdkörpers (Selbstmaßnahmen des Betroffenen, Maßnahmen und Beratung durch den Allgemeinarzt, Überweisungsnotwendigkeit).
- Fluoreszeinprüfung: Indikation, Durchführung, Aussagekraft.
- Notfallmaßnahmen durch den Hausarzt bei Augenverletzungen (bzw. Erstanweisung an den Laien), z.B. Überwindung des Lidschlußreflexes, kräftiger, seitlicher Wasserstrahl im Intervall, kurz wirkendes Lokalanästhetikum wie Novesine®.
- Abwendbar gefährlicher Verlauf bei Schädelprellungen: Schädelbodenfraktur. *Achtung:* Nach Doppelbildern fragen!
- Diskussion über Sinn und Unsinn von Augenklappen als Verbandmittel.
- Beispiel für epithelregenerierende Mittel (Actihaemyl®, Keratyl®).

Zusatzfragen „Augentränen"
- Mögliche Ursachen für tränende Augen (z.B. Überanstrengung, mechanische oder chemische Schädigung von Bindehaut und Hornhaut, Ektropium, UV-Licht, scheuernde Wimpern, Fremdkörpereinschluß unter dem Lid, Verschluß der abführenden Tränenwege, Zwiebeln, Rauch).
- Mögliche Ursachen für trockene Augen (Diskrepanz zwischen unauffälligem Befund und mit Nachdruck vorgebrachten Beschwerden), z.B. höheres Lebensalter, Rückgang der Tränenproduktion bei Pille, in der Schwangerschaft und in der Postmenopause (Einfluß auf die Stabilität des Tränenfilms), rheumatische Erkrankungen, überheizte und/oder trockene Räume, Tabakrauch, Flug-

zeug, Autoheizung, Klimaanlage, mangelnder Lidschluß (z.B. bei Fazialisparese).
- Behandlung des „trockenen Auges": Vermeidung der Auslöser, daneben „künstliche Tränen" (je nach Schwere mehrmals täglich bis zu 1- bis 2stündlich Tropfen wie Liquifilm® AT, Oculotect® AT bzw. visköse Substanzen wie Vidisic®-Gel), Weglassen von sekretionshemmenden Medikamenten (Antihistaminika, Adrenalinpräparate, Atropin, β-Blocker).
- Mögliche Ursachen für juckende Augen (z.B. schlecht angepaßte Brillen, Kosmetika, allergische Reaktionen).

Zusatzfragen „Grauer Star (Katarakt)"
- Mögliche Ursachen, z.B. idiopathisch, altersbedingt, traumatisch, thermisch (Glasbläser), stoffwechselbedingt wie durch Diabetes mellitus, medikamentenbedingt wie durch Kortison, physikalisch bedingt wie durch Röntgenstrahlen und Mikrowelle in der Arztpraxis.
- Diskussion der Problematik der sog. Antikataraktika (Linsentrübung medikamentös nicht beeinflußbar).
- Dringlichkeit für eine Staroperation (individuelles Bedürfnis in Abhängigkeit von Beruf und Lebenssituation). Staroperation gehört zu den sichersten operativen Eingriffen (auch im hohen Alter möglich!).
- Korrektur des Sehvermögens durch Linsenimplantate (Intraokularlinsen) und nach der Operation ohne Implantate (Brillen, Kontaktlinsen).

Zusatzfragen „Grüner Star (Glaukom)"
- Therapie der Wahl beim akuten Anfall: Diamox®, möglichst i.v., sofortige Überweisung/Einweisung.
- Chronisches Glaukom: Gabe von Augentropfen (z.B. Pilocarpin, β-Blocker).
- Augendrucksteigernd können wirken: plötzliche größere Flüssigkeitsaufnahme, Aufregung, Überanstrengung, viel Bohnenkaffee. Anfälle auch ohne erkennbare Ursache möglich!
- Medikamente, die augendrucksteigernd wirken und einen Glaukomanfall auslösen können (z.B. trizyklische Antidepressiva, Antihistaminika, Atropin als klassisches Anticholinergikum, Pirenzepin als Magensekretionshemmer). Vorsicht ist

u.a. bei längerfristiger Gabe z.B. von Kortikosteroiden und Östrogenen geboten.

- Patientenrisikogruppen, bei denen eine Ophthalmoskopie durch den Allgemeinarzt sinnvoll wäre: z.B. Diabetiker, Hypertoniker, chronische Glaukompatienten.
- Diskussion der Problematik ophthalmoskopischer Untersuchungen in Mydriasis in der Allgemeinpraxis: Vielzahl von Patienten (meist weitsichtig) mit Engbau der Augenvorderkammer; bei diesen Fällen kann ein akuter Glaukomanfall nach diagnostischer Mydriasis (Winkelblockglaukom) ausgelöst werden (häufige Ursache für akuten Glaukomanfall!).
- Koordination der lokalen und systemischen β–Blockermedikation zwischen Augenarzt und Hausarzt (gegenseitige Information!).
- Altersabhängigkeit: Nach dem 40. Lebensjahr, jedoch auch im Neugeborenen- und Kleinkindesalter Glaukom möglich (frühe Anzeichen: Lichtscheue und besonders große, „schöne" Augen!).
- Erblichkeit: Bei Verwandten von Glaukomkranken soll nach Glaukom gefahndet werden. Augeninnendruckmessung bei familiärer Belastung ab dem 20. Lebensjahr, bei Normalbefund alle 3 Jahre.
- Beratung des Patienten: wesentliche Änderung der Lebensweise (geringe Mengen von Alkohol wirken drucksenkend, 1–2 Tassen Kaffee oder Tee ändern den Augeninnendruck, nicht jede Sportart erlaubt).

Zusatzfragen „Refraktionsanomalien"
- Spezialbrillen (z.B. Sportbrillen aus Kunststoff, Bildschirmbrillen, gut abdichtende Sonnenbrillen z.B. bei florider diabetischer Retinopathie).
- Kind und Brille: Das Sehen wird in den ersten 5–6 Lebensjahren erlernt. Frühes Brillentragen schädigt nicht das Auge, Absetzen der Brille beim Sport ist unschädlich.
- Diskussion der radiären Keratotomie als eine die Brechkraft ändernde Operationstechnik.
- Kontaktlinsen (hart, weich) contra Brille (z.B. bei Sport, staubigem Arbeitsplatz).
- Mögliche medizinische Vorteile von Kontaktlinsen (z.B. bei Kurzsichtigkeit ab ca. 5 dpt, bei

Astigmatismus, bei aphakem Auge).
Mögliche Nachteile: Unverträglichkeit, Verlust beim Einsetzen (alte Menschen!), augenärztliche Kontrollen häufiger erforderlich, Anwendung von Augensalben nicht immer möglich.

Zusatzfragen „Glaskörpertrübung" und „Netzhautablösung"
- Mögliche Erstsymptome einer Netzhautablösung: „Blitze" in der Peripherie des Gesichtsfeldes, „Schwarm von schwarzen Mücken" im Gesichtsfeld (auch bei Glaskörpertrübung vorhanden), „Aufsteigen einer Mauer" oder „Herabsinken eines Vorhanges" als Einschränkung des Gesichtsfeldes.
- Diskussion sog. „durchblutungsfördernder Medikamente" im Hinblick auf die Verbesserung der Durchblutung am Auge.

Zusatzfragen „Keratitis/Keratokonjunktivitis" und „Trockenes Auge"
- Mögliche Ursachen für Keratitis und Keratokonjunktivitis (z.B. Bagatellverletzung des Hornhautepithels mit nachfolgender Infektion, Herpes-simplex-Virus-Befall, Austrocknung bei fehlendem Lidschluß).
- Dringlichkeit der Überweisung zum Spezialisten.
- Beratung des Patienten bei „trockenem Auge".

Zusatzfragen „Strabismus"
- Säugling und Kleinkind: Physiologisch? Wie lange zuwarten?
- Vorübergehendes Doppeltsehen beim Erwachsenen als Abwendbar gefährlicher Verlauf (z.B. bei Augenmuskellähmung, Linsentrübung, Linsenluxation!).

Zusatzfragen „Visusstörungen"
- Sofortige Überweisung zum Spezialisten (Augenarzt, ggf. Neurologe) bei schlagartiger oder rasch zunehmender, einseitiger Sehverschlechterung ohne vorausgegangenes Trauma, z.B. Zentralarterienstammverschluß, Zentralvenenstammverschluß, Erkrankung des Sehnervs (Neuritis nervi optici), Arteriitis temporalis, Amaurosis fugax (vgl. B 11.8), Netzhautablösung.

11 Andere Beschwerden und Erkrankungen im Bereich der Nerven und der Psyche

Die Zahlen über die Häufigkeit psychogener Erkrankungen in der Allgemeinpraxis divergieren im Schrifttum erheblich. Diese Problematik wurde bereits in B 9.1 („Psyche, Soma oder Psychosoma?") ausführlich erörtert.

Ernstzunehmende Statistiken weisen rund 15% vorwiegend psychogene und etwa 3% ausschließlich psychogene Erkrankungen im allgemeinmedizinischen Beratungsgut aus (vgl. Tabelle 33, S. 198; [52]).

Die Zuordnung der Fälle auf die Krankheitsgruppe „Andere Erkrankungen der Nerven und Psyche" muß auf jene Beratungsergebnisse beschränkt bleiben, bei denen es sich beweisbar oder mit höchster Wahrscheinlichkeit um ausschließlich oder überwiegend seelisch bedingte Gesundheitsstörungen handelt. Das erfordert i.allg. eine längere Verlaufsbeobachtung. Die durchschnittlichen somatischen, aber auch die durchschnittlichen psychogenen Störungen an der ersten ärztlichen Linie sind allerdings meist flüchtig.

Folglich handelt der berufstheoretisch geschulte und statistisch arbeitende Arzt richtig, wenn er diagnostisch offengebliebene Fälle (z.B. uncharakteristischer Herzschmerz oder uncharakteristische abdominelle Beschwerden) – selbst wenn sie den Patienten beängstigt haben –, nicht in Kap. 11 (Psyche) sondern in Kap. 5 (Thorax) oder 6 (Abdomen) registriert.

Auch jener Patient, der sich wegen einer harmlosen Warze ängstigt, weil er Krebs befürchtet, ist ein Beispiel dafür, wie man dasselbe Beratungsergebnis verschiedenen „Fenstern" zuordnen kann. Diese Angst ist aus ärztlicher Sicht sehr wohl nachvollziehbar. Dennoch ist in diesem Fall als Beratungsergebnis die „kleine Warze" (Fenster 7) und nicht die „große Angst" (Fenster 11) zu klassifizieren [35]. (Zu den „Fenstern" s. Tabelle 2, S. 17].)

Bestehen keine Zweifel mehr an der seelischen Bedingtheit einer Symptomatik, dann ist selbstverständlich die Transferierung von Fenster 7 zu Fenster 11 richtig.

Programm
– für die allgemeinmedizinische Diagnostik bei einer Vielzahl uncharakteristischer allgemeiner und lokaler Beschwerden und Krankheitszeichen (R. N. Braun 1959), mehrfach von R. N. Braun modifiziert bis 1976, neuerlich modifiziert von R. N. Braun und Danninger (1989) **(„Tabula diagnostica")**

Name		
Beschwerden	frühere Bezeichnung	Selbstbehandlung
Erster Eindruck	frühere Therapie (Dauer s.u.)	sonst noch
schon früher gehabt	Ängste	Beratungsergebnis
gleich, besser, schlechter	Vermutung über Ursache, Art	
frühere Diagnostik		↓ Erstberatung

	Jahre				Monate				Tage			Datum des Beratungsbeginnes
Subjektiv	10	5	3	2	1	6	3	2	1	14	7	2
Fieber (Schüttelfrost)												
Exanthem												
Rhinits (Epistaxis)												
Husten (Hämoptoe)												
Schluckbeschwerden (nach Essen)												
Algien												
Parästhesien												
Lähmungen												
Anfälle												
Krämpfe												
psychische u. andere Traumen												
pyogene Infektionen												
Dyspnoe												
Tachycardie												
Ödeme												
Diarrhoe												
Obstipation												
Ikterus												
Vomitus												
Übelkeit												
Pollakisurie (Oligurie)												
Algurie												
Mattigkeit												
Leistungsabfall												
Appetitlosigkeit												
Abmagerung												
Blässe												
Durst												
Hyperhidrosis												
Vertigo												
Schlaflosigkeit												
Menses (Gravidität)												
Blutungen												
Bettruhe												
Therapie (Dauer)												
Berufsnoxen												
Reisen (Tropen)												
AIDS												

Objektiv		Temp.								Puls	
schwerkrank, kachektisch		40								140	
Konjunktiven		39								115	
Pupillen		38								90	
Trigeminus		37								65	
Ohren		36								40	
Mundhöhle, Rachen											
Nackenbeugung											
Schilddrüse											
Lymphdrüsen											
Gelenke											
Haut											
ASR, PSR		Maßnahmen									
Romberg, Babinsky											
RR											
BSG											
BB											
Urin											
sonstiges Labor		Beratungsergebnis									
bildgebende Verfahren											

Abb. 89. Fortsetzung

11.1 Intuitive Diagnostik als Wagnis

Vorschriften für die angewandte Medizin kamen bisher hauptsächlich aus dem spezialistischen Bereich. Das gilt auch für die psychischen Störungen.

Ein Psychiater bezieht seine Erfahrungen überwiegend aus einem ausgelesenen Krankengut von Überweisungsfällen. Seine Aufgabe ist es in der Regel festzustellen, ob eine und ggf. welche psychische Erkrankung vorliegt. Dabei geht er als Spezialist davon aus, daß bereits zuvor somatische Erkrankungen außerhalb seines Fachgebietes ausgeschlossen wurden.

Beim Allgemeinarzt dagegen sind Organerkrankungen stets nur eine von mehreren Möglichkeiten. So besehen stellt also die *intuitive Diagnostik* (vgl. B 1.4) beim „Unausgelesenen Material" immer ein Wagnis dar. Sie wird durch vielerlei Faktoren, nicht zuletzt durch die Körpersprache, gesteuert. Irgendwie denkt der Erfahrene zumeist doch rechtzeitig an die Meningitis, die Pneumonie oder die Appendizitis. Aber es belastet schwer, wenn man in seltenen, anders gearteten Fällen seine Patienten durch die Beiläufigkeit der intuitiven Diagnostik gefährdet sieht.

Die intuitive Diagnostik birgt also in unabänderlicher Weise das Risiko in sich, in die Irre zu gehen. Daher gehört es zur normalen Strategie eines jeden Allgemeinarztes, sich auch dann im somatischen Bereich abzuschirmen, wenn es ganz so aussieht, als hätte man es mit einer seelischen Erkrankung zu tun [42].

11.2 Polymorphe, wahrscheinlich nichtorganische Beschwerden

Die *vegetativ-dystonen* Patienten mit dem Bild der „psychovegetativen Dysregulation" gehören aufgrund des vielfältigen Angebots an somatisch erscheinenden Beschwerden und der dadurch ausgelösten Diagnostik zu den körperlich am besten untersuchten.

In der allgemeinmedizinischen Kasugraphie werden Beschwerden verschiedenster Art und Lokalisation mit einem im wesentlichen über Monate oder

Jahre gleichbleibenden Beschwerdebild als *„Polymorphe, wahrscheinlich nichtorganische Beschwerden" (PWN)* bezeichnet.

11.2.1 Tabula diagnostica

Vorgeschichte und Präsentation lassen den Arzt zunächst aufhorchen, lenken jedoch bald auf das Vorliegen eines psychischen Geschehens.

Der Vielfalt der uncharakteristischen Beschwerden kann der Arzt in besonderen Fällen am ehesten diagnostisch dadurch begegnen, indem er die von Braun erstmals 1960 veröffentlichte „Tabula diagnostica" (Handlungsanweisung Nr. 67, sog. „Keine-Ahnung-Standard") einsetzt (Abb. 89); ausführliche Beschreibung in *„Programmierte Diagnostik in der Allgemeinmedizin";* [42]).

Historisch gesehen handelt es sich dabei um das erste spezifisch allgemeinmedizinische Werkzeug überhaupt. Die *Tabula diagnostica* ist von vornherein für einen längeren Zeitraum der Patientenführung konzipiert.

Auch wenn die Beschwerden, die der Patient schildert, ganz so in Erscheinung treten, als wären sie rein funktionell, müssen dennoch die betroffenen Organe oder Systeme lege artis untersucht werden. In der Regel fällt die örtliche Routine (vgl. B 7.14.1) negativ aus.

Ein Zuviel an organbezogener Diagnostik kann „psychovegetative Syndrome" verstärken oder prolongieren; dies ist ebenso möglich bei wiederholten Untersuchungen trotz normaler Befunde, oder wenn Leidensdruck und Ängste des Patienten verkannt werden, aber auch, wenn funktionelle Störungen nicht ernst genommen oder abgewertet werden, ebenso wie bei ungezielten Behandlungen, insbesondere in Form unüberlegter Pharmakotherapie [139].

Für den *Umgang mit dem psychovegetativ-ängstlichen Patienten* in der Allgemeinpraxis haben sich folgende Leitlinien bewährt [208]:

– Leiden des Patienten ernst nehmen.
– Langsam vorgehen, keine Übernahme des vom Patienten erlebten Zeitdrucks, möglichen günstigen Spontanverlauf abwarten.
– Offenlegen der eigenen therapeutischen Grenzen (nicht zuviel versprechen!).
– Anhalten des Patienten, den Realitätsgehalt seiner Ängste zu überprüfen.

– Den Patienten mit den befürchteten Konsequenzen konfrontieren.

Auf die Mitteilung der unauffälligen Organbefunde reagiert ein Teil der Patienten mit Erleichterung (oft auch mit Nachlassen der Beschwerden), ein Teil aber mit Ungläubigkeit oder Enttäuschung; diese wiederum können bereits Anzeichen eines Krankheitsbeginns im Rahmen einer neurotischen Entwicklung sein [139].

11.2.2 Nervenzusammenbruch

Eine Sonderform der psychovegetativen Dystonie ist die *akute nervöse Erschöpfung („Nervenzusammenbruch")*(C).

Der Ausdruck „Nervenzusammenbruch" bezeichnet treffend einen Zustand, der durch heftige Emotionen oder Dauerstreß verursacht ist. Der Mensch kann buchstäblich nicht mehr weiter. Im Extremfall gerät er so weit außer Kontrolle, daß er keinem vernünftigen Zuspruch mehr zugänglich ist. Bei solchen (hysterischen) Zuständen und Anfällen handelt es sich um das Versagen klaren Denkens und Wollens in einer scheinbar aussichtslosen Lebens- situation als Ausdruck einer Primitivreaktion [131].

Als *psychogene Ursache* für Erregungszustände können in Frage kommen [17]:

– Unerwartet schwere psychische Traumen, Katastrophen aller Art, selten Schmerzzustände.
– Affektive Durchbrüche bei Neurosen (vorwiegend depressive und hysterische Strukturen).
– Persönlichkeitsstörungen (Neigung zu explosiven und hyperthymen Reaktionen).
– Primitivreaktionen bei einfach strukturierten Persönlichkeiten mit unterdurchschnittlicher Intelligenz.

11.3 Nervositas, Globus, Tic

Nervosität (Nervositas) (A) ist bei allen Menschen ein mehr oder weniger häufiger, normaler passagerer Zustand. Er tritt unter ungewöhnlichen psychischen Belastungen (z.B. vor schwerwiegenden Entscheidungen und Auseinandersetzungen oder vor Prüfungen) auf und ist oft mit Ängsten verknüpft.

Es sind so viele Menschen „nervös", daß der Arzt es sich bei den wenigen, die ihn deshalb konsultieren, nicht zu leicht machen sollte. Wichtig ist es, dem Ratsuchenden zu zeigen, daß seine Klagen ernstgenommen werden. Durch Zuwendung und Gründlichkeit kommt es erfahrungsgemäß zur erwünschten Beruhigung, falls bei der Programmierten Diagnostik (Programm Nr. 61 für die allgemeinmedizinische Diagnostik bei Nervosität: „Nervositäts-Standard") nichts aufgedeckt wurde. Der Patient verhält sich dann den Belastungen gegenüber mehr gefaßt.

Der Arzt betreibt also durch seine Diagnostik und nicht zuletzt durch sein Zuhören bewußt Psychotherapie [42].

Die Klassifizierung eines *Globus* (A) setzt die sorgfältige Inspektion des Rachens, Schlundes und Kehlkopfes (ggf. auch durch den Spezialisten) voraus. Dazu kommen die Palpation der Schilddrüse und der Lymphknoten, die Sonographie und im Einzelfall die nuklearmedizinische Untersuchung der Glandula thyreoidea. Selbstverständlich müssen die Patienten im Hinblick auf beginnende Organerkrankungen weiter beobachtet werden, auch wenn man von der psychogenen Genese der Mißempfindung überzeugt ist [35].

Als *Tic (nerveux)* (A) werden rasche, stereotype (psychogene) Muskelzuckungen im Augen- und Wangenbereich bezeichnet.

11.4 Depressionen

Psychische Reaktionen am oder im Körper können aus dem Gefühl heraus entstehen, krank zu sein, oder dann, wenn tatsächlich Abnormes festgestellt wurde. Zu den körperlichen Gesundheitsstörungen treten depressive Verstimmungen und Ängste hinzu.

Jeder erfahrene Arzt weiß, daß manchmal verschiedenste körperliche Beschwerden als *„vorgeschobene Beratungsursache"* präsentiert werden, hinter der sich eine Depression verbergen kann; ebenso sollte in dieser Richtung auch eher beiläufigen Bemerkungen des Patienten beim Hinausgehen Aufmerksamkeit geschenkt werden.

> **Nicht jede gedrückte Stimmung, jedes Verstimmtsein, jede Traurigkeit, jedes Deprimiertsein o.ä. darf als „Depression" (C) klassifiziert werden. Die Abgrenzung kann sehr schwierig sein [223].**

Abb. 90. Einordnung der Depressionszustände [205]

Die heute im spezialistischen Bereich übliche nosologische Einordnung depressiver Zustände zeigt Abb. 90.

Neben den reinen Formen finden sich sehr häufig Übergangs- und Mischformen in allen möglichen Schattierungen.

Die Beantwortung bestimmter *Schlüsselfragen* kann dem Arzt die Diagnostik einer Depression erleichtern. Diese Fragen zielen auf folgende 3 Faktoren:

- Energieverlust,
- Interesseverlust,
- Abnahme der Fähigkeit, etwas zu genießen, sich über etwas zu freuen [127, 205].

11.4.1 Begleitsymptome

Wenn die *depressive Verstimmung* im Vordergrund steht und keine wesentlichen körperlichen Störungen vorhanden sind, so kann der Arzt Programm Nr. 60 zur allgemeinmedizinischen Diagnostik beim Anschein einer depressiven Verstimmung („Depressions-Standard"; Übersicht 36) zur Hand nehmen und damit seine Diagnostik in ein oder zwei Beratungen durchführen und vertiefen.

Es gibt kaum ein depressives Geschehen, das nicht mit vegetativen Störungen (z.B. Schwitzen, Obstipation, aber auch Durchfällen, Tachykardie, Herzstolpern; vgl. B 11.2 „Polymorphe, wahrscheinlich nicht organische Beschwerden") und somatischen Beschwerden (z.B. Mundtrockenheit, Magendruck, Impotenz, Menstruationsstörungen) einhergeht.

Übersicht 36. Programm Nr. 60 „Depressions-Standard" [42]

Programm
– zur allgemeinmedizinischen Diagnostik beim Anschein einer depressiven Verstimmung. Braun R N (1976) Modifikation von Braun R N (1989)
(„**Depressions-Standard**")

Subjektiv

Beratungsursache
erster Eindruck
traurig/niedergeschlagen seit
schon früher gehabt
wie oft/Dauer
gleich/besser/schlechter
frühere Diagnostik
frühere Bezeichnung
frühere Therapie
schlechter morgens/abends
zeitweilig beschwerdefrei
ähnliche Kranke in Umgebung
verzweifelt über sich/beunruhigt
vereinsamt/hoffnungslos
Gefühl nichts wert zu sein/
   versagt zu haben
keine Freude am Leben/
   an Zerstreuungen/
   an Umgebung uninteressiert
Denken/Handeln erschwert
Furcht ohne Grund/
   vor Krebs/anderen Leiden
reizbar/oft dem Weinen nahe
gestörte Konzentration
Schuldgefühle/Selbstanklagen
Nervosität

allgemeine Erschöpfung
Übelkeit/Brechreiz
körperliche Schwere/Druckgefühle
Halluzinationen/Wahnideen
Suizidgedanken
Urin/Stuhl/Menses
Schmerzen im Körper
Schlafstörungen/Angstträume
sexuelle Störungen
Veränderungen im Sehen/Hören
Übergewicht/Magersucht
ausgelöst durch körperliches Trauma/
   schwere Krankheit/
   seelisches Trauma/Scheidung/
   Verlust in Familie/Umwelt/
   Alkoholismus/andere/
   Gravidität/Partus
sonstige Ängste
Vermutung über Ursache/Art
Selbstbehandlung
sonst noch

Objektiv
Die somatischen Untersuchungen richten sich
nach der Art der Beschwerden

Beratungsergebnis

Maßnahmen

Aufgabe des Hausarztes ist es,

– diese Zusammenhänge zu kennen
– die Patienten gezielt auf solche Symptome hin zu beobachten und sie danach zu fragen;
– vor diesem Hintergrund möglichen Entstehungsbedingungen nachzugehen und – wie in jedem anderen Fall auch –
– den weiteren Verlauf zu beobachten.

„Psychovegetative Allgemeinstörungen" (Wieck) können sich in ihren Einzelerscheinungen gegenseitig verstärken und zu einem psychovegetativen Störkreis (Abb. 91) führen. Das Resultat kann ein schwerer depressiver Zustand sein.
   Es gibt Fälle, in denen die körperliche Symptomatik so überwältigend ist, daß sie den psychischen Hintergrund des Leidens völlig überschatten kann *(larvierte Depression;* [127]).

11.4.2 Depressionen bei Kindern und Jugendlichen

Ein depressives Geschehen muß sich bei Kindern nicht so typisch äußern wie bei Erwachsenen; es weist v.a. kindereigentümliche Züge auf, z.B. mangelndes Interesse am Unterricht, Kontaktschwäche, Selbstisolierung (Abb. 92).

11.4.3 Das ärztliche Gespräch

Ohne Psychotherapie im erweiterten Sinne des Wortes ist eine Depressionsbehandlung nicht möglich.

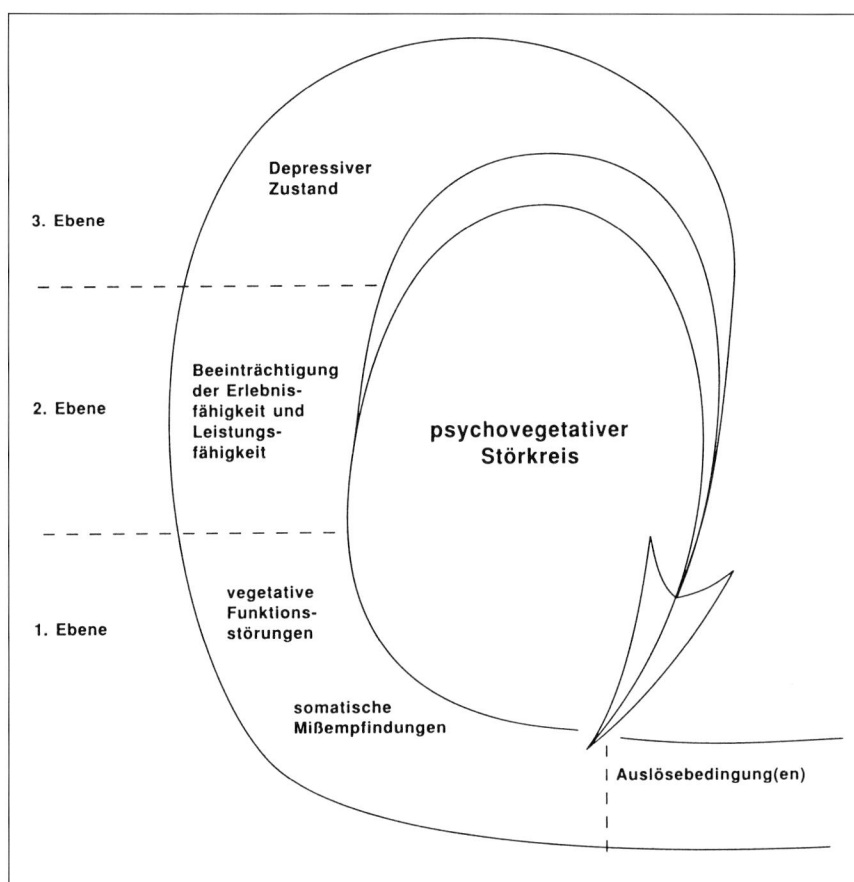

Depressiver Zustand

3. Ebene

Beeinträchtigung der Erlebnisfähigkeit und Leistungsfähigkeit

2. Ebene

psychovegetativer Störkreis

vegetative Funktionsstörungen

1. Ebene

somatische Mißempfindungen

Auslösebedingung(en)

Abb. 91. Psychovegetativer Störkreis: Die verschiedenartigen Einzelstörungen des psychovegetativen Systems können sich gegenseitig verstärken, so daß ein Circulus vitiosus gebildet wird [164]

Die Psychopharmaka leisten in der Therapie der Depressionen wertvolle Hilfe, können aber niemals das strukturierte ärztliche Gespräch, die Psychotherapie ersetzen.

Oft genügen ein oder zwei initiale Gespräche, um den Kranken aus seiner depressiven Reaktion wieder herauszuführen. Der durchschnittliche Praxisfall ist i. allg. auch bei depressiven Verstimmungen „leicht".

Während bei *reaktiven und neurotischen (psychogenen) Depressionen* meist die alleinige Psychotherapie durch den Hausarzt genügt, sollte bei den *endogenen und somatogenen Depressionsformen* die Psychotherapie neben die somatische Behandlung treten. Die Verantwortung für die therapeutische Führung solcher (schwieriger) Fälle wird jedoch der Allgemeinarzt mit dem Spezialisten teilen.

Das *verstehende Gespräch auf psychoanalytischer Grundlage* erfordert keine spezielle psychotherapeutische Ausbildung, wohl aber Grundkenntnisse der Dynamik zwischenmenschlicher Beziehungen und der pathogenen Bedeutung ihrer Störungen.

„Balint-Seminare" und Selbsterfahrungsgruppen können den Arzt für diese Therapie schulen. Das verstehende Annehmen des Patienten oder das vorsichtige Fragen ermöglichen dem neurotisch Depressiven Bestätigung, Geborgenheit und die Chance, fehlgelaufene Entwicklungen zu korrigieren [179].

Ein solches *allgemeinärztliches Gespräch* mit dem Depressiven ist jedoch an bestimmte Bedingungen gebunden [109]:

Depressive Symptomatik bei Kindern und Jugendlichen

Kleinkinder und Kinder im Vorschulalter	Jüngere Schulkinder	Ältere Schulkinder und Jugendliche
Gestörtes Spielverhalten Agitiertheit	Reizbarkeit Unsicherheit Gestörtes Spielverhalten Gestörtes Sozialverhalten Lernstörungen	Grübeln Suizidgedanken Minderwertigkeits- gefühle Bedrücktheit
Anfallartiges Weinen und Schreien Enkopresis (ab 3. Lebensjahr) Schlafstörungen Jaktation Appetitstörungen	Enuresis (ab 5. Lebensjahr) Pavor nocturnus Spielen an den Genitalien Anfallartiges Weinen und Schreien	Kopfschmerzen

Psychosomatische Symptome (links) — Psychische Symptome (rechts)

Abb. 92. Alters- und entwicklungsabhängige depressive Symptomatik im Kindes- und Jugendalter [1981]

– Beruhigende Versicherungen zu Beginn der Behandlung, daß rasche Heilungen durchaus möglich sind.

– Ausführliches Gespräch mit dem depressiven Patienten.

– Familie mit einbeziehen und Milieu berücksichtigen.

– Der Patient muß den Therapeuten für kompetent halten.

– Die Äußerungen des Arztes sollen überzeugend vertreten werden.

– Der Patient bekommt das Gefühl, daß seine Schwierigkeiten anerkannt werden und daß man ihm helfen kann.

– Vermeiden oberflächlicher Ratschläge („Es wird schon wieder"): keine Aufforderung, sich zusammenzureißen und aktiv zu sein, keine Überredung, in fröhliche Gesellschaft zu gehen oder Kur anzutreten.

– Keine zu frühe Aktivierung durch Physio- und Ergotherapie

– Keine lebenswichtigen Entscheidungen treffen lassen.

– Offene Aussprache über Suizidimpulse.

– Mehrfache Versicherung,
  - daß der Patient kein Einzelfall ist,
  - daß es für die Genese seiner Erkrankung Erklärungen gibt,
  - daß die Erkrankung unangenehm, aber nicht gefährlich ist,
  - daß Verschlechterungen (Stimmungsschwankungen) im Lauf der Therapie als etwas Normales anzusehen sind,
  - daß die emotionale und therapeutische Zuwendung des Therapeuten zum Patienten an keinerlei Bedingungen oder Leistungen geknüpft wird und

- daß sie bei unzureichendem Therapieerfolg nicht entzogen wird,
- daß für den Patienten die Therapieziele Etappe für Etappe aufgestellt werden (Behandlungsplan), Besprechung der Nebeneffekte.

Im allgemeinen sollte sich der Arzt vor jedem ausführlichen Gespräch mit folgenden Fragen auseinandersetzen [185]:

– Was will dieser Patient jetzt von mir?
– Wie beschreibt er seine Beschwerden?
– Welche Zusammenhänge interessieren ihn?
– Was ist in seinem Leben passiert?
– Fühlt er sich so alt, wie er ist?
– Was klammert er in seinem Leben, in seiner Kurzmitteilung aus?
– Handelt es sich um ein Tabu?
– Kann er zusammenfassen, wie er sich selbst sieht?
– Fühlt er sich anerkannt?
– Wird er mit Veränderungen nicht fertig?
– Wie sehe ich ihn?
– Wie formuliere ich meine Einschätzung über ihn?

Fazit: Wie kommen wir zu einer gemeinsamen Lösung seiner Beschwerden oder zu einer Reaktivierung seiner Selbsthilfefähigkeiten?

11.4.4 Psychopharmakotherapie

Für die Pharmakotherapie der Depression steht heute eine Vielfalt differenziert einzusetzender Antidepressiva zur Verfügung (vgl. Zusatzfragen „Depressionen" auf S. 272). Die Auswahl wird sich an den Zielsymptomen orientieren [204]:

– ängstlich-agitiert,
– gehemmt-apathisch,
– vital-depressiv,
– neurasthenisch-hypochondrisch.

11.4.5 Selbstmordpläne: Potentiell abwendbar lebensbedrohlicher Verlauf

Suizidgedanken stehen bei den meisten Fällen von depressiver Verstimmung nicht im Vordergrund. Trotzdem heißt es für den Arzt, bei Patienten mit auffällig gedrückter Stimmung vorsichtig zu sein. Bekanntlich dissimulieren Depressive allzu oft, um

ihre Umgebung zu täuschen [42]. Bei Jugendlichen ist der Selbstmord nach dem Verkehrsunfall die zweithäufigste Todesursache. Im höheren und hohen Lebensalter sind häufigste *Motive für einen Suizid* Partnerkonflikte, soziale Isolierung und Einsamkeit, körperliche Krankheiten sowie Konflikte mit Angehörigen. Endogene Depressionen werden oft nicht rechtzeitig erkannt und nicht konsequent behandelt [45].

Etwa 90% aller Selbstmordhandlungen werden vorher durch Brief, Telefonanruf oder andere Äußerungen angekündigt [203].

Der *Selbstmordversuch* (C/D) entbehrt nicht eines demonstrativen Charakters mit Appellfunktion. Für die Angehörigen und den Hausarzt ist es erfahrungsgemäß nur in wenigen Fällen möglich, die in der Literatur beschriebenen Auffälligkeiten des präsuizidalen Syndroms eindeutig zu erfassen:

– Einengung (kein Spielraum mehr),
– gehemmte Aggression („Hand-an-sich-Legen"),
– Selbstmordphantasien (Todessehnsucht).

Oft wird die Umgebung erst bei negativem Ausgang solche Auffälligkeiten im nachhinein erkennen und erklären können.

> **Die Grundlage jeder Selbstmordverhütung ist das Gespräch (vgl. B 11.4.3).**

Der Arzt muß um so schneller zu einer therapeutischen Entscheidung kommen, je weniger verhüllt sich beim Gespräch eine Suizidabsicht herauskristallisiert.

5 Ratschläge für den Hausarzt:
– Versuchen Sie, mit „auffälligen" Patienten in ein persönliches Gespräch zu kommen und den Kontakt aufrechtzuerhalten!
– Sprechen Sie den Patienten auf eventuelle private Probleme an!
– Achten Sie besonders auf plötzliche oder allmähliche Verhaltensveränderungen des Patienten, die auf ein präsuizidales Syndrom hindeuten könnten!
– Ziehen Sie in Betracht, ob der Patient einer Risikogruppe angehört!
– Nehmen Sie Selbstmordgedanken und -ankündigungen unbedingt ernst, auch wenn sie noch so unglaubwürdig erscheinen mögen!

Tabelle 51. Häufigkeit (Rang) des Beratungsergebnisses „Alkoholismus" in allgemeinmedizinischen Praxen in Österreich [37], in der Schweiz [151] und in Frankreich/Paris [237]

Beratungsergebnis (BE)	Österreich Braun 1954–1959	Braun 1977–1980	Schweiz Landolt-Theus 1983–1988	Frankreich Sourzac/Very 1988–1990
Alkoholismus	146	56	116	106

Bilanzselbstmord liegt vor, wenn beispielsweise ein Krebskranker oder Dialysepatient sein Leben nicht mehr erträglich findet.

Für den zum Suizidenten gerufenen Arzt besteht nach derzeitiger Rechtslage eine Hilfeleistungspflicht in nahezu jedem Fall – selbst beim Bilanzselbstmord [202].

11.5 Alkoholismus

Obwohl viele Menschen Alkoholprobleme haben, ist der Alkoholismus selbst nur selten Beratungsursache (BU). Meist bitten die Angehörigen den Hausarzt, den Betreffenden vom Trinken abzuhalten. Nur ausnahmsweise wünschen die Alkoholiker selbst Hilfe.

Immerhin gehört der Alkoholismus zu den 120 häufigsten Beratungsergebnissen (BE) in der Allgemeinpraxis (Tabelle 51).

Der Arzt sollte zwischen *Alkoholmißbrauch* und *Alkoholabhängigkeit* unterscheiden.

Von *Alkoholismus* (C/D) wird nur gesprochen, wenn eine körperliche Abhängigkeit vorliegt mit Toleranzsteigerung und Entzugserscheinungen oder psychische Abhängigkeit, gekennzeichnet durch Kontrollverlust [273]. Ähnliches gilt für Mißbrauch und Abhängigkeit von Medikamenten und Drogen.

Die Einteilung der Alkoholikertypen nach Jellinek aus dem Jahr 1960 (Tabelle 52) ist zwar umstritten, aber nach wie vor aktuell.

Als *Starkkonsument* wird in epidemiologischen Arbeiten definiert, wer mehr als 80 g (= 100 ml)

Tabelle 52. Einteilung der Prägnanztypen der Alkoholiker nach Jellinek in [243]. Frankreich zählt mehr Delta-Typen (Weinbau!), Deutschland mehr Gamma-Typen. Die Gruppen 2–7 sind Alkoholiker im weitesten Sinne; die Gruppen 5–7 sind Alkoholkranke mit psychischer und physischer Abhängigkeit (Intoxikation). Gruppe 4 ist vorwiegend physisch abhängig (Intoxikation)

Gruppe	Jellinek-Typ	Art	Menge	Wann	Gefähr-dungs-struktur	Sucht-kriterien	Intoxi-kations-schäden
1 Normal-verbraucher	–	Konventionelles Trinken (Sitte)	kleine Mengen (Durst)	regelmäßig oder un-regelmäßig	–	–	–
2 Erleichte-rungstrinker	α	Undiszipliniertes Trinken	Exzesse	besonde-rer Anlaß	–	–	–
3 Gelegenheits-trinker	β	Undiszipliniertes Trinken	Exzesse	(Wochen-ende)	–	–	–
4 Gewohnheits-trinker	δ	Undiszipliniertes Trinken	Mißbrauch	regelmäßig zuviel	–	–	+
5 Kontakttrinker	γ	Süchtiges Trinken	Mißbrauch	regelmäßig zuviel	+	+	+
6 Konflikttrinker	γ	Süchtiges Trinken	Mißbrauch	regelmäßig zuviel	+	+	+
7 Quartal-trinker	ε	Süchtiges Trinken	Mißbrauch	periodisch zuviel	+	+	–

Tabelle 53. Anhaltspunkte zur Bestimmung der reinen Alkoholmengen

Menge und Getränk	Alkoholgehalt		Alkoholmenge [ml]
1,0 l Bier	ca.	4% Alkohol	= 40 ml
0,7 l Wein	ca.	10% Alkohol	= 70 ml
0,7 l Sekt	ca.	12% Alkohol	= 84 ml
0,7 l Südwein	ca.	20% Alkohol	= 140 ml
0,7 l Likör	ca.	30% Alkohol	= 210 ml
0,7 l Schnaps	ca.	40% Alkohol	= 280 ml
1 kl. Schnaps	ca.	0,02 l Alkohol	= 8 ml
1 gr. Schnaps	ca.	0,04 l Alkohol	= 16 ml

Alkohol/Tag trinkt (etwa 1 l Wein; Wieck). Den Alkoholgehalt verschiedener Getränke gibt Tabelle 53 an.

Durch sog. alkoholtypische Muster im Labortest läßt sich der Verdacht auf somatische Schäden durch Alkohol lediglich begründen, jedoch nicht beweisen.

> **Für die Erfassung v.a. der psychischen Alkoholabhängigkeit gibt es derzeit keine objektivierenden Tests, die ohne Befragung der Patienten oder ohne Beiziehung von fremdanamnestischen Angaben angewandt werden können [76].**

11.5.1 Stationäre Behandlung

Die *stationäre Entgiftungsbehandlung ("Entzug")* ist dann notwendig, wenn Patienten unter der Dauereinwirkung alkoholischer Getränke stehen und wenn mit dem Auftreten von Entziehungserscheinungen zu rechnen ist (Feuerlein in [22]).

In der Regel steht die stationäre Behandlung nicht am Anfang der Behandlungskette der Alkoholkrankheit. Eine stringente *ambulante* Entwöhnungsbehandlung ist unter den Bedingungen der niedergelassenen Praxis nur ausnahmsweise erfolgreich durchführbar.

Das Ziel jeder Entwöhnungsbehandlung ist es, den Abhängigkeitsprozeß abzubrechen. Dazu bedarf es einer umfassenden Therapie, die mehrere Wochen, meist aber Monate dauert.

Als *Nachteile* der stationären Behandlungsform gelten:

– Der Patient wird aus seinen realen Lebensbezügen, in denen das zu therapierende Trinkverhalten auftritt, herausgenommen.

– Bei längerfristigen Therapien können Hospitalisierungseffekte auftreten.

– Der Aufenthalt in einer Alkoholiker- bzw. psychiatrischen Klinik bringt meist eine Stigmatisierung mit sich, die oft eine frühzeitige Therapiebereitschaft verhindert oder erschwert.

Demgegenüber bestehen aus verhaltenstherapeutischer Sicht möglicherweise auch *Vorteile:*

– Für den Patienten erfolgt eine kurzfristige Befreiung aus einer aversiven Lebenssituation.

– Ungünstige Verstärkerbedingungen werden ausgeschaltet.

– Das problematische Verhalten wird therapeutisch intensiv kontrolliert.

– Beim Aufbau des erwünschten Verhaltens ist meistens eine sichere Umgebung vorhanden [22].

Trotz aller Bemühungen im stationären Bereich muß über kurz oder lang mit vielen Rückfällen ("Abstürzen") gerechnet werden.

11.5.2 Poststationäre Behandlung

Von großer Bedeutung ist die – oft jahrzehntelange – *Nachbehandlung (Nachsorge)* nach der stationären Phase, die i. allg. aus folgenden 3 Säulen besteht:

– *Sozio*therapie (z.B. Arbeitsplatz, finanzielle Situation);

– *Verhaltens*therapie (Selbsthilfegruppen wie z.B. Anonyme Alkoholiker);

– *Familien*therapie (z.B. Miteinbeziehung der Partner).

11.6 Psychosen

Als *Psychosen* (C) können Erkrankungen oder Abnormitäten der Psyche angesehen werden, bei denen bestimmte Funktionen eingeschränkt oder erheblich gestört sind, z.B.

– Realitätsbezug,
– Einsicht und
– Fähigkeit, üblichen sozialen Normen oder Lebensanforderungen zu genügen.

Die Medikamente der Wahl bei der Behandlung von Psychosen sind *Neuroleptika* (vgl. Zusatzfragen

Tabelle 54. Einteilung der Neuroleptika nach ihrem Wirkprofil in Referenz zu Chlorpromazin (Megaphen®)

Gruppe	Neuroleptika mit sehr starker neuroleptischer Potenz (20- bis 400fache Stärke von Chlorpromazin)	Neuroleptika mit starker neuroleptischer Potenz (bis zur 20fachen Stärke von Chlorpromazin)	Neuroleptika mit mittelstarker neuroleptischer Potenz (bis zur 5fachen Stärke von Chlorpromazin)	Neuroleptika mit schwacher neuroleptischer Potenz (geringere bis annähernd gleiche Stärke von Chlorpromazin)
Wirkstoffe	Fluphenazin Flupentixol Fluspirilen Haloperidol Benperidol	Perphenazin	Chlorpromazin Clopenthixol Perazin Periciazin Sulpirid	Chlorprothixen Levomepromazin Melperon Pipamperon Promethazin Thioridazin
Wirkprofil	Ausgeprägte antipsychotische, antihalluzinatorische Eigenschaften; praktisch keine sedierende Komponente	Antipsychotische, antihalluzinatorische Eigenschaften; geringe bis mäßig sedierende Komponente	Mäßige antipsychotische Eigenschaften; psychomotorische sowie vegetativ dämpfende, sedierende und schlafanstoßende Komponente	Schwache bis mäßige antipsychotische Eigenschaften; ausgeprägt sedierende, psychomotorisch und vegetativ dämpfende, schlafanstoßende Komponente; z.T. antidepressiver Effekt

„Depressionen" auf S. 272 f; Tabelle 54). Diese werden auch bei bestimmten somatischen Erkrankungen als Folge psychischer Vorgänge wegen ihres psychovegetativ entkoppelnden, distanzierenden und anxiolytischen Effekts gegeben.

11.6.1 Akute und chronische Formen

Psychotische Erscheinungen können akut und chronisch auftreten. Die Häufigkeit der akuten und chronischen Formen im Unausgelesenen Krankengut einer Allgemeinpraxis und ihre verschiedenen Ränge innerhalb der Untersuchungen der 50er, der späten 70er sowie der 80er Jahre und ihre auffallende Bevorzugung des weiblichen Geschlechtes sind Tabelle 55 zu entnehmen.

Eine *chronische Psychose* wird aufgrund der Anamnestik und/oder der Angaben der Familienangehörigen sowie der eigenen Beobachtungen bzw. der spezialistischen Beurteilungen klassifiziert.

Der Arzt sollte Merkmale beurteilen können wie z.B. Charakter, Intelligenz, Stimmung, Gedächtnisleistung, Urteilsvermögen.

In der Regel präsentiert sich die chronische Psychose eher als ein Dauerzustand mit Exazerbationen als eine Heilung mit Remissionen. Die Mehrzahl der

Tabelle 55. Häufigkeit (Rang) der chronischen und akuten Psychosen in allgemeinmedizinischen Praxen in Österreich (1954–1959 bzw. 1977–1980; [37]) und in der Schweiz (1983–1988; [151]), aufgeschlüsselt nach Geschlecht und Altersgruppe im Krankengut der 70er Jahre

1983–1988 Rang	[‰]	1977–1980 Rang	[‰]	1954–1959 Rang	[‰]	Beratungsergebnis	Gesamtzahl	m	w	0–14	1977–1980 Altersgruppe 15–44	45–64	65+
123	1,8	69	3,3	216	0,9	Psychosen chronische	27	2	25	0	12	3	12
214	0,7	222	0,7	177	1,2	Psychosen akute	6	1	5	0	2	1	3

Durchschnittspatienten ist im großen und ganzen kooperativ.

Verschiedentlich werden im spezialistischen Bereich die Psychosen nach ihrer Erscheinungsform beschrieben (z.B. affektiv, reaktiv-affektiv, depressiv, manisch-depressiv, schizo-affektiv). Solche Schemata zur Einteilung sind für die Belange der Allgemeinpraxis nur soweit ergiebig, als daraus therapeutische Konsequenzen resultieren.

11.6.2 Schizophrenie

Selten wird der Hausarzt mit Patienten (oder mit Berichten von Angehörigen über solche Kranke) konfrontiert, bei denen die Wahnsymptomatik im Vordergrund steht. Dann denkt er naturgemäß an eine *Schizophrenie*.

Richtungsweisende Symptome für diese Form der Psychose können sein:

- Wahnerlebnisse (Paranoia; z.B. Verfolgungs-, Eifersuchtswahn).
- Krankhafte Sinnestäuschungen (Halluzinationen; z.B. Hören von Stimmen).
- Besondere Erlebnisstörungen (z.B. leibliche Beeinflussungserlebnisse wie „Es kocht in mir").
- Auffällige Ausdrucksformen und Verhaltensweisen (z.B. Pfeifen, Schmatzen, Mißtrauen, Überaktivität, Ideenreichtum, Großspurigkeit),
- Gefährdung der sozialen Existenz.

In der Behandlung der Schizophrenie richten sich heute die Bemühungen neben der Beseitigung der psychotischen Symptome mittels Pharmaka auch auf das Training kognitiver und sozialer Fertigkeiten sowie auf die Führung der Angehörigen, um soziale Streßkomponenten, v.a. aus der Familie und dem Umfeld abzubauen.

11.6.3 Demenzen

Hirnfunktionsstörungen (auch „zerebrovaskuläre Insuffizienz") infolge eines allmählich fortschreitenden Zelluntergangs, die einhergehen mit

- affektiven Störungen und
- Einschränkungen der intellektuellen Leistungsfähigkeit

Übersicht 37. Symptome des hirnorganischen Psychosyndroms (HOPS)

- **Leistungsstörungen im kognitiven Bereich:**
  - Beeinträchtigung des Frischgedächtnisses, später auch des Neu- und Altgedächtnisses,
  - Störungen des Auffassungsvermögens und der Konzentrationsfähigkeit,
  - Verlust der Abstraktionsfähigkeit,
  - Einschränkung der Kritik- und Urteilsfähigkeit,
  - Orientierungsstörungen in Zeit und Raum.

- **Weitere Symptome:**
  - Störungen des Tag-/Nachtrhythmus,
  - psychomotorische Unruhe,
  - depressive Stimmungen,
  - überschießende emotionale Reaktionen,
  - Halluzinationen,
  - Wahnideen,
  - Persönlichkeitswandel.

---

werden als *Demenzen* bezeichnet. Die Mehrzahl wird im Senium beobachtet, andere schon während des späten Erwachsenenalters [105]. Gerade für den Hausarzt in der Langzeitbetreuung ist es erforderlich, mögliche iatrogene Ursachen der Demenz, ausgelöst durch unkritische und/oder langfristige Verordnung von Pharmaka, zu bedenken (Tabelle 56). Je mehr bei einem im Alter auftretenden Abbauprozeß die Demenz im Vordergrund steht, um so größer ist die Wahrscheinlichkeit, daß es sich hier um einen unabwendbar gefährlichen Krankheitsverlauf handelt (z.B. Alzheimer-Krankheit[9]).

Die charakteristischen Symptome solcher Hirnfunktionsstörungen werden im spezialistischen Bereich als *„hirnorganisches Psychosyndrom" (HOPS)* zusammengefaßt (Übersicht 37). Die Klassifizierung setzt eine körperliche Erkrankung voraus (z.B. Schädel-Hirn-Trauma, Alkoholismus, Hirnabbau).

---

[9] Bis heute kann sich die Diagnose (Beschreibung durch Alois Alzheimer) weder auf eine klinische Untersuchung noch auf Laborversuche stützen; zur definitiven Bestätigung wäre eine positive histologische Untersuchung nötig. Die Erhöhung der Lebenserwartung hat den Stellenwert der Alzheimer-Erkrankung verändert. Sie ist im Begriff, sich zur wichtigsten Ursache für Morbidität, Invalidität und Mortalität zu entwickeln [2].
Ebenso wie bei den Psychosen (vgl. B 11.6), wurden auch für die Demenzen verschiedene Einteilungen im spezialistischen Bereich vorgeschlagen (z.B. Alzheimer-Typ, senile Demenz, vaskuläre Demenz); solche Einteilungen sind jedoch ebenfalls für die Belange der Allgemeinpraxis nur wenig brauchbar (vgl. B 11.6.1).

Tabelle 56. Iatrogene Ursachen der Demenz [2]

Psychopharmaka (Mißbrauch und falsche Verordnung)	Hypnotika Tranquilizer Antidepressiva
Antiepileptika	Phenytoin Barbiturate
Antihypertonika	Methyldopa Clonidin β-Blocker
Anticholinergika	Atropin u. ä. Spasmolytika
Sonstige	Levodopa Narkotika Steroide Digitalispräparate Quinidin Diuretika Orale Hypoglykämika Entzündungshemmende Präparate Disulfiram Brom Cimetidin Verapamil

> **In der Regel bemerkt der Patient selbst wenig oder nichts von diesen Verhaltensänderungen, es fehlt ihm an Selbstkritik [105].**

Die frühzeitige Erkennung eines hirnorganischen Psychosyndroms durch den Allgemeinarzt und die Führung solcher Patienten gewinnen gerade angesichts der steigenden Lebenserwartung an zunehmender Bedeutung.

Eine kausale Therapie des HOPS ist nicht möglich.

11.7 Neurosen

Der Begriff „*Neurose*" ist in der Praxis vieldeutig. Der neurotische Patient leider unter

- Nervosität,
- Angst,
- Depression.

Diese Hauptsymptome sind dauernd oder zeitweise von den verschiedensten Kombinationen von irrationaler Angst, Zwangsideen/-handlungen, Müdigkeit und Erschöpfung, Schlaflosigkeit, dauernder Präokkupation mit belanglosen Symptomen und einer Reihe von unerklärlichen Körpersymptomen begleitet. In der Allgemeinmedizin begegnen wir häufig den Typen I–VI (Tabelle 57).

Bestimmte Persönlichkeitstypen (Tabelle 58) können unmerklich in besondere Neurosetypen münden und sich dadurch von einer Charaktereigentümlichkeit zu einem medizinischen Problem wandeln.

Neurotiker können studieren, arbeiten, ihre Aufgaben in der Familie und ihrem sozialen Umfeld erfüllen, obwohl sie von Zweifeln, Mangel an Selbstvertrauen und Verzagtheit geplagt werden.

Die Ärzte versuchen, ihnen klarzumachen – und die Betroffenen wissen es oft selbst – daß die störenden Symptome aus ihrer eigenen Psyche stammen. Der Neurotiker ist aber nicht imstande, damit durch Willenskraft fertigzuwerden, und fühlt sich deshalb beschämt und unfähig.

> **Die auffallende Ich-Bezogenheit ist ein typisches neurotisches Zeichen: In unangemessener Weise werden Planen und Handeln nur unter dem Aspekt der eigenen Wertigkeit reflektiert („verrückte" Wirklichkeit). Erleben und Deuten unterscheiden sich qualitativ vom Gesunden [110].**

Tabelle 57. Die Neurosen. Aus einer Vielfalt von Symptomen wurden im spezialistischen Bereich bestimmte Symptomenkomplexe zusammengefaßt. Typ V ist von der nichtpsychotischen Depression schwer zu unterscheiden; Typ VII ist ziemlich selten [105]

	Neurosetyp	Symptomatologie
I	Angstneurose	Episoden von frei flottierender Angst, anfallsweise oder in Wellen; Körpersymptome wie Herzklopfen, Parästhesien, Schwäche, Schwindel; Pessimismus und Reizbarkeit
II	Hysterische Neurosen	
	a) Konversionsneurose	Körpersymptome an der willkürlichen Muskulatur und der Sensibilität, z.B. paradoxe Lähmungen, Anfälle, Sensibilitätsausfälle und Schmerzen; gespielte Gleichgültigkeit
	b) Dissoziativer Typ	Veränderungen des Bewußtseins und des Gefühls der Identität, z.B. unbewußte Handlungen, Amnesie, Somnambulismus; keine offensichtliche Angst
III	Phobien	Heftige irrationale Angst vor Objekten oder Situationen; die Angstanfälle können von Körpersymptomen begleitet sein
IV	Zwangsneurose	Gedanken mit quälendem Inhalt, die sich immer wiederholen oder sich aufdrängen, unkontrollierbare kleine Verrichtungen, oft mit der Tendenz, etwas zu sühnen, zu reinigen oder ein Übel zu verhüten; im Vordergrund stehen Depressionen und Schuldgefühle; u.U. Präokkupation mit Krankheit
V	Depressive Neurose	Episoden von übersteigerter Selbstkritik, Minderwertigkeitsideen und reduzierte Vitalität, oft begleitet von Körperbeschwerden
VI	Neurasthenische Neurose	Schwäche, Ermüdbarkeit, Erschöpfung, Minderwertigkeitsgefühl, aber wenig Selbstkritik
VII	Neurotische Depersonalisation	Gefühl der Irrealität und Fremdheit gegenüber sich selbst, seinem Körper und seiner Umgebung; u.U. Zustände von Panik
VIII	Hypochondrische Neurose	Krankhafte Präokkupation mit Körpervorgängen und Krankheiten, verbunden mit den verschiedensten Klagen über Körperbeschwerden; Angst- und Erregungszustände können vorkommen; gewöhnlich besteht eine Depression

Andere Betroffene sind nicht in der Lage und/oder bereit, solche Zusammenhänge zu akzeptieren und laufen von Arzt zu Arzt und zu vielen anderen Therapeuten, um jenem Heiler zu begegnen, der endlich herausfinden soll, was ihnen wirklich fehle. In diesem Punkt unterscheiden sich die Neurosen von den Psychosen (vgl. B 11.6), welche die Persönlichkeit in viel höherem Grade durchdringen und desorganisieren [105].

Auch heute noch gilt die Aussage Jaspers von 1913: „Neurosen heißen die seelischen Abweichungen, welche den Menschen selbst nicht ergreifen, Psychosen solche, welche den Menschen im ganzen befallen." Grenzgänger zwischen Neurose und Psychose sind bekannt (Borderline-Persönlichkeitsstörung).

Die häufigste aller Neurosen ist die *Angstneurose* (Tabelle 57), die bei jeder noch so ausgeglichenen Person zu jeder Zeit ihres Lebens auftreten kann. Viele Erwachsene und Kinder haben aus verschiedenen Gründen Angst, wenn sie zum Arzt müssen. Oft genug sind die Beratungsanlässe derart banal, daß ein Arzt tatsächlich behaupten könnte, das Wesentliche wäre die Angst.

Im Rahmen der Allgemeinmedizin stellt die *Angst* ein spezielles Problem dar. Sie ist ein überragend häufiges, unspezifisches Symptom. „Angst" im Sinne einer Neurose ist jedoch nur dann zu klassifizie-

Tabelle 58. Bestimmte Persönlichkeitstypen, die unmerklich in besondere Neurosen übergehen können [105]	
Persönlich-keitstyp	Symptomatologie
1 Paranoid	Dauernd „auf der Hut sein", Mißtrauen, Streitsucht; Einsichtslosigkeit, Humorlosigkeit; Tadelsucht; Selbstüberschätzung, Selbstgerechtigkeit
2 Zyklothym	Rezidivierende Schübe von Depression und gehobener Stimmung, die sich nicht durch äußere Lebensumstände erklären lassen; schwere Verstimmungszustände
3 Schizoid	Kontaktstörung, Vereinsamung, Geheimniskrämerei; Unbehagen bei näherer menschlicher Beziehung; oft exzentrisch, energielos; wenig Freunde
4 Explosiv	Ausbrüche von Wut und Aggression, die nicht mit der sonstigen Persönlichkeitsstruktur übereinstimmen, oft durch geringfügige Provokationen ausgelöst; der Kranke bemerkt, daß er die Kontrolle über sich selbst verliert, was er nachher bedauert
5 Zwanghaft	Dauernde Schwierigkeiten mit selbsterrichteten Schemata; übermäßige Besorgnis um sein Selbstwert-gefühl; gespannte Beziehungen zu den Mitmenschen, was zur Isolation führt; Unfähigkeit, sich zu ent-spannen, schwere Hemmungen; Anfälligkeit für Depressionen
6 Hysterisch	Unreife Persönlichkeit, schauspielerisches Gehabe, Sexualisierung aller Beziehungen, geringe Frustrationstoleranz, nur seichte menschliche Beziehungen, Hörigkeit
7 Asthenisch	Dauernde Schwäche, leichte Ermüdbarkeit, leichtere Verletzlichkeit, geringe Abwehr in Streßsituationen, wenig Energie und Aggressivität
8 Passiv--aggresiv	Obstruktives Verhalten. Sturheit, zweckgerichtete Fehlleistungen und Unterlassungen; Unverträglichkeit gegenüber Autorität, Auseinandersetzungen wegen Anordnungen, oft Schwierigkeiten mit ärztlichen Verordnungen; Externalisierung von Konflikten und Neigung, anderen die Schuld für unliebsame Ereignisse zuzuschieben
9 Inadäquat	Dauernde Unfähigkeit, den normalen Anforderungen des Lebens zu genügen, ohne daß eine Störung der geistigen Entwicklung vorliegt; schwere Abhängigkeit von anderen; Tendenz, versorgt oder von öffentlicher Hilfe abhängig zu werden
10 Antisozial („Soziopath")	Unsoziales oder antisoziales Verhalten in Konflikt mit der Gesellschaft; Selbstsucht, Herzlosigkeit Triebhaftigkeit. Mangel an Loyalität, geringes Schuldgefühl; geringe Frustationstoleranz; Neigung andere zu tadeln, und eine lange Anamnese von menschlichen und sozialen Schwierigkeiten und Strafen.

ren, wenn eine gesteigerte, ungerichtete Angstbereitschaft vorliegt [35].

11.8 Apoplexie

Der „Gehirnschlag" ist ein relativ häufiges Ereignis in der Allgemeinmedizin. Statistisch nimmt das *„Bild eines apoplektischen Insultes" (Schlaganfall)* (C/D) immerhin denselben Rang ein wie *„appendizitische Bilder"* (vgl. B 6.6). Die über 65jährigen sind dabei besonders betroffen, jedoch auch bereits jüngere Jahrgänge.

Das Krankheitsbild „Schlaganfall" hat im wesentlichen 3 Ursachen:

– Hirnembolie (Ausgangspunkt der Embolie aus dem linken Vorhof, dem linken Herzohr, der linken Herzkammer oder von der Mitralklappe);
– arterielle Thrombose mit oder ohne Embolie im Bereich der hirnversorgenden Gefäße (seltener, meist bei älteren Patienten);
– (seltener) Hirnblutung.

Auch wenn nicht alle zerebralen Gefäßprozesse plötzlich als Schlaganfälle evident werden, stellt jedoch jede akut eintretende Lähmung und noch mehr jede Bewußtseinsstörung eine echte Notfallsituation dar.

Zum wesentlichen *Erscheinungsbild* eines Schlaganfalls gehören:
– der unterschiedliche Zeitablauf (flüchtig, stationär, progredient),

– die unterschiedlichen Ausfälle in Abhängigkeit vom Ort und von der Größe des Geschehens (ischämischer Herd, Infarkt oder Tumor).

Zum „Bild einer Apoplexie" zählen aber auch die transitorisch-ischämischen Attacken (TIA[10], Dauer weniger als 1 Tag) und die prolongierten reversiblen ischämisch-bedingten Ausfallerscheinungen im Bereich des Nervensystems (PRIND[11]; Dauer mehr als 1 Tag, weniger als 1 Woche).

Möglichen Komplikationen bei Bettlägerigen (z.B. Versteifung, Kontrakturen, Thrombosen, Durchliegen) muß durch adäquate Maßnahmen von vornherein begegnet werden.

> **„Rehabilitation beginnt spätestens sofort!"**

11.8.1 Ischämischer Insult

Ischämische zerebrale Insulte zeigen Vorboten (Übersicht 38), die recht unspezifisch sein können.

Die Bedeutung solcher Vorboten wird jedoch meist unterschätzt oder erst gar nicht wahrgenommen, so daß eine TIA mit wichtigen Funktionsstörungen (Tabelle 59) folgen kann. Diese wiederum kann Vorbotin eines kompletten Schlaganfalles sein.

> **Unabhängig von Stärke und Dauer der Funktionsstörungen bei TIA ist die unverzügliche Überweisung oder Einweisung in den spezialistischen Bereich angezeigt (drohender Infarkt!).**

Der Hausarzt sollte bei älteren Patienten, v.a. jedoch bei Patienten mit den in Übersicht 38 aufgeführten Prodromalzeichen, die kraniozervikalen Arterien palpieren und im Hinblick auf mögliche hämodynamisch relevante Stenosen auskultieren (Abb. 93).

Dabei gilt als Regel, daß Geräusche erst bei einem Einengungsgrad über 50% hörbar werden (*Cave:* Artefakte, fortgeleitete Herzgeräusche).

> **Jeder auf eine zerebrale Durchblutungsstörung verdächtige Patient sollte über den Karotiden auskultiert werden. Bei TIA ist die Gefäßauskultation obligat.**

---

[10] TIA: „transient ischemic attack".
[11] PRIND: „prolonged reversible ischemic neurological deficit".

Übersicht 38. Prodromi ischämischer Insulte [227]

– Kopfschmerzen,
– Abgeschlagenheit,
– Gedächtnisstörungen,
– Schwindelerscheinungen,
– Schlafbedürfnis,
– Schlafstörungen,
– Verwirrtheit,
– Parästhesien,
– Unruhezustände,
– fokale epileptische Anfälle.

Tabelle 59. Wichtige Funktionsstörungen bei transitorisch-ischämischen Attacken (TIA) in Abhängigkeit vom arteriellen Versorgungsgebiet [135]

A. carotis interna	A. vertebralis
Amaurosis fugax (plötzlicher einseitiger Visusverlust)	Schwindel
	Ohrgeräusche
Flüchtige Hemi-/Monoparese	„drop attacks"
Flüchtige Hemi-/Monoanästhesie	Synkopen
Flüchtige Hemianopsie	Dysarthrie
Flüchtige Aphasie	Doppelbilder

Die Dopplersonographie der extrakraniellen Gefäße ist ein wichtiges Suchverfahren von hohem Aussagewert.

11.8.2 Hirnblutungen

Kleinere Blutungen weisen eine ähnliche Symptomatik auf wie TIA oder ein ischämischer Hirninsult (s. oben); die Differenzierung gelingt in der Praxis i. allg. nicht.

Größere Blutungen sind durch das Leitsymptom der initialen Bewußtlosigkeit charakterisiert. Dazu können weitere typische Zeichen, z.B. schnarchende Atmung, exzessive Blutdruckwerte, gerötetes, zyanotisches Gesicht, Hemiparese treten.

Sofortige Krankenhauseinweisung ist in jedem Fall erforderlich; die Prognose ist ernst. Zerebrale Krampfanfälle sind sowohl bei ischämischen als auch bei blutigen Insulten möglich. Sie müssen in jedem Fall schnellstens unterbrochen werden!

Bei offensichtlich infauster Prognose (tiefes Koma, Cheyne-Stokes-Atmung, mehrfach vorausgegangene Insulte, hohes Alter) und vorhandener häuslicher Pflege kann auf die Einweisung verzichtet werden [97].

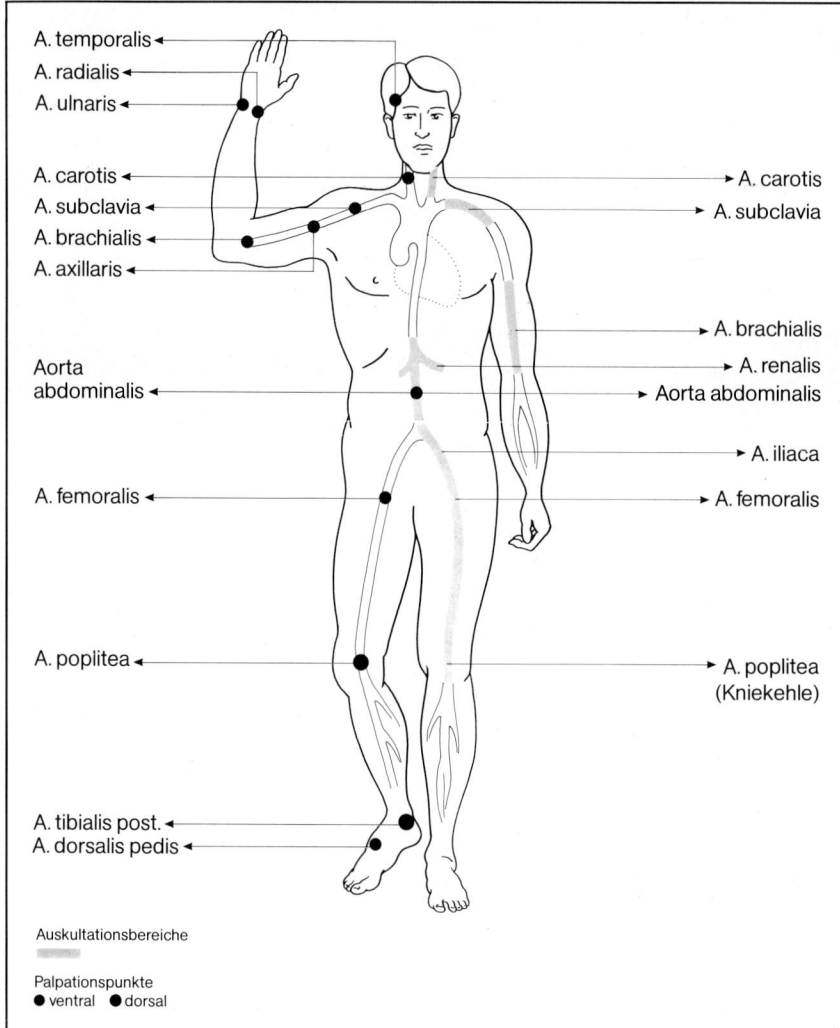

A. temporalis
A. radialis
A. ulnaris

A. carotis
A. subclavia
A. brachialis
A. axillaris

Aorta
abdominalis

A. femoralis

A. poplitea

A. tibialis post.
A. dorsalis pedis

A. carotis
A. subclavia

A. brachialis
A. renalis
Aorta abdominalis

A. iliaca

A. femoralis

A. poplitea
(Kniekehle)

Auskultationsbereiche

Palpationspunkte
● ventral ● dorsal

Abb. 93. Die wichtigsten Palpations- und Auskultationspunkte. Die Palpation soll alle tastbaren Pulse umfassen. Bei der Auskultation orientiert man sich an den typischen Palpationspunkten

11.9 Epilepsiebilder

Alle epileptischen Anfälle sind durch ihr plötzliches und periodisch wiederkehrendes Auftreten charakterisiert. Hat der Allgemeinarzt aufgrund der Schilderung des Patienten oder seiner Angehörigen den Eindruck, es könnte sich erstmals ein epileptischer Anfall ereignet haben, dann nimmt er vorteilhafterweise Programm Nr. 62 („Epilepsie-Standard") zur Hand.

Epileptische Bilder (C) können sich dabei sehr unterschiedlich präsentieren und reichen von motorischen Entäußerungen bis zu psychischen Veränderungen.

Vom praktischen Gesichtspunkt aus ist folgende *Unterscheidung* sinnvoll:

– generalisierte Anfälle *mit* motorischen Entäußerungen (wesentlicher Vertreter: Grand-mal-Anfall),
– generalisierte Anfälle *ohne* motorische Begleiterscheinungen (Petit-mal-Anfall).

Daneben gibt es noch Sonderformen.

Tabelle 60. Häufigkeit (Rang) des Beratungsergebnisses „Multiple Sklerose" in allgemeinmedizinischen Praxen in Österreich [37], in der Schweiz [151] und in Frankreich/Paris [237]

Beratungsergebnis (BE)	Österreich		Schweiz	Frankreich
	Braun 1954–1959	Braun 1977–1980	Landolt-Theus 1983–1988	Sourzac/Very 1988–1990
Multiple Sklerose	334[a]	254	185	228

[a] Nicht regelmäßig häufig

Was für die Psychosen (vgl. B 11.6.1) und Demenzen (vgl. B 11.6.3) bezüglich der Problematik verschiedener spezialistischer Einteilungsvorschläge im Hinblick auf die Praxisrelevanz gesagt wurde, gilt auch für die Epilepsiebilder. Grundsätzlich sollte der Allgemeinarzt zum frühestmöglichen Zeitpunkt den Spezialisten im ambulanten oder stationären Bereich konsultieren. Die vornehmliche Aufgabe des Hausarztes besteht eher in der *Langzeitbetreuung* der Patienten und der *Beratung* der Angehörigen.

Das zerebrale Anfallsleiden wird medikamentös mit dem Ziel behandelt, die Krampfschwelle zu erhöhen und dadurch die Anfallshäufigkeit zu vermindern oder die Anfälle ganz zu verhindern.

Generell gilt, daß Epileptiker v.a. nicht an Maschinen mit frei beweglichen Teilen, nicht am offenen Feuer und nicht in exponierter Lage arbeiten sollen.

In der Regel wird heute eine 2- bis 3jährige Anfallsfreiheit vor Erteilung oder Wiedererteilung der Fahrberechtigung gefordert [155]. Eine Epilepsie ist kein Grund, von einer Schwangerschaft abzuraten [5].

Von einem *Status epilepticus* wird dann gesprochen, wenn der Anfall über 10 min dauert und zwischendurch das Bewußtsein nicht zurückkehrt.

11.10 Parkinson-Krankheit

Der *M. Parkinson* nach klassischer Definition (James Parkinson, 1817) zeigt folgende Hauptsymptome:

– Akinesie,
– Rigor,
– Tremor.

Hinzu kommen gehäuft

– Depressionen,

– vegetative Störungen wie Temperaturüberempfindlichkeit,
– erhöhte Schweiß- und Talgsekretion sowie
– Obstipation.

Im allgemeinmedizinischen Krankengut sind die Altersgruppen der über 45jährigen betroffen [37].

Während die voll ausgebildete Krankheit durch das typische Auftreten und Aussehen der Patienten (nach vorn geneigte Haltung, Maskenstarre des Gesichts, verlangsamte Bewegungsabläufe, kleinschrittiger Gang, leise Sprache) charakterisiert und einfach zu klassifizieren ist, lassen sich die frühen Stadien mit ihrer diffusen Symptomatik oft nur schwer erkennen und werden leicht als Depression, Demenz, allgemeine Alterserscheinung oder „Rheumatismus" (wegen Muskelschmerzen und Verspannungen/Rigor) verkannt.

Wenn der *Tremor* als Symptom überwiegt, wird man rascher an einen M. Parkinson denken. Typisch ist der Ruhetremor, gelegentlich der Halte- und Intentionstremor. Die Masse der Fälle betrifft den „senilen" Tremor. Die Tremordiagnostik erfolgt im spezialistischen Bereich.

11.11 Multiple Sklerose

Neue Fälle von *Multipler Sklerose (MS; Enzephalomyelitis disseminata)* sieht der Arzt selten (1 neuer Fall auf 3 Dauerfälle im Beobachtungszeitraum von 3 Jahren); die MS gehört jedoch noch zu den regelmäßig häufigen Vorkommnissen in der Allgemeinpraxis (Tabelle 60).

Die Symptomatik tritt beim Frühfall ganz uncharakteristisch in Erscheinung. Immerhin lassen Kombinationen von Sehschwäche/Sehverlust, Augenmuskellähmungen, skandierender Sprache, spastischen Lähmungen, Blasen- und Mastdarmstörungen,

Parästhesien zusammen mit Euphorie früher oder später an eine Enzephalomyelitis disseminata denken. Für solche Fälle ist das Programm Nr. 64 („MS-Standard") gedacht.

Durch differenzierte Liquoruntersuchungen und die Kernspintomographie (NMR) ist die Diagnostik der MS im spezialistischen Bereich erheblich verbessert worden.

Thematik des Fachgesprächs

Aufgabe

Besprechen Sie die in Übersicht 39 aufgeführten Beratungsergebnisse „Beschwerden und Erkrankungen im Bereich der Nerven und Psyche" anhand der nachfolgenden Fragen und der bei den entsprechenden Beratungsergebnissen aufgeführten Zusatzfragen!

Übersicht 39. Beschwerden und Erkrankungen im Bereich der Nerven und der Psyche

- **Regelmäßig häufig in der Allgemeinmedizin:**
- Polymorphe, wahrscheinlich nichtorganische Beschwerden,
- Nervositas,
- Depressionen,
- Alkoholismus,
- Psychosen,
- Apoplexie,
- Alkoholismus,
- Parkinson-Krankheit,
- Epilepsiebilder,
- Neurosen,
- multiple Sklerose,
- Tic.

Fragen
„Beschwerden und Erkrankungen im Bereich der Nerven und der Psyche"

1. Ungefähre Häufigkeit in der Allgemeinpraxis.
2. Notwendigkeit und Dringlichkeit des Hausbesuches.
3. Bevorzugung bestimmter Altersgruppen, Geschlechtsverteilung.
4. Patientenklage: „Was klagt der Patient? Was berichten spontan die Angehörigen?". Erscheinungsbild des Patienten?
5. Ursache/Auslöser/Disposition; „Was fragt der Arzt? Woran denkt er? Was fragt der Arzt die Umgebung des Patienten?

6. Lokalbefund(e), gezielte körperliche Untersuchung: „Was sieht der Arzt im einzelnen, was prüft er?"
7. Dokumentation: „Was notiert der Arzt?" (z.B. charakteristische Zitate des Patienten oder der Angehörigen), Eindrücke von Patient und seiner Umgebung, Beobachtungen, Untersuchungsergebnisse, Vermerk über Aufklärungsarbeit.
8. Falsifizierung, Exklusion: („Es sieht so aus wie ..., aber was ist es wirklich?"), z.B. Alkoholrausch und Schädel-Hirn-Trauma, Epilepsiebild und Gehirntumor.
9. Beispiele für Abwendbar gefährliche Verläufe („Alles immer ernst nehmen!"), z.B. flüchtige Sehstörungen, versteckte Todesandeutungen. Beurteilung der Suizidgefährdung.
10. Abwartendes Offenlassen („Wie lange zuwarten?").
11. Vorangegangene Selbstmaßnahmen des Patienten oder Maßnahmen seiner Umgebung.
12. Entscheidung des Hausarztes über das Procedere (Alleinbetreuung? Überweisung? Einweisung? Geschlossene Anstalt? Rehabilitationsmaßnahmen? Zusammenarbeit mit dem Spezialisten in geteilter Verantwortung?).
13. Therapeutisches Vorgehen akut- und langzeitgerichtet. Medikamente, Gesprächstherapie.
14. Beratung und Führung des Patienten, seines Partners und/oder seiner Angehörigen (z.B. Hinweise auf Laienliteratur, Gespräche mit dem Patienten, mit seinen Angehörigen, mit dem Betriebsarzt).
15. Indikationen für gezielte Laboruntersuchungen (z.B. Blutbild und Leberenzyme, Drug-Monitoring).
16. Indikationen für spezialistische Untersuchungen, z.B. Elektroenzephalographie (EEG), optisch und akustisch evozierte Potentiale, Schä-

delröntgenaufnahme (kraniale Computertomographie (CT), Kernspintomographie (NMR), zerebrale Angiographie, Hirnszintigramm, Echoenzephalographie, Doppler- und Duplexsonographie.

17. Zusammenarbeit mit den Hilfsberufen (z.B. Krankengymnast, Sprachtherapeut), mit Pflegekräften (z.B. Gemeindeschwester).
18. Selbsthilfegruppen (Motivation zur Mitarbeit, zugrundeliegendes Therapieprinzip).
19. Soziale Hilfen (z.B. Arbeitsplatzsicherung, Hilfsmittel für Behinderte, Aufnahme in Tagesklinik, Pflegeabteilung, behindertengerechter Arbeitsplatz, Umschulung).

Zusatzfragen „Depressionen"

- Beispiele für verschiedene Depressionsformen (z.B. Erschöpfungsdepression, reaktive Depression). Diskussion der Wertigkeit klinischer Einteilungsprinzipien für die Allgemeinmedizin.
- Mögliche Ursachen für organische Depressionen (z.B. Klimakterium, Zerebralsklerose, senile Demenz, Schädeltraumen, Epilepsie, Alkoholismus).
- Körperliche (funktionelle) Symptome (z.B. allgemeine körperliche Abgeschlagenheit, Ein- und Durchschlafstörungen, morgendliches „hangover", Kloßgefühl, Kopfschmerz, Schwindel, Sexualstörungen, tages- und jahreszeitliche Schwankungen des Befindens).
- Psychische Symptome (z.B. traurige Stimmung, innere Leere, Denkhemmung, Angst, Verdrießlichkeit, Antriebsarmut, innere Unruhe).
- Präsentation des depressiven Zustandes bei Kleinkindern, Schulkindern oder Jugendlichen (z.B. Verhaltensstörungen, Schulschwäche).
- Psychopharmakotherapie bestimmter Verhaltensstörungen (z.B. Nagelbeißen, Einnässen).
- Abschätzung der Suizidalität *Merke:* Klares Ansprechen auf Selbstmordgedanken: „Haben Sie schon einmal daran gedacht, sich das Leben zu nehmen?".
- Verhaltensvorschläge für den Arzt im Gespräch mit depressiven Patienten (z.B. ruhig zuhören, vorsichtig fragen, nicht vorschnell trösten, die geschilderten Beschwerden akzeptieren, die geplanten Behandlungsmethoden kurz darstellen, Gespräch aufrechterhalten, Zuversicht und Konstanz zeigen; falsche Aktivitäten und Ratschläge ver-

meiden: z.B. Kur als Therapieersatz, Drängen zu Entscheidungen).
- Soziotherapie (z.B. Besprechung und Planung von Beschäftigungsmaßnahmen, Arbeit und Freizeit. Soziales Training wie Einkaufen, Gaststättenbesuch).
- Beispiele für Psychopharmaka (Stoffgruppen und Handelspräparate) im Hinblick auf ihre praktische Anwendung:

Neuroleptika (Antipsychotika):
- trizyklische Neuroleptika (Phenothiazinderivate), z.B. Chlorpromazin (Megaphen®), Levomepromazin (Neurocil®), Promethazin (Atosil®), Fluphenazin (z.B. Dapotum®).
- Butyrophenonderivate wie Haloperidol (Haldol®), Fluspirilene (Imap®), Melperon (Eunerpan®).

Antidepressiva:
- trizyklische Antidepressiva wie Amitriptylin (z.B. Saroten®, Doxepin (z.B. Aponal®), Imipramin (z.B. Tofranil®);
- tetrazyklische Antidepressiva wie Maprotilin (Ludiomil®);
- nichttrizyklische Antidepressiva wie Mianserin (Tolvin®), L-Tryptophan;
- Monoaminooxidase-(MAO)-Hemmstoffe (z.B. Jatrosom® bzw. Aurorix® = selektiver und reversibler MAO-Hemmstoff),
- Lithiumsalze (Quilonum®).

Tranquilizer (Anxiolytika):
- Benzodiazepinderivate wie Diazepam (z.B. Valium®) und Oxazepam (z.B. Adumbran®);
- niedrig dosierte Neuroleptika wie Fluspirilen 1,5 mg (Imap® 1,5 mg).

- Wesentliche Nebenwirkungen von trizyklischen Neuroleptika (z.B. übermäßige Sedierung, Hypotension, Herzrhythmusstörungen, anticholinerge Nebenwirkungen wie Mundtrockenheit, Akkommodationsstörungen, Obstipation, Miktionsstörungen sowie Hyperprolaktinämie, Leukopenien und Agranulozytosen, extrapyramidalmotorische Störungen wie Früh- und Spätdysinesien).
- Wesentliche Nebenwirkungen von Benzodiazepinen (z.B. Toleranz und Abhängigkeit, Hangover, Muskelschwäche).
- Mögliche Depressionsauslösung durch bestimmte Pharmaka (z.B. Reserpin, α-Methyldopa, Indometacin, Kontrazeptiva, Steroide).

- Weitere Anxiolytika außer Benzodiazepinen und niedrig dosierten Depotneuroleptika: β-Rezeptorenblocker, Hypnotika (z.B. Barbiturate).
- Behandlungsversuch bei bestimmten therapieresistenten „Algien" (z.B. Zoster- oder Tumorschmerzen) mit Antidepressiva.
- Behandlungsversuch von Schlafstörungen mit Antidepressiva und dem Butyrophenonderivat Melperon (Eunerpan®).
- Schilderung der medikamentösen ambulanten Einstellung eines depressiv-gehemmten Patienten (z.B. gezielte Befragung des Kranken und seiner Angehörigen, Wahl des Medikamentes, initiale Gabe, Dauermedikation, mögliche Zusatzmedikation, begleitende Gesprächstherapie, Therapiedauer, Ausschleichen oder Absetzen, wichtige Interaktionen mit anderen Medikamenten, Gegenanzeigen).
- Beispiel für die medikamentöse ambulante Einstellung eines 60jährigen agitiert-depressiven Patienten.
- Complianceproblematik bei der Einnahme von Antidepressiva.
- Blutspiegelkontrolle bei Lithiumeinnahme.

Zuatzfragen „Selbstmordpläne"
- Soziale Risikogruppe, z.B. Alleinstehende, Großstädter, Ärzte, Schüler und Studenten, Suchtkranke, Arbeitslose. Risikosituationen, z.B. große Festtage, Partnerverlust.
- Erörterung der Problematik der Einweisung in eine geschlossene Anstalt.

Zusatzfragen
„Alkoholismus" und „Nikotinabusus"
- Erörterung der Problematik und der Chancen eines ambulanten Entzuges.
- Trinkgewohnheiten (z.B. Reichtums-, Elends-, Fernsehalkoholismus, Trinksitten bestimmter Kulturkreise).
- Einteilung der Alkoholiker nach Jellinek (Alpha- bis Epsilon-Alkoholiker).
- Abwendbar gefährlicher Verlauf (z.B. Delirium tremens, epileptische Anfälle bei Alkoholismus, Suizidalität).
- Alkoholismus und möglicher Organbefall, z.B. Leber, Pankreas, Gehirn (z.B. Epilepsie, Psychose, zerebelläre Schäden), Magen und Darm, Nerven (Optikusatrophie, Polyneuropathie), Herz (Kardiomyopathie).
- Alkoholismus und Stoffwechselprobleme, z.B. Fett-, Purin-, Kohlenhydrate-, Mineralsalzstoffwechsel (Kalium, Magnesium).
- Entgiftungs- und Entwöhnungsbehandlung (ambulant oder stationär?), Nachsorge. Voraussetzungen für die Gewährung von stationären Entwöhnungsbehandlungen (Vorliegen einer Abhängigkeit, Abhängigkeit kann ambulant nicht ausreichend behandelt werden, Motivation des Kranken). Problematik bei fehlender Kooperation.
- Medikamente zur Behandlung des Prädelirs (z.B. Distraneurin®, Haldol®).
- Behandlung mit Distraneurin® (orale Mediktion) unter ambulanten Bedingungen: Dosierung, Problematik der Abhängigkeit (nicht länger als 14 Tage!).
- Problematik der parenteralen Distraneurin®-Gabe (Gefahr von Atemdepression und Blutdruckabfall).
- Erörterung des Einsatzes von Nootropika bei zerebralen Alkoholschäden (z.B. Pirazetam).
- Die Säulen der Therapie in der Nachbehandlung (Selbsthilfe und Fremdhilfe; Selbsthilfegruppen wie Anonyme Alkoholiker, Kreuzbund, Blaukreuz).
- Prognostik (auch in Abhängigkeit von verschiedenen sozialen Risikofaktoren).
- Akuter Alkoholismus („Rausch"): Falsifizierung („Es sieht so aus wie ..., aber was ist es wirklich?"), Abwendbar gefährlicher Verlauf (z.B. Ersticken durch Erbrochenes); Problematik der Unterkühlung, der vorausgegangenen Einnahme von Medikamenten; ärztliche Maßnahmen (z.B. Lagerung, Kreislaufstützung, Einweisung).
- Alkohol und Schwangerschaft (z.B. gehäuft Aborte und fetale Mißbildungen).
- Alkoholismus und Sexualität.
- Kritische Menge reinen Alkohols pro Tag in Abhängigkeit vom Geschlecht.
- Zwangsunterbringung nach dem Unterbringungsgesetz oder im Rahmen einer zu errichtenden Pflegschaft über das zuständige Amtsgericht (Indikation und Organisation).
- Nikotinabusus: Mögliche Gründe (in fallender Reihenfolge), z.B. aus Gewohnheit, Genuß, Nervosität, zur Beruhigung, zur Entspannung, aus

Langeweile, zur Überbrückung von Pausen, zur Anregung, Appetitminderung [251].

- Mögliche Methoden zur Raucherentwöhnung (z.B. Gruppentherapie, Nikotinpflaster, Akupunktur).

Zusatzfragen „Psychosen"

- Beschreibung verschiedener Symptome, die an eine Schizophrenie denken lassen.
- Beschreibung verschiedener Symptome, die an ein hirnorganisches Psychosyndrom (HOPS) denken lassen:
  z.B. Nachlassen von Initiative, Interesse und Leistungsfähigkeit, Vergeßlichkeit, Gereiztheit.
  Später: Zerstreutheit, Perseveration im Gespräch, im Handeln und in Gedanken, lückenhaftes Frischgedächtnis, veränderte Stimmungslage wie Apathie oder Euphorie, Affektinkontinenz, Stimmungslabilität.
  Später: Entgleisungen im gesellschaftlichen Umgang und Benehmen, Vernachlässigung der Körperpflege, Verschlechterung des Urteilsvermögens.
  Später: Entwicklung paranoider Ideen und Wahnvorstellungen.
- Möglichkeiten der medikamentösen Behandlung der verschiedenen Symptome des hirnorganischen Psychosyndroms (HOPS) mit Psychopharmaka: Antidepressiva, u.a. trizyklische Substanzen; Butyrophenonderivate wie Melperon (Eunerpan®); Nootropika; trizyklische Neuroleptika; vasoaktive Substanzen (z.B. Mutterkornalkaloide, Ginkgo biloba; Nicergolin, z.B. Sermion®).
- Alkohol- und Drogenpsychosen: Umgang mit dem Patienten, Abwendbar gefährliche Verläufe, Akut- und Langzeitbehandlung. Beispiel für Medikamentenpsychose: Dopaminpsychose bei Gabe von L-Dopa bei der Behandlung des M. Parkinson.
- Behandlung der Alterspsychosen (z.B. soziale Hilfe, aktivierende Pflege, körperliche und kognitive Aktivierung, Psychotherapie).
- Anticholinerge Nebenwirkungen von Trizyklischen Antidepressiva (Verstärkung der Verwirrtheit, Herzrhythmusstörungen, Miktionsbeschwerden, Glaukomauslösung, Mundtrockenheit, Obstipation). *Achtung:* ältere Patienten!

Zusatzfragen „Apoplexie"

- Wichtige *Untersuchungstechniken* beim Bild eines apoplektischen Insults, z.B. Blutdruckmessung beidseits, Gefäßpalpation und -auskultation, Pupillenreaktion, Herzauskultation, Herzrhythmuskontrolle (EKG: Vorhofflimmern als wichtige Ursache für zentrale Embolie), Auskultation der Halsarterien, Babinski-Reflexprüfung als eines der Zeichen für mögliche Pyramidenbahnläsion, Pupillenerweiterung auf der Herdseite, beide Augen blicken in Richtung des Herdes („schauen den Herd an" – Déviation conjuguée).
- *Maßnahmen* während der akuten Schlaganfallphase (z.B. Schaffung eines venösen Zugangs, Kreislaufstabilisierung, Bekämpfung eventueller Krampfanfälle, Einleitung einer antithrombotischen Therapie, z.B. mit i.v.-Azetylsalizylsäure). Krankenhaustransport mit ärztlicher Begleitung?
  Cave: Vermeidung von zu starker Blutdrucksenkung, von zu rascher Diurese!
- Aussagekraft und mögliche Belastung des Patienten durch bestimmte Untersuchungstechniken im spezialistischen Bereich, z.B. Dopplersonographie, zerebrale Angiographie, digitale Substraktionsangiographie (DSA), Computertomographie (CT), Kernspintomographie (NMR), Hirnszintigraphie, Liquordiagnostik, EEG.
- *Häusliche Führung und Betreuung poststationär*, aber auch anstelle einer stationären Behandlung. z.B. Lagerung inklusive Dekubitusprophylaxe, Überwachung der Blasenfunktion und Stuhltätigkeit, Nahrungszufuhr (transnasale Sondenernährung bei fehlendem Schluckreflex, perkutan über Endoskopie gesteuerte Gastrostomie/PEG). Mobilisation und Bewegungstherapie, Aphasiebehandlung, Förderung der Selbständigkeit in Alltagsverrichtungen (Ergotherapie), Pharmakotherapie möglicher depressiver Begleitsymptomatik.
- *Langzeittherapie:* Auf Gefäß-Risikofaktoren und Grunderkrankungen achten, z.B. Rauchen, orale Kontrazeption, Hyperlipidämie, Hypertonie, Diabetes mellitus, Polyglobulie.
- Diskussion der *Antikoagulanzienbehandlung* mit Dicumarol-Derivaten (z.B. Marcumar®), Diskussion der Gabe von Thrombozytenaggregationshemmern: Dauer der Behandlung, Kontrollen, Kontraindikationen, Interaktion mit anderen Arzneimitteln.

- Diskussion des möglichen Zusammenhangs zwischen Einnahme von Kontrazeptiva und Auftreten von Insulten bei rauchenden Frauen.

Zusatzfragen „Epileptische Bilder"
- Beispiele für nichtepileptische Anfälle (z.B. Affektkrämpfe, synkopale Anfälle, psychogene Anfälle, Narkolepsie, Pavor nocturnus).
- Mögliche Ursachen der symptomatischen Epilepsie (z.B. Hirntumoren, Meningoenzephalitis, vorausgegangene Traumen, perinatale Hirnschäden, genetische Faktoren).
- Ratschläge zur Lebensführung (z.B. Vermeidung von Anfallsprovokationen wie Schlafentzug, Alkohol, Lichtreize, übermäßiger Nahrungs- und Flüssigkeitszufuhr, seelischer und körperlicher Überanstrengung: Führen eines Anfallskalenders).
- Probleme der Compliance (z.B. jahrelange Medikamenteneinnahme, unregelmäßige Einnahme, eigenmächtige Dosisreduktion, Therapieverweigerung, Anfallsprovokationen).
- Wichtige Stoffgruppen von Antikonvulsiva: Carbamazepin (z.B. Tegretal®), Phenytoin (z.B. Zentropil®), Primidon (z.B. Mylepsinum®), Phenobarbital (z.B. Luminal®, Maliasin®); für den Anfall, z.B. Benzodiazepine (Valium®).
- Mögliche wichtige Nebenwirkungen bei Einnahme von Antikonvulsiva (z.B. Müdigkeit, Obstipation, Exanthem). Durch Beeinträchtigung des Vitamin-D-Stoffwechsels und der enteralen Kalziumresorption bei Kindern Rachitis, bei Erwachsenen Osteomalazie möglich (Vorsicht bei Chirotherapie!).
- Charakteristische Nebenwirkung von Phenytoin: Gingivahyperplasie.
- Medikamente, die zu einer Erhöhung der Anfallsbereitschaft führen können (z.B. Euphyllin®, Analgetika, Steroide, orale Ovulationshemmer, Neuroleptika).
- Antiepileptika und Fahrerlaubnis für Kraftfahrzeuge sowie Ausübung bestimmter Berufe wie Dachdecker.
- Epilepsie und Schwangerschaft.

- Vorgehen im *Notfall:* Organisation der Klinikeinweisung, ggf. mit Notarzt; bis dahin: langsame Injektion von Clonazepam (Rivotril®) oder Diazepam rektal, auch Phenobarbital.
- Laborüberwachung („drug monitoring") bei Antiepileptikaeinnahme (z.B. Kontrolle von Blutbild wie Leukozyten und Thrombozyten sowie Urinstatus, Antiepileptika-Serumspiegelbestimmung).
- Überlegungen zur Beendigung der Behandlung (3 Jahre lang anfallsfrei – während dieser Zeit im EEG keine Zeichen einer erhöhten Krampfbereitschaft; langsames Ausschleichen).
- Mögliche Wesensveränderung bei länger dauernder Epilepsie? Fraglicher Medikamenteneffekt?
- Verhalten bei epileptischen Anfällen (Beruhigung der erregten Angehörigen, richtige Lagerung des Patienten, Sicherung gegen Zungen- und Wangenverletzungen, keine Sauerstoffbehandlung bei Zyanose: Prolongierung des Anfalls!, parenterale Medikation).
- Mögliche Komplikationen beim Status epilepticus (z.B. Aspiration von Erbrochenem, Hypoxämie, Bißverletzungen).

Zusatzfragen „Parkinson-Krankheit"
- Mögliche Untersuchungen und Tests in der Allgemeinpraxis, z.B. Beobachtung des Gangbildes, Drehen und Wenden, Mitschwingen der Arme, gebeugter Kopf, Sturzgefährdung, Muskelspannung (Zahnradphänomen), Zittern, vegetative Symptome, Feinmotorik, Heiserkeit, Monotonie der Sprache, Seborrhöe, Speichelfluß, Gesichtsstarre, Schriftprobe (Mikrographie), Stimmungslage.
- Medikamentöse Therapie mit den Stoffgruppen Anticholinergika (z.B. Akineton®, Tremarit®), L-Dopa-Präparate (z.B. Madopar®, Nacom®), Amantadinderivate (z.B. PK-Merz®) und Prolaktinhemmer (z.B. Pravidel®).
- Behandlung des Tremors, z.B. versuchsweise β-Blocker wie Propranolol (Dociton®); stereotaktische Operationen.
- Zusätzliche Maßnahmen (z.B. Krankengymnastik, Logopädie, Ergotherapie).

12 Sonstige Beschwerden und Erkrankungen

Die in den Kapiteln B 1–11 vorgenommene Aufteilung läßt für das verbliebene Kapitel 12 einen völlig inhomogenen Rest „sonstiger" Beratungsergebnisse zurück. Da in der Medizin die Krankheits- und auch Klassifizierungsbegriffe sehr verschiedener Natur sind, gibt es in allen Systematiken Restrubiken, die bunt zusammengesetzt sind.

12.1 Diabetes mellitus

Die Furcht, zuckerkrank zu werden, ist in der Bevölkerung weit verbreitet. Manchem Laien sind vom Hörensagen schwere Spätschäden des *Diabetes mellitus* (C/D), z.B. Verlust des Sehvermögens oder Amputation eines Beines, bekannt.

Vielleicht wird über die Zuckerkrankheit in der Bevölkerung deswegen so viel gesprochen, weil einerseits die Gewinnung des Ausgangsmaterials (Harn) für die Untersuchung jederzeit problem- und schmerzlos möglich ist und zudem die Analyse selbst durch Teststreifen rasch, einfach und preiswert erfolgen kann.

Aber nicht nur die schweren Spätschäden, auch vermeintliche Frühsymptome (z.B. vermehrter Durst, Hautjucken) und das Wissen um familiäre Prädisposition sind zunehmend im Gesundheitsbewußtsein der Menschen verankert.

12.1.1 Rangverschiebung in der Statistik

Während der Diabetes mellitus in der Statistik der 50er Jahre noch Rang 144 eingenommen hatte [31], ist er im Krankengut der späten 70er [37], der 80er [151] und der frühen 90er Jahre [237] auf Platz 15 bzw. 28 bzw. 41 vorgerückt. Die Einflüsse, die zu dieser Rangverschiebung beigetragen haben, dürfen v.a. bei den durch die Überflußgesellschaft *veränderten Eßgewohnheiten* und der daraus häufig resultierenden *Übergewichtigkeit* zu suchen sein. Dazu kommen noch *Rückgang der schweren körperlichen Arbeit, Trägheit* sowie *steigende Lebenserwartung*. Daneben spielt gewiß auch die veränderte Diagnostik des Arztes mit der viel häufigeren Anwendung von Laboranalysen eine Rolle.

Am Diabetes erkranken bekanntlich v.a. die höheren Altersgruppen und da wiederum das weibliche Geschlecht. Das bestätigen langjährige Statistiken aus dem allgemeinmedizinischen Krankengut [37]. Jeder Allgemeinarzt wird dies aus seiner Erfahrung heraus bejahen können.

Bei 59 von 82 Diagnostischen Programmen für den Hausarzt wird eine Urinuntersuchung angeraten; erfahrungsgemäß wird jedoch trotz der massenhaft durchgeführten Streifentests nur selten ein neuer Diabetes mellitus entdeckt.

Ebenso steht es mit den Gesundenuntersuchungen. Auch dort ist die Erstfeststellung eines Diabetes die ganz große Ausnahme (vgl. unten).

12.1.2 Vermeintlich klassische Symptome

Jeder Hausarzt veranlaßt heute im Lauf der langjährigen Betreuung seiner Patienten aus verschiedenen Gründen, oftmals auch routinemäßig, wiederholt Urin- und Blutuntersuchungen, einschließlich auch auf Glukose. Darüber hinaus werden anläßlich verschiedener Früherkennungsmaßnahmen der Kassen, der Berufsgenossenschaften und im Rahmen von Untersuchungen von Jugendlichen nach dem Arbeitsschutzgesetz, bei Einstellungsuntersuchungen, bei Anforderungen von Gutachten der Versicherer usw. ebenfalls Analysen auf Urinzucker vorgenommen und die Blutzuckerwerte erhoben.

Dadurch ist heute die frühe Aufdeckung eines Diabetes mellitus in der Allgemeinpraxis die Regel geworden. Als Ausnahme davon gibt es jedoch von Zeit zu Zeit einen überraschend stark positiven Harnzuckertest bzw. einen weit überhöhten Blutzuckerwert – und das, obwohl der Patient diesbezüglich jahrelang unauffällig war. In solchen Fällen lenken erfahrungsgemäß nicht die vermeintlich klassische Klage „vermehrter Durst" in Richtung Diabetes, sondern Beratungsursachen wie „Juckreiz in der Scheide oder auf der Eichel", „erneut auftretende Abszesse", „unerwartet schwerer Krankheitsverlauf", „allgemeine Mattigkeit" oder „Gewichtsverlust". Gelegentlich bietet der Betroffene keine besonderen Symptome.

Krause hatte erstmals berufstheoretisch nachweisen können, wie häufig die sog. „klassischen" Diabetessymptome vorkommen und wie erstaunlich selten sie auf diabetischer Grundlage entstehen: „Es ist nicht alles Diabetes, was Durst hat" [136].

> **Bei jedem neuen Patienten, der sich bei einem Allgemeinarzt, insbesondere mit unklarer Symptomatik, vorstellt, sollte der Urin mittels Streifentest untersucht werden. Es geht dabei klarerweise nicht nur um den Diabetes, sondern auch um Nephropathien und anderes. Bei Patienten mit sog. Risikoprofil sollte auch nach einem latenten Diabetes mellitus gefahndet werden.**

Spezialisten (z.B. Augenarzt, Nervenarzt, Hautarzt, Angiologe) treten bei Abklärung bestimmter, auch mit Diabetes mellitus vergesellschafteter Beratungsprobleme, an den Hausarzt heran, eine Zuckerkrankheit auszuschließen. Dabei ist die Neuentdeckung eines Diabetes mellitus erfahrungsgemäß auch hier die Ausnahme von der Regel.

12.1.3 Verändertes Problembewußtsein

Während der Patient bei den Konsultationen meist schon damit zufrieden ist, offensichtlich nicht an „Zucker" erkrankt zu sein, geht es dem Arzt heute bei entsprechender Symptomatik (z.B. Adipositas – vgl. B 12.6.1; Gichtanfälle – vgl. Zusatzfragen „Hyperurikämie, Arthritis urica, Gicht" auf S. 64; koronare Herzkrankheit – vgl. B 5.3; Fettstoffwechselstörung – vgl. C 1.2.2; familiäre Disposition – vgl. C 1.2.2) darum, durch Belastungstests möglich vor dem Ausbruch der Krankheit eine diabetische Stoffwechsellage zu erfassen. Durch gezielte Maßnahmen (z.B. Diabetikerschulung, Gewichtsreduktion, Änderung der Ernährungsweise, vermehrte Bewegung, Vermeidung diabetogener Medikamente) kann manchmal das Manifestwerden einer Zuckerkrankheit hinausgezögert werden.

Eine solche langzeitgerichtete Denkweise ist heute in allen ärztlichen Fachgebieten eine Selbstverständlichkeit. Die Compliance der Patienten freilich ist leider unbefriedigend.

12.1.4 Diät

„Diät ist die Grundlage jeder Diabetestherapie". Dieses Prinzip besitzt weiterhin seine Gültigkeit, obwohl der Faktor Diät im Diabetesbehandlungskonzept nur einer von mehreren therapeutischen Gesichtspunkten ist (Abb. 94).

Wesentlich für die Höhe des Blutzuckers ist die Zufuhr an Kohlenhydraten. Die Mengen der anzurechnenden Kohlenhydrate werden in Deutschland und Österreich in Broteinheiten (BE) angegeben. Dadurch lassen sich die Nahrungsmittelmengen leichter abschätzen; 1 BE besitzt dieselbe Blutzuckerwirkung wie 12 g Traubenzucker (= 50 kcal). In der Praxis entsprechen 1 BE z.B.:

1 (hühnereigroße) Kartoffel, 1 mittelgroßer Apfel, 1/2 Brötchen, 1/2 Scheibe Brot oder 1 Glas Milch.

„Frei", weil sie den Blutzucker kaum erhöhen, sind fast alle Gemüsesorten in üblichen Mengen, wenn sie entsprechend zubereitet wurden.

Eine realistische Kohlenhydratezumessung liegt bei Alltagsbedingungen auf Dauer nicht unter 12 BE. Ein Berechnungsbeispiel für den täglichen Energiebedarf bei 3 verschiedenen Berufen gibt Übersicht 40.

Allen 3 Berechnungsbeispielen liegen isokalorische Kostbedingungen zugrunde, d.h. eine Gewichtsänderung findet nicht statt. Nun hatten aber die Personen in allen 3 Beispielen leichtes Übergewicht, so daß man hier pro Tagesbedarf 10% abrechnen kann, will man eine Gewichtsabnahme erreichen.

Übersicht 40. Berechnungsbeispiel für den unterschiedlichen Energiebedarf in Abhängigkeit vom Beruf [13]

Sekretärin
Größe 160 cm
Körpergewicht 66 kg
Broca-Index 1,10
Energiebedarf pro Tag 60 kg x 24 = 1440 kcal Grundumsatz
+ Leistungsumsatz (1/3) = 440 kcal
Gesamtenergiebedarf/Tag = 1880 kcal

Mechaniker
Größe 170 cm
Körpergewicht 80 kg
10 kg Übergewicht
Broca-Index 1,15
Sollgewicht 70 kg
Energiebedarf pro Tag 70 kg x 24 = 1680 kcal Grundumsatz
+ Leistungsumsatz (ca. 45%) = 760 kcal
Gesamtenergiebedarf/Tag = 2440 kcal

Zimmermann
Größe 180 cm
Körpergewicht 92 kg
Broca-Index 1,15
Sollgewicht 80 kg
Energiebedarf pro Tag 80 kg x 24 = 1920 kcal Grundumsatz
+ Leistungsumsatz (70%) = 1344 kcal
Gesamtenergiebedarf/Tag = 3264 kcal

Die täglich vom Körper benötigten Energiemengen unterteilen sich in den

Grundumsatz: Das ist diejenige Energie, die der Organismus täglich zum Leben braucht (sie liegt in der Größenordnung von 24 kcal pro kg Sollgewicht, so daß z.B. ein 60 kg schwerer Mensch mit ca. 1440 kcal Grundumsatz pro Tag rechnen muß) und in den

Leistungsumsatz: Das ist der Energieanteil, der für körperliche Betätigung zusätzlich erforderlich und demzufolge abhängig ist von der Art und Dauer der körperlichen Tätigkeit (Übersicht 40).

Generell gilt, daß leichte Arbeit etwa 1/3 des Grundumsatzes, mittelschwere etwa 40–50% und Schwerstarbeit 60–70% zusätzlich an Energie benötigen.

Die Verordnung der Broteinheiten (BE) hängt ab
- **vom Körpergewicht,**
- **vom Ausmaß der körperlichen Bewegung in Beruf und Freizeit,**
- **vom Alter (individuelle Diät!).**

Abb. 94. Diabetesbehandlung. Aktuelles Konzept [13]

Tabelle 61. Glykämischer Index (GI). Maß für die Resorptionsgeschwindigkeit der Kohlenhydrate (BZ = Blutzucker) [13]

	Lebensmittel	GI [%]
Hoher GI: schnelle Resorption, steiler BZ-Anstieg	Malzzucker	100
	Traubenzucker	100
	Karotten	92
	Kartoffelbrei/Cornflakes	80
	Bohnen (breit)	79
	Graubrot, weißer Reis	72
	Salzkartoffeln	70
	Weißbrot	69
Mittlerer GI: verzögerte Resorption, abgeschwächter BZ-Anstieg	Müsli, brauner Reis	66
	Bananen	62
	Rohrzucker	59
	Schrot+Korn („All-Bran-Cereal")	51
	Haferbrei	49
	Spaghetti	42
Niedriger GI: langsame Resorption, flacher BZ-Anstieg	Trockenbohnen	40
	Orangen	40
	Äpfel	39
	Yoghurt, Eiscrem	36
	Milch	34
	Trockenerbsen	33
	Linsen	29
	Fruktose	20
	Sojabohnen	

Der empfohlene Energieanteil an Kohlenhydraten in der Diabetesdiät liegt bei 40–50% des totalen Energiebedarfs. Obwohl beim Diabetes v.a. die Kohlenhydrate in den Nahrungsmitteln interessieren, muß letztlich die Gesamtkalorienzahl in der Diätberechnung auf der Basis des gegebenen Brennwertes (Joule/J) berücksichtigt werden. Dies ist beispielsweise in Amerika ausschließlich der Fall.

Es gibt kohlenhydrathaltige Nahrungsmittel, nach denen der Blutzucker aufgrund der unterschiedlichen faserreichen Struktur

– nicht oder kaum,
– deutlich oder
– sehr schnell ansteigt („glykämischer Index")
  (Tabelle 61).

Diskussionen gibt es seit Jahren um den Stellenwert des beliebten Nahrungsmittels Honig in der Diabetesdiät. Galt der Genuß früher als krasser Diätfehler, so ist Honig aufgrund des jetzt bekannten glykämischen Index von 87% durchaus ein Produkt, das man in der Diabetesdiät einsetzen kann [176].

> **Für den Diabetiker empfehlen sich 5–7 Mahlzeiten pro Tag, wobei 35% des täglichen Joule-(Kalorien-)Bedarfs mit dem ersten und zweiten Frühstück gedeckt werden sollen.**

Die Kohlenhydrate auf möglichst viele Mahlzeiten zu verteilen bedeutet (im Gegensatz beispielsweise zu 3 großen Essen), daß die Insulinfreisetzung nicht jedes Mal zu stark strapaziert wird. Dadurch werden Blutzuckerschwankungen erheblich abgeschwächt.

Auch bei den diätetischen Lebensmitteln für Diabetiker gilt es, die Broteinheiten und den oft sehr hohen Fettgehalt zu beachten. So muß jeder Diabetikerzucker nach BE berechnet werden. Eine kleine Portionsschale mit Diabetikermarmelade schlägt beispielsweise bereits mit 1 BE zu Buche. Im übrigen kann der Zuckeraustauschstoff Sorbit Durchfälle verursachen.

Die Problematik der Berechnung nach Broteinheiten (BE) wird auch an dem sog. „Diätmittel" Diabetikerbier deutlich: Obwohl es zwar durch seinen reduzierten Kohlenhydratanteil besticht, belastet es die Gesamtenergiebilanz durch seinen Alkoholanteil nicht unerheblich.

12.1.5 Diabeteskost: Zur Psychologie bei Arzt und Patient

Wie viele andere chronisch Kranke (Herzkranke, Hypertoniker, Rheumatiker), fordert auch der Zuckerkranke die psychologischen und pädagogischen

Fähigkeiten seines Hausarztes heraus. Jeder Diabetespatient ist zunächst einmal verschreckt vom Wort „Diät". Er sieht nur noch den Verzicht auf liebgewordene Eßgewohnheiten und fühlt sich in seiner Lebensfreude wesentlich eingeschränkt. Die Einhaltung und Überwachung einer angemessenen Diät stellen daher den Kranken gleichermaßen wie den Arzt vor vielfältige Aufgaben und Probleme: Einerseits wissen die Patienten, daß eine Diät nötig ist, andererseits halten sie sich – allen Vorhaltungen zum Trotz – erfahrungsgemäß um so weniger an die ärztlichen Vorschriften, je länger sie (ohne lästige Symptome) zuckerkrank sind.

Da Diätfehler beim Diabetiker – im Gegensatz zur Gicht – bekanntlich keine Schmerzen auslösen („Diabetes tut nicht weh!"), denkt der symptomlose Patient im allgemeinen, daß es mit seiner Krankheit nicht so schlimm sei, daß er also auch mal „sündigen" oder die Therapie wechseln könne. Das geschieht zunächst auch ohne besondere Folgen. So schiebt er seine fälligen Kontrolluntersuchungen des Blutzuckers z.B. auf die Zeit nach der Kirschenernte hinaus, er weicht auf „Wundermittel" (wie Sauerkrautsaft und Diabetikertee) aus oder erhöht eigenmächtig die bewußt vorgegebene Tablettenmengen, damit er „nicht auffällt". Aus Angst vor einer Rüge durch seinen Hausarzt hält er einige Tage vor der Kontrolle strenge Diät ein, um es nachher damit wieder weniger ernst zu nehmen. Je geringer der Leidensdruck, je vertrauter der Zustand oder je stabiler der Verlauf zu sein scheint, um so eher hört er außerdem auf nichtärztlichen Rat.

Die Zuckerkranken lassen sich – wie alle anderen Menschen auch – verführen, Dinge zu essen, von denen sie wissen, daß sie sie nicht konsumieren sollten. Dieses Problem ist jedem erfahrenen Arzt bewußt.

Der Nachholbedarf für eine *effektive Patientenerziehung* erklärt sich aus gewissen Handicaps bei den Ärzten: Sie können nur wenig Ärztliches delegieren und sind auch nicht darauf vorbereitet, ihre Verantwortung in Diagnostik, Therapie und Kontrolle mit den Patienten zu teilen.

Oft kann ein ausführliches Gespräch mit dem Diabetiker Vorbehalte und Ängste abbauen sowie seine richtige Einstellung zur Diät fördern. Da dem Arzt nicht selten die Zeit für eingehende Erklärungen fehlt, sollte er daher – wenn möglich – seine nichtärztlichen Mitarbeiter einsetzen.

Tabelle 62. Diagnostische Kriterien des Zuckerstoffwechsels, gültig für Glukosetoleranztest mit 100 g Glukose p.o. [278]

		Glukosekonzentration [mg/dl]		
		Venöses Vollblut	Kapillarblut	Venöses Plasma
Diabetes mellitus	nüchtern	≥ 120	≥ 120	> 140
	und/oder 2 h nach Glukosebelastung	≥ 180	≥ 200	≥ 200
Pathologische Glukosetoleranz	nüchtern	< 120	< 120	< 140
	und 2 h nach Glukosebelastung	≥ 120– < 180	≥ 140– < 200	≥ 140– < 200

Erfahrungsgemäß werden die Medikamente nicht immer verläßlich eingenommen oder gespritzt; etwas besser ist die Compliance der Patienten bezüglich der Diabeteskost.

12.1.6 Selbstkontrolle – Arztkontrolle

Normalerweise liegt der Blutzuckerspiegel zwischen 60 und höchstens 140 mg % (nach dem Essen). Bei normalen Blutzuckerwerten ist kein Zucker im Urin. Wenn der Blutzucker über ca. 180 mg % ansteigt („Nierenschwelle" für Zucker), tritt Zucker im Harn auf. Die diagnostischen Kriterien des Zuckerstoffwechsels sind Tabelle 62 zu entnehmen. Von *Unterzuckerung* spricht man bei Blutzuckerwerten unter ca. 50 mg %.

Die *Selbstkontrolle* durch den Patienten gehört zu den zentralen Lernzielen der modernen Diabetesbehandlung. Selbstkontrolle heißt aber auch, den Patienten in die Überwachung des Erkrankungsgeschehens direkt einzubeziehen und damit am Erfolg der Behandlung zu beteiligen (Tabelle 63). Der Patient bestimmt selbst

– den Urinzucker,
– den Blutzucker,
– das Azeton,
– das Körpergewicht.

Tabelle 63. Selbstkontrolle:Therapieform und täglicher Aufwand (BZ = Blutzucker) [14]

Diabetestyp	Therapieform	Maßnahmen
Typ-II- Diabetes	Diät	wiegen, 1 mal Urinzucker, postprandial
Typ-IIa-Diabetes	orale Antidiabetika	wiegen, 2 mal Urinzucker, nüchtern/postprandial
Typ-IIb-Diabetes	Insulin nach Sekundärversagen	wiegen, 3 mal Urinzucker, (BZ nüchtern möglich)
Typ-I- Diabetes stabil einstellbar	Insulin	wiegen, 4 mal Urinzucker, BZ nüchtern
Typ-I- Diabetes instabil	Insulin	wiegen, BZ 1–4 mal tgl. je nach Insulintherapie, Azeton bei BZ-Werten über 300 mg/dl

Übersicht 41. Empfehlungen zur ärztlichen Diabeteslangzeitkontrolle von Typ I und Typ II b. (Bergis 1989, pers. Mitteilung)

Typ-I-Diabetes
- Mit Selbstkontrolle:
  1 mal/Quartal: Größe, Gewicht, Blutdruck, Urinstatus, Blutzucker spontan, Meßvergleich der selbst erhobenen Laborbefunde mit denen in der Arztpraxis, HbA$_1$; 1 mal/Jahr: Status des Nervensystems und der Augen, Lipidprogramm; Zusatzuntersuchungen bei Mikroalbuminurie, hier Nierenfunktionsprüfung!
- Ohne Selbstkontrolle:
  Keine der Norm nahe Einstellung erreichbar! Vorschlagsweise alle 4 Wochen: Laborkontrolle wie oben, dazu Blutzuckertagesprofil. Dieses Vorgehen ist jedoch keine brauchbare Methode zur Insulindosisanpassung und Stoffwechselverbesserung; Spätsyndrom wahrscheinlich!
- In der Gravidität:
  Ohne Selbstkontrolle Normalisierung des Blutzuckers nicht möglich! 4wöchige Protokollbesprechung zur Insulindosisanpassung, besonders zwischen 2. und 3. Trimenon.

Typ-IIb-Diabetes
- Selbstkontrolle (Harnzuckermessung) unverzichtbar!
  1 mal/Quartal: Größe, Gewicht, Blutdruck, Urinstatus (Mikroalbuminurie?), Meßvergleich der selbst erhobenen Laborbefunde mit denen in der Arztpraxis, HbA$_1$; 1 mal/Jahr: Status des Nervensystems und der Augen, Lipidprogramm; Zusatzuntersuchungen bei Mikroalbuminurie, hier Nierenfunktionsprüfung!
- Bei Insulintherapie: gleiche Empfehlungen wie bei Selbstkontrolle.
- Chronische Entgleisungen: Azetonmessung zur Frage der Ketoazidosegefahr.

Die Selbstkontrolle schützt vermehrt vor Hypoglykämie und langfristig vor anderen Entgleisungen. Sie ist die Basis der Dosisselbstanpassung; sie weckt mehr Verständnis für die therapeutischen Maßnahmen und führt zur Verbesserung der Einstellung. Daraus ergibt sich für den Patienten ein höheres Maß an Eigenverantwortung. Der Diabetiker ist eher bereit, mit dem Arzt vertrauensvoll zu kooperieren, er erlebt mehr Freizügigkeit in der Lebensführung und darf dank verbesserter Einstellung einer höheren Lebenserwartung sicher sein. Allerdings setzt dies eine gewisse Intelligenz des Patienten voraus.

Durch die Selbstüberwachung können v.a. die kurzen Zeitbereiche der Stoffwechselkontrolle erfaßt werden. Für die Beurteilung der Stoffwechselgüte ist jedoch die Gesamteinstellung über längere Zeit von größerer Bedeutung (Übersicht 41).

Im Kontrollbereich des Arztes hat sich daher die Bestimmung des Langzeitzuckers oder des Zuckergedächtnisses, des HbA$_1$ (Glyko-Hb), bewährt.

> Selbstkontrolle muß grundsätzlich mit Arztkontrolle kombiniert sein.

Nicht der Blutzuckerwert allein charakterisiert die Schwere der Zuckerkrankheit, sondern das Zusammentreffen mehrerer Faktoren, die schließlich zu einer Blutzuckerentgleisung führen können. In diesem Sinne gilt auch heute noch der Satz von William Osler (1849–1919):

„Es ist wichtiger zu wissen, welcher Diabetiker welche kritischen Blutzuckerwerte hat, als zu wissen, welche kritischen Blutzuckerwerte ein Diabetiker haben kann."

12.2 Uncharakteristische Kopfschmerzen, Migräne

Von *Uncharakteristischen Kopfschmerzen* (A) spricht man in der allgemeinmedizinischen Fachsprache dann, wenn sich dafür keine äußere Ursache (z.B. Schädelprellung, Blutdruckkrise, exzessiver Alkohol- und Nikotingenuß, Überarbeitung) und auch kein sonstiger Befund (z.B. Fieber, Druckschmerz über den Nasenhöhlen, Entzündung im Bereich der Zähne, Refraktionsanomalie) finden läßt.

Als *charakteristischer Kopfschmerz* wird dagegen in der allgemeinmedizinischen Fachsprache die *Migräne* (C) bezeichnet. Typisch für die Migräne ist der einseitige Kopfschmerz, der anfallsartig, mit Geräuschempfindlichkeit, Lichtscheuheit, Übelkeit, Erbrechen, Sehstörungen usw. in wechselnder Kombination und Intensität in Erscheinung tritt.

Insgesamt betrachtet lassen sich von den Kopfschmerzfällen an der ersten ärztlichen Linie nur wenige einer Migräne zwanglos zuordnen. Es gibt Fälle von Migräne, in denen die Abgrenzung zum uncharakteristischen Kopfschmerz lange Zeit unmöglich ist.

12.2.1 Situationshypothese

Schematische Einteilungsversuche der Kopfschmerzen, wie sie im spezialistischen Bereich bekannt sind (z.B. vaskuläre, Spannungs-, Intoxikations-, Traktionskopfschmerzen, neuralgische Kephalgie), haben sich bisher für die Belange der Allgemeinmedizin als nur wenig brauchbar erwiesen. Dazu ist die Präsentation der diversen Kopfschmerzformen oft zu uncharakteristisch; solche (spezialistischen) Diagnosen werden normalerweise erst am Ende einer langen Kette vielfältiger diagnostischer Bemühungen formuliert. Der Allgemeinarzt dagegen ist gezwungen, rasch zu beraten und zu einer vertretbaren diagnostischen Bewertung seines Beratungsergebnisses zu kommen. Er geht also von einer *Situationshypothese* aus und nicht von einer *Diagnose.*

Die Situationshypothese findet in der Klassifizierung des Falles ihren Ausdruck. Sie ist wie folgt definiert:

- Die Situationshypothese ist das Ergebnis der bewußten statistischen und prognostischen Bewertung von abwartend offenbleibenden Fällen in der Allgemeinmedizin. Sie schafft die Voraussetzungen für eine vertretbare Therapie ohne Diagnosestellung [33].

12.2.2 Fällestatistik

Bekanntlich gibt es viele Leute, die zwar gelegentlich von Kopfschmerzen befallen sind, aber niemals einen Arzt beanspruchen.

Uncharakteristische Kopfschmerzen nahmen sowohl in den 50er [31] als auch Ende der 70er Jahre [37] sowie in den 80er Jahren [151] einen hohen Häufigkeitsrang im Krankengut ein (10 bzw. 16 bzw. 13). Frauen waren dabei öfter betroffen als Männer. In der Allgemeinpraxis kommen auf jeden Dauerkopfschmerzpatienten jährlich 2 neue Kopfschmerzfälle uncharakteristischer Art, d.h. nur jeder dritte wird zum Dauerfall.

In den allgemeinmedizinischen Statistiken sind doppelt soviele Frauen wie Männer von Migräne betroffen [37]. In den 70er Jahren nahm das Beratungsergebnis „Migräne" Rang 146 ein, in den 80er Jahren war es Rang 119 und in den 90er Jahren [237] Rang 240. Das Verhältnis von Kopfschmerzfällen zu Migränefällen betrug in der Statistik der 70er Jahre 11,5 ‰ : 1,6 ‰.

12.2.3 Klassifizierung von Symptomen

Bei rund einem Viertel aller Beratungsergebnisse des Allgemeinarztes steht dominierend ein einziges Krankheitszeichen im Vordergrund (s. Abb. 2, S. 16). Hat die Diagnostik keinerlei andere nennenswerte Symptome ergeben, so wird dieses Symptom als Beratungsergebnis (BE) klassifiziert (= Symptomklassifizierung). Typische Beispiele für eine Symptomklassifizierung sind:

- Uncharakteristischer Kopfschmerz (A),
- Uncharakteristischer Schwindel (A) (vgl. B 5.8),
- Kreuzschmerzen (A/B) (vgl. B 2.4).

Neben diesem Symptom darf – das sei nochmals betont –kein nennenswertes, anderes, mit der Beratungsursache (BU) zusammenhängendes Krankheitszeichen festgestellt worden sein.

Tabelle 64. Wesentliche Unterschiede zwischen Programmierter allgemeinmedizinischer Diagnostik und individueller, intuitiver Routine [54]

Programmierte allgemein-medizinische Diagnostik	Individuelle intuititve Routine
Standardisierte Fragen und standardisierte Untersuchung	Regelmäßiges Vergessen und Wiederholen derselben Fragen
Optimum an Zeit und Maximum an Information	Minimum an Zeit bei fragwürdiger Information
Optimale Dokumentation	Mangelhafte bis Nulldokumentation
Keine Konzentration auf die intuitive Produktion wichtiger Fragen	Höchste Konzentration auf intuitive Produktion der wichtigsten Fragen
Optimale Anwendungsmöglichkeit für EDV	EDV-mäßig nur für den einzelnen Arzt verwertbar, da Individuelles nicht für die Allgemeinheit standardisiert werden kann

12.2.4 Intuition und Programmierte Diagnostik

Die Beratungsursache (BU) „Kopfschmerzen" soll als Beispiel dienen, mit welchen verschiedenen diagnostischen Methoden der Allgemeinarzt an dieses Beratungsproblem herangeht oder herangehen sollte:

– Intuitive direkte Diagnostik,
– Programmierte allgemeinmedizinische Diagnostik.

Die *intuitive direkte Diagnostik* ist der Versuch, eine Beratungsursache (in unserem Fall Kopfschmerzen) *primär, unmittelbar* und *intuitiv* einem Krankheitsbegriff (Migräne, Sinusitis frontalis, Kater nach Alkoholabusus) zuzuordnen. Diese direkte Diagnostik ist ein absolutes Minimum, das der Allgemeinarzt nicht unterschreiten darf (vgl. B 2.2, 7.1).

Sie enthält auch stets die wichtigsten Elemente der Falsifizierung.

Die *Programmierte allgemeinmedizinische Diagnostik* anhand von Handlungsanweisungen ist ein allgemeinmedizinisches, spezifisches Werkzeug, mit dem der Allgemeinarzt bei seinen Problemfällen pri-

mär so effektiv arbeiten kann, daß dabei das *typische und atypische Häufige* ebenso wie das *abwendbare Gefährliche* durch die Falsifizierung möglichst umfassend berücksichigt wird. Erfahrungsgemäß sind die meisten Fälle, die sich uncharakteristisch präsentieren, nach der Programmierten Diagnostik weiterhin uncharakteristisch. Dennoch bleiben bekanntlich abwendbar gefährliche Seltenheiten, wie beispielsweise ein Gehirntumor oder ein Glaukom, längere Zeit unerkannt. Der Arzt darf den unter dem Begriff „Uncharakteristische Kopfschmerzen" offengebliebenen Fall niemals als abgeschlossen betrachten; er muß solange diagnostische Kontrollen verabreden, bis er sicher sein kann, daß es sich tatsächlich um ein harmloses Geschehen handelt.

Solange es nicht in ausreichender Menge Richtlinien gibt, wird der Allgemeinarzt gezwungen sein, bei der Masse seiner Beratungen intuitiv vorzugehen. Dabei wirken sein anerzogenes Wissen und (später) seine Berufserfahrung sowie auch der „gesunde Menschenverstand" zusammen. Klarerweise schneidet hier der gewissenhafte, alterfahrende Arzt am besten ab [37].

Wesentliche Unterschiede zwischen Programmierter allgemeinmedizinischer Diagnostik und intuitiver direkter Diagnostik sind in Tabelle 64 dargestellt.

12.2.5 Praktisches Vorgehen

Eine komplette Anamnestik und Durchuntersuchung sind in der Praxis nicht realisierbar. Ebensowenig ist es möglich, jeden Kopfschmerzfall zur Abklärung der Reihe nach zum Ophthalmologen, zum Hals-Nasen-Ohrenarzt, zum Neurologen, zum Psychiater, zum Experten für bildgebende Verfahren und in andere fachärztliche Bereiche zu überweisen. Dies ist auch gar nicht erforderlich. Das *Risiko* zu schaden, wird für den Allgemeinarzt entscheidend dadurch herabgesetzt, daß – zumindest bei jedem neuen Fall von Uncharakteristischem Kopfschmerz – die Programmierte Diagnostik einsetzt („Kopfschmerz-Standard" Nr. 70; Übersicht 42).

Die Programmierte Diagnostik muß jedoch nicht in derselben Beratung erfolgen, wenn keine Dringlichkeit vorliegt, sondern sie kann auch auf 2 oder 3 nicht zu weit auseinanderliegende Konsultationen verteilt werden.

Übersicht 42. Programm Nr. 70 „Kopfschmerz-Standard" [42]

Programm
– für die allgemeinmedizinische Diagnostik bei Uncharakteristischen Kopfschmerzen als alleinige Beratungsursache. Braun R N, West S R (1976) Modifikation von Braun R N (1989)
(„**Kopfschmerz-Standard**")

Subjektiv	**Objektiv**
Beratungsursache	Verdacht auf Organerkrankung
erster Eindruck	psychisch auffällig
Kopfschmerz seit	Halswirbelsäule (Druck, Beweglichkeit)
gleich/besser/schlechter	Betastung Schädel (Trigeminus)
frühere Diagnostik	Blindgang/Intentionstremor
frühere Bezeichnung	Druck auf die Augenbulbi
frühere Therapie	Augendruck (Vorderkammern)
jetzt seit	Sehvermögen
Intervalle	Nasen-, Rachenraum
Kopfschmerzen einseitig (Lokalisation)	Otoskopie
Start durch Aufregung/Unfall/Erkältung	RR
täglich auftretend/Aura	Urin
arbeitsunfähig	sonstiges Labor
Dauer-, Anfallsschmerz/	Augenfundus
Begleitsymptome	bildgebende Verfahren
Tageszeit des Auftretens/nachts	(Schädel/HWS/Zähne)
Erbrechen/Polyurie	
drückend/hämmernd/Sonstiges	
Intensität	**Beratungsergebnis**
innen/außen/lokalisiert	
Glaukomzeichen/migräneartig	**Maßnahmen**
Schlaf	
Appetit	
familiäre Belastung/Allergien	
schlechter/ausgelöst durch	
Witterungsänderung/	
Wärme/Kälte/	
Fernsehen/Lesen/Beruf/	
Körperhaltung!	
Anstrengung/Aufregung/Streß/	
Medikamente/Pille/Gifte/	
Menses/	
Rauchen/Alkoholika/Kaffee/	
Sonstiges	
besser durch Kaffee/Tee/Medikamente/	
Ruhe/Frischluft/Sonstiges	
chronische Krankheiten	
Ängste	
Vermutung über Ursache/Art	
Selbstbehandlung	
Sonst noch	

Der Allgemeinarzt, der nach eigenem Gutdünken Fragen stellt und den Patienten untersucht, ist selbstverständlich ebenso bestrebt, die wichtigsten Abwendbar gefährlichen Verläufe zu bedenken, bevor er eine Behandlung einleitet; nur kann er dies bei weitem nicht mit derselben Gründlichkeit tun wie mit einem Programm.

Die Überweisung in den spezialistischen Bereich geschieht heute, ohne daß dafür bindende Richtlinien existieren würden.

Tabelle 65. Rang und Häufigkeit jener Beratungsergebnisse, die auf das Gefäßsystem hinweisen können; dargestellt im Krankengut der Jahre 1977–1980 [37], aufgeschlüsselt nach Geschlecht und Altersgruppen im Vergleich zum Vierjahresmaterial der Jahre 1955–1959 aus derselben Praxis [31]. Zum Vergleich der Rang für die Jahre 1983–1988 [151] (*Keine Angabe bzw. a:* Nicht regelmäßig häufig)

1983–1988 Rang	1977–1980 Rang	1954–1959 Rang	Beratungsergebnis	Gesamtzahl	m.	w.	1977–1980 Altersgruppen (Jahre)			
							0–14	15–44	45–64	65+
40	25	73	Varizen	67	8	59	0	11	34	22
37	30	46	Thrombophlebitis	57	8	49	0	14	21	22
79	65	66	Ulcus cruris	29	11	18	0	3	15	11
140	121	–	Arterielle Verschlußkrankheiten	15	10	5	0	0	6	9
88	150	198	Beinkrämpfe	12	4	8	0	2	7	3
–	232	261	Akuter arterieller Extremitätenverschluß	5	0	5	0	0	0	5
298[a]	241	–	Raynaud-Krankheit	5	3	2	1	0	2	2
279	311[a]	174	Muskelkrämpfe	2	2	0	0	1	1	0

12.3 Varizen

Oberflächliche *Krampfadern (Varizen)* (C/D) und ein „offenes Bein" (vgl. 7.5) kann bereits der Laie ohne Schwierigkeiten erkennen. Die Verbreitung und damit auch die Bedeutung von Erkrankungen, die möglicherweise auf das Gefäßsystem hinweisen, werden daran ersichtlich, wie sehr der Allgemeinarzt im Unausgelesenen Krankengut seiner täglichen Sprechstunde damit konfrontiert wird (Tabelle 65).

Tabelle 65 belegt neben dem hohen Rang dieser Beratungsergebnisse auch die Bevorzugung des weiblichen Geschlechts. Bei allen 3 Beratungsergebnissen wird primär die intuitive direkte Diagnostik (vgl. B 12.2.4 und Tabelle 64) angewandt.

12.3.1 Überlappung der Fachgebiete

Was bereits bei B 3.6.2 am Beispiel des Panaritiums (Abb. 22) zur Überlappung der Fachgebiete gesagt wurde, läßt sich auch am Beispiel der Krampfadern illustrieren:

Verschiedene medizinische Spezialgebiete beanspruchen für sich die Diagnostik und Therapie der Varizenerkrankungen (z.B. die Dermatologie, innere Medizin, Chirurgie, Phlebologie, Gynäkologie). Die Krankheiten „gehören" jedoch *allen* Fächern.

Der Versuch, die ärztlichen Fachangebote gegeneinander abzugrenzen, resultiert aus pragmatisch gewählten Einteilungsprinzipien.

12.3.2 Patientenklage und Selbstmaßnahmen

Für den Hausarzt ist es immer wieder erstaunlich, mit welcher Geduld, Gleichgültigkeit oder Resignation („Es hilft ohnedies nichts") manche Betroffene oft über Jahre hinweg ausgeprägte Venenleiden hinnehmen und ertragen. Andererseits fühlen sich viele Menschen bereits durch vergleichsweise geringfügige Venenveränderungen (z.B. Besenreiser) ästhetisch berührt und suchen den Rat des Arztes.

Sehr viele Beschwerden werden vom Patienten mit einer Venenerkrankung bzw. mit einem „Krampfadernleiden" in Verbindung gebracht, z.B. dicke Beine, anhaltendes Schweregefühl und Müdigkeit in den Beinen, abendliches Anschwellen der Knöchelpartie, Unruhe in den Beinen (besonders bei stehenden Berufen und während der Sommermonate), Knöchelschwellungen nach längeren Autoreisen oder nächtliche Wadenkrämpfe.

Dagegen kennt jeder praktizierende Arzt zahlreiche Patienten beiderlei Geschlechts, die ausgeprägte Varizenkonvolute an Ober- und/oder Unterschenkeln aufweisen und die weder darüber klagen noch sich in ihrem Schönheitsempfinden beeinträchtigt fühlen.

Häufig werden verschiedene Selbstbehandlungsmaßnahmen angewandt. Sie reichen vom Einbinden über Abreiben mit Franzbranntwein bis zur Anwendung von Salben oder Tabletten mit pflanzlichen Inhaltsstoffen; abenteuerlich muten manche Hilfsmittel der Laien gegen „offene Beine" an, z.B. Tierfette oder das Aufbinden kupferner Münzen.

12.3.3 Thrombophlebitis-Bilder

Bestimmte Punkte am Bein, die auf Druck schmerzhaft sind, bedeuten eine entscheidende Hilfe in der Frühdiagnostik und haben sich in jahrzehntelanger Praxis als brauchbar erwiesen (Abb. 95). Ihre Entwicklung geht den pathologischen phlebographischen Befunden voraus. Im wesentlichen handelt es sich hier um perivasale, entzündliche Infiltrate, um subfasziale und interstitielle Ödeme und um statisch bedingte Myogelosen.

Ob die oberflächlich gelegenen Venen auch entzündet sind, läßt sich oftmals in einfacher Weise feststellen: Die Stränge sind gerötet, leicht erhaben, infiltriert und äußerst druckschmerzhaft. Das Allgemeinbefinden des Patienten muß nicht, kann aber gestört sein.

Ausnahmsweise gestaltet sich die Diagnostik einer (oberflächlichen) *Thrombophlebitis (oberflächliche Venenentzündung)* (C) nicht so einfach, wenn Rötung und Infiltration fehlen und lediglich lokale Druckschmerzhaftigkeit besteht. Dies kann beispielsweise im Bereich der Kniekehle, der Wade oder des Unterarmes der Fall sein. Hier muß auch an eine Affektion benachbarter Strukturen (z.B. Meniskus, Muskeln, Sehnen) gedacht werden.

Im spezialistischen Bereich stehen verschiedene Methoden in der Diagnostik der Befundabklärung vor operativen Eingriffe an den Venen zur Verfügung.

Bei der Wahl der Therapie von Venenleiden sollte der Hausarzt jene Maßnahmen bevorzugen, die durch konsequentes Wickeln über eine Entstauung des „dicken Beins" (= Ödem) zu einer erheblichen Beschwerdelinderung führen können.

Sind die Klappen der Stammvarizen suffizient (negativer Trendelenburg-Test), soll man die variкösen Äste *veröden*; sind sie insuffizient (positiver Trendelenburg-Test), dann ist die Indikation zur *Operation* gegeben.

12.3.4 Phlebothrombose-Bilder

Während die Thrombophlebitiden im allgemeinmedizinischen Krankengut einen Rang zwischen 30 und

Abb. 95. Druckschmerzpunkte bei Venenthrombose und latenter, tiefer Phlebitis [101]

40 einnehmen, also relativ häufig vorkommen (Tabelle 1), sind die *Phlebothrombosen (tiefe Venenentzündungen)* (C) Vorkommnisse, mit denen der Allgemeinarzt in einer Durchschnittspraxis höchstens 1- oder 2 mal jährlich konfrontiert wird.

Das „Bild einer Phlebothrombose" ist immer unter dem Aspekt eines Symptoms einer übergeordneten Erkrankungen zu sehen (*Achtung:* Abwendbar gefährlicher Verlauf!). Als Grundleiden kommen v.a. raumfordernde Prozesse im Bauchraum in Frage (z.B. Kolon, Pankreas, Niere, Prostata, weibliches Genitale). Aber auch Operationen, Schwangerschaft und Entbindung sowie Traumen können der Erkrankung vorausgehen, die auch nach längerer Stase bei Reisen auftritt („Thrombose des ersten Ferientages"; [97]).

Bei Bildern, die an eine tiefe Venenentzündung denken lassen (livide Schwellungen an der unteren Extremität oder vermehrter Umfang im Vergleich zum anderen Bein oder Schmerzen an der Fußsohle), sollten unverzüglich anhand des „Thrombose-Standards" Nr. 76 die Fragen gestellt und der Untersuchungsgang eingeschlagen werden.

12.3.5 Beinkrämpfe

Patienten, die von *„Beinkrämpfen"* (A) geplagt sind, suchen in den meisten Fällen den Arzt wegen dieser Beschwerden nicht primär auf, sondern erwähnen eher beiläufig das oftmals die Nachtruhe störende Übel.

In der Regel wurden bereits verschiedene Hausmittel (z.B. Einreibungen mit Franzbranntwein) mit mäßigem Erfolg angewandt. Diese besonders nachts im Liegen, meist intermittierend auftretenden schmerzhaften Muskelverhärtungen, verbunden evtl. mit Par- und Dysästhesien oder Einschlafen, können Bewegungsunruhe verursachen. Ziehende Schmerzen in den Muskeln bei „restless legs" gehen typischerweise ohne Krämpfe einher.

Die örtliche Diagnostik deckt bei solchen uncharakteristischen Bein- und insbesondere Wadenkrämpfen in der Regel Traumen oder eine ausgeprägte Varikosis weder in der Anamnese noch beim Augenschein auf.

Bei völlig unklaren *Muskelkrämpfen (Krampi)* (A) empfiehlt sich die Diagnostik mittels der Handlungsanweisung Nr. 80 („Muskelkrampf-Standard"), die in der Allgemeinmedizin selten benötigt wird.

12.3.6 Arterielle Verschlußkrankheit, Extremitätenembolien

Während die *arterielle Verschlußkrankheit (AVK)* im Krankengut der 50er Jahre noch Rang 308 eingenommen hatte (und damit nicht regelmäßig häufig war; [31]), findet sich die AVK in den Statistiken Ende der 70er Jahre und in den 80er Jahren auf Rang 121 bzw. 140 [37]. Männer sind doppelt so häufig betroffen wie Frauen (Tabelle 65). In der Statistik der Pariser Allgemeinärzte Anfang der 90er Jahre nimmt die AVK Rang 61 ein [237].

Der Hausarzt wird mit allen 4 Stadien der peripheren AVK konfrontiert, wie sie von Fontaine für die

Tabelle 66. Die 4 Stadien der peripheren arteriellen Verschlußkrankheit (AVK; sog. Makroangiopathie) nach Fontaine.

Stadium	Merkmale
I	Beschwerdefreier Pulsausfall, apparative Diagnostik ergibt Hinweise auf arterielle Lumeneinengungen; subjektive Beschwerdefreiheit, körperlich voll belastbar
IIa	Latenzschmerz, d.h. Claudicatio intermittens mit Wegstrecken zwischen 50–2000 m
IIb	Beschwerdefreie Gehstrecke unter 50 m
III	Ruheschmerzen, trophische Störungen obligat
IV	Gangränbildung

sog. *Makroangiopathie* vorgeschlagen wurden (Tabelle 66).

Die programmierte Handlungsanweisung Nr. 75 („Gefäßverschluß-Standard") ist als Richtlinie für den Allgemeinarzt gedacht, schon beim geringsten Hinweis auf eine AVK den Einzelfall am Spektrum der wichtigsten Beschwerden und Krankheitszeichen zu messen. Im Gegensatz zur Makroangiopathie ist bei der sog. *Mikroangiopathie*, wie sie für den Diabetes typisch ist, der periphere arterielle Pulsstatus meist regelrecht. Hinweise auf eine solche diabetische Mikroangiopathie können sein:

Retinopathie, Nephropathie, Hautulzerationen oder Neuropathie.

Akute Verschlüsse der Extremitätenarterien stellten regelmäßig häufige Ereignisse sowohl in den 50er (Rang 261; [31]) als auch in den späten 70er (Rang 219; [37]), aber nicht in den 80er Jahren dar [151]. Bei solchen meist dramatischen Fällen dreht es sich an der ersten ärztlichen Linie weniger um diffizile diagnostische Überlegungen als darum, die Betroffenen bei entsprechendem „Aussehen wie ..." raschest einzuweisen. Charakteristisch sind für den akut peripheren arteriellen Verschluß die „6 P", wie sie in der angelsächsischen Literatur beschrieben sind:

– **Pain** (peitschenartig einsetzender Dauerschmerz),
– **Pulslosigkeit**,
– **Palor** (Blässe der Extremität distal der Verschlußlokalisation),
– **Parästhesien**,
– **Paralysis** (Lähmungen) und evtl.
– **Prostration** (Schock).

> **Größte Eile tut not! Die operative Rekanalisation muß innerhalb von 6 h eingeleitet werden.**

Bei vasospastischen Erkrankungen, z.B. dem Raynaud-Syndrom (D), haben sich die Kalziumantagonisten per os und Nitropräparate, oral oder topisch appliziert, zur Verminderung der Anfallshäufigkeit bewährt.

12.4 Schlafstörungen/Schlaflosigkeit (Agrypnie)

Beunruhigende Schlafstörungen können in jedem Lebensalter auftreten. Gewisse Formen sind typisch für einzelne Altersgruppen, wie *Pavor nocturnus* bei Kindern und Jugendlichen, *Insomnie* und *Hypersomnie* im mittleren und höheren Alter.

Obwohl Schafstörungen zu den häufigen Beratungsergebnissen der Allgemeinpraxis zählen (Rang 28 bzw. 16 bzw. 20 im Krankengut der 70er [37] bzw. 80er [151] bzw. frühen 90er Jahre [237], suchen die davon Betroffenen vergleichsweise nur selten allein deswegen ihren Hausarzt auf. Meist wird das Beratungsproblem obendrein nur als Rezeptwunsch präsentiert. Der Patient ist oft von falschen Vorstellungen über das Ausmaß des Schlafes geleitet. Er beklagt, daß er „die ganze Nacht wach im Bett liege", „jeden Glockenschlag höre" usw. Es handelt sich z.T. um ältere Menschen, die tagsüber zuviel schlafen, wodurch ihnen am Abend die Müdigkeit fehlt, oder die schon sehr früh ins Bett gehen (Langeweile als soziales Problem).

Der Ausdruck *„Schlaflosigkeit"* (A) wird vom Laien i.allg. für jede Beeinträchtigung bezüglich der Dauer, der Tiefe oder der Erholungseigenschaften des Schlafes gebraucht. Schlaftiefe und -dauer sind jedoch individuell sehr variabel. Daher stellt sich die schwierige Frage, ob die vorgebrachten Beschwerden als abnorm zu betrachten sind [105].

Dauert die Schlafstörung länger als 2 Wochen an, ist eine Programmierte Diagnostik mit dem „Schlaf-Standard" (Handlungsanweisung Nr. 71) durchzuführen, welche gleichermaßen auf körperliche und seelische Störungen ausgerichtet ist.

Der Hausarzt sollte sich hüten, vorschnell Schlafmittel – und schon gar nicht auf Dauer – zu verschreiben. So hat man z.B. erkannt, daß der weit verbreitete

Gebrauch von Benzodiazepinen als Schlafmittel mit *unerwünschten Komplikationen* belastet ist:

- Sie können süchtig machen.
- Nach mittellangem Gebrauch kann eine Reboundinsomnie auftreten mit dem Zwang zur Dosissteigerung.
- Aktive Metaboliten deren biologische Wirkung 36–48 h anhalten kann, kumulieren [105].

Als *problematisch* wird es heute unter folgenden Überlegungen angesehen, Barbiturate zu verwenden:
    Enge therapeutische Breite, mögliches Suizidrisiko, schwierige Reanimation bei Suizidversuchen, hohes Abhängigkeitspotential und Interaktion mit anderen Arzneimitteln durch Induktion arzneimittelabbauender Enzyme in der Leber (Schwabe 1990, pers. Mitteilung).

12.4.1 Tips zur Patientenführung

Der rasche Griff zum Rezeptblock löst langfristig nicht das Problem der Schlafstörung. Gerade der Hausarzt sollte in der Langzeitbetreuung seiner Patienten mit Schlafstörung verschiedene *Tips und Regeln zur Schlafhygiene* zu vermitteln versuchen. Hier einige Beispiele (Finke in [139], [77]):

- Das Schlafdefizit ist meist geringer, als es vom Schlafgestörten vermutet wird.
- Ein entspanntes Im-Bett-Liegen ohne Schlaf besitzt durchaus erholende Wirkung.
- Mahlzeiten: abends nur leichte, evtl. frühzeitig eingenommene Mahlzeiten.
- Regelmäßigkeit: Zur gleichen Zeit zu Bett gehen und am Morgen aufstehen.
- Einschlafritual: Monotonie hilft beim Einschlafen.
- Körperliche Tätigkeit fördert Müdigkeit. Ab dem späten Nachmittag keine geistigen Spitzenleistungen, dafür Abendspaziergang.
- Kaffee, Tee und andere Stimulanzien können stören, Alkohol kann das Einschlafen erleichtern, jedoch den Schlafrhythmus beeinträchtigen.
- Lieber aufstehen, lesen, Radio hören oder fernsehen, als sich stundenlang im Bett wälzen.
- Training des vegetativen Nervensystems: warm und/oder kalt duschen.
- Schlafzimmer: Wohliges, nicht zu weiches Bett, Dunkelheit, Ruhe.

– Das über 15–30 min ausgedehnte Mittagsschläfchen programmiert die abendliche Schlafstörung.
– Erwartungsvolles Einschlafenwollen kann die Schlafstörung verstärken. Die paradoxe Intention: „Ich will gar nicht einschlafen" kann den Terror der Erwartungshaltung durchbrechen helfen.
– Der Patient sollte die Schlafstunden nicht nachrechnen.
– Die Aufmerksamkeit soll sich nicht auf das nächtliche Wachliegen konzentrieren, sondern auf die Bejahung des Wachseins am Tage.
– Wird Schlaf vom Organismus dringend benötigt, so setzt er sich auch gegen den Willen des Betroffenen durch.
– Eine medikamentöse Unterstützung kann durch pflanzliche Präparate erfolgen, z.B. Baldrian (Valeriana officinalis), Hopfen (Humulus lupulus), Melisse (Melissa officinalis), Passionsblume (Passiflora incarnata);
  mit Zurückhaltung auch chemische Substanzen, z.B. Neuroleptika (z.B. Atosil$^®$, Melleril$^®$, Truxal$^®$
  oder kurzfristig Tranquilizer (Benzodiazepinderivate wie Adumbran$^®$, Mogadan$^®$) oder sonstige Mittel wie Chloralhydrat. *Cave:* Barbiturate!
– Durch Medikamente ist keine kausale Therapie von Schlafstörungen möglich. Der Schlaf kann vorübergehend bestenfalls „geborgt" werden. Nach Absetzen des Präparates muß die Schuld durch zeitweilige Schlafverminderung gleichsam zurückgezahlt werden.

12.5 Bilder von Masern, Röteln, Varizellen, Mumps, Scharlach

Bei disseminierten Ausschlägen, bevorzugt am Kopf und/oder am Oberkörper, mit und ohne Temperatur fordern viele besorgte Mütter ärztlichen Rat. Sie vermuten dabei häufig schon selbst, daß eine sog. „Kinderkrankheit" vorliegt. Dem liegen teils eigene Erfahrungen von anderen Fällen in der Familie, teils Berichte über ein gehäuftes Auftreten z.B. in Kindergärten, Schulen oder sonst in der Umgebung zugrunde.
  Windpocken (Varizellen) (Farbtafel, S. 336 ff) präsentieren sich v.a. im „typischen Stadium" („Sternenhimmel") vergleichsweise „charakteristisch" und

ermöglichen eine direkte Diagnostik (vgl. B 7.1, 12.2.4) (wichtig sind Effloreszenzen der behaarten Kopfhaut).
  Masern- und Röteln-Bilder (C) können dagegen gerade im Anfangsstadium oftmals schwer gegeneinander abzugrenzen sein.
  Am besten lassen sich die Bilder der häufigen Infektionskrankheit mit und ohne Ausschlag am Höhepunkt von Epidemien erkennen (Tabelle 67).
  Mitunter gehen die Erkrankungshäufigkeiten vorbei, ohne daß selbst ein erfahrener Praktiker sagen könnte, ob er es nun mit Röteln, Masern oder mit keinem von beiden zu tun gehabt hatte.

Immer wieder sieht der Hausarzt Säuglinge und Kleinkinder, die ihm wegen hohen Fiebers vorgestellt werden, aber keine sonstigen Allgemeinerscheinungen bieten. Manchmal tritt dann bei diesen kleinen Patienten am 3. (oder 4.) Tag, wenn das Kind entfiebert, ein feinfleckiger blaßrosa Ausschlag vor allem am Stamm auf, so daß die Klassifizierung „Bild eines *Exanthema subitum*" (oder Pseudorubellae oder Roseola infantum) möglich ist. Das Exanthem selbst dauert meist 2 Tage.

Fieber sowie andere Allgemeinerscheinungen stehen bei Röteln-, Mumps- und Varizellen-Bilder gewöhnlich im Hintergrund.
  Sind allerdings Jugendliche von Windpocken befallen, so ist teilweise mit langwierigen Verläufen zu rechnen. Erwachsene erkranken selten; hier kann der Verlauf schwer und von Komplikationen begleitet sein. Patienten mit gestörter Immunitäts- und Abwehrlage sind besonders anfällig für eine Varizellenbzw. Zostererkrankung [113].
  Durch die relativ hohe Impfquote bei den Kindern (z.B. Mumps, Masern, Röteln) präsentieren sich diese insgesamt selten gewordenen Erkrankungen und deren Hauterscheinungen häufig atypisch. Damit machen sie gelegentlich auch dem Erfahrenen die Zuordnung zu Krankheitsbildern unmöglich. Stets ist zu beachten, daß uncharakteristische Fieberzustände ebenso wie allergische Exantheme (exanthematische) Kinderkrankheiten vortäuschen können. Der Jungarzt mag jedoch beruhigt sein:
  Nach wenigen Praxisjahren hat er sich meist genügend Kennerschaft erworben, um aus der Erfahrung heraus weitgehend vertretbar zu urteilen.
  Masern, Röteln und Mumps traten früher eher in den ersten Lebensjahren auf. Die Änderung der so

Tabelle 67. Häufige Infektionskrankheiten mit und ohne Ausschlag (ohne Berücksichtigung möglicher Effloreszenzen und deren Verteilungsmuster). *Fachverband Deutscher Allgemeinärzte (FDA)*; *Tg.* Tag(e); *Wo.* Woche(n); *Mo.* Monat(e); *J* Jahr(e); *Ex.* Exanthem; *HHT* Hämagglutinationshemmtest; *ASL* Antistreptolysintiter

Röteln

1. Erreger	Rubellavirus	8. Komplikationen[a]	Embryopathie, Arthritis, ZNS
2. Inkubationszeit	14–21 Tg.	9. Impfzeitpunkt	ab 15. Mo. – 55 J.
3. Infektiosität	1 Wo. vor Ex., 10 Tg. danach	10. Aktive Immunisierung	Abgeschwächter Lebendimpfstoff[b]
4. Krankheitsdauer[a]	einige Tg.[a]	11. Passive Immunisierung	Röteln-Immunglobulin
5. Fieber[a]	ca. 38 °C	12. Immunstatus	KBR und HHT
6. Exanthem/Enanthem	Ex.	13. Labor	Titer über 1:32 beweisend,
7. Hauptübertragungsquelle	Tröpfchen, diaplazentar		Leukopenie, IgM-AK ab 3. Tag, max. Titer 2–5 Wo. nach Beginn

Mumps

1. Erreger	Mumpsvirus	8. Komplikationen[a]	Orchitis, ZNS, Epididymitis,
2. Inkubationszeit	14–24 Tg.		Pankreatitis
3. Infektiosität	6 Tg. vor bis 14 Tg. nach Parotisschwellung	9. Impfzeitpunkt	ab 15. Mo. – 55 J.
4. Krankheitsdauer[a]	einige Tg.	10. Aktive Immunisierung	Abgeschwächter Lebendimpfstoff[b]
5. Fieber[a]	subfebril bis maximal 40°C	11. Passive Immunisierung	Mumpshyperimmunglobulin
6. Exanthem/Enanthem	Parotisausführungsgang geschwollen	12. Immunstatus	KBR
		13. Labor	Leukopenie, Serumamylase erhöht, 4facher Titeranstieg bei akuter Erkrankung
7. Hauptübertragungsquelle	Tröpfchen		

Masern

1. Erreger	Masernvirus	8. Komplikationen[a]	Bakt. Bronchopneumonie
2. Inkubationszeit	9–14 Tage bis Ex.		Otitis media
3. Infektiosität	7 Tg. v. Ex. bis z. Abklingen	9. Impfzeitpunkt	ab 5. Mo. – 55 J.
4. Krankheitsdauer[a]	Prodromalstadium 3–5 Tg. Ex.-Stadium 4–7 Tg.	10. Aktive Immunisierung	Abgeschw. Lebendimpfstoff[b]
		11. Passive Immunisierung	Masernimmunglobulin
5. Fieber[a]	38–41°C	12. Immunstatus	KBR und HHT
6. Exanthem/Enanthem	Ex./En. (Koplik)	13. Labor	Leukopenie, Leukoyzytose und
7. Hauptübertragungsquelle	Tröpfchen		Linksverschiebung bei bakterieller Infektion

Varizellen

1. Erreger	Varicellavirus	8. Komplikationen[a]	ZNS
2. Inkubationszeit	14–21 Tg.	9. Impfzeitpunkt	Risikogruppen
3. Infektiosität	1 Tg. vor bis 8 Tg. nach Ex. (bis Schorfabfall)	10. Aktive Immunisierung	In Vorbereitung
		11. Passive Immunisierung	Varicella-Zoster-Immunglobulin
4. Krankheitsdauer[a]	1–2 Wo. (bis Schorfabfall)		
5. Fieber[a]	38–38,5 °C	12. Immunstatus	KBR und HHT
6. Exanthem/Enanthem	Ex.	13. Labor	–
7. Hauptübertragungsquelle	Tröpfchen, Bläscheninhalt		

Pertussis

1. Erreger	Bordetella (Haemophilus) pertussis	7. Hauptübertragungsquelle	Tröpfchen
2. Inkubationszeit	7–10 Tg.	8. Komplikationen[a]	Bronchopneumonie, Otitis media Enzephalopathie
3. Infektiosität	max. bis 2 Wo., abklingend bis 6 Wo.[c]	9. Impfzeitpunkt	13. Wo. – 2 J.
4. Krankheitsdauer	Stad. catarrhale 1–2 Wo., Stadium convulsivum 3–4 Wo., Stadium decrementi mind. 3 Wo.	10. Aktive Immunisierung	Inaktivierte Erreger
		11. Passive Immunisierung	Pertussisimmunglobulin wertlos
5. Fieber	subfebril	12. Immunstatus	KBR wertlos
6. Exanthem/Enanthem	–	13. Labor	Leukozytose (über 10 000), Lymphozytose

---

Tabelle 67. Fortsetzung

Scharlach			8. Komplikationen[a]	• eitrig (z.B. Otitis, Sinusitis),
1. Erreger	β-hämolysierende Streptokokken der Gruppe A			• toxisch (z.B. Interstitielle Nephritis, Myokarditis Rheumatoid)
2. Inkubationszeit	2–4 Tg.			• allergisch-hyperergisch (akutes rheumatisches Fieber, Glomerulonephritis)
3. Infektiosität	über das akute Krankheitsstadium hinaus, bes. bei eitrigen Komplikationen[e]			
4. Krankheitsdauer[a]	Exanthem[d] 4–5 Tg., Desquamation[d] 2.–3. Wo.	9. Impfzeitpunkt	–
5. Fieber	38 bis über 39 °C	10. Aktive Immunisierung	–
6. Exanthem/Enanthem	Ex./En.	11. Passive Immunisierung	–
7. Hauptübertragungsquelle	Tröpfchen[f], indirekt durch Gegenstände[f]	12. Immunstatus	–
		13. Labor	ASL[g] Rachenabstrich

[a] In Abhängigkeit vom Lebensalter.
[b] Impfung bei geschlechtsreifen Frauen nur unter Konzeptionsschutz, Mädchen präpubertär.
[c] Antibiotisch behandelte Patienten sind nicht mehr ansteckend.
[d] Es kommen alle Übergänge vom ausgeprägten Scharlach bis zum sog. Scharlach ohne Exanthem bis zur Streptokokkenangina vor.
[e] Antibiotisch behandelte Patienten nach dem 2. Tag nicht mehr ansteckend.
[f] Umgebungsprophylaxe (Geschwister und übrige Mitglieder der Wohngemeinschaft) gleichzeitig mit Oralpenizillin für 3–5 Tage (vgl. Tabelle 68). Schulbesuch frühestens ab 4. Tag nach Therapiebeginn erlaubt. Sog. zweites Kranksein: Auftreten in 3.–5. Wo. als Rezidiv oder Neuinfektion trotz vorausgegangener Behandlung möglich. Meldepflicht bei Todesfall.
[g] Nach frühzeitiger antibiotischer Behandlung keine sichere Immunität; bei Unbehandelten lebenslange Immunität.

zialen Gegebenheiten (z.B. Kleinfamilie) und die Impfung sind die Gründe dafür, daß sich der Erkrankungszeitpunkt mehr und mehr gegen Ende des ersten Lebensjahrzehnts verlagert. Gleichzeitig scheinen insbesondere bei der Masern- und Mumps-, in Einzelfällen auch bei der Rötelnerkrankung, die Komplikationen zuzunehmen. Diese „Kinderkrankheiten" verlaufen also keineswegs stets harmlos.

Bei Schwellungen und Schmerzen im Kieferwinkelbereich sprechen die Eltern und die betroffenen Erwachsenen meist schon selbst den Verdacht auf **Mumps** aus. Eine (exakte) Diagnose allein durch die örtliche Routine bzw. die direkte Diagnostik zu stellen, ist in der Praxis auch für einen Arzt mit großer Kennerschaft nicht möglich. Erst serologische Untersuchungsmethoden bringen die nötige diagnostische Sicherheit.

12.5.1 Streptokokkenangina oder Scharlach?

Halsschmerzen, Fieber sowie Rötung im Gesicht und am Stamm von Kindern wird von den Eltern zwar oft für Masern oder Röteln gehalten, der Arzt denkt hier

u.a. natürlich aber auch an *Scharlach.* Nicht selten sind

– Erbrechen,
– stark geröteter Gaumenbogen bzw. Angina oder
– Kopfschmerzen ein weiteres Indiz.

Beweisend für eine Scharlacherkrankung ist jedoch ausschließlich die positive Kultur (β-hämolysierende Streptokokken der Gruppe A).

> Von „Scharlach" (D) kann man nur dann sprechen, wenn typische Symptome, insbesondere das Exanthem sowie der positive kulturelle Erregernachweis, vorhanden sind.

Steht die Mandelentzündung innerhalb der Symptomgruppe „Halsschmerzen, Fieber, Kopfschmerzen" im Vordergrund und findet sich kein Exanthem, so erfolgt die Klassifizierung als „Angina bzw. Tonsillitis acuta (B)". Sofern im Rachenabstrich Streptokokken nachgewiesen wurden, wird eine „Streptokokken-A-Angina (D)" klassifiziert (vgl. A 1.3).

Für den Hausarzt ist die Entscheidung, ob Scharlach vorliegt oder nicht, im Hinblick auf die Behandlung bedeutungsvoll, da gleichzeitig therapeutische

Tabelle 68. Richtlinien zur Therapie von Streptokokken-A-Infektionen [241]

A-Streptokokken	Therapie ja/nein Dauer oral/evtl. i.m.	Prophylaxe Familie a) Kleinkinder b) Kinder c) Erwachsene Dauer/Dosis	Prophylaxe Kindergarten Dauer/Dosis	Prophylaxe Schule
Scharlach Exanthem Fieber Streptokokken-A-Nachweis	Ja, oral Penizillin V 10 Tage 50 000 bis 100 000 E/kg/Tag[1]	a) u. b) ja, Penizillin oral, 5 Tage Dosis: 50 000 E/kg/Tag c) fakultativ	ja, Penizillin oral, wenn mehrere Erkrankungen; Kindergarten nicht schließen	wie Kindergarten
Streptokokken-A-Angina Fieber	ja, oral Penizillin V 10 Tage 50 000 bis 100 000 E/kg/Tag[1]	a) u. b) ja, Penizillin oral, 5 Tage Dosis: 50 000 E/kg/Tag c) fakultativ	ja, Penizillin oral, wenn mehrere Erkrankungen; Kindergarten nicht schließen	wie Kindergarten, eher fakultativ
Streptokokken-A-Träger ohne Symptome gesund	keine Therapie	keine Therapie	keine Therapie, Ausnahme: Scharlachepidemien im Kindergarten Penizillin V oral 5 Tage 50 000 E/kg/Tag	entfällt
Häufige Scharlachrezidive mit Streptokokken-A-Nachweis	ja, Penizillin V (oral) evtl. 100 000 E/kg/Tag[1] 10 Tage evtl. i.m.	nur nach Abstrich a)–c) Penizillin oral, 5 Tage	entfällt	entfällt
Häufige Anginarezidive mit Streptokokken-A-Nachweis	ja, Penizillin V (oral) evtl. 100 000 E/kg/Tag[1] 10 Tage evtl. i.m.	nur nach Abstrich a)–c) Penizillin oral, 5 Tage 50 000 E/kg/Tag[2]	entfällt	entfällt

[1] Kindergarten- bzw. Schulbesuch frühestens ab 4. Tag nach Therapiebeginn.
[2] Eventuell auch anderes Vorgehen (z. B. keine Therapie).

und prophylaktische (z.B. bei Geschwistern) Maßnahmen getroffen werden müssen (Tabelle 68).

Die Infektiosität bei Scharlach ist auch heute noch hoch. Es besteht immer Endemiegefahr.

Die meisten Menschen erkranken bei wiederholtem Kontakt mit β-hämolysierenden Streptokokken der Gruppe A nicht mehr unter dem *Vollbild* des Scharlachs mit Exanthem, sondern lediglich an einer Angina, die jedoch ebenso mit Penizillin behandelt werden muß (Tabelle 68). Allerdings wird derzeit eine Versagerquote für Penizillinpräparate in der Behandlung der Streptokokken-A-Angina mit 20–30% beobachtet [201].

Die Erkennung von Scharlach wird zusätzlich dadurch erschwert, daß auch Uncharakteristisches Fieber (vgl. B 1.2) mit scarlatiniformem Ausschlag einhergehen kann. Der Hausarzt sollte daher großzügig vom kulturellen Erregernachweis Gebrauch machen!

Zuweilen werden dem Hausarzt Kinder vorgestellt, die eine Abschälung der Haut an Händen und Füßen (Desquamation) aufweisen und bei denen die Begleiter auch bei gezieltester Befragung sich an keine Symptome erinnern können, die an einen „Scharlach" hätten denken lassen.

Braun sah in seiner Großstadtpraxis zwischen 1944 und 1954 Scharlach bei rund 1,5 ‰ der Fälle. 1954 bis 1959 deutete sich eine Abnahme an; die

Tabelle 69. Häufigkeit (Rang) wichtiger Bilder von sog. „Kinderkrankheiten" in allgemeinmedizinischen Praxen in Österreich ([31] bzw. [37]) und in der Schweiz [151]

Beratungsergebnis	Österreich				Schweiz	
	Braun 1954–1959		Braun 1977–1980		Landolt-Theus 1983–1988	
	Rang	[‰]	Rang	[‰]	Rang	[‰]
Masernbilder	91	2,9	79	3,1	250	0,5
Rötelnbilder	81	3,2	94	2,6	171	1,1
Varizellen	61	4,1	149	1,6	102	2,1
Mumpsbilder	84	3,1	220	0,7	266	0,4
Pertussisbilder	34	6,6	349[a]	0,1	264	0,4
Scharlachbilder	229	0,7	–	–	206	0,8

[a]Nicht regelmäßig häufig; vgl. Tabelle 1

Häufigkeit lag bei 0,74 ‰, also weniger als 1:1000 (Rang 229). In den Jahren 1977 bis 1980 (Landpraxis) kam kein einziger Fall mehr vor. Dagegen registrierte der Allgemeinarzt Landolt-Theus Ende der 80er Jahre wieder Scharlachfälle (Tabelle 69).

12.5.2 Impfungen

Nach dem jetzigen Stand medizinischer Erkenntnisse sollen und können die Kinder durch aktive Schutzimpfungen vor dem (epidemischen) Ausbruch der meisten Infektionskrankheiten bewahrt werden. Für die Bedürfnisse der Allgemeinpraxis hat sich der Impfplan des Fachverbandes Deutscher Allgemeinärzte (FDA) mod. nach Holzner bewährt (Abb. 96).

12.6 Gewichtsveränderungen

Gewichtsveränderungen sind ein objektiver und leicht zu kontrollierender Parameter.

Der einzelne Mensch oder seine Angehörigen vermögen i.allg. Auf- und Abwärtsbewegungen des Gewichts gut abzuschätzen. Allerdings gibt es bei Geschwichtskontrollen unter exakten Meßbedingungen für den Patienten wie für den Arzt immer wieder Überraschungen bezüglich des tatsächlichen Gewichts.

Der Hausarzt sollte daher zur regelmäßigen Gewichtskontrolle unter annähernd standardisierten Bedingungen (entkleideter Patient) zu Hause anhalten; ebenso aber sollte das Körpergewicht in der Praxis selbst immer wieder objektiviert werden.

12.6.1 Gewichtszunahme

Obwohl *Gewichtszunahme* in der Bevölkerung eine große Rolle spielt, ist sie nur relativ selten in der Allgemeinpraxis Beratungsursache (BU). Die Klassifizierung erfolgt aufgrund der Relation von Körpergewicht zur Körpergröße.

Wiederholt spricht der Hausarzt bei bestimmten Erkrankungen (z.B. Diabetes, Koxarthrose, Gonarthrose, Hypertonie, Kreuzschmerzen) die Patienten auf ihre *Fettleibigkeit (Adipositas)* an. Ebenso beteuern diese Menschen immer wieder, daß ihnen ihr Übergewicht selbst unerklärlich sei, da sie wirklich „nichts" essen.

In geeigneten Fällen (z.B. aus psychologischen Gründen – „ich habe es an den Drüsen") empfiehlt sich die Handlungsanweisung Nr. 68 („Adipositas-Standard") zur allgemeinmedizinischen programmierten Diagnostik bei uncharakteristischer Gewichtszunahme oder bei dauerndem, starken Übergewicht. Dieses Programm ist so ausgelegt, daß zumindest im Bereich des Möglichen auch die wichtigsten, auf endogene Störungen zurückgehende Fettsuchtformen berücksichtigt werden. Hinweise auf solche Erkrankungen ergeben sich allerdings extrem selten.

Praxisalltag

Arzt und Patient wissen dabei gleichermaßen gut, daß alle Wege, langfristig zu einer Gewichtsreduktion zu gelangen, recht mühselig und schwierig sind. Alle Frühjahrs-, Fasten- oder Fitneßkuren haben eines gemeinsam: Der Erfolg ist meist nur von kurzer Dauer. Die anfängliche Begeisterung über den ra-

Abb. 96 Impfplan (Grundimmunisierung, Auffrischimpfung, Ergänzungsimpfung) für die Allgemeinpraxis. Impftermine vom Neugeborenen bis zum Erwachsenenalter unter Bezug zu den gesetzlichen Vorsorgeuntersuchungen [114]

schen Verlust der ersten Pfunde weicht bald der Resignation, wenn die Gewichtsabnahme stagniert oder man gar wieder zunimmt („Jo-Jo-Effekt").

Unkontrolliertes Eß- und Trinkverhalten (Fernsehknabbereien, gewohnheitsmäßiges Naschen, Spätmahlzeiten, schnelles Essen, Heißhunger, alkoholische Getränke) machen auf lange Sicht meist den Vorsatz zum Abspecken zunichte. Ebenso sind eine ungünstige Speisenzusammensetzung (fette Hausmannskost, Kohlenhydratemast) oder Unkenntnis über den Energiegehalt der Nahrungs- und Genußmittel (z.B. von Bier und hochprozentigen alkoholischen oder gesüßten Getränken, von Back- und Bratfetten, von Eiscreme) dazu angetan, eine Gewichtsabnahme zu verhindern.

Hyperphage und hypophage Reaktion
Seelische und körperliche Reaktionen bestimmen das Appetitverhalten im Sinne von *weniger Appetit (hypophage Reaktion)* oder *mehr Appetit (hyperphage Reaktion)* (Abb. 97 und Abb. 98).

Auslöser können sein:
Trauer, Einsamkeit, Ärger, Konflikte, Arbeit, Prüfung, Angst, Langeweile, „Frust".

Hier kann Essen als Ersatzerlebnis zu „Kummerspeck" führen.

> **„Jeder Dicke ißt heimlich oder unheimlich, meist beides!" (Franke in [13]).**

Abb. 97. Ursachen der Eßsucht (Hyperphagie) bei Kindern [13]

Abb. 98. Ursachen der Eßsucht (Hyperphagie) in Ehe und Schwangerschaft [13]

Diät, Gruppentherapie

Schier unüberschaubar ist die Zahl der Diäten mit oft wohltönenden Bezeichnungen wie „Hollywood"-Diät, Buttermilch-Diät, Atkins-Diät etc. Alle diese „Außenseiter"diäten sind durch die Höhe des Eiweiß- und/oder Fettanteils in der Nahrung zuungunsten der Kohlenhydrate charakterisiert.

Das totale Fasten („Nulldiät") kann ambulant durchgeführt, aber kaum durchgehalten werden. Es ist darauf zu achten, daß der fastende Patient mindestens 3 l Flüssigkeit pro Tag zu sich nimmt. Der Gewichtsverlust beträgt im Durchschnitt täglich etwa 300–400 g, die Gewichtsabnahme verläuft exponentiell (Hausmann u. Kaffarnik in [139]).

Eine Behandlung adipöser Patienten unter Anleitung eines Therapeuten in Gruppen, die nach kurzer Zeit in Selbsthilfegruppen übergeführt werden können, hat sich bewährt (z.B. Weight-Watchers). Die Verhaltensänderung findet nicht nur aus zeitökonomischen Gründen in Gruppen statt, sondern soll v.a. ermöglichen, daß die Patienten sich gegenseitig, auch außerhalb der Gruppensitzungen, unterstützen. Die Ernährungsgewohnheiten sollen selbst beobachtet und selbst bewertet werden. Der Patient kann z.B. feststellen, von welchen Reizen sein Hungergefühl abhängig ist, wie häufig und wie lange er ißt usw. Die *Verhaltensänderung* erfolgt in kleinen Schritten; dies

geschieht deswegen, weil sich die Eßgewohnheiten über viele Jahre hinweg eingeschliffen haben. Plötzlich soll dem Patienten bewußt gemacht werden, daß *er alleine* es ist, der für den Behandlungserfolg verantwortlich ist [9]. Allzuviel darf aber auch davon nicht erwartet werden. Viele Teilnehmer scheren bald wieder aus.

12.6.2 Gewichtsabnahme

Im Gegensatz zur *Gewichtsabnahme* wird der ungewollte *Gewichtsverlust* in der Allgemeinpraxis zum diagnostischen Problem. Er muß selbstverständlich immer sehr ernst genommen werden. Bei *Gewichtsabnahme ohne sonstige Symptome* sollte der Allgemeinarzt seine Beratung mit einer Tabula diagnostica (Programm Nr. 67) starten. Dabei gilt es stets, sich die Abwendbar gefährlichen Verläufe vor Augen zu halten.

Eine *Gewichtsabnahme im Senium* ist zwar häufig, aber nicht obligat und hält sich in Grenzen von 5–10 kg [97].

Bei Malignomen, Hyperthyreose, länger dauernden Infekten, Alkoholismus etc. ist Gewichtsverlust ein „normales" Symptom.

Gewichtsverlust beim Säugling bedarf einer äußerst engmaschigen Kontrolle und ist grundsätzlich ernst zu nehmen; frühzeitig ist die Teilung der Verantwortung mit dem Spezialisten erforderlich.

Appetitlose Kinder

Immer wieder sind es die Mütter, die dem Hausarzt *„appetitlose Kinder"* präsentieren; hier genügt oft 1–2 Tage „schlechtes Essen", um sie besorgt zu machen. Dabei wird nicht selten die Frage nach „Blutarmut" oder „Vitaminmangel" aufgeworfen. Ursächlich schuld an der Appetitlosigkeit ist oft genug die Unvernunft der Eltern und/oder der Großeltern oder anderer Haushaltsmitglieder.

Das Körpergewicht muß immer in der Relation zur aktuellen Körpergröße beurteilt werden. Die normale Schwankungsbreite beträgt 10%. Unter Hinweis auf diese biologischen Gegebenheiten ist es in manchen Fällen möglich, die verunsicherte Mutter beruhigt zu entlassen.

Auch wenn sich die Eltern scheinbar unnötig Sorgen machen, muß dennoch *gründlich* untersucht werden. Bei seelisch und körperlich gesund erscheinenden, angeblich „appetitlosen" Kindern empfiehlt sich das Programm Nr. 69 („Appetitlose-Kinder-Standard").

Der Arzt weiß aus seiner Erfahrung, daß sich das Eßverhalten in den meisten Fällen wieder rasch normalisiert und eine weitere Diagnostik zunächst entbehrlich ist, wenn das „Zwischendurchfuttern" mit Leckerbissen etc. ein Ende findet. Leider kommt er aber mit dem Appellen an die Vernunft der Erwachsenen nicht weit, und es bleibt alles beim alten – einschließlich der „Appetit-Tropfen".

Anorexia nervosa, Bulimie

Scharf abzugrenzen von dem harmlosen Appetitmangel im Kleinkindalter oder von schlechten Eßgewohnheiten ist die *Anorexia nervosa (Magersucht)* in der Adoleszenz.

Die *Bulimie („Ochsenhunger")* leitet sich her von der paroxysmalen und unbeherrschbaren Einverleibung riesiger Nahrungsmengen mit anschließendem provozierten (meist geheim gehaltenen) Erbrechen.

Anorexia nervosa und Bulimie sind Störungen des Eßverhaltens bei jungen, ehedem gesunden Frauen, die von einer geradezu panischen Angst des Dickwerdens erfaßt sind. Beim Syndrom der Anorexia nervosa wird dieses Ziel hauptsächlich durch drastische Einschränkung der Energiezufuhr erreicht, bei

der Bulimie wechseln Anwandlungen von Völlerei („Freßgelage") mit Erbrechen und exzessivem Laxanzienabusus ab. Der Gewichtsverlust ist bei der Bulimie erfahrungsgemäß nicht sehr groß.

Marasmus

Die sog. *„Altersschwäche"* mit allgemeinen geistig-körperlichem Kräfteverfall ist durch die (nicht durch Krankheiten erklärte) Reduktion der wichtigsten Körperfunktionen charakterisiert. Die Lebenskraft nimmt unbeeinflußbar über Monate, oft über Jahre bis zum Tod hin, laufend ab. Schließlich geht der Abbauprozeß so weit, daß diese Menschen zu hilflosen Pflegefällen werden. Tritt inmitten eines solchen Abbauprozesses der Tod ein, so ist der Leichenbeschauer häufig außerstande, dafür eine spezielle Krankheit verantwortlich zu machen. Bekanntlich kommen statt dessen die von einzelnen Beschauern in solchen Fällen bevorzugten Begriffe (etwa Herzinfarkt, Lungenembolie) zum Tragen. Auch hierin wirkt sich das wissenschaftliche Vakuum über der angewandten Heilkunde sehr anschaulich aus [35].

12.7 Fußübel und statische Beschwerden

Jeder erfahrene Praktiker wird spontan die erhebliche Zahl von Fuß- und statischen Beschwerden bestätigen können, weswegen ihn seine Patienten quer durch alle Altersschichten hindurch konsultieren; dies spiegelt sich auch in Tabelle 70 wider.

Darüber hinaus gibt es eine Fülle weiterer Beratungsprobleme im Fußbereich (die nicht in Tabelle 70 aufgeführt sind), z.B.

– Schwielen, Warzen (vgl. B 7.4),
– bestimmte Verletzungen (vgl. B 4),
– Durchblutungsstörungen (vgl. B 2.1),
– Neuropathien (vgl. B 2.1),
– Engpaßsyndrome (vgl. B 2.1),
– Angeborene Deformitäten etc.

Clavus (Abb. 101a), Unguis incarnatus (Abb. 27 c) und Dornwarze (Abb. 52) werden auch als die *„kleinen Fußübel"* bezeichnet. Wegen ihrer Häufigkeit und der durch sie hervorgerufenen Beschwerden sind sie von großer Bedeutung für die tägliche Praxis.

Tabelle 70. Häufigkeit (Rang) von bestimmten Beratungsergebnissen im Bereich des Fußes in allgemeinmedizinischen Praxen in Österreich ([31] bzw. [37]), in der Schweiz [151] und in Frankreich/Paris [237]

Beratungsergebnis	Österreich		Schweiz	Frankreich
	Braun 1954–1959	Braun 1977–1980	Landolt-Theus 1983–1988	Sourzac/Very 1988–1990
Klavi	104	132	260	190
Füße, kalte	288	135	226	216
Senkfußbeschwerden	111	139	186	206
Statische Beschwerden	172	199	166	111
Onychogryposis	–	207	452[a]	–
Unguis incarnatus	122	211	167	138
Spreizfüße	295	223	386[a]	114
Tarsalgie	249	259	143	269
Hallux valgus	307[a]	303[a]	177	223

[a]Nicht regelmäßig häufig; vgl. Tabelle 1.

Sogenannte *„statische Beschwerden"* werden meist im Fuß, in der Wadenmuskulatur oder im Kniegelenk lokalisiert und weniger im ganzen Bein empfunden [194]. Kinder klagen gelegentlich über un-

Abb. 99 Innenknöchelabstand bei lose aneinandergelegten Kniegelenken bei Kindern jenseits des 2. Lebensjahres etwa 7 cm. immer pathologisch sind 10 cm und mehr. Bei adipösen Kindern ist eine Überschreitung von 2–3 cm möglich [142]

charakteristische Beinbeschwerden im Rahmen von länger dauernden Belastungen. Bei Kleinkindern fällt den Eltern manchmal *plötzliches Hinken* oder *Nicht-mehr-laufen-Wollen* als Erstsymptom auf.

Achsenfehlstellungen wie Erkrankungen des Hüftgelenks sollten diagnostisch ausgeschlossen worden sein [91]. Dabei wird der Allgemeinarzt zunächst zu prüfen haben, ob möglicherweise das physiologische X-Bein-Maß (Abb. 99) überschritten ist.

„Wachstumsschmerzen" bei Kindern können zunächst abwartend offen beobachtet werden, stets den Abwendbar gefährlichen Verlauf (z.B. Osteosarkom) vor Augen. Sollten nach 14 Tagen die Schmerzen nicht spontan verschwunden sein, ist spezialistische Abklärung erforderlich.

12.7.1 Klavus

Hühneraugen (Klavi) (C/D) (Abb. 100 und 101a) können bekanntlich äußerst heftige Schmerzen verursachen. Der Geplagte hat meist schon verschiedene Selbstbehandlungsversuche (Salben, Tropfen, Pflaster), Fußpflegebehandlungen oder Ausschneidungen (Hobel, Rasierklingen) hinter sich, ehe er sich an den Arzt wendet. Häufig findet dieser neben einem aufgeweichten Hornhautareal auch Anzeichen einer Entzündung. Eine Reizung der darunterliegenden Bursa kann an entsprechenden Stellen vorhanden sein.

Abb 100. Der breite Vorfuß hat im schmalen Schuh zu wenig Platz, er wird von beiden Seiten gequetscht. Dadurch kommt es zu schmerzhaften Druckstellen am medialen („Hallux") oder lateralen Metatarsalköpfchen. Vorn werden die Zehen in den engen Schuhspitzen zusammengepreßt und eingestaucht, wodurch die typische *Hammerzehe* entsteht [57].

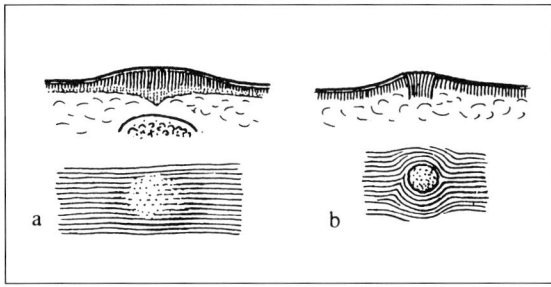

Abb. 101 a,b. Hühnerauge (Klavus) und Hornwarze (Verruca plana) im Querschnitt (oben) und in Aufsicht (unten): **a** starkt verdickte Hornschicht an der Stelle der größten Belastung, d. h. genau über dem darunter liegenden Knochen. Dort bildet sich mit der Zeit ein Dorn aus verhorntter Haut, der schmerzhaft ins Fleisch sticht. **b** Die Hornwarze liegt in der Regel nicht genau über dem belasteten Knochen, die Hautlinien machen einen Bogen um sie herum. Die Warze selbst besteht aus weichen Papillen mit kleinen schwarzen Stippchen [57]

Druck und Reibung verursachen stets eine Verhornung der Haut. Sie besteht an der Stelle des größten Druckes, also da, wo dicht unter der Haut ein Knochenvorsprung liegt, z.B. an der Fußsohle, unter dem Metatarsalköpfchen II und/oder III, medial am Metatarsalköpfchen I (sog. „Exostose" am Hallux valgus), lateral am Metatarsalköpfchen V (sog. „Exostose" beim „Digitus V varus" [Abb. 100], dem Gegenstück des Hallux valgus), an der Spitze der Zehen II–V bei Hammer- oder Krallenzehen oder zwischen zwei kleinen Zehen, wenn Knochenvorsprünge gegeneinander drücken *(Interdigitalklavus)*.

Bei entzündeten Hühneraugen müssen zunächst alle weiteren Reize wie Druck durch falsches Schuhwerk (Abb. 100) oder Manipulationen durch den Patienten unterbleiben; adstringierende, kalte Fußbäder können zunächst als angenehm empfunden werden. Die Therapie der Wahl besteht in Druckentlastung und/oder Ruhigstellung.

Der nicht entzündete Klavus wird bis zum zentralen Pfropf hin (Abb. 101a) schichtweise abgetragen. Das Rezidiv ist vorprogrammiert, wenn weiterhin unpassendes Schuhwerk getragen wird.

Die *Hornwarze (Verruca plana)* (C/D) (vgl. B 7.4) befindet sich im Gegensatz zum Hühnerauge in der Regel nicht genau über dem belasteten Knochen und ist scharf gegen die Umgebung abgegrenzt

(Abb. 101b). Bei ihrer operativen Exzision gibt es – anders als bei der schichtweisen Abtragung des Klavus – mitunter nennenswerte Blutungen.

Wie alle Viren braucht das HPV („human papilloma virus") gesunde Zellen zu seiner Replikation. Zu diesem Zweck baut es sein genetisches Material als gezielte Information in das Genom der Wirtszelle ein und funktioniert sie für sich um.

Der erfolgreiche Abschluß einer Therapie setzt daher die totale Entfernung der Warze als Wirtszellverband und die Vernichtung allen infektiösen Materials von HPV voraus. Das Einfrieren mit flüssigem Stickstoff, Hochfrequenztherapie oder die Vaporisierung mit dem Laserstrahl leisten im Idealfall beides.

Jeder Arzt, der Warzen behandelt, weiß jedoch, daß man mit Rezidiven rechnen muß.

12.7.2 Kalte Füße

Die Beratungsursache *„kalte Füße"* (A) wird vom Patienten oft eher im Nebensatz erwähnt. Meist befürchtet er eine „Durchblutungsstörung". In der Regel handelt es sich jedoch um eine Empfindung, von deren Harmlosigkeit der Patient rasch zu überzeugen ist. Selbstverständlich müssen zuvor Abwendbar gefährliche Verläufe, z.B. arterielle Durchblutungsstörungen (vgl. B 12.3.6, Tabelle 66), ausgeschlossen worden sein.

Abb. 102. Schuhinspektion

12.7.3 Senk- und Spreizfüße

Der *Senkfuß* (C/D) ist durch Abflachung des medialen Längsgewölbes beim Auftreten charakterisiert. Im Extremfall ist die Längswölbung auch ohne Belastung vollkommen abgeplattet *(Plattfuß/Pesplanus)* (C/D).

Nur Füße mit stärkerer Abknickung des Rückfußes sind als *Knickfuß (Pes valgus)* (C/D) zu bezeichnen. Die Inspektion der (getragenen) Schuhe (Abb. 102) kann gelegentlich wertvolle Hinweise in Diagnostik und Therapie geben. Ohne Inspektion der häufig getragenen Schuhe ist die Untersuchung des Fußes unvollständig.

Spreizfüße verursachen Schmerzen beim Gehen im Bereich der Schwiele unter dem Mittelfußköpfchen II, III und IV. Die Beschwerden sind von Patient zu Patient unterschiedlich. Oft wird versucht, unangenehmen Belastungsdruck durch Abrollen über den Fußaußenrand zu beseitigen; dadurch entstehen dann zusätzlich Schmerzen in den Sprunggelenken.

Patienten mit Senk- und Plattfüßen sind überraschenderweise häufig beschwerefrei. In diesen Fällen ist eine Behandlung entbehrlich [224].

Bei Kleinkindern bis zum 4. Lebensjahr ist der Fuß meist noch flach, die Fettpolsterung der Fußsohle ergibt das Bild eines kindlichen „Plattfußes"; das Fußgewölbe entsteht erst später. *Korrigierende Einlagen sind daher zu diesem Zeitpunkt nicht richtig.* Der aktive Zehenstand kann den Eltern das normale Wölbungsverhalten demonstrieren.

> **Barfußgehen ist für die kindliche Fußentwicklung die beste Gymnastik!**

Die Schmetterlingsrolle als Zurichtung bei Konfektionsschuhen dient der optimalen Entlastung des schmerzhaften Spreizfußes mit Schwielen und entzündlichen Metatarsalköpfchen, besonders der Zehen II und III.

12.7.4 Onychogryposis

Diese – meist erbliche – *Nageldeformität* (Abb. 103) beginnt nach dem 30.–40. Lebensjahr. Der Patient vermutet oft irrtümlich einen Zusammenhang mit drückendem Schuhwerk. Der Nagel läßt sich in einfacher Weise in örtlicher Betäubung entfernen, er wächst jedoch gleichermaßen deformiert wieder nach. Regelmäßiges Rückzwicken und -feilen hält das Fehlwachstum in Grenzen.

12.7.5 Tarsalgien

Stechende Schmerzen im Bereich der Ferse beim (morgendlichen) Aufstehen, Verstärkung durch Gehen und Stehen, besonders auf hartem Boden, lassen an einen *Fersensporn* (C/D) denken. In der Röntgenaufnahme des Fersenbeins im seitlichen Strahlengang findet man zumeist keinen knöchernen Vorsprung, der die Schmerzhaftigkeit *(Tarsalgie)* (A) erklären würde. Auch die Größe eines Sporns (Exostose) korreliert nicht mit dem Beschwerdebild.

Therapeutisch wird zunächst der Schmerzpunkt entlastet, etwa mit einer ringförmigen Polsterung im Schuh, mit Hohllegung in einer Kork-Leder-Einlage

Abb. 103. Vogelkrallenzehe (Onychogryposis – auch: Onychogryphosis)

oder mittels einer sorgfältig anmodellierten stabilen Metalleinlage.

> **Einlagen, die wegen uncharakteristischer Tarsalgie verordnet wurden, sollen nicht zu lange getragen werden.**

12.7.6 Hallux valgus

Der *Hallux valgus (Ballenwinkel)* (C/D) ist bei Frauen weit verbreitet, doch macht er in den meisten Fällen wenig Beschwerden. Enge, spitze Schuhe spielen eine wesentliche Rolle bei der Deformierung des Fußes.

Durch die Fehlstellung der Großzehe kommen die kleinen Zehen in Raumnot, werden ihrerseits deformiert und geraten oft über oder unter die Großzehe (Abb. 100). Beides kann ebenfalls schmerzhaft sein.

12.8 Kropf und Schilddrüsenüberfunktion

Spätestens dann, wenn bei Heranwachsenden ein seit längerer Zeit bestehender, geringfügig verdickter Hals an Größe noch zunimmt, drängen die Angehörigen auf eine hausärztliche Abklärung dieses „Blähhalses". In der Regel handelt es sich um eine euthyreote *Adoleszentenstruma,* bei der eine direkte Diagnostik ausreicht.

Die Vergrößerung der Schilddrüse *(Kropf, Struma)* (C/D) stellt in Jodmangelgebieten eine häufige Beratungsursache dar. Extrem ausgeprägte Kröpfe bei Erwachsenen sind in der Sprechstunde heute eine Rarität geworden, da die Patienten i. allg. frühzeitig eine Behandlung erhalten.

Grundsätzlich ist die Beurteilung der Funktion der Schilddrüse von der Beurteilung des Organs zu unterscheiden. Bei Strumen gilt die diagnostische Sorge – neben einer möglichen Malignität – der routinemäßigen Exklusion einer *Hyperthyreose* (C/D). Legen der Aspekt eines Patienten und sein Verhalten zusammen mit den geklagten Beschwerden nahe, daß eine Schilddrüsenüberfunktion zugrunde liegen könnte, dann ist zur initialen Diagnostik das Programm Nr. 78 („Schilddrüsenüberfunktions-Standard") anzuwenden.

„Hyperthyreose" ist eine zusammenfassende Bezeichnung für verschiedene, in der Praxis überwiegend sehr seltene *Krankheitsformen* mit unterschiedlicher Pathogenese:

– Hyperthyreosen vom Typ des M. Basedow,
– Hyperthyreosen bei autonomen Adenomen, bei Malignomen, bei Entzündungen der Schilddrüse,
– Hyperthyreosis facticia bei Überdosierung mit Schilddrüsenhormonpräparaten,
– Hyperthyreose durch Jodapplikation (meist jodhaltige Kontrastmittel): Struma basedowicata (Jod-Basedow),
– thyreotoxische Krise (Basedow-Koma).

Nicht selten läßt sich bei älteren Menschen eine zunächst unklare Tachykardie durch eine aufgedeckte Hyperthyreose, z.B. auf dem Boden eines autonomen Adenoms, erklären.

Andererseits sind viele der bei Hyperthyreose vorkommenden Mißempfindungen auch bei vegetativ Stigmatisierten (vgl. B 11.2) zu finden:

Unruhe, Reizbarkeit, Zittern, Herzrasen, Herzklopfen, Schwitzen, Haarausfall.

Die klassische *Merseburger Trias* (Tachykardie, Struma, Exophthalmus) ist selten.

Beim *Anschein einer Hyperthyreose* sollte auch gezielt nach eingenommenen Medikamenten (z.B. jodhaltige Präparate, östrogenhaltige Antikonzeptiva) gefragt werden, da diese einen Einfluß auf die Schilddrüsenfunktion bzw. Entwicklung einer Struma haben und die Schilddrüsenlaborwerte beeinflussen können.

12.9 Gutartige Neubildungen

Bei anscheinend gutartigen Neubildungen reicht – im Gegensatz zur umfangreichen Diagnostik bei der Möglichkeit eines Malignoms – für gewöhnlich die direkte Diagnostik (vgl. B 7.1, 7.9, 7.16.1, 8, 8.5.2, 8.6, 9.12, 9.17.8, 12.2.4, 12.8) aus, so bei Bildern von

– Ganglien,
– Lipomen,
– Atheromen,
– Gefäßnävi,
– Chalazien,
– Granulomen etc.

Selbstverständlich sind tastbare Knoten (z.B. in der Brust, im Adnex- und Uterusbereich) solange als potentiell bösartig anzusehen, bis nicht das Gegenteil (z.B. histologisch) bewiesen wurde.

12.9.1 Knoten in der Brust

Bei über 80% aller Brustkarzinome werden die Knoten heute von den Patientinnen selbst entdeckt. Frauen, die meist zufällig einen solchen *Knoten in der Brust* (C/D) finden (Abb. 104), sind aufs äußerste beunruhigt und suchen unverzüglich den Arzt auf. Nicht selten wird ein Zusammenhang mit einem Trauma (z.B. Stoß, Kneifen) vermutet. Der Hausarzt palpiert beide Mammae, die Axillen sowie die Lymphabflußgebiete sorgfältig und überträgt meist durch sofortige Überweisung die Verantwortung für das weitere diagnostische und therapeutische Vorgehen den Spezialisten.

Als *Mastopathie* bezeichnet man mehr oder weniger schmerzhafte Knotenbildungen in den Mammae, die bevorzugt präklimakterisch auftreten.

> **Was wie eine Mastopathie aussieht, kann sehr wohl ein Mammakarzinom sein.**

Solitäre Brustknoten müssen aus diagnostischen, therapeutischen, daneben aber auch aus psychologischen Gründen so rasch als möglich exstirpiert und histologisch untersucht werden [238].

> **Zur frühen Aufdeckung eines Mammakarzinoms gehören die Selbstkontrolle der Brust nach jeder Menstruation und eine jährliche Kontrolle durch den Hausarzt [238].**

12.9.2 Gynäkomastie

Die meist sichtbaren, berührungsempfindlichen und druckschmerzhaften Knoten im Brustwarzenbereich, vorwiegend bei Knaben in der Pubertät, beunruhigen die Betroffenen ebenso wie die Eltern (Angst vor Brustkrebs). Der Arzt hat es am häufigsten mit einer (physiologischen) *Gynäkomastie* (C/D) des Adoleszenten zu tun. Die Knoten können ein- oder beidseitig auftreten. Selbstverständlich muß zum Ausschluß eines Abwendbar gefährlichen Verlaufs örtlich sowie im Bereich der Hoden gründlich untersucht werden. Der Hausarzt kann die Eltern beruhigen, da sich die Knoten gewöhnlich binnen einiger Wochen spontan zurückbilden. Selten bleiben sie länger als ein Jahr bestehen.

Durchschnittliche Größe eines Tumors, der bei gelegentlicher Selbstuntersuchung der Brust entdeckt werden kann.

Durchschnittliche Größe eines Tumors, der bei regelmäßiger Selbstuntersuchung der Brust entdeckt werden kann.

Durchschnittliche Größe eines Tumors, der bei regelmäßiger Mammographie entdeckt werden kann.

Abb. 104. Wertigkeit verschiedener Untersuchungsmethoden beim Screening auf Brustkrebs [16]

Es gibt keine sichere medikamentöse Therapie. Sexualhormone sind ohne Wirkung [120]. Bei ausgeprägten und/oder persistierenden Brustdrüsenschwellungen bleibt meist nur die operative Behandlung.

Die neonatalen Brustdrüsenvergrößerungen bei beiden Geschlechtern sind harmlos und bilden sich ohne Therapie rasch zurück [91].

Überzählige Brustwarzen und Brustdrüsen *(Polythelie/Polymastie)* gelten vielfach als eine harmlose Anomalie (Abb. 105). Oft findet der Arzt beiläufig im Rahmen einer körperlichen Untersuchung solche Drüsen. Dabei sollte bedacht werden, daß überzählige Brustwarzen mit renogenitalen Dysplasien korreliert sein können [272].

12.9.3 Lymphomata

Normalerweise sind *Lymphknoten* nicht oder kaum palpabel. Ob palpable Lymphknoten Bedeutung gewinnen oder nicht, hängt von ihrer Anzahl, Größe, Begrenzung, Konsistenz, Verschieblichkeit, Schmerzhaftigkeit sowie von der Lokalisation und vom Alter des Patienten ab.

Abb. 105. Überzählige Brustdrüsen treten im Verlauf der embryonalen Milchleiste von der Achsel bis zur Leistenbeuge, vorwiegend auf der linken Seite, auf.

In der Allgemeinpraxis überwiegen einseitige, kaum imponierende, wenig dolente Schwellungen im oberen vorderen Halsbereich.

In der Pubertät nehmen Zahl und Größe der Lymphknoten zu. Sie lassen sich nicht nur im Rahmen charakteristischer Krankheitsbilder, wie etwa Röteln oder Masern (vgl. B 12.5), palpieren.

Auch beim Uncharakteristischen Fieber (UF) (vgl. B 1.2) kommt es manchmal zu nennenswerten Lymphdrüsenschwellungen, etwa im oberen vorderen Halsbereich. Im Rahmen von Infektionen aufge-

tretene Lymphdrüsenvergrößerungen bilden sich fast immer spontan innerhalb von 2–3 Wochen zurück.

Einzelne solcher Drüsenvergrößerungen können jedoch noch wochenlang nach Abklingen der fieberhaften Erkrankung bestehen bleiben. Ähnliches gilt für Residuen nach pyogenen Infekten an der Haut.

Generelle und indolente (oder kaum dolente) Vergrößerungen der Lymphdrüsen lassen an Malignome (besonders Leukämie), Lues, AIDS usw. denken.

Die Lokalisation der vergrößerten Lymphknoten kann dabei gelegentlich diagnostisch hilfreich sein. Eine posteriore aurikuläre Adenopathie weist auf Röteln hin. In der Leiste oder im Kieferwinkel werden nicht selten vom Patienten selbst oder bei Routineuntersuchungen Lymphdrüsenvergrößerungen gefunden; sie sind meist ohne Bedeutung. Deckt bei *indolenten* Lymphknoten die Diagnostik nichts weiter auf, dann wird als Beratungsergebnis *„Uncharakteristische Lymphdrüsenvergrößerung* (A)" klassifiziert. Bedenklicher können Lymphomata in der Achsel, in der Supraklavikulargrube oder in der Ellenbeuge sein [145].

Sehen isolierte Schwellungen genauso aus wie Lymphomata, so müssen durchaus nicht vergrößerte Lymphdrüsen vorliegen; der Arzt sollte bei Anschwellungen in der Hals- oder Inguinalgegend auch mit Vortäuschungen, etwa durch Zysten oder Hernien (vgl. B 6.7) rechnen, obwohl diese selten sind.

Beim Anschein von uncharakteristischen, isolierten, einzelnen oder multiplen, kaum dolenten oder indolenten, vergrößerten Lymphknoten empfiehlt sich das Programm Nr. 77 („Lymphknoten-Standard").

Für schmerzende Lymphdrüsenschwellungen, die über 1 Woche bestehen und bei denen sonstige Krankheitszeichen fehlen, wurde das Programm Nr. 21 („Lymphadenitis-Standard") entwickelt (vgl. hierzu auch B 3.9).

Schmerzhafte, derbe Lymphknotenschwellungen, v.a. im Zervikalbereich, und körperliche Abgeschlagenheit legen den Verdacht auf eine Lymphadenopathie in Folge eines Protozoeninfekts mit Toxoplasma gondii nahe. Der entsprechende serologische Befund bringt Klarheit.

„Steinharte" Lymphomata lassen sogleich an *Krebs* denken. Sie sind ebenfalls nicht „uncharakteristisch". Solche offensichtlich metastatischen Lymphknoten präsentieren sich als indolent, regional be-

Tabelle 71. Häufigkeit (Rang) der Beratungsergebnisse im Bereich gelenknaher Strukturen in allgemeinmedizinischen Praxen in Österreich ([31] bzw. [37]), Schweiz [151] und Frankreich/Paris [237]

Beratungsergebnis (BE)	Österreich Braun 1954–1959	Braun 1977–1980	Schweiz Landolt-Theus 1983–1988	Frankreich Sourzac/Very 1988–1990
Bursitis acuta	176	167	158	189
Hygrome, chron. Bursitis	255	170	287[a]	222
Tendovaginitis	155	177	50	90
Ganglion	130	190	163	182
Epikondylitis humeri	123	231	57	105

[a]Nicht regelmäßig häufig; vgl. Tabelle 1

grenzt, mit dem umgebenden Gewebe verbacken und unbeweglich. Für die Diagnostik dieser Befunde ist der Einsatz des Programms Nr. 77 nicht gedacht.

Die Indikation zur diagnostischen Lymphdrüsenexstirpation und feingeweblichen Untersuchung stellt der Allgemeinarzt in Zusammenarbeit mit dem Spezialisten. Dabei wird man zweckmäßigerweise zervikale oder supraklavikuläre Lymphknoten herausnehmen, da axilläre und inguinale Lymphknoten z.B. durch Infekte unspezifisch verändert sein können. Bei 40% der Patienten liefert jedoch auch die Lymphknotenbiopsie keine exakte Diagnose [105].

12.10 Bursitis, Hygrom, Tendovaginitis, Ganglion, Epikondylitis

In diesem Abschnitt werden jene Beratungsergebnisse zusammengefaßt, die bestimmte akute oder chronische Beschwerden und/oder Krankheitszeichen im Bereich gelenknaher Strukturen betreffen (Tabelle 71).

12.10.1 Bursitis acuta

Eine *Schleimbeutelentzündung* bzw. *-reizung (Bursitis acuta* bzw. *subacuta)* (C) wird an der ersten ärztlichen Linie v.a. an den Ellenbogen *(Bursitis olecrani)* und an den Knien *(Bursitis praepatellaris)* beobachtet. Typisch ist eine auffallende, abgegrenzte und meist wenig schmerzhafte Schwellung. Kinder und alte Leute sind erfahrungsgemäß höchst selten betroffen.

Eitrige Bursitiden entstehen beispielsweise im Anschluß an eine traumatische Eröffnung der Bursa.

12.10.2 Bursitis chronica

Wiederholte, meist geringfügige Traumatisierungen führen nicht selten zu einer chronischen (sterilen) Entzündung *(Bursitis chronica)* (C) („Studentenellenbogen"). Es gibt jedoch immer wieder Fälle, bei denen sich der Patient an keinerlei Ursache für seine Schleimbeutelschwellung erinnern kann.

Mit einer großkalibrigen Kanüle läßt sich in der hausärztlichen Praxis die Punktion rasch und einfach durchführen. Die Beschaffenheit des Punktats (z.B. putride, serös, sanguinolent) kann einen Hinweis auf die Ursache der Reizung geben. Nicht immer ist es jedoch möglich, Punktat zu gewinnen (z.B. nach Einblutung). Eine kurzfristige Ruhigstellung des betroffenen Gelenks ist angezeigt, besonders nach zuvor durchgeführter Punktion.

Die *chronische Bursitis praepatellaris* tritt meist bei Patienten mit kniender Beschäftigung auf (Fliesenleger, Pflasterer) und kann von einem Kniegelenkerguß in der Regel gut unterschieden werden. Nach Punktion des Schleimbeutelergusses lassen sich manchmal reiskornartige Verdickungen palpieren.

Im Rahmen einer chronischen Polyarthritis (vgl. B 2.6) oder einer Gicht (vgl. Zusatzfragen „Hyperurikämie, Arthritis urica, Gicht" auf S. 64) können gelegentlich entzündliche Veränderungen der Schleimbeutel am Ellenbogen und am Knie auftreten. Für zahlreiche chronische Bursitiden gibt es jedoch keine Erklärung.

12.10.3 Hygrom

Dauerhafte Druckbelastung des Schleimbeutels (chronische Bursitis – vgl. B 12.10.2) kann zu einem schwielenartig verdickten, z.T. mehrkammerigen

Hygrom mit gelegentlichem Einschluß („Reiskorn") führen. Analoge Auftreibungen können auch von den Sehnenscheiden ausgehen (z.B. Hygroma carpale).

12.10.4 Tendovaginitis

Unter den akuten Tendovaginitiden klassifiziert der Arzt in der Praxis am häufigsten das Bild einer *Paratenonitis crepitans.*

Bei diesem Krankheitsbild liegt eine entzündliche Veränderung des Sehnengleitgewebes in einem Bereich vor, in dem die Sehnenscheiden nicht entwickelt sind, wie beispielsweise die Streck- und Beugesehnen der Finger proximal des Handgelenkes, die Strecksehnen der Zehen, die Sehne des M. tibialis anterior sowie die Achillessehne.

Betroffen sind meist Patienten mit Überbeanspruchung der Hand, z.B. Landwirte, Forstarbeiter, Sekretärinnen, Fließbandarbeiter und Sportler. Die Behandlung ist in der Regel konservativ, die Ruhigstellung steht im Vordergrund der Maßnahmen.

Ein typisches Beispiel für eine stenosierende Sehnenscheidentzündung *(Tendovaginitis stenosans)* ist der *schnellende Finger* (auch „Triggerfinger"). Die konservativen Maßnahmen führen häufig zum Erfolg. Ansonsten besteht die Behandlung in einem kleinen Eingriff (Spaltung der verengten Sehnenscheide in Lokalanästhesie) [280].

Der Rang des Beratungsergebnisses *„Tendovaginitis"* (C) hat im allgemeinmedizinischen Krankengut der 80er und frühen 90er Jahre deutlich zugenommen (Tabelle 71).

12.10.5 Ganglion

Ganglien sind häufige, von Gelenken, Sehnenscheiden oder Bursen ausgehende prallelastische Gebilde bzw. zystische Geschwulstbildungen. Sie werden im Volksmund auch als „Überbeine" bezeichnet.

12.10.6 Epikondylitis

Der „Tennisellenbogen" *(Epicondylitis humeri radialis)* (C) ist in der Allgemeinpraxis weniger ein diagnostisches als vielmehr ein therapeutisches Problem. Auch der Rang des Beratungsergebnisses „Epikondylitis" hat wie das BE „Tendovaginitis" (vgl. B 12.10.4) im allgemeinmedizinischen Krankengut der 80er und frühen 90er Jahre deutlich zugenommen (Tabelle 71).

Meist klagen die Patienten über schmerzhafte Bewegungseinschränkungen im Ellenbogengelenk, bevorzugt bei Drehbewegungen des Unterarmes bzw. bei Greifbewegungen der Finger (z.B. beim Tennisspielen, Auswringen eines Putzlappens, Umgang mit Schraubenzieher, Öffnen eines Schraubdeckels, Schreiben).

12.11 Anämie

Meist sind es Frauen, die befürchten, eine *„Blutarmut" (Anämie)* zu haben. Oftmals werden Blässe oder ein längerer Krankenhausaufenthalt, allgemeine Müdigkeit und nachlassende Leistungen mit einem „Eisenmangel" in Verbindung gebracht. Ebenso kommen auch Mütter zum Arzt, denen bei ihren Kindern Blässe und Ringe unter den Augen auffallen, oder Leute, denen von der Umgebung die Blässe auf den Kopf zugesagt und eine Blutuntersuchung empfohlen wurde.

Mit einfachen diagnostischen Mitteln (z.B. beginnend mit der Beurteilung der Konjunktivaldurchblutung) läßt sich in der Praxis feststellen, ob und ggf. in welchem Ausmaß eine Anämie vorliegt.

Fiel anamnestisch, physikalisch und im Routinelabor nichts Besonderes auf und ließen sich auch – bei entsprechender Indikation – endoskopisch, mit bildgebenden Verfahren usw. weder eine Blutungsquelle im allgemeinen, noch ein Malignom im speziellen nachweisen, so wird der Arzt die Programmierte Handlunganweisung Nr. 81 zur allgemeinmedizinischen redundanten Diagnostik bei uncharakteristischer Anämie („Anämie-Standard") einsetzen. Dieses Programm ist als Teil einer systematischen Weiterbeobachtung zu verstehen. Es dient aber ebenso der Beruhigung der Patientengruppe.

> **Eine trotz Durchuntersuchung unklar bleibende, nennenswerte Anämie ist so lange auf ein (okkultes) Malignom verdächtig, bis nicht das Gegenteil bewiesen wurde [42].**

Thematik des Fachgesprächs

Aufgabe

Besprechen Sie die in der Übersicht 43 aufgeführten Beratungsergebnisse „Sonstige Beschwerden und Erkrankungen" anhand der nachfolgenden Fragen und der bei den entsprechenden Beratungsergebnissen aufgeführten Zusatzfragen!

Übersicht 43. Sonstige Beschwerden und Erkrankungen

- **Regelmäßig häufig in der Allgemeinmedizin:**
  - Diabetes mellitus,
  - uncharakteristische Kopfschmerzen,
  - Varizen,
  - Schlaflosigkeit,
  - Thrombophlebitis,
  - Gewichtszunahme, Adipositas,
  - Marasmus,
  - gutartige Neubildungen (z.B. Ganglien, Lipome, Atherome, Gefäßnävi, Chalazien, Granulome),
  - Masern-Bilder
  - Rubeolen-Bilder
  - arterielle Verschlußkrankheit,
  - Senkfußbeschwerden,
  - Lymphomata,
  - Migräne-Bilder
  - Varizellen,
  - Beinkrämpfe,
  - gutartige Knoten in der Brust,
  - Anämie,
  - Struma,
  - Bursitis acuta/chronica,
  - Hygrom,
  - Tendovaginitis,
  - Appetitlosigkeit, Gewichtsabnahme,
  - Mumps-Bilder,
  - Spreizfüße,
  - Epicondylitis humeri,
  - Extremitätenembolien,
  - Tarsalgie.

- **Nicht regelmäßig häufig (= unter 1:3000 Fälle):**
  - Abmagerung
  - Scharlach

Fragen

„Sonstige Beschwerden und Erkrankungen"

1. Ungefähre Häufigkeit in der Allgemeinpraxis.
2. Überlegungen zur Klassifizierung.
3. Bevorzugte Altersgruppe, bevorzugtes Geschlecht.
4. Notwendigkeit, Dringlichkeit und Zumutbarkeit des Hausbesuchs bei „Kinderkrankheiten".
5. Vermutete Ursache/Auslöser (auch Beruf/Freizeit)/Disposition.
6. Patientenklage bzw. Klage der Angehörigen („Was klagt der Patient? Angst vor?").
7. Kontaktfragen („Was fragt der Arzt?").
8. Selbstmaßnahmen („Was hatte der Patient bereits unternommen?").
9. Erster Eindruck des Arztes/(Lokal)befund („Was sieht der Arzt?").
10. Untersuchungstechniken in der Allgemeinpraxis („Was prüft der Arzt? Welche apparative und laborchemische Diagnostik setzt er ein?").
11. Spezielle Techniken („Welche Untersuchungen im spezialistischen Bereich veranlaßt der Arzt?").
12. Falsifizierung/Exklusion: „Es sieht so aus wie (z.B. Coma diabeticum) ..., aber was ist es wirklich (z.B. Intoxikation bei Suizidversuch)?".
13. Beispiele für Abwendbar gefährliche Verläufe („Fallstricke"), z.B. Erstfeststellung eines Knotens in der Brust.
14. Sinnvolle Dokumentation („Was notiert der Arzt?").
15. Behandlung durch den Allgemeinarzt:
    - Empfehlungen an den Patienten/die Eltern („Was rät der Arzt?") (z.B. Bettruhe, Lagerung, Schuhwerk, Diät, Freizeit und Fitneß);
    - lokal (z.B. Verbände, Einlagen, Schuhzurichtung, Ruhigstellung);
    - systemisch;

– abwartendes Offenlassen („Wie lange zuwarten?");
– Notwendigkeit und Dringlichkeit der Überweisung zum Spezialisten und der Einweisung ins Krankenhaus.
16. Notwendigkeit und Intervalle zur Wiederbestellung des Patienten.
17. Arbeits- und Schulbefreiung, Rückstellung vom Schul- und Vereinssport.
18. Erörterung der Reiseproblematik im Hinblick auf Kinderkrankheiten, Diabetes mellitus und Venenleiden.

Zusatzfragen „Diabetes mellitus"

● Wann kann man aufgrund laborchemischer Ergebnisse von einem Diabetes mellitus sprechen?
● Vorgehen bei Kindern/Jugendlichen/Erwachsenen/bei Menschen im Senium mit positivem Harnzucker und pathologisch erhöhten Blutzuckerwerten.
● Grundzüge der Diabetesdiagnostik:
postprandiale Blutzuckerbestimmung, Bestimmung des Urinzuckers (Störung durch hohe Harnsäure, Ascorbinsäure, nitritbildende Bakterien möglich), Azetonnachweis.
● Glukosetoleranztest:
Zwei-Stunden-Wert über 200 mg% sicher pathologisch, zwischen 140 und 200 mg% Hinweis auf prädiabetische Stoffwechsellage; Bedeutung von Glykohämoglobin (HbA 1 c)?
● Grundzüge einer Diät bei übergewichtigen, älteren Patienten mit leichtem Diabetes (Altersdiabetes Typ II):
z.B. Kalorien- und Fettreduktion, Vermeidung von raffiniertem Zucker, Vermeidung von Mehlspeisen, vermehrt ballaststoffreiche, langsam resorbierbare Nahrungsmittel wie geschrotetes Roggenbrot, Berücksichtigung des Gesamtenergiegehalts der Lebensmittel in Speisen und Getränken.
● Stellenwert der einzelnen Energieträger in der Diabetesdiät:
– Fett (60 g/Tag): 1/3 als Brotaufstrich, 1/3 zum Kochen, 1/3 als verstecktes Fett;
– eiweißhaltige Nahrungsmittel (für magere Produkte keine Beschränkungen!);
– Kohlenhydrate (grundsätzlich verboten: alle zuckerhaltigen Nahrungsmittel und Getränke: laut Kostplan erlaubt: alle Getreideprodukte – also auch Teigwaren, ferner Kartoffeln und Obst).

– Stellenwert von Honig in der Diabetesdiät?
● Beispiel für sinnvolle Verteilung des Gesamtkalorienbedarfs von 2000 kcal/Tag: Kohlenhydrate (200–250 g), Eiweiß (75–100 g) und Fett (75–90 g).
● Definition einer Broteinheit (BE), Problematik der Diätberechnung nach BE („Kohlenhydrataustauschtabelle").
● Stellenwert von Ballaststoffen, von „freien" kohlenhydrathaltigen Nahrungsmitteln, Zuckeraustauschstoffen wie Sorbit und Fruktose, Diabetikerdiätmitteln.
● Beispiele für die unterschiedliche Resorptionsgeschwindigkeit der Kohlenhydrate in den einzelnen Nahrungsmitteln („glykämischer Index").
● Abstimmung zwischen Insulintherapie und Kost: Erstellen eines Tageskostplanes für einen jugendlichen, schlanken, körperlich schwer arbeitenden Typ-I-Diabetiker, der 2 mal täglich spritzt (Abb. 106): Zahl der BE (z.B. 20 BE), Häufigkeit der Mahlzeiten (6- bis 7 mal), Kohlenhydratanteil der Zwischenmahlzeiten (nicht wesentlich weniger Kohlenhydrate als in den Hauptmahlzeiten!). Beachte: Spätmahlzeit!

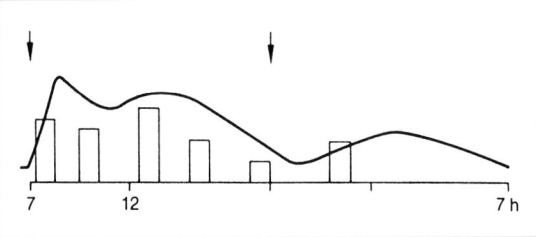

Abb. 106. Insulinämie und Verteilung der Kohlenhydrate über den Tag bei Behandlung mit einer Mischung von Normalinsulin und Verzögerungsinsulin morgens und Verzögerungsinsulin allein am Abend. Bei Patienten, die 2 mal am Tag Insulin spritzen, besteht zwischen den Mahlzeiten immer eine ausgeprägte Hyperinsulinämie. Daher sollten 6–7 mal den Blutzucker steigernde KH gegessen werden. (↓ = Insulininjektionen; [12])

Diabetiker, die vor jeder Hauptmahlzeit Normalinsulin (Altinsulin) injizieren (Abb. 107), können – im Unterschied zu den Diabetikern, die 2 mal Verzögerungsinsulin spritzen (Abb. 106), in den meisten Fällen auf Zwischenmahlzeiten verzichten.

Abb. 107. Insulinämie und Verteilung der Kohlenhydrate über den Tag bei Injektion von Normalinsulin 3 mal am Tag. Für diese Patienten genügen meistens die Hauptmahlzeiten. (↓ = Insulininjektionen; [12])

- Erstellen eines Tageskostplanes für eine erheblich übergewichtige 60jährige Frau (Typ II b), die mit oralen Antidiabetika (Glibenclamid 3,5 mg 2/0/1 Tbl.) nicht mehr „ausreichend" eingestellt ist: BE (z.B. 12 BE), Gesamtkalorien (z.B. 1200 kcal), Diskussion der Medikamentendosis (Reduktion wegen Hyperinsulinämie!), Diskussion der Gabe von Biguaniden.
- Realistische Einstellung auf Broteinheiten unter Alltagsbedingungen (nicht unter 12 BE!).
- Essensintervalle (3 mal große Mahlzeiten oder 6 mal kleine Mahlzeiten?).
- Diabetesdiät und Alkoholzufuhr (*Achtung:* Hoher Energiegehalt von Alkohol = 7 kcal/g; 0,5 l deutsches Bier enthält ca. 1,5 BE und erhöht den Blutglukosespiegel um ca. 50 mg%; 1 Glas Wein hat 80 kcal). Beschränkung des Alkoholkonsums pro Tag auf höchstens 20 g (0,5 l Bier = 140 kcal) bis 30 g (1/4 l Wein = 210 kcal; [13]).

> **Hypoglykämiegefahr bei übermäßigem Alkoholkonsum**[12].

- *Tip:* Den Diabetiker bei Alkoholkonsum zusätzlich Kohlenhydrate essen lassen!
- Hyperglykämiegefahr durch *chronischen* Alkoholmißbrauch: Entzündliche Veränderungen der Bauchspeicheldrüse, dadurch Behinderung der Insulinfreisetzung; Insulinwirkung am Muskel wird abgeschwächt. Verschiedene alkoholische Zube-

reitungen enthalten Zucker, Malz und Stärke (Kohlenhydrate!).
- Erörterung von Compliance-Problemen unter Alltagsbedingungen in Abhängigkeit von Lebensalter und Diabetestyp.
- Vorteile und Problematik von Diabetikernährmitteln. (Beachtung der Broteinheiten und des häufig hohen Fettgehaltes!).
- Besprechen möglicher Ursachen für „Diätversagen": z.B. Eßsucht (Hyperphagie, geleugnete Diätfehler).
- Mögliche diabetogene Medikamente (z.B. Glukokortikoide, Thiazide/Esidrix®, Saltucin®, Propranolol/Dociton®, Guanethidin, Diazoxid/Hypertonalum®).
- Orale Antidiabetika:
  - *Glukosidasehemmer wie Arcabose (Glucobay®):* Verzögerung des Kohlenhydratabbaus (Einnahme mit den ersten Bissen der Mahlzeit!), Verlangsamung der Glukoseaufnahme ins Blut. In Kombination mit Sulfonylharnstoffen Senkung der Blutzucker- und Hämoglobin-(HbA$_1$)-Werte.
  - *Sulfonylharnstoffe (z.B. Tolbutamid/Rastinon, Glibenclamid/Eugucon® N:* Wirkungsweise (Senkung des Blutzuckerspiegels durch Stimulation der Insulinsekretion, Erhöhung der Insulinrezeptoren in der Peripherie), Indikationen (z.B. nicht übergewichtige [!] Typ-II-b-Diabetiker). *Merke:* Bei übergewichtigen Diabetikern nicht zu früh Sulfonylharnstoffe einsetzen. Kombinierbarkeit (z.B. mit Insulin oder Biguanid), Kontraindikationen (z.B. Ketoazidose, Schwangerschaft, fortgeschrittene Niereninsuffizienz), Tagesdosis (Tolbutamid 0,5–2,0 g; Glibenclamid 2,5–15 mg), Wirkungsstärke (Tolbutamid schwach, Glibenclamid stark), Arzneimittelinterferenzen bei Einnahme von Sulfonamiden, Analgetika, Antiphlogistika.
  - *Biguanidderivate (Metformin/Glucophage® retard):* Wirkungsweise (Steigerung der Insulinempfindlichkeit, verzögerte Glukoseresorption, gesteigerter Glukoseverbrauch der Skelettmuskulatur), Indikation (übergewichtige Diabetiker mit Sekundärversagen gegen Sulfonylharnstoffe), Kontraindikationen (z.B. einge-

---

[12] Alkohol – auch in kleinen Mengen genossen – kann die Zuckerbereitstellung in der Leber blockieren, die Entleerung des gefüllten Magens verzögern sowie die Kohlenhydratresorption im resorptionsbereiten Dünndarm abschwächen [13]

schränkte Leber- und Nierenfunktion, über 65jährige, undisziplinierte Diabetiker), wichtige unerwünschte Wirkung (Laktatazidose: Letalität etwa 50%!, häufig gastrointestinale Symptome).

– *Insuline:*
Einteilung nach dem Wirkungsprofil (Normal- oder Altinsuline; Routine-, Intermediär- oder Depotinsuline; Mischinsuline; Langzeit- oder Basisinsuline; Insuline für Spezialanwendungen wie Pumpen- und Injektoreninsuline).
Biosynthetisches Humaninsulin ist hoch gereinigt, daher weitgehend frei von antigenen Begleitproteinen; daneben auch Extrakte aus Rinder- und Schweinepankreas, Dosierung (optimale Insulindosierung im Einzelfall nicht vorhersehbar; Bedarf von vielen Faktoren abhängig wie Diabetestyp, Anpassung an den Blutzucker, Stoffwechsellage, Injektionsort, Injektionshäufigkeit, Injektionsareale), Resorption bei s.c.-Injektion (am schnellsten in der Bauchhaut, am langsamsten in Oberschenkel und Gesäß, mittlere Resorption an den Oberarmen).

- Antidiabetika und Eßabstand:
Bei Insulinen zwischen 15 und 60 min (abhängig vom Wirkstoff), bei Tabletten (z.B. Euglucon®) unmittelbar vor den Mahlzeiten (bei Tagesdosis von max. 3 Tbl. erfolgt Standardverteilung: 2 Tbl. vor dem Frühstück, 1 Tbl. vor dem Abendessen).

- Überlegungen zur Kontrolle bei medikamenten-/insulinpflichtigen Diabetikern:
z.B. Kontrollintervalle durch den Patienten von Blut- und Urinzucker, Kontrollintervalle durch den Arzt, Hypo- und Hyperglykämien als Akutkomplikationen, Urinkontrolle auf Azeton, Gewichtskontrollen.

- Diabetes und Schwangerschaft:
Achtung: Risikoschwangerschaft!

- Gestationsdiabetes:
Entwicklung und erstmalige Feststellung in der Schwangerschaft (ca. 2–4 von 100 schwangeren Frauen meist am Ende des zweiten Drittels der Schwangerschaft).

- Diabetes und Familienplanung (Erblichkeit beim Typ I viel geringer als beim Typ II).

- Diabetische Spätschäden (Kombination von Angio- und Neuropathien an Prädilektionsstellen wie Niere, Retina, Füße).

- Beratungsproblem „Füße des Diabetikers" (vgl. B 3.6 und 3.6.2):
z.B. Trophik gestört? Claudicatio? Fehlende Fußpulse? Hypästhesie? abgeschwächter PSR? Hühneraugenpflaster? Schuhwerk? – Empfehlungen zum vorsichtigen Nagelschneiden, Vermeidung von Bagatellverletzungen, Warnung vor Heizkissen/Wärmflaschen; weiterführende Diagnostik wie Ultraschalldoppler.

- Bild einer Hypoglykämie:
z.B. Warnsymptome wie Zittern, Schweißausbrüche, Heißhunger, Leeregefühl im Kopf, Bauch; Alarmzeichen wie Bewußtseinsverlust, Krampfanfall, Halbseitenlähmung, Kollaps;
Ursachen:
z.B. zuviel Insulin, zu viele Tabletten, zuwenig BE, zuviel Bewegung, zuviel Alkohol, Wachstumsschub, Suizidabsicht;
Therapie bei Warnzeichen:
Zuckerzufuhr, bei Alarmzeichen (Gabe von 20–50 ml 40%iger Glukose i.v.! Reaktion für gewöhnlich prompt, sollte spätestens nach 10–20 min erfolgen).

> **Die probatorische Gabe von Glukoselösung beim hypoglykämischen Koma ohne vorherige Sicherung der „Hypoglykämie" (Blutzuckerwerte unter 50 mg% sind beweisend !) ist obsolet [187]!**

- Bild einer Hyperglykämie:
z.B. Frühzeichen der Entgleisung, wie trockener Mund, Polyurie, Schwächegefühl, Appetitlosigkeit, Erbrechen und Übelkeit, Atemnot und Kurzatmigkeit, vermehrtes Durstgefühl, Azetonurie, Blutzuckerwerte über 350 mg/dl; Ursachen, z.B. Adrenalinausstoß durch Streß, Infektion, Diätfehler, Hypoglykämiegegenregulation.

- Diskussion der Notwendigkeit einer Klinikeinweisung.

- Indikationen für Überweisung zum Augenarzt (Retinopathie, grauer Star).

- Indikation für Überweisung zum Neurologen (Poly- und Mononeuropathie).

- Verstärkung des Risikoprofils bei Vergesellschaftung von Diabetes mit z.B. Übergewicht, Koronarerkrankung, peripheren arteriellen Durchblutungsstörungen, Fettstoffwechselstörungen, Gicht, mehrfache Aborte.

- Diabetes und Führerschein:
  Diabetiker mit Neigung zu schweren Stoffwechselentgleisungen mit Hypoglykämie und Hyperglykämien sind zum Führen von Fahrzeugen aller Klassen ungeeignet. Zuckerkontrollintervalle nach verkehrsmedizinischen (nicht nach allgemeinärztlichen!) Kriterien: *diät*behandelte Diabetiker spätestens alle 12 Wochen durch den Arzt; *oral* behandelte Diabetiker spätestens alle 6–8 Wochen durch den Arzt; *insulin*behandelte Diabetiker spätestens alle 4–6 Wochen durch den Arzt [160].
- Diskussion der Berufswahl:
  Einschränkungen bei z.B. Arbeiten mit Absturzgefahr, Tätigkeit an laufenden Maschinen, bei beruflicher Personenbeförderung, bei berufsmäßigem Waffengebrauch, bei verantwortlichen Überwachungsfunktionen.
- Erörterung der Insulinpumpenbehandlung:
  Grundsätzlich kann jeder Patient mit Insulinmangel mit kontinuierlicher s.c.-Insulininfusion behandelt werden. Therapieversuch sinnvoll, wenn keine ausreichend guten Ergebnisse mit der Injektionstherapie zu erzielen, multiple Injektionen täglich zu aufwendig sind oder flexiblere Gestaltung der Insulintherapie erforderlich ist. Zwischenmahlzeiten nicht erforderlich. *Achtung:* Nur bei verläßlichen Patienten!

Zusatzfragen „Uncharakteristische Kopfschmerzen" und „Migräne"

- Beispiele für die vielfältigen Gründe von Kopfschmerzen/Migräne, wie familiäre Disposition, Gemütsverfassung, Persönlichkeitsstruktur, soziale Konflikte, Streß, toxische Einwirkungen am Arbeitsplatz, Fernsehen, Schlafmangel, sexuelle Überaktivität, Medikamente (Nitrate, Nifedipin, Pille), Genußmittelexzesse, hoher Blutdruck, sklerotische Gefäßveränderungen, Epilepsie, vertebragene Ursachen, Glaukom, Muskelspannung („tension-headache"), Höhendruck (Föhn), hormonelle Schwankungen, Infekte.
- Nahrungs- und Genußmittel als mögliche Auslöser einer Migräneattacke:
  z.B. gegorene Speisen (reich an Tyramin), Schokolade (enthält Phenyläthylamin), „orientalisches Essen" (Mononatrium-Glutamat/MNG in der Sojasauce), alkoholische Getränke (reich an Histamin), Speiseeis (Kältereiz), Zitrusfrüchte, Käse (Tyramin), „heiße Würstchen" (Nitritgehalt im Pökelfleisch).
- Abwendbar gefährliche Verläufe bei Kopfschmerz (z.B. schwere Sinusitis, Meningitis, Enzephalitis, Gehirntumor, Subarachnoidalblutung, Glaukom, hypertensive Krise, Riesenzellarteriitis Horton).
- Selbstmaßnahmen und Ratschläge für den Patienten: z.B. Kontrolle der Luftfeuchtigkeit im Raum, entspannende Übungen, Konfliktbewältigung, Gefäßtraining (kalte Duschen, Schwimmen, Sport).
- Nichtmedikamentöse Behandlung: z.B. Schulter-Nacken-Massage, Krankengymnastik, therapeutische Lokalanästhesie (TLA), Akupunktur.
- Grundzüge der medikamentösen Behandlung von „Uncharakteristischen Kopfschmerzen" (z.B. peripher wirkende Analgetika wie Parazetamol (z. B. benuron®), Azetylsalizylsäure (Aspirin®), Metamizol (Novalgin®), Propyphenazon, nichtsteroidale Antirheumatika wie Ibuprofen (Indikation, Dosierung für Säuglinge/Kleinkinder/Schulkinder/Erwachsene, Nebenwirkungen, Kontraindikationen, Problematik von Kombinationspräparaten und Abusus).
- Kopfschmerz im Kindesalter (z.B. durch Refraktionsanomalien, behinderte Nasenatmung, familiäre Konflikte, sonstige familiäre Belastung, Schulkonflikte), Problematik der Deutung von „Kopfschmerzen" bei Kindern.
- Prophylaktische, medikamentöse Behandlung der Migräne (z.B. niedrig dosierte β-Blocker, Mutterkornalkaloide, trizyklische Antidepressiva, Clonidin, Antihistaminika. *Merke:* Zurückhaltung mit Analgetika! *Cave:* Sucht! Ergotismus!
- Sofortmaßnahmen bei Migräneanfall (z.B. Ruhe und Reizabschirmung, Sedierung, Mutterkornalkaloide, Antiemetika, Analgetika; enterale oder parenterale Medikation?). Auch eigene praktische Erfahrungen!

Zusatzfragen „Varizen"

- Mögliche Ursachen (z.B. familiäre Disposition, Schwangerschaften, sitzende und stehende Tätigkeit, Adipositas, statische Fehlfunktionen).
- Diagnostik in der Allgemeinpraxis: Veränderung der Hautfarbe (z.B. Pigmentflecke, Blauverfärbung), Veränderungen der Form, Ödem (?), Palpation der muskelhaltigen Beinabschnitte am stehen-

den oder hängenden Bein (Hauttemperatur? Gewebsturgor? Muskeltonus? Gefäßveränderungen? Statische Veränderungen an Fuß- und Kniegelenk? Druckschmerzpunkte?), Abtasten der Leistengegend, Prüfungen der Venenklappenfunktion. Trendelenburg-Test[13], Perthes-Test.[14]

- Weiterführende Maßnahmen im spezialistischen Bereich, z.B. Ultraschalldoppler (USD), Duplex-Verfahren, Lichtreflexionsrheographie (LRR), Phlebographie.
- Indikationen zur Phlebographie, z.B. vor operativer Behandlung von Varizen, bei Ulcus cruris, zum Nachweis einer Varikozele, bei Verdacht auf akute Phlebothrombose.
- Ratschläge für Beinleidende:
  z.B. Hochlagern der Beine (Fußkeil im Bett), keine einengenden Hüftgürtel oder Socken, Gefäßtraining durch kaltes Duschen, aktivierendes Muskeltraining, Vermeiden von heißen Bädern, Sonnenbädern, Thermalbädern, Fangopackungen, Vermeidung bzw. Bekämpfung von Übergewicht.
- Konservative Therapie durch den Arzt:
  Kompressionsverband, Gummistrümpfe, Korrektur von Fußübeln, Varizensklerosierung.
- Kompressionsverband als dosierte Kompression auf Gewebe und Venen: Embolieschutz, Entstauung, Prophylaxe.
- Verbandarten:
  Nichtnachgiebige Verbänd (z.B. Idealbinde, Zinkleimverband, Dauerbinde, textilelastische Kurzzugbinden); Charakteristikum: geringer Anlagedruck, hoher Arbeitsdruck. Elastische Verbände (z.B. Gummibinde, Pflasterbinde, Langzugbinden); Charakteristikum: hoher Anlagedruck, geringer Arbeitsdruck.
- Verbandstechnik.

---

[13] Trendelenburg-Test: Anlegen eines Stauschlauches in Horizontallage nahe der V.-saphena-magna-Mündung am Oberschenkel des erhobenen Beines. Patient steht dann auf. Füllen sich jetzt die Varizen unterhalb der Staubinden innerhalb von ca. 15 s rasch wieder auf, so sind die Klappen der Vv. perforantes insuffizient.

[14] Perthes-Test: Legt man am stehenden Patienten eine Stauung am Oberschenkel an und läßt den Patienten umhergehen, so müssen sich die gestauten Krampfadern entleeren, wenn die tiefen Venen in ihrer Funktion nicht beeinträchtigt sind. Bleibt die Krampfaderstauung oder nimmt sie unter Schmer-

- Indikationen für nichtnachgiebige Verbände:
  alle akuten, subakuten und chronischen Thrombosen und Phlebitiden der oberflächlichen und tiefen Venen, alle Stauungen beim postthrombotischen Syndrom, alle Ulcera cruris mit begleitender Phlebitis, Stauungsdermatosen im nicht nässenden Stadium (Verband mit *Kurzzug-* (ideal-) binden kann über Nacht angelegt bleiben).
- Indikationen für elastische Verbände:
  Behandlung von Ulcera cruris ohne Begleitphlebitis und der chronischen venösen Stauung leichten bis mittleren Grades, nach Verödung von Varizen, Prophylaxe und Nachbehandlung von Venenerkrankungen (*Achtung: Gummi*binden nachts abnehmen!).
- Gegenindikationen für Kompressionsverbände:
  Arterielle Verschlußkrankheiten (AVK) im Stadium II bis IV.
- Indikation für Gummistrümpfe:
  Nachsorge, in geringerem Umfang Prophylaxe. *Achtung:* Keine Gummistrumpfverordnung bei akuten und subakuten Erkrankungen der Venen!
- Beispiel für die Musterverordnung von Gummistrümpfen:
  „1 Paar Kompressionsstrümpfe Klasse II (nach Maß?/Konfektion?), Unterschenkellänge, Fußspitzen offen, wegen postthrombotischem Syndrom".
- Diskussion sog. „Venenmittel" als „Ödemprotektiva" (häufige Inhaltsstoffe: Roßkastanienextrakt Aescin, Bioflavonoide, besonders Rutin: Wirkung auf die gestörte Kapillarpermeabilität?).
- Diskussion von heparin- oder hirudinhaltigen Salben (antithrombotischer Effekt?).
- Diskussion des Einsatzes von niedrig dosierten Depot-Heparinen in der Allgemeinpraxis.
- Diskussion der Varizensklerosierung und der Varizenoperation.
- *Daran denken:* Schmerzen im Kniegelenk, ähnlich den arthrotischen Schmerzen, können auch durch Varizenkonvolute bedingt sein (Arthralgia phlebopathica). Lokale Verödung kann Besserung erbringen.

Zusatzfragen „Muskelkrämpfe/Krampi" und „Beinkrämpfe"

- Überlegungen zur Ätiologie (meist nicht venös, sondern neuromuskulär bedingt).

- „burning feet" (brennendes Gefühl an den Fußsohlen, das durch Wärme verstärkt wird) und „restless legs": Ausschluß einer Neuropathie und eines Tarsaltunnelsyndroms (TTS)!
- Behandlungsvorschläge, z.B. Magnesium, Chinin.

Zusatzfragen „Arterielle Verschlußkrankheit, Extemitäten-Embolien", „M. Raynaud"

- Mögliche Ursachen und Risikofaktoren, z.B. allgemeine Arteriosklerose (Arteriosclerosis obliterans), arterielle Hypertonie, Diabetes mellitus, Hyperlipidämie, Nikotingenuß, Adipositas, Hyperurikämie.
- Gezielte körperliche Untersuchung:
  Pulspalpation, Auskultation der großen Gefäßstämme.
- Apparative (spezialistische) Diagnostik:
  Ultraschalldopplermessungen, Oszillographie, Rheographie, Angiographie.
- Therapeutische Prinzipien:
  Allgemeine Maßnahmen: Ausschalten der Risikofaktoren; intensives Gehtraining, Förderung der Kollateralisation, Lagerungsübungen nach Ratschow, Hämodilution (durch Aderlaß Senkung des Hämatokrits auf Werte um 40%).
  Gezielte Maßnahmen, z.B. Medikamente, Operationen (z.B. Bypass-Verfahren, Thrombendarteriektomie/TEA), lumbale Sympathektomie, perkutane Angioplastik mittels Ballonkatheter nach Dotter.
- Diskussion der Behandlung mit sog. „vasoaktiven" Medikamenten:
  Gefäßerweiternde Mittel? Beispiele (Pentoxiphyllin/Trental®, Buflomedil/Bufedil®, Naftidrofuryl/Dusodril®), Rheologika? Beispiele (z.B. Dextran 40/Rheomacrodex®), Thrombozytenaggregationshemmer? Beispiel (Azetylsalizylsäure/Aspirin®), Antikoakulation? Dicumarol-Prophylaxe mit Marcumar®?
- Aufklärung des Patienten:
  Gefährlichkeit von Bagatellverletzungen, Nagelpflege, drückender Schuh. *Cave:* Unterkühlung/Überwärmung!
- Diskussion von Methoden außerhalb der Schulmedizin wie Sauerstoffbehandlung, Schlangengifttherapie (Hypofibrinogenierung).

Zusatzfragen „Akuter Verschluß einer Extremitätenarterie"

- Mögliche Ursachen im Bereich des Herzens, z.B. Klappenfehler mit Vorhofflimmern, absolute Arrhythmie, Zustand nach Herzinfarkt, Herzklappenersatz.
- Therapeutische Sofortmaßnahmen außerhalb der Klinik:
  Schmerzbekämpfung intravenös (z.B. Dolantin®, Fortral®), evtl. Schockbekämpfung, Tieflagerung der Extremität zur Verbesserung des Perfusionsdruckes, Wattepolsterung zur Vermeidung von Auskühlung und von Drucknekrosen, Heparin (z.B. Liquemin®) 10 000 IE i.v.
  Achtung: Heparindosis und Injektionszeitpunkt auf dem Einweisungsschein vermerken! *Cave:* Intramuskuläre Injektionen!

Zusatzfragen „Schlaflosigkeit"

- Mögliche Ursachen:
  Situationsbedingte Faktoren, wie Streß (z.B. wegen Scheidung, Todesfall, Ärger), Fernsehen, Kaffee, zuviel Alkohol, Schichtdienst, Wetterfühligkeit, Zeitverschiebung bei Flugreisen, ungewohnte Sinneseindrücke, Geräusche, Helligkeit;
  somatische Einflüsse (z.B. Schmerzen, Hypoglykämie, Herzinsuffizienz, tachy- oder bradykarde Herzrhythmusstörungen, pulmonale Störungen);
  psychische Störungen (z.B. Depression, Multiinfarktsyndrom); Medikamente (z.B. β-Blocker), koffeinhaltige Präparate, bestimmte Antidepressiva.
- Allgemeine Behandlungsmaßnahmen:
  z.B. Aufklärung (Ziel: Patient muß lernen, mit seiner spezifischen Schlafveranlagung fertig zu werden), Einübung von Schlafritualen („Schäfchenzählen"), Schlafhygiene (z.B. niedrige Raumtemperatur, kühle Bettwäsche, harte Schlafstätte), Autogenes Training (AT), Respiratorisches Feedback (RFB) nach Leuner.
- Notfalltherapie der Schlafmittelvergiftung durch den Primärarzt:
  Stabilisierung von Atmung und Kreislauf, Atropininjektion (1 mg i. m.), peripherer Venenzugang, ggf. Asservation des Medikamentes.
  ABC-Schema:
  A = Atemwege freimachen und freihalten.
  B = Beatmen (Atemspende, ggf. Intubation).

C = Circulation (bei Herzstillstand externe Herzmassage und Beatmung; Volumensubstitution mit Volumenersatzmittel/Elektrolytlösungen über Venenverweilkanülen.

Zusatzfragen „Bilder von Masern, Röteln, Varizellen, Mumps, Scharlach"

- Erster Eindruck bei Bild von Masern: „verrotzt – verheult – verschwollen – Schafshusten".
- Aktive und/oder passive Immunisierung gegen Polio, Diphtherie, Pertussis, Tetanus, Haemophilus influenzae B (HiB), Mumps, Masern, Röteln, Influenza, Hepatitis A und B, Varizellen: bei Kindern und Erwachsenen, Indikationen, Kontraindikationen, Begleiterscheinungen/Nebenwirkungen. Impfintervalle, Kombinationsimpfstoffe (z.B. MMR, Td).
- Erstellen eines konkreten Impfplanes für das Säuglings-, Kleinkindes-, Vorschul- und Schulalter, ggf. unter Berücksichtigung der Zuordnung zu den Terminen für die gesetzlichen Kindervorsorgeuntersuchungen.
- Notwendige Labordiagnostik und Aufdeckung möglicher Komplikationen bei Bildern von Masern, Röteln, Varizellen, Mumps und Scharlach. (Bei Scharlach routinemäßig Urinstatus 2–3 Wochen nach Auftreten des Exanthems kontrollieren!).
- Andere Erkrankungen durch Streptokokken der Gruppe A (Erysipel, Streptokokkenangina). Andere Antibiotika zum primären Einsatz bei Streptokokkenangina als Alternative zur primären Penizillingabe (Cephalosporine).
- Immunstatus nach Rötelninfektion bzw. -impfung: Titer von 1:8 und 1:16 fraglich bzw. schwach-positiv. Bei Titer von 1:32 und höher kann Immunität angenommen werden.
- Behandlungsansätze und -notwendigkeiten bei „Kinderkrankheiten": extern-antipruriginös, physikalisch, antipyretisch, Chemotherapeutikum bei Grunderkrankung und/oder Komplikation, Bettruhe, Schul- und Sportbefreiung, allgemeine Ratschläge wie Verdunkelung des Zimmers, Fernseh- und Leseabstinenz.

Zusatzfragen „Übergewicht"

- Ursachen der Adipositas: soziale, psychische, kulturelle und genetische Einflüsse.

- Patientenberatung im Hinblick auf eine mögliche Gewichtszunahme beim Aufhören mit dem Rauchen sowie bei Einnahme bestimmter Medikamente (Östrogene, Psychopharmaka, Kortison).
- Problematik von Adipositas und Diabetes mellitus:
  Hyperinsulinämie (Übergewichtsdiabetes Typ II mit Insulinüberschuß). *Cave:* Gabe von Sulfonylharnstoffen (SH) statt Gewichtsreduktion. SH führen zur Insulinreaktivierung mit Appetitsteigerung.
- Methoden der Gewichtsreduktion:
  Diät bzw. Umstellung des Eßverhaltens (unter regelmäßiger Gewichtskontrolle), körperliche Betätigung, Medikamente (Appetitzügler: amphetaminähnliche Substanzen; Schilddrüsenhormone), in verzweifelten Fällen operativ: Jejunoileostomie.
- Diätetische Maßnahmen:
  5 oder 6 möglichst gleichkalorische kleine Mahlzeiten, nichts außer der Reihe essen, Weglassen von Alkoholika, Nüssen, Süßigkeiten u.a., Vermeidung von schnell mobilisierbaren Kohlenhydraten (überschießende Insulinsekretion mit anschließendem Blutzuckerabfall mit nachfolgendem Hungergefühl), Reduktion der Nahrungszufuhr auf 1200 kcal/Tag.
- Broca-Index:
  *Soll*gewicht (kg) = Größe (cm) – 100
  *Ideal*gewicht: Sollgewicht – 10% bei Männern/ – 15% bei Frauen.

Zusatzfrage „Appetitlose Kinder"

- Mögliche Ursachen:
  Falsche Ansichten der meist übertrieben ängstlichen Mütter, Großmütter und anderer Pflegepersonen (individuelles Eßbedürfnis des Kindes); zu viele kalorienhaltige Getränke. Eßzwang verstärkt die Essensverweigerung.

Zusatzfragen „Anorexia nervosa" und „Bulimie"

- Anorexia nervosa:
  Bevorzugtes Lebensalter (vor oder kurz nach der Pubertät bis vor dem 25. Lebensjahr), Geschlecht (nahezu regelmäßig Frauen), Gewichtsverlust (mindestens 25% des ursprünglichen Körpergewichts), charakteristisch: Amenorrhöe, Obstipation.

- Bulimie:
  Variante der Anorexia nervosa? Gewichtsdefizit meist nicht mehr als 15% des Idealgewichts. Menstruation in der Hälfte der Fälle vorhanden.
- Diskussion der Behandlung von Anorexie und Bulimie:
  Stationär oder ambulant? Familientherapie, Verhaltenstherapie, Psychotherapie.

Zusatzfragen „Statische Beschwerden"

- Mögliche Störfaktoren, z.B. verschiedene (echte) Beinlängendifferenz, Valgus – oder Varusstellung im Kniegelenk, Fußgewölbe? Schuhkontrolle (einseitig) abgelaufene Absätze und Sohlen (außenüberlagerter Fuß).

Zusatzfragen „Klavus" und „Callositas"

- Behandlung von Hühneraugen:
  Konservativ, z.B. mittels Filzringen, Salizylpflaster, -lösungen, Tragen von Sandalen; operativ wie Abhobeln, Exzision des Klavus, Resektion des unter der Druckstelle liegenden Knochenvorsprungs.
- Vorfußschwielen:
  Entstehungsmechanismus (Druck!); Behandlung, z.B. Abhobeln der Schwielen, salizylharnstoffhaltige Salben, Korrektur der Fehlbelastung des Fußgewölbes durch Einlagen in Langform mit Entlastung an den Druckstellen.

Zusatzfrage „Kalte Füße"

- Diskussion möglicher Zusammenhänge zwischen „kalten Füßen" und vegetativer Dysregulation oder mit dem Beruf, ferner mit Mykosen, Warzen, Katarrhen der oberen Luftwege und der Blase.

Zusatzfragen „Senk-, Spreiz- und Knickfüße"

- Aktive Maßnahmen bei mangelhafter Fußwölbung, v.a. bei Kindern/Jugendlichen: Fußgymnastik, Barfußlaufen, Zehengreifübungen, Zehengang.
- Verordnung von Einlagen und Schuhzurichtungen bei Kindern und Erwachsenen.
  Andere Indikationen: Insuffizienz der Bein- und Rückenmuskulatur, Varikosis; Einlagenmaterialien (Kunststoff, Kork, Metall z.B. Aluminium, V2A-Stahl, mit oder ohne Lederbeschichtung, mit oder ohne Supinationskeilen und Fersenbettung), Formulierung der Rezeptur.
- Diskussion der Notwendigkeit von Konfektions- oder Maßverordnung bei Einlagenversorgung.
- Geeignetes Schuhwerk für Einlagenversorgung: Mehrösige Schnürschuhe, Konfektionsschuhe zur Einlagenmessung mitbringen!
- Bei Knickfüßen aktives Muskeltraining u.a. durch Tragen von Holzsandalen.
- Hinweise für den Kauf von Kinderschuhen: Bewegliche Sohlen für Kinderschuhe, keine Einengung des Vorfußes durch modisches Schmalhalten der Schuhe, Zehenfreiheit, Vermessung des Kinderfußes beim Schuhkauf nach dem „Weiten-Maß-System" (WMS-Schuhe).
- Indikation für die Versorgung mit orthopädischem Schuhwerk:
  z.B. Ausgleich von Beinverkürzungen über 3 cm, Stützung sämtlicher Fußgewölbe, Zustand nach Frakturen im Fußbereich (z.B. Fersenbeinbruch); Kooperation mit dem Spezialisten beispielsweise bei angeborenen Fußfehlbildungen (z.B. Klumpfuß).

Zusatzfragen „Hallux valgus"

- Ideales Schuhwerk:
  Besonders vorne weite Schuhe, seitlich ausgeweitetes Oberleder, offene Schuhe wie Sandalen.
- Behandlung durch Schutzkissen, Hallux-Bandage, Operation (erhebliche Komplikationsrate, oft schlechte Spätresultate!)

Zusatzfragen „Kropf und Schilddrüsenüberfunktion"

- Mögliche Ursachen für einen Kropf:
  sog. Kropfgebiete (von Nord nach Süd zunehmender Jodmangel in der Nahrung; relativer Jodmangel in der Schwangerschaft); hormonelle Umstellung (Pubertät, Gravidität, Menopause); Jodbedarf der embryonalen Schilddrüse ab der 10.–12. Schwangerschaftswoche; familiäre Disposition.
- Tägliche Jodzufuhr bei gesunder Schilddrüse: 150–200 mg/Tag (WHO).
- Jodprophylaxe: 5 g Jodsalz verhilft zu etwa 100 µg Jod;
  besonders jodhaltig: Seefisch (z.B. Schellfisch, Seelachs, Scholle); 2 mal frischer Seefisch pro Woche beugt möglichem Jodmangel vor; Jodtabletten zu 100–150 µg Jod/Tag.

- Mögliche Komplikationen einer Jodprophylaxe: Induktion einer Hyperthyreose (selten), Auslösen einer echten Jodallergie (absolute Rarität).
- Schilddrüsendiagnostik und Wertigkeit einzelner Methoden:
  Gezielte Befragung, Palpation, Halsumfangsmessung, Ultraschalluntersuchung, Szintigraphie, Punktionszytologie, Ösophagusbreischluck unter Röntgenkontrolle; In-vitro-Diagnostik: z.B. TSH, fT 3-RIA, fT 4-RIA.
- Symptome, die an eine Schilddrüsenüberfunktion denken lassen.
- Definition von „heißen Knoten" (= überaktive autonome Adenome mit vermehrter Anreicherung der Radioaktivität im Szintigramm), von „kalten Knoten" (= gutartige Gewebsanteile, selten bösartige Veränderungen des Schilddrüsengewebes).
  Definition der Autonomie: Hormonproduktion unabhängig vom Bedarf des Organismus und von der hypophysären, hypothalamischen Regulation.
  Autonomes Adenom: Die autonomen Zellen sind in einem Verband zusammengefaßt.
  Disseminierte Autonomie (nur im Jodmangelgebiet!): autonome Zellen sind diffus über die Schilddrüse verteilt.
  Dekompensiertes autonomes Adenom: Hormonproduktion findet nur im autonomen Adenom statt. Das paranoduläre Gewebe ist vollständig supprimiert und szintigraphisch nicht darstellbar.
- Therapie der Jodmangelstruma:
  Jodid bis zu 500 µg/Tag, Schilddrüsenhormone (T_4-Präparate), Strumaresektion, Radiojodtherapie (angezeigt bei jodavider, kleiner, diffuser Struma oder bei Kontraindikation für Operation).
- Therapie der euthyreoten Struma:
  Jodid mindestens über 200 µg/Tag, L-Thyroxin (z. B. Euthyrox®), Operation, Radiojodtherapie. Sporadische Struma (bei der Jod nicht die Ursache ist): Jodbehandlung nicht möglich, dagegen L-Thyroxin, Operation, Radiojodtherapie.
- Einnahmemodus von Schilddrüsenhormonpräparaten:
  ggf. schleichende Dosierung (zwingend erforderlich bei Patienten mit KHK), Steigerung in wöchentlichen Abständen bis zur Tageshöchstmenge. Mögliche Nebenwirkungen bei Überdosierung: Tremor, Tachykardie, Hyperhidrosis.

Achtung: Verstärkung der Wirkung von Antikoagulanzien!
- Therapie der Hyperthyreosen:
  Medikamentöse Behandlung mit antithyreoidalen Substanzen wie Carbimazol/Carbimazol® Henning, Thiamazol/Favistan®; Operation (bei Patienten z.B. mit Autonomie in einer vergrößerten Schilddrüse); Radiojodtherapie (Mittel der Wahl z.B. bei Automatie, Rezidiven nach Operation, Kontraindikation für Operation).
- Verlaufskontrolle der hormonellen Strumatherapie: Alle 6–12 Monate körperliche Untersuchung (Tastbefund, Halsumfang, Puls, Gewicht etc.), ggf. Sonogramm, Bestimmung des T_3-Spiegels im Serum, TSH (*Beachte:* letzte Tabletteneinnahme am Vortag!), ggf. weiterführende Diagnostik, wenn Verdacht auf Schilddrüsenhormonüberdosierung oder thyreoidale Autonomie besteht, die durch das Schilddrüsenhormonpräparat demaskiert wurde: TRH-Test, Szintigramm etc.
- Operationsindikationen beim Kropf:
  Strumagröße (Stadium II nach vergeblichem konservativen Behandlungsversuch mit Schilddrüsenhormon, Stadium III), Strumafolgen (Einengung von Trachea, von Ösophagus und/oder Gefäßen), Malignitätsverdacht. Primär kein Alterslimit!
- Betreuung von Patienten nach Strumaresektion:
  Substitution in den ersten 6 Monaten post operationem mit 75–100 µg/Tag L-Thyroxin. Nach weiteren 6 Monaten 4wöchiger Auslaßversuch mit Organ- und Funktionskontrolle. Bei Hypothyreoseneigung lebenslange Substitution von Schilddrüsenhormon, *alternativ* lebenslange Rezidivprophylaxe mit 200 µg/Tag Jodid.

Zusatzfragen „Knoten in der Brust"
- Bei Inspektion und Palpation zu beachten:
  Brustwarzen, Warzenhof, Hautveränderungen, Hautverfärbung, verstärkte Venenzeichnung, Sekretion.
- Instruktionen zur Selbstuntersuchung der weiblichen Brust:
  Nach dem 20. Lebensjahr 1 mal im Monat am Ende oder nach der Periode, Untersuchung bei nasser Haut (z.B. beim Duschen), systematischer Untersuchungsgang unter Berücksichtigung aller Quadranten, Untersuchung vor dem Spiegel, Untersuchung im Sitzen und im Liegen.

- Beispiele für spezialistische Untersuchungsmethoden und Diskussion ihrer diagnostischen Wertigkeit:
  Mammographie, Thermographie, Feinnadelpunktionszytologie, Pneumomammographie, Galaktographie, Probeexzision.
- Konservative Behandlung bei gutartigen Brustveränderungen (Mastodynie, Mastopathie):
  Nichthormonell wie kühlende Salben und Umschläge, Pflanzenextrakte (z.B. Mastodynon®), Diuretika, Methylxanthin-Entzug (Kaffee, Tee, Schokolade), Vitamin B$_1$, Vitamin E, Akupunktur.
  Hormonell wie lokale Gestagene (z.B. Progestogel®), Prolaktinhemmer (Pravidel®), Minipille (z.B. Microlut®).
- Indikationen zur (regelmäßigen) Mammographie:
  Anamnestisches Risiko, Alter über 50 Jahre, vorausgehendes Karzinom der anderen Seite; aber auch beim geringsten Verdacht auf eine Neubildung, bei psychischer Unsicherheit, bei sehr großen und schlecht palpierbaren Mammae.
  Beachte: Mammographie aus Beurteilungsgründen möglichst postmenstruell durchführen!

Zusatzfragen „Mammakarzinom"

- Suspekte sichtbare und tastbare Veränderungen, die an ein Mammakarzinom denken lassen:
  Unterschiedliche Bewegungen der Brüste beim Anheben beider Arme, einseitig eingezogene Brustwarze, einseitige Sekretion aus der Brustwarze, Einziehung oder Vorwölbung der Haut, Auftreten einer „Apfelsinenhaut" in einem abgrenzbaren Bezirk, Rötung und Schwellung der Haut, verstärkte Gefäßzeichnungen, ekzematöse Veränderungen von Mamille und Areolabereich, unterschiedliche Konsistenz der Brüste, umschriebene Induration, tastbare regionale Lymphknoten (axillär, supra- und infraklavikulär), geringe Verschieblichkeit eines tastbaren Knotens, Größenzunahme eines bekannten Knotens, Fixierung des Knotens unter der Haut oder auf dem Pektoralismuskel.
- Charakterisierung:
  frühzeitig metastasierender Tumor, häufiges Karzinom der Frau, bei kleinem Knoten von 1–2 cm bereits 20–40% okkulte Fernmetastasen, Metastasierung bevorzugt in Knochen, Lungen, Leber, Gehirn und kontralaterale Brust.

- Diskussion eines möglichen Zusammenhangs von Mammakarzinom und Pille (derzeit umstritten).
- Psychische Stadien eines möglichen Krankheitsverlaufes bei Krebskranken:
  Angst – Rationalisierung – Verdrängung – kontraphobische Abwehr – Verleugnung – Depression – Aggression und Projektion – Schuld – Abhängigkeit und Autonomie – Wiederbelebung guter innerer Erfahrungen – innerseelische Spaltung [180].

Zusatzfragen „Gynäkomastie"

- Physiologische Gynäkomastie:
  bei Neugeborenen, Adoleszenten, alten Menschen.
- Beispiele für pathologische Gynäkomastie:
  vermehrte Östrogenbildung wie bei Hodentumoren, Lungenkarzinom, Lebererkrankungen; Nebenwirkung bestimmter Medikamente in der Langzeitbehandlung (wie z.B. Östrogene bei Männern, Spironolacton, Cimetidin, INH, Digitalis, Rauwolfia-Präparate).
- Untersuchungsschritte bei Adoleszentengynäkomastie:
  Messung der Hoden (Orchidometrie), Palpation der Hoden, Untersuchung der Schambehaarung.
- Diagnostik bei Gynäkomastie im Erwachsenenalter:
  Fragen nach Medikamenten, Alkohol; Hodenuntersuchung (Tumor?), Abklärung der Leberfunktion; evtl. weitere Diagnostik im spezialistischen Bereich.

Zusatzfragen „Lymphomata"

- Kontaktfragen, z.B. nach Verletzung, Insektenstich, Tierkontakt, Umgebungsinfektionen, Vita sexualis, berufliche Tätigkeit.
- Einsatz und Aussagekraft bestimmter Laboruntersuchungen wie BKS, Leukozyten, Hb, Differentialblutbild; Komplementbindungsreaktionen, z.B. auf Mononukleose, Toxoplasmose, Röteln; Sternalpunktion.
- Diagnostische Rückschlüsse aus der Lokalisation vergrößerter Lymphknoten:
  z.B. retroaurikulär im Rahmen einer exanthematischen Erkrankung: Röteln, Masern;
  auffallende bilaterale Vergrößerung im vorderen Halsbereich: Mononukleose (Pfeiffersches Drüsenfieber), Toxoplasmose.

Unilateral supraklavikulär: Malignom im Thorax oder im Abdomen; linksseitig lokalisierter supraklavikulärer Lymphknoten („Virchow-Drüse"): Mammakarzinom, intraabdominelle Tumoren, v.a. von Magen, Ovarien, Hoden und Nieren; axillär: Mammakarzinom; kubital beidseits: sekundäre Lues; inguinal: venerische Infektionen wie primäre Lues, Lymphogranuloma venereum, Weicher Schanker, ferner Anus-, Rektum-, Prostata-, Vulva-, Hodenkarzinom;

meist unilateral am Hals: maligne Lymphome (M. Hodgkin, Non-Hodgkin-Lymphome). *Achtung:* Jeder „Tumor" am Hals ist – abgesehen von einer eindeutig harmlosen Struma – bis zum Beweis des Gegenteils als bösartig anzusehen!

Zusatzfragen „Bursitis acuta" und „Bursitis chronica"

- Behandlung der akut-eitrigen Bursitis olecrani nach vorausgegangener vergeblicher Ruhigstellung, einschließlich Umschlägen: Inzision und Drainage, nach Abheilung wird eine Bursektomie empfohlen.
- Vorgehen bei der chronischen Form: wiederholte Punktionen; ggf. Ruhigstellung; Injektion kleiner Steroiddosen möglich; ggf. Bursektomie.
- Beispiele für weitere praxisrelevante Bursitiden, z.B. B. praepatellaris, B. trochanterica (vgl. Abb. 8 in B 2.2).
- Therapeutisches Vorgehen bei Bursitis im Bereich des Fußes über Skelettvorsprüngen, z.B. Hallux valgus, Fußrist, Haglund-Exostose des Fersenbeins:
  Ruhigstellung, entzündungshemmende Lokalbehandlung, Wechsel der Sportart, anderes Schuhwerk, Druckentlastung.

Zusatzfragen „Tendovaginitis"

- Lokalisation von Insertionstendopathien und Zusammenhang mit sportlichen Aktivitäten: Rotatorenmanschette (Wurf); Achillessehne (Lauf, Sprung); oberer und unterer Patellapol (Sprint, Sprung, Volleyball, Basketball); Adduktoren (Fußball); Ellenbogen (Tennis); Plantarfaszie am Fuß (Lauf).
- Spontanrupturen der Sehnen durch degenerative Veränderungen im Sehnengewebe oder nach Kortisonanwendung, z.B. Achillessehne, lange Bizepssehne, Sehnen im Handbereich.

- Therapie der akuten Form:
  Eisbeutel, Antiphlogistika, Ruhigstellung, Aufklärung über Zusammenhang mit Sport und Arbeitsplatz.
- Therapie der chronischen Form:
  Wärme, funktionelle Verbände, physikalische Therapie, Antiphlogistika, u.U. operative Spaltung des Paratenons; ferner Ausgleich von Fehlformen und fehlerhaften Bewegungsabläufen (Einlagenversorgung, Längenausgleich, Schuhzurichtung durch Absatzerhöhung bei Achillessehnenbeschwerden).
  Cave: Kortisoninjektionen im Bereich von Achillessehne und Ligamentum patellae!

Zusatzfrage „Ganglion"

- Therapie der Wahl:
  Operative Entfernung (*Achtung:* hohe Rezidivquote).

Zusatzfragen „Epicondylitis humeri radialis und ulnaris"

- Schilderung des Untersuchungsganges (Berührungs- und Druckempfindlichkeit an den Epikondylen, Verstärkung der Schmerzen beim kräftigen Faustschluß und bei der Dorsalextension des Handgelenks gegen Widerstand).
- Mögliche Ursachen, z.B. einseitige körperliche Belastung am Gebrauchsarm (z.B. bei Tennisspielern radialseits, bei Golfern ulnarseits).
- Thrapiemaßnahmen:
  z.B. temporäre Schonung (evtl. Ruhigstellung), Kataplasmen, lokale Infiltration, elektrophysikalische Therapie, Krankengymnastik und Massagen auch im Schulter-Nacken-Bereich, ggf. Epikondylitisbandage, z. B. n. Beige, Vermeidung der belastenden Bewegungsmuster, als Ultima ratio Hohmann-Diszision (Trennung der Streck- bzw. Beugesehnen am Epikondylus: dadurch Muskelverkürzung).

Zusatzfragen „Anämie"

- Ursachen der Anämie:
  Verlust an Erythrozyten (akute oder chronische Blutungen), verminderte Erythrozytenproduktion (Eisenmangelanämie, aplastische Anämie), gesteigerter Erythrozytenabbau (hämolytische Anämie).

Tabelle 72. Differentialblutbild bei Erwachsenen, Kindern und Säuglingen [218]

Blutkörperchen	Erwachsene		Kinder		Säuglinge	
Erythrozyten/mm^3	♂ 4,5–6 Mio. ♀ 4,1–5,4 Mio.		4,5–5,5 Mio.		6 Mio.	
Thrombozyten/mm^3	200 000–300 000		200 000–470 000		200 000–470 000	
Leukozyten^a	4000–9000/µl 4–9 G/l		8000–12 000/µl 8–12 G/l		9000–15 000/µl 9–15 G/l	
	[%]	absolut	[%]	absolut	[%]	absolut
Granulozyten (Polymorphkernige) Neutrophile	55–70	2200–6300/µl 2,2–6,3 G/l	35–70	2800–8400/µl 2,8–8,4 G/l	25–65	2250–9750/µl 2,25–9,75 G/l
Stabkernige	3–5	120–450/µl 0,12–0,45 G/l	0–10	–1200/µl –0,12 G/l	0–10	–1500/µl –0,15 G/L
Segmentkernige	50–70	2000–6300/µl 2–6,3 G/l	25–65	2000–7800/µl 2–7,8 G/l	22–65	2250–9750/µl 2,25–9,75 G/l
Eosinophile	2-4	80–360/µl 0,08–0,36 G/l	1–5	80–600/µl 0,08–0,6 G/l	1–7	90–1050/µl 0,09–1,05 G/l
Basophile	0–1	–90/µl –0,09 G/l	0–1	–120/µl –0,12 G/l	0–2	–300/µl –0,03 G/l
Mononukleäre Monozyten	2–6	80–540/µl 0,08–0,54 G/l	1–6	80–720/µl 0,08–0,72 G/l	7–20	630–3000/µl 0,63–3,0 G/l
Lymphozyten	25–40	1000–3600/µl 1–3 G/l	25–50	2000–6000/µl 2–6 G/l	20–70	1800–10 500/µl 1,8–10,5 G/l

^{a} Normalwerte der Leukozyten (in der oberen Zeile sind die alten Werte/ml Blut, darunter die neuen offiziellen Werte in G / l [= Giga / l ≙ x 10^9/ l Blut] angegeben: %-Werte sollen durch Anteil ersetzt werden, d.h. 50% ≙ 0,5)

- Laborbasisdiagnostik:
  Hämoglobin (sicherheitshalber Doppelansatz!); bei Hb-Verminderung: Erythrozyten + Leukozyten + Hämatokrit + Stuhl auf okkultes Blut sowie HbE + MCHC aus den Grunddaten[15]
- Beispiele für Eisenmangelanämie:
  Blutverluste (häufig menstruell, gastrointestinal, Blutspenden); gesteigerter Eisenbedarf (Schwangerschaft, Stillzeit, Wachstumsalter); ungenügende Eisenzufuhr mit der Nahrung; perniziöse Anämie (z. B. nach abgebrochener Behandlung mit Vitamin B$_{12}$).
- Deutlich erhöhte Retikulozytenwerte beim unbehandelten Patienten:

Hinweis auf hämolytische Anämie (Zahl der Retikulozyten im peripheren Blut als Maß für die erythropoetische Aktivität des Knochenmarks).
- Prinzip des Blutausstrichs (Differentialblutbild) (Tabelle 72):
  Beurteilung und Bestimmung des Prozentanteils der einzelnen Leukozytenarten (neutrophile Granulozyten; jugendliche, stabkernige, segmentkernige Granulozyten; eosinophile Granulozyten; basophile Granulozyten; sowie der Monozyten und Lymphozyten) nach spezieller Färbung (meist n. Pappenheim). Zur Ausstrichdifferenzierung gehört auch die Beurteilung der Erythrozyten in Bezug auf Größe, Form, Farbe, abnorme Formen und Einschlüsse. Das gleiche gilt für die Thrombozyten.
- Resorbierbarkeit von zweiwertigen (Ferro-) und dreiwertigen (Ferri-)Eisensalzen. Ferrisalze für die perorale Therapie von Eisenmangelzuständen ohne Bedeutung wegen mangelhafter Resorption durch die Darmschleimhaut.

[15] $\dfrac{\text{Hb (g \%)}}{\text{Ery (Mio.)}}$ x 10 = HbE (Normalbereich 27–32 pg)

$\dfrac{\text{Hb (g \%)}}{\text{Hk (Vol.-\%)}}$ x 100 = MCHC (Normalbereich 30–36 %)

Bewährt: Ferroverbindungen mit Zusatz von Askorbinsäure (z.B. Eryfer®). Einnahme auf nüchternen Magen. Patient auf mögliche Magenunverträglichkeit und schwarzen Stuhl hinweisen.

- Problematik der parenteralen Eisentherapie mit dreiwertigen Eisenverbindungen:
  Reizung der Gefäßwände durch die intravenöse Injektion (Thrombophlebitis, akute Vergiftungssymptome wie Kopfschmerzen, Hitzegefühl, Übelkeit, Erbrechen, Herzschmerzen, evtl. Kollaps!); bräunliche Verfärbung der Haut an der Injektionsstelle bei intramuskulärer Gabe.
  Merke: Intravenöse Eisenanwendung ausschließlich, wenn perorale Eisentherapie wirkungslos bleibt!
- Seltene Indikation für parenterale Eisenzufuhr: manche Darmerkrankungen (z.B. Kolitis).
- Indikationen für die (ambulante) Transfusionstherapie:
  chronische normovolämische Anämien mit Hypoxiesymptomen, chronische aplastische Symptome, maligne Systemerkrankungen des hämatopoetischen Systems, hereditäre und erworbene korpuskuläre hämolytische Anämien, palliative Therapie, Strahlentherapie. Vollblut nur bei Hypovolämie, sonst Erythrozytenkonzentrate.
- Diskussion der Eigenblutgabe zur Vermeidung von Fremdbluttransfusionen (Vermeidung HIV-kontaminierter Blutkonserven, Hepatitis, Zytomegalie, Krebs).
  Indikationen: z.B. elektive Eingriffe. Eigenblutspenden in mehreren Etappen bereits Wochen vor dem Operationstermin organisieren! Gleichzeitige Eisengabe!
- Beispiele für Krankheiten, die typischerweise mit einer Anämie einhergehen können: chronische Polyarthritis (c.P.), Urämie, Leberzirrhose.
- Medikamente, die Leukopenien auslösen können: z.B. Zytostatika, Analgetika, Thyreostatika, Antikonvulsiva, Antirheumatika.
- Eosinophilie als Hinweis auf allergische Ätiologie (Medikamente, Asthma, Heuschnupfen) und parasitäre Erkrankungen (z.B. Würmer).
  Das Ausmaß der Eosinophilie ist kein Indikator für die Krankheitsaktivität!

C Weiterbildung

1 Der Facharzt für Allgemeinmedizin

Der *Facharzt für Allgemeinmedizin* (Allgemeinarzt) unterscheidet sich rechtlich vom Praktischen Arzt (Arzt) dadurch, daß er

– wie jeder andere Arzt auch (z.B. Facharzt für Chirurgie, Ophthalmologie, Gynäkologie usw.)

– eine in der Weiterbildung vorgeschriebene und curricular ausgestaltete Weiterbildungszeit von derzeit 4 Jahren in der Allgemeinmedizin nach Erhalt der Approbation nachweisen und daran anschließend vor der Ärztekammer eine Prüfung („kollegiales Fachgespräch") ablegen muß, um diese Bezeichnung führen zu dürfen.

Der Kollege dagegen, der sich als „Arzt" niederläßt, kann sich einer zeitlich und inhaltlich frei gewählten Weiterbildung nach der Approbation unterziehen, während der Allgemeinarzt einen vorgeschriebenen Weiterbildungsgang mit mindestens 3maligem Wechsel der Weiterbildungsstätte sowie eine bestandene Prüfung vor der Ärztekammer vorweisen muß [107].

1.1 Geschichte der Weiterbildung

In der ehemaligen Bundesrepublik Deutschland (= alte Bundesländer) reicht bis ins Jahr 1950 die Diskussion zurück, die „Weiterbildung zum Praktischen Arzt[1]" in der Berufsordnung zu verankern. Dies wur-

---

[1] Erst seit 1968 sprachliche und inhaltliche Unterscheidung der Bezeichnungen „Praktischer Arzt" (ohne abgeschlossene Weiterbildung oder ohne allgemeinmedizinische Weiterbildung) und „Allgemeinarzt" (mit qualifizierter allgemeinärztlicher Weiterbildung).

de schließlich vom 64. Deutschen Ärztetag 1961 in Wiesbaden vollzogen.

Der 65. Deutsche Ärztetag (1962 in Norderney) beschloß dann „mit überwältigender Mehrheit" eine Weiterbildungszeit von mindestens 3 Jahren als Voraussetzung zum Führen der Bezeichnung „Praktischer Arzt". Damit war der Durchbruch zur berufspolitischen Anerkennung der *Allgemeinmedizin als gleichwertiges Fachgebiet* neben den bereits bestehenden Fächern erfolgt.

Die Bezeichnung für den curricular 4jährig weitergebildeten „Arzt für Allgemeinmedizin" bzw. „Allgemeinarzt"konnte erst 1968 auf dem Ärztetag in Westerland durchgesetzt werden [166].

In der ehemaligen DDR wurde dagegen bereits 1967 die Bezeichnung „Facharzt für Allgemeinmedizin" eingeführt, ein Ausbildungs- und Prüfungsstandard für verbindlich erklärt und somit eine Gleichstellung mit allen anderen Fachrichtungen vollzogen [95].

1966 wurde in der ehemaligen Bundesrepublik Deutschland der 1. Lehrauftrag für Allgemeinmedizin an der Universität Freiburg erteilt. Seit 1989 gibt es an allen Universitäten im Westen Deutschlands Allgemeinmedizin als obligatorisches Lehr- und Prüfungsfach [71].

Auf dem 1. Gesamtdeutschen Ärztetag in Hamburg (1991) wurde auf Antrag der Allgemeinärzte aus den neuen Bundesländern (= ehemalige DDR) die Wiedereinführung der Bezeichnung „Facharzt" für alle weitergebildeten Ärzte beschlossen. Zwei Jahre zuvor hatte sich der Ärztetag in Kassel bereits erstmals für eine mindestens 3jährige Pflichtweiterbildung als Zulassungsvoraussetzung zu kassenärzt-licher Tätigkeit ausgesprochen.

1.2 Inhalt des Fachgesprächs

„Die während der Weiterbildung erworbenen Kennt-nisse werden in einem Fachgespräch vor dem Prü-fungsausschuß dargelegt. Der Prüfungsausschuß ent-scheidet aufgrund der vorgelegten Zeugnisse und der ergänzenden mündlichen Darlegungen des Antrag-stellers, ob dieser die vorgeschriebene Weiterbildung erfolgreich abgeschlossen und die vorgeschriebenen besonderen ... Kenntnisse in dem von ihm gewählten Gebiet ... erworben hat" (Muster-Weiterbildungsord-nung § 13).

Gegenstand des Fachgesprächs sind die „Richtli-nien über den Inhalt der Weiterbildung", die über die Ärztekammer bezogen werden können.

1.2.1 Frageformen

Das Fachgespräch mit dem Kandidaten wird von den einzelnen Prüfern ggf. auch vom Prüfungsvorsitzen-den und dem Vertreter des Ministeriums durchge-führt.

Innerhalb des Fachgesprächs sind *verschiedene Frageformen* bzw. *Aufgabenstellungen* möglich:
- Einzelne *konkrete* Fragen:
  z.B. Impfungen vor Auslandsreisen. – Was besagt ein erhöhter ASL-Titer? – Mögliche Gefahr von Diazepam (Valium®) i.v./i.m.?
- Ein *Fragenkomplex:*
  z.B. Vorgehen in der Praxis bei Patientenklage über Blut im Stuhl.
- *Beurteilung* eines vorgelegten Elektrokardio-gramms, eines Spirogramms o.ä.
- *Beschreibung* und *Diskussion* eines bestimmten Beratungsergebnisses:
  z.B. Panaritium, Bild einer Konjunktivitis.
- *Beurteilung* eines mikroskopischen Befundes, auch anhand einer vorgelegten Abbildung:
  z.B. Urinsediment.
- *Diskussion* der Wertigkeit einzelner Laborpara-meter anhand eines vorgelegten Laborblattes:
  z.B. Stufendiagnostik von Leber- oder Nierener-krankungen.

- *Schilderung* der Vorgehensweise des Kandidaten nach Vorstellung einer Kasuistik durch den Prüfer:
  z.B. „Ich wurde heute früh zu einem 6jährigen Kind mit Erbrechen und Bauchschmerzen geru-fen...".

1.2.2 Prüfungsfragen (Beispiele)

Im folgenden wird versucht, einige Prüfungsfragen in ungeordneter Reihenfolge konkret darzustellen.

Im übrigen wird auf die umfangreichen Anleitun-gen zu Fragen und Zusatzfragen bezüglich des Fach-gespräches im Hauptteil B dieses Buches verwiesen (vgl. B 1 Übersicht 2; B 2 Übersicht 7; B 3 Übersicht 8; B 4 Übersicht 10; B 5 Übersicht 15; B 6 Übersicht 20; B 7 Übersicht 26; B 8 Übersicht 29; B 9 Über-sicht 34; B 10 Übersicht 35; B 11 Übersicht 39; B 12 Übersicht 49).

**Grundprinzipien verschiedener Diäten;
Sinn und Unsinn?**
Stichwörter:
Gicht – Diabetes mellitus – Adipositas – Arthrose – Hyperlipidämie – Leber-/Gallenerkrankungen – Ma-gen- und Zwölffingerdarmerkrankungen – Neuroder-mitis – Osteoporose.

Fallschilderung:
37jähriger Patient kommt mit erheblichen diffusen Schulter-schmerzen rechts, die seit 2 Tagen bestehen, zum Arzt. Die aktive Elevation des Armes ist nur minimal möglich. Der Patient legt bei dieser Konsultation ein Röntgenbild vor, das vor einem halben Jahr bei einem Orthopäden angefertigt wurde. Die Zielaufnahme (Abb. 108) zeigt eine bohnengroße periartikuläre Verkalkung über dem Tuberculum majus.

Fragen:
- Welche Fragen richtet der Arzt an den Patienten?
- Welche gezielte körperliche Untersuchung nimmt er vor?
- Welches Beratungsergebnis dokumentiert der Arzt?
- Was rät er?
- Wie geht er therapeutisch vor?

Erregernachweise
Frage:
- Wann können Erregernachweise in der Allge-meinpraxis sinnvoll bzw. notwendig sein?

Stichwörter:
Bild einer Geschlechtskrankheit – Angina tonsillaris – putrider Auswurf – Harnwegsinfekt – Otitis media perforata – Abszeß – weitere Beratungsergebnisse.

Soforttherapie der Anaphylaxie
Aufgabe:
- Beschreiben Sie die Lokal- und Allgemeintherapie bei gesteigerter Lokalreaktion, milder Allgemeinreaktion und schwerer Allgemeinreaktion z.B. nach Injektion eines Allergoid-Depots (Tabelle 73)!

Selbsthilfegruppen im Gesundheitswesen
Aufgaben:
- Benennen Sie Beispiele für Selbsthilfegruppen, auf die der Allgemeinarzt angesprochen werden und bei denen er aktiv in der Betreuung mitwirken kann!
  Stichwörter:
  Anonyme Alkoholiker – Diabetiker – Parkinson-Kranke – Multiple-Sklerose-Kranke – Koronarsportgruppen – Rheumagruppen – Adipositasgruppen („weight watchers") – Stomagruppen (ILCO) – Zöliakiegruppe – Familiengruppe von Depressiven – Eß- und Magersüchtige – Drogen- und Medikamentensüchtige – AIDS-Infizierte und -Erkrankte – Stillberatungskreis – Asthma-, Allergie- und Ekzemkranke – Neurodermitis- und an Psoriasis Erkrankte – Krebsselbsthilfegruppen.

- Welche Motive der Gruppenbildung sind Ihnen bekannt?
  Beispiele:
  Kontaktaufnahme, Austausch mit anderen Betroffenen, Verringerung von Angst, Verringerung sozialer Isolation, Unterstützung anderer Betroffener, Solidarität mit Angehörigen einer Hauptbetroffenengruppe u.a.

Wesentliche Wirkung der Elektrotherapie
Überwiegend hyperämisierend:
- Mikrowelle, Ultraschall, Spulenfeld, Kurzwelle, Kondensorfeld.
Überwiegend analgetisch:
- intermittierender Strom, diadynamische Ströme, Galvanisation (Stanger-Bad).

Abb. 108. Kasuistik „Schulterschmerzen rechts" unter Vorlage eines Röntgenbildes. Weißer Pfeil zeigt kleines Kalkdepot.

Physiotherapeutische Verordnungen
Aufgaben:
- Erläutern Sie die Prinzipien der physiotherapeutischen Behandlung bei nachfolgenden Erkrankungen (Formulierung der Verordnung):
  – aktivierte Omarthrose rechts,
  – Zustand nach apoplektischem Insult mit Hemiparese links, bettlägerig,
  – Zustand nach Innenbandläsion (operativ versorgt) rechtes Kniegelenk, Gipstutor für 6 Wochen, Gipsabnahme vor 1 Woche
  – Koxarthrose links, noch nicht operationspflichtig.

Harnsediment
- Erklären Sie anhand der Abb. 109 die wichtigsten Bestandteile des Harnsediments:
  – krankhafte Zellelemente (Leuko-, Erythrozyten; Platten-, Nieren-, geschwänzte Epithelien; Harnzylinder);

Tabelle 73. Soforttherapie der Anaphylaxie. Dieses Schema kann nur als Richtlinie dienen; je nach Einzelfall ist ein abweichendes ärztliches Handeln erforderlich.

	Gesteigerte Lokalreaktion	Milde Allgemeinreaktion	Schwere Allgemeinreaktion
Symptome	Quaddelgröße über 10 cm ∅ (Rötung, Juckreiz, Pseudopodien), beginnende lymphogene Ausbreitung	Quaddelgröße über 10 cm ∅ (Rötung, Juckreiz, Pseudopodien), beginnende lymphogene und haematogene Ausbreitung mit Rhinitis, Konjunktivitis, Asthma, generalisiertem Exanthem oder Urtikaria.	**Alarmsyndrom:** Juckreiz in Handtellern und Fußsohlen und unter der Zunge. **Therapie einleiten!** Schwerster vasomotorischer Kollaps mit graublasser Zyanose – RR-Abfall – Tachykardie – Bewußtlosigkeit, Erbrechen – Stuhl- und Urinabgang. Bei **protrahiertem** Verlauf: Quaddelgröße über 10 cm ∅ (Rötung, Juckreiz, Pseudopodien), beginnende lymphogene und haematogene Ausbreitung mit Rhinitis, Konjuktivitis, Asthma, generalisiertem Exanthem oder Urtikaria, Schwindelgefühl, u. U. mit schwerem Asthma und Quincke-Ödem (Larynx, Trachea).
Lokaltherapie	1. Abschnürbinde oberhalb des Allergoid-Depots 2. Um- und Unterspritzung des Allergoid-Depots mit 0,01 ml/kg (bis zu 0,5 ml) Suprarenin® 1:1000 3. Steroidhaltige Creme (lokal)	1. Abschnürbinde oberhalb des Allergoid-Depots 2. Um- und Unterspritzung des Allergoid-Depots mit 0,01 ml/kg KG (bis zu 0,5 ml) Suprarenin® 1:1000 3. Steroidhaltige Creme (lokal)	↓
Allgemeintherapie	1. Peroral: Antihistaminika 2. Eventuell i.v. Antihistaminika	1. Venen-(Verweil-) Kanüle einlegen. 2. Antihistaminika i.v. 3. Suprarenin 1:1000 s.c.: 0.01 ml/kg KG (bis zu 0,5 ml) u. U. mehrfach, notfalls alle 15 min 4. Bei Bedarf: Theophylline langsam i.v. 5. Dosier-Aerosol mit β_2-Adrenergika 6. Wasserl. Kortikosteroide i.v. (z.B. Fortecortin® Monofertigspritzen). *Ständige RR- und Pulskontrolle*	**Lebensrettend:** 1. Bei Erwachsenen 0,3–0,5 ml einer mit 0,9 % NaCl 1:10 verdünnten Suprarenin®-Lösung 1:1000 bzw. bei Kindern 0,01 ml pro kg KG einer mit 0,9 % NaCl 1:10 verdünnten Suprarenin®-Lösung 1:1000 (bis zu 0,3 ml) sehr langsam i.v. injizieren! Abschnürbinde *oberhalb* des Allergoid-Depots! 2. Antihistaminika i.v. 3. Wasserlösliche Kortikosteroide i.v. *Reihenfolge 1–3 beachten!* 4. Notfalls noch 2 bis 3 mal im Abstand von je 15 min Suprarenin® 1:1000 subkutan: 0,01 ml/kg KG (bis zu 0,5 ml) 5. Stabile Seitenlage wegen Aspirationsgefahr 6. Bei Asthma Broncholytika, Theophylline 7. Bei Larynxödem Spraystöße mit Adrenalin®-Medihaler, u. U. Intubation, Tracheotomie 8. Bei Kreislaufstillstand Reanimation 9. Bei protrahiertem Verlauf Volumensubstitution, Plasmaproteinlösung mit Noradrenalin oder Dopamin. *Ständige RR- und Pulskontrolle!*

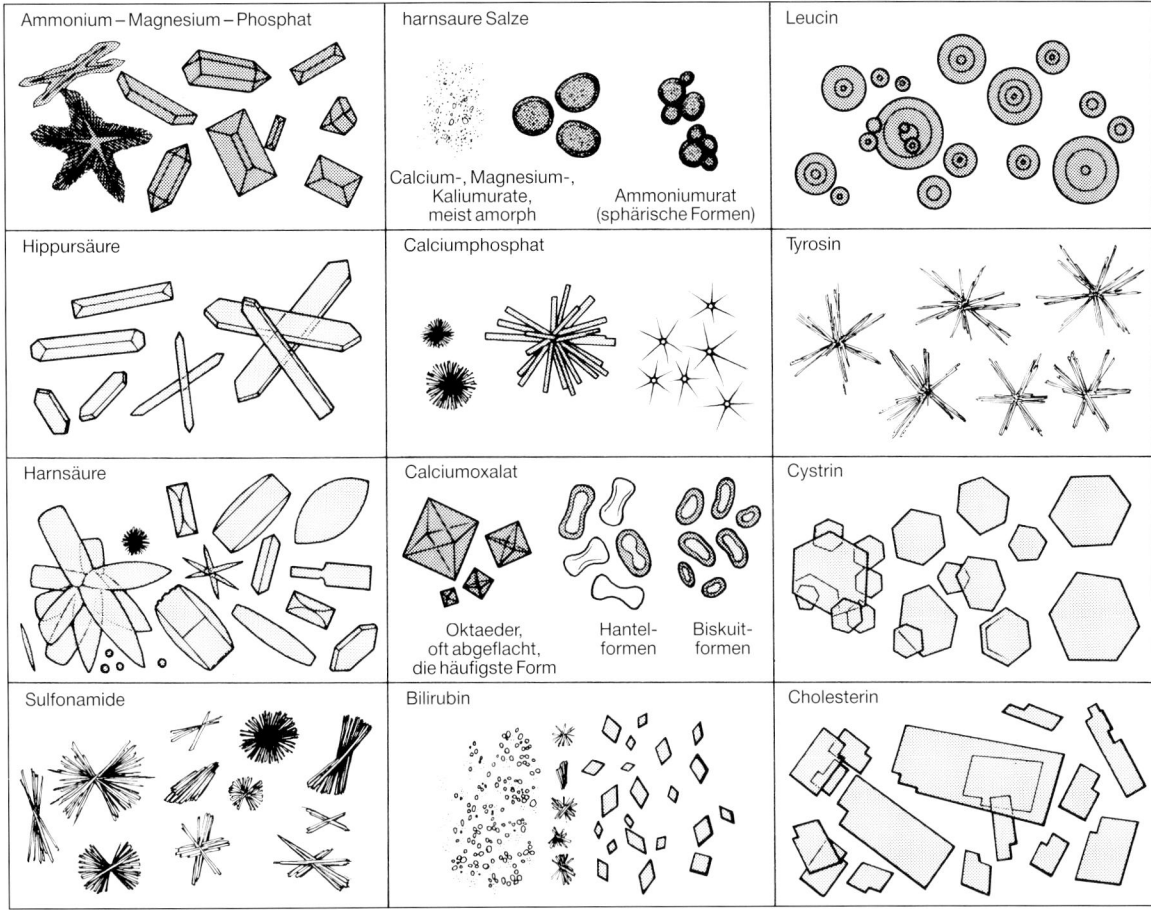

Abb. 109. Wichtige Bestandteile des Harnsediments [Nach 218]

– Erreger (v.a. Bakterien, Trichomonaden);
– Harnsalze (v.a. Urate, Harnsäure, Kalziumoxalat).

Familienmedizin

Aufgaben:

- Beschreiben Sie die Aufgaben der Familienmedizin!

   Hinweise:

   Die Hilfe einer ganzen Familie kann als Quelle medizinischer Versorgung den Hausarzt bei seinen Bemühungen um den Patienten unterstützen. Familien verfügen über ein Potential, gerade auch in Form traditioneller Werte, wie Liebe und Heim, die als wirksamstes Instrument für den Heilungsprozeß eingesetzt werden können. Familienmedizin soll nach Schwartz langfristig subjektive Beeinträchtigungen oder objektive Funktionseinbußen, die über den physiologischen Alterungsprozeß hinausgehen, verhindern [232].

Die Forderung nach präventiver Neuorientierung in der Medizin ist am besten in der Familienmedizin umsetzbar.

Frage:

- Welche verschiedenen Stufen umfaßt der Lebenszyklus einer Familie (nach Garcia-Shelton und Brody in [252]) mit seinen jeweils charakteristischen Problemen, die in komplexen familiären Interaktionen, auch mit der Umwelt, einer Lösung zugeführt werden sollten [215]?

Übersicht 44. *„Familie Alk":* Diskussion der Beratung und Führung unter familienmedizinischen Gesichtspunkten (H. Hamm, pers. Mitteilung 1991)

♂ 67 Jahre Rentner	♀ 46 Jahre Hausfrau
chronisch-bronchitisches Syndrom, Lungen-empyhsem, Rechtsherzin-suffizienz, Zustand nach Kniedurchschuß links, beginnende Hüftarthrose, HWS-Syndrom, Depression starker Raucher Nachtwächter in einer chemischen Fabrik	Adipositas, Diabetes mellitus, Alkoholabhängigkeit, Hepathopathie, Fettstoffwechselstörung, Hypertonie, Linksherzinsuffizienz, Descensus uteri, Hämorrhoiden, Analekzem, Varikose, Kniearthrose, chronische Obstipation mit Laxanzienabusus, zeitweise Harnwegsinfekte, Menopause
♀ 27 Jahre Verkäuferin	♂ 28 Jahre Bauarbeiter
Adipositas, Varikose, Senkfußleiden, Regelstörung, Konzeptionsverhütung, Psycholabilität, Sehstörung (hochgradige Myopie) starke Raucherin	LWS-Syndrom, gelegentlich grippale Infekte starker Raucher

Antwort:
   Stufe 1: Das neue Paar.
   Stufe 2: Die Geburt des 1. Kindes.
   Stufe 3: Die Familie während der Schulzeit.
   Stufe 4: Die heranwachsende Familie.
   Stufe 5: Die sich in Bewegung setzende Familie.
   Stufe 6: Die Familie des leeren Nestes.
   Stufe 7: Die alternde Familie.

Frage:
• Welche besondere Risiken können sich für eine Familie ergeben [21]?
Antwort:
   1. Verlust eines Familienmitgliedes.
   2. Aufnahme eines Gebrechlichen oder Behinderten.
   3. Aufnahme von Familienmitgliedern mit Überforderung der Anpassungskräfte der Eltern.
   4. Übermäßige Belastung oder Benachteiligung aus der Umwelt.

   5. Gestörte Verbindung oder Beziehungsleitbilder.
   6. Stark begrenzte Überwindungs- und Anpassungskapazität.
   7. Krisen mit Übersteigerung der Anpassungsfähigkeit.

Weitere familienmedizinische Themen: Beratung und Führung der „Familie Alk"
Aufgabe:
• Nehmen Sie Stellung zu Übersicht 44 unter familienmedizinischen Gesichtspunkten!

Röteln in der Großfamilie
Aufgabe:
• Führen Sie anhand der Übersicht 45 eine hausärztliche Beratung der Mitglieder der „Familie Rabe" innerhalb derselben Wohngemeinschaft bei akuter Rötelnerkrankung der 9jährigen Tochter vor!

Impfberatung
Aufgaben:
• Schildern Sie Impfzeitpunkte, Impfintervalle und Begrenzung der Impfungen auf bestimmte Lebensalter nach den Empfehlungen des Fachverbandes Deutscher Allgemeinärzte (FDA) (vgl. B 12.5.2, Abb. 96, Tabellen 74 und 75) und nach den Empfehlungen der „Ständigen Impfkommission des Bundesgesundheitsamtes (STIKO)"!
• Was muß bei der Beratung und Aufklärung des Impflings sowie der Durchführung der Impfung hinsichtlich folgender Punkte [118] beachtet werden?
   – Information über den Nutzen der Impfung.
   – Hinweise auf mögliche Nebenwirkungen und Komplikationen.
   – Empfehlungen über Verhaltensmaßnahmen im Anschluß an die Impfung.
   – Aufklärung über Eintritt und Dauer der Schutzwirkung sowie über das Erfordernis von Wiederholungs- bzw. Auffrischimpfungen.
   – Erhebung früherer Impfungen, einschließlich Befragung über das Vorliegen von Allergien und die möglicherweise vor kurzem erfolgte Gabe von Immunglobulin.
   – Erfragen der aktuellen Befindlichkeit zum Ausschluß akuter Erkrankungen.
   – Eintrag der erfolgten Impfung im Impfpaß bzw. Ausstellen einer Impfbescheinigung.

Übersicht 45. *„Familie Rabe":* Diskussion der Beratung und Führung bei akuter Rötelnerkrankung unter familienmedizinischen Gesichtspunkten (H. Hamm, Pers. Mitteilung 1991)

Onkologische Nachsorge und Schmerztherapie

Aufgaben:

- Äußern Sie sich zu den Aufgaben und Zielen der Tumornachsorge!

  Hinweise:

  Art, Differenzierung *(Grading)* und Ausdehnung *(Staging)* eines malignen Tumors und seiner Metastasen sind wesentliche Grundlagen für Therapie und Prognose [72, 182].

  Die Befunde des Klinikers werden unter Einbeziehung der morphologischen Diagnose des Pathologen mit dem internationalen pTNM-Schema der UICC (vgl. Abb. 49) verschlüsselt:

  pT = Größe bzw. Ausdehnung des Primärtumors,
  pN = Regionäre Lymphknotenmetastasen,
  pM = Fernmetastasen.

  Die Tumornachsorge zielt u.a. auf die Früherkennung von Ereignissen und ihre kurative bzw. pal-

  liative Behandlung; dabei muß folgendes bedacht werden:

  - Lokalrezidiv und/oder regionäres Lymphknotenrezidiv,
  - Fernmetastasen,
  - palliative Maßnahmen,
  - Therapiefolgen (z.B. Lymphödem),
  - Zweitmalignom,
  - soziale Hilfestellung.

- Schildern Sie die Ziele der Schmerztherapie in der Tumornachsorge.

  Hinweise:

  Die Schmerzbehandlung kann und soll zu Hause in gewohnter Umgebung des Patienten durchgeführt werden. Die wirksame Schmerzbehandlung ist tragende Säule der Tumornachsorge bei progredienten Krankheitsverläufen und ist für den Patienten auch ein Maßstab zur Beurteilung der Kompetenz seines Hausarztes.

Tabelle 74. Zeitabstand zwischen den einzelnen Impfungen bei Grundimmunisierung [114]

Impfung vorausgehende/ folgende Impfung	Zeitabstand (W = Wochen M = Monate J = Jahre)			
	Optimal	Minimal	Maximal	
DT DT 1/DT 2 DT 2/DT 3	4 W 12 W	2 W 6 M	4 M 3 J	1)
DPT DPT 1/DPT 2 DPT 2/DPT 3 DPT 3/DPT 4	4 W 4 W 10 M	3 W 3 W 3 M	12 W 12 W 12 M	2)
HiB HiB 1/HiB 2 HiB 2/HiB 3	8 W 12 M	10 M	18 M	
Polio oral Polio 1/Polio 2 Polio 2/Polio 3	6 W 6 W	4 W 4 W	2 J 2–3 J	
T*) od.Td*) T (Td) 1/T (Td) 2 T (Td) 2/T (Td) 3	4 W 12 W	2 W 6 M	5 M 10 J	1)

[1] Kein sicherer Schutz innerhalb der ersten 2–3 Wochen nach der 3. Impfung, wenn der Abstand zwischen der 2. und 3. impfung größer als ca. 15 Monate ist.
[2] Nicht mehr nach Ende des 2. Lebensjahres (nur in Deutschland).
*) Bei ungeklärter Tetanus-Impf-Anamnese: Tetanus-Antitoxinbestimmung aus Serum.

Tabelle 75. Begrenzung von Impfungen auf bestimmte Lebensalter [114]

Impfung	Lebensalter (T = Tag W = Woche M = Monat J = Jahr)	
	Minimal	Maximal
BCG ohne Tb-Test	4 T	5 W
bei neg. Tb-Test	5 W	50 W
DT	12 W	6 J
DPT	12 W	2 J
FSME	3 M	70 J
Td	3 M	65 J
T	3 M	80 J
Polio	3 M	75 J
MMR	12 M	55 J
HiB	3 M	5 J*)

*) nach dem 5. Lebensjahr in der Regel nicht mehr indiziert.

Aufgabe:
- Stellen Sie die Grundregeln der systemischen medikamentösen Schmerztherapie vor!

Antwort:
– Bei Dauerschmerz Analgetika regelmäßig nach festgelegtem Zeitplan verordnen.
– Fixe Dosierungsintervalle.
– Auswahl der Analgetika (peripher wirkende, zentral wirkende Analgetika, schwach und stark wirkende Opiate).
– Möglichst wenig Präparate.
– Adjuvante Arzneimittel wie Antidepressiva, Neuroleptika, Kortikosteroide, Kalzitonin, Benzodiazepine, Spasmolytika bei viszeralen kolikartigen Schmerzen.
– Möglichst Monopräparate.
– Gezielte Kombination von Monopräparaten zur Wirkungsoptimierung und Reduktion unerwünschter Nebenwirkungen.
– Individuelle Dosierung im therapeutischen Bereich (Analgesie).
– Möglichst orale Applikation (Serumspiegel schwankt geringer als bei parenteraler Gabe, Selbständigkeit des Patienten, geringere Abhängigkeit von der Pflegeperson).
– Rechtzeitige Erkennung, Überwachung und Behandlung von Nebenwirkungen.
– Bei Dauerschmerz keine Unterbrechung der Therapie.
– Schmerzdokumentation im Schmerztagebuch oder Nachsorgekalender.

Laborparameter

Aufgabe:
- Benennen Sie Laborparameter, die Ihrer Meinung nach notwendig und rationell in der Diagnostik und ggf. in der Verlaufskontrolle folgender Bilder von Krankheiten sein können!
- Welche weiteren Analysen halten Sie für angezeigt?
  – Bild einer Appendizitis,
  – Bild eines Keuchhustens,
  – allgemeine Müdigkeit bei junger Frau,
  – Bild eines Herzinfarktes,
  – übergewichtige Diabetikerin,
  – jugendlicher Hypertoniker,
  – präoperative Diagnostik,
  – diffuse Gelenkschmerzen,

– unklare Lymphknotenschwellung,
– Indikation zum Aderlaß,
– Bild einer Harnleiterkolik,
– Fieber und Durchfall nach Tropenaufenthalt,
– Druckgefühl im Hals,
– Gewichtsabnahme.

Fettstoffwechselstörungen

Aufgabe:

• Erläutern Sie die *präventive Betreuung* (d.h. fachgerechte Anleitung und Motivation des Patienten zu dauerhafter Veränderung bestimmter Lebensgewohnheiten) durch den Hausarzt bei Patienten mit *Hypercholesterinämie* anhand des Stufenmodells zur Erkennung von Hochrisikopatienten für den Herzinfarkt (Abb. 110).

Vorsorgeuntersuchungen von Säuglingen und Kleinkindern

Aufgaben:

• Erläutern Sie die Funktion/Aufgabe der Früherkennungsuntersuchungen im Kindesalter!

Antwort:

Die regelmäßige Teilnahme an den 9 vorgegebenen Untersuchungen (U1 bis U9) eröffnet die Möglichkeit, Auffälligkeiten in der Entwicklung eines Kindes frühzeitig zu entdecken, den Behandlungsbeginn vorzuverlegen und eine Verbesserung der Prognose zu erzielen.

• Gibt es hier andere Untersuchungsstrategien als im kurativen Bereich?

Antwort:

Die zur effektiven Früherkennung notwendigen Untersuchungsstrategien unterscheiden sich von denjenigen, die der Arzt im Kurativbereich anwendet. Ein effektives Screening zeichnet sich durch den eher zurückhaltenden Einsatz diagnostischer Methoden aus, setzt aber andererseits besondere Kenntnisse und Fertigkeiten voraus [80].

• Schildern Sie die normale motorische Entwicklung während des 1. Lebensjahres (Abb. 111)!

• Schildern Sie die Prüfung der Lagereflexe beim Säugling (Tabelle 76) im Hinblick auf zerebrale Bewegungsstörungen!

Abb. 110. Stufenmodell als richtschnur zur Früherkennung von Hochrisikopatienten für den Herzinfarkt [6]

		4. Wo. 5. Wo. 6. Wo.	4. Mo. 5. Mo. 6. Mo.	9. Mo. 10. Mo. 11. Mo 12. Mo	
Kopfkontrolle	Rückenlage	zur Seite liegend dabei oft ATNR	median / median liegend noch ATNR ⟨ heben / selten ATNR		asymmetr. ton. Nackenreflex stets fakultativ
	Bauchlage	zur Seite liegend ⟨ heben bis 45°	⟨ heben bis 90°		ab 5.–6. Woche beim Heben aktive Kopfwendung mit Blickfixierung
	Bauchlage schwebend	fällt horizontal	über Rückenniveau gehalten		Bauchlage schwebend = ventral Suspension
	zum Sitzen gezogen				4.–6. Woche: Kopf kommt beim Hochziehen zeitweise mit, fällt dann wieder zurück
Rumpfkontrolle	Sitzen				4.–6. Woche: gleichmäßige Rückenrundung ab 4. Mon.: Rückenstreckung, nur Rundung unterhalb L 3. ab 6. Mon.: Abstützen mit zunehmend gestreckten Armen und offenen Händen
	Vierfüßler				4. Woche: Knie noch oft unter Bauch, 5.–6. Woche: zunehmend Beinstreckung 4.–6. Woche: Hände beim Abstützen zunehmend geöffnet, Arme zunehmend gestreckt
	Stehen (unter Achseln gehalten)	Stütz-reaktion Atasie Astasie	trägt Körpergewicht		Stützreaktion: Bei Bodenberührung reflektorische Kontraktion der Beuge- und Streckmuskulatur des Beines. Astasie: Stehunfähigkeit, Abasie: Unfähigkeit Basis zu finden. 6.–8. Mo.: Tanzen und Wippen beim Anstellen der Beine.
Hand	Greifen	Faust offen	palmares Greifen ⟨ 2händig ⟨ 1händig	Scherengriff Pinzettengriff ⟨ läßt Griff wieder los	4.–6. Wo.: Handhaltung halb geöffnet. Palmares Greifen: ohne Daumenopposition, Gegenstände werden von der ulnaren Seite her ergriffen. Scherengriff: Grundglied des Daumes wird benutzt. Pinzettengriff: Griff zw. Daumen u. Fingerkuppen
Lokomotion	Rollen		⟨ vom Bauch auf Rücken	vom Rücken auf Bauch	
	Kriechen		⟨ I ⟨ II		Kriechen I: Rumpf am Boden Kriechen II: im Vierfüßlerstand
	Aufsitzen		⟨ mit leichter Hilfe ⟨ selbständig		
	Aufstehen		⟨ mit Hilfe ⟨ frei		
	Gehen			⟨ mit Hilfe ⟨ frei	freies Gehen kann mit 12 Mon. beginnen

Abb. 111. Überblick über die normale motorische Entwicklung während des 1. Lebensjahres. (*Wo.* Woche; *Mo.* Monat; [179])

Tabelle 76. Prüfung der Lagereflexe beim Säugling [197]

Reaktion	Auslösung
Vojta-Reflex	Rasches Seitwärtskippen des Kindes aus vertikaler in horizontale Seitenlage; Kind wird am Rumpf gehalten, Rücken zum Untersucher
Traktionsversuch	Kind wird aus Rückenlage an den Unterarmen langsam zum Sitzen hochgezogen; die Bewegungsantwort an Kopf und Beinen ist zu beachten
Kopfabhangversuch nach Peiper und Isbert	Aus Rückenlage (Kopf in Mittelstellung, Hände geöffnet) wird das Kind an den Knien gefaßt und plötzlich (mit dem Kopf nach unten) in die Vertikale gebracht
Kopfabhangversuch nach Collis (vertikal)	Aus Rückenlage wird das Kind an einem Knie gehalten und plötzlich (mit dem Kopf nach unten) in die Vertikale gebracht
Horizontalabhangversuch nach Collis	Kind wird am Oberarm und am gleichseitigen Oberschenkel in der horizontalen Seitenlage frei gehalten; die (provozierte) Bewegungsantwort an den freien Extremitäten wird beobachtet
Landau-Reflex	Kind wird unter dem Bauch auf der flachen Hand streng in der horizontalen Lage gehalten
Axillarhängeversuch	Kind wird am Rumpf gehalten, Kopf nach oben, Rücken zum Untersucher

Hausbesuch im Notdienst

Aufgabe:

- Nennen und diskutieren Sie die häufigsten Beratungsergebnisse im Wochenendnotfalldienst bei Tage (nach Tönies [255]):
  - Ischialgie,
  - Asthma bronchiale,
  - Stenokardie,
  - Uncharakteristisches Fieber (UF)/Afebrile Allgemeinreaktion (AFAR),
  - Bronchitis acuta,
  - Erbrechen und Durchfall,
  - erhöhter Blutdruck,
  - Kollaps,
  - Kreuzschmerzen,
  - Bauchkolik,
  - Gallenkolik.

Immunprophylaxe der Hepatitis B

Aufgaben:

- Benennen Sie Situationen, die eine Hepatitis-B-Übertragungsmöglichkeit beinhalten!

Antwort:

- Medizinbereich (z.B. Verabreichung von Blut oder Blutbestandteilen, Kontamination mit Hepatitis-B-Virus bei Spritzen und Nadeln, Schleimhautkontakt mit infizierten Fingern);
- Kosmetik und Körperpflege (z.B. Tätowierung, Durchstechen von Ohrläppchen, Maniküre);
- Sozialbereich (z.B. enger körperlicher Kontakt, wie Speichel, Sperma, Menstrualblut, parenterale Anwendung von Suchtmitteln).

- Benennen Sie die Indikationen für aktive Immunisierung mit Hepatitis-B-Impfstoff in Gebieten mit niedriger Hepatitis-B-Durchseuchung (Mitteleuropa etc.)!

Antwort:

- Beruflich bedingtes Risiko (Gesundheitswesen, Bereich Körperpflege wie Friseure und Kosmetikerinnen).
- Krankheitsbedingtes Risiko (z.B. Patienten auf Dialyse-, hämatologischen und onkologischen Stationen, Behinderte in Heimen, Neugeborene von Hepatitis B-infektiösen Müttern).
- durch besondere Lebensumstände bedingtes Risiko (Partner von Hepatitis-B-infektiösen Personen, Homosexuelle, Prostituierte, Drogenabhängige, Gefängnisinsassen).
- In Regionen mit üblicherweise hohem Infektionsrisiko (z.B. Kinder und andere anfällige Personengruppen, die z.B. nach Afrika reisen).

Übersicht 46. Checkliste für die systematische Vorgehensweise bei der Beschreibung eines Beratungsproblems in einem Prüfungsgespräch

Beratungsproblem XY

● *Präsentation*

(= Angebot des Patienten)
1. Klassifizierung.
2. Häufigkeit in der Allgemeinpraxis.
3. Alter/Geschlecht.
4. Hausbesuch (Notwendigkeit/Dringlichkeit/Zumutbarkeit).
5. Ursache/Auslöser/Disposition (auch Beruf/Freizeit).
6. Patientenklage („Was klagt der Patient? Angst vor?").
7. Kontaktfragen („Was fragt der Arzt?").
8. Selbstmaßnahmen („Was hatte der Patient bereits unternommen?").
9. (Lokal)befund („Was sieht und prüft der Arzt?").
10. Spezielle Hilfsmittel („Was veranlaßt der Arzt?").
11. Falsifizierung/Exklusion („Es sieht so aus wie ..., aber was ist es wirklich?").
12. Atypische Verläufe („Fallstricke")
13. Abwendbar gefährliche Verläufe (AGV)
14. Dokumentation („Was notiert der Arzt?").

● *Procedere*

(= Maßnahmen des Arztes)
1. Erstanweisung am Telefon (Helferin/Arzt).
2. Überweisung/Einweisung.
3. Abwartendes Offenlassen („Wie lange?").
4. Beratung („Was rät der Arzt?").
5. Behandlung (allgemein/speziell).
6. Zusammenarbeit mit Spezialist und Heilhilfsberuf.
7. Medikamente (lokal/systemisch).
8. Wiederbestellung.
9. Arbeits-/Schulsportbefreiung.
10. Arbeitsplatz/Rehabilitation.

1.2.3 Hilfestellung für den Kandidaten

Halten Sie sich – bevor Sie eine Antwort geben – an die Regel:

> **Zunächst die Gedanken ordnen und dann reden!**

Wenn Sie völlig durcheinander sind und bei der Darstellung eines Beratungsproblems nicht mehr die umfangreichen Fragen und Zusatzfragen aus den Kapiteln B und C dieses Buches vor Augen haben, orientieren Sie sich notfalls an der bei uns seit Jahren bewährten *Checkliste* (Übersicht 46), mit der Sie systematisch an den Fall herangehen können!

Anhang

Legende zu Farbtafel I:

1 Adipöser 67jähriger Patient, ehemaliger Raucher. Vom Aspekt „Blue-bloater-Typ". Mehrfach stationär innerhalb der letzten 10 Jahre wegen obstruktiver Bronchitis und dekompensiertem Cor pulmonale. Symptomatische Polyglobulie. Hausärztliche Behandlung u.a. auch mit Aderlässen. Exitus subitus.

2 Hochpositiver Tuberkulin-Hauttest (Tine-Test) bei 18jährigem. Ablesung nach 48 Stunden. Routinetest im Rahmen der Jugendarbeitsschutzuntersuchung durch den Hausarzt. Überweisung zum Pulmologen bzw. ans Gesundheitsamt.

3 75jährige rüstige Frau, beunruhigt wegen Rötung auf der linken Brust, die sich seit 8 Tagen ausbreitet. Keine weiteren Beschwerden, keine Selbstmaßnahmen. Untersuchungszeitpunkt: Juli. Palpation beider Brüste und der regionalen Lymphknoten durch den Hausarzt unauffällig, keine mamilläre Absonderung, keine weiteren Hautzeichen, keine Allgemeinerscheinungen. Aufgrund der Kennerschaft (Endemiegebiet, Untersuchungszeitpunkt Sommer, Ausbreitungstyp der Rötung) primär Vermutung eines Erythema chronicum migrans. Ausschluß des Abwendbar gefährlichen Verlaufs (inflammatorisches Mammakarzinom!) durch Überweisung zum Radiologen. Rastermammographie beidseits "ohne suspekte Mikrokalzifikationen", jedoch „ödematöse Zeichnungsvermehrung links". „Therapie ohne Diagnose" mit Penizillin. Rasche Rückbildung der Rötung. Mammographiekontrolle in 4 Wochen völlig unauffällig.

4 Bild einer Finger- und Zehennagelmykose bei 45jährigem Mann. Befall nahezu aller Nägel. Patient hat sich offensichtlich damit abgefunden („Nagelkur hat auch nichts gebracht"). Aufdeckung im Rahmen einer Gesundenuntersuchung („Check-up"). Durch den Hausarzt Erörterung der Problematik, aber auch der Chancen einer Nagelsanierung.

Legende zu Farbtafel II:

5 Bild eines Mundsoors bei munterem 3wöchigen Säugling. Mutter stört sich an den festhaftenden Belägen, vermutet selbst einen Pilz. Vulva, After und übriges Integument des Kindes unauffällig. Maßnahmen: Schnullerhygiene, Nystatin-Tropfen, Wiedervorstellung in 8 Tagen.

6 Bild eines Soorbefalls von Vulva und After mit Satellitenherden bei 5jährigem Mädchen, seit einigen Tagen beobachtet. Kein weiterer Befall des Integuments, keine Allgemeinerscheinungen, kein Juckreiz. Mutter beschuldigt Schwimmbad. Keine weitere Diagnostik. Behandlung mit Kaliumpermanganat-Bädern; Nystatin lokal und systemisch. Wiedervorstellung in 5 Tagen.

7 65jähriger Mann, selten beim Hausarzt, wird von seiner Frau wegen eines nicht abheilenden „krustenbildenden Geschwürs" an der Unterlippe geschickt. Auf gezieltes Befragen ergeben sich Pfeifenraucheranamnese und als Selbstmaßnahmen Lippenschutzstift und Kortisonsalbe des Nachbarn. Unter der Klassifizierung „Bild eines Unterlippenkarzinoms" (**a**) sofortige Teilung der Verantwortung mit dem Spezialisten (Plastischer Chirurg) und Überweisung. Spontane Wiedervorstellung 6 Wochen später nach durchgeführter Keilexzision (**b**). Histologische Bestätigung der malignen Entartung. Örtliche Kontrollen durch den Hausarzt zunächst vierteljährlich vereinbart.

8 Leukozyten, Erythrozyten, Bakterien im Interferenzkontrastmikroskop (1000 x): Erythrozyten und Leukozyten zeigen Zeichen der Zytolyse (alkalisch reagierender Harn bei bakterieller Infektion!). Zahlreiche stäbchenförmige Bakterien. Beratungsergebnis: Akute Pyelonephritis bei Nierenbeckenstein.

Legende zu Farbtafel III:

9 Einziehung des Trommelfells und der Schrapnellmembran durch Tubenkatarrh

10 Otitis media acuta mit stark vorgewölbtem Trommelfell

11 Hochakute Mittelohrentzündung mit dem voll entwickelten Bild der Otitis externa bullosa haemorrhagica

12 Dicke Rachen-Schleimstraße bei 10jähriger. Subjektiv erheblich verlegte Nasenatmung, frustrane Selbstbehandlung seit 14 Tagen mit Nasentropfen. Keine Allgemeinerscheinungen. Trommelfelle beidseits eingezogen. Diaphanoskopie nicht aussagekräftig. Vorgehen: Absetzen der Nasentropfen wegen möglichem Privinismus, Umsetzen auf Hochschniefen von verdünnter Emser® Sole, ungezielte Antibiotika-Gabe mit Makrolid. Wiedervorstellung in 10 Tagen, bei Verschlechterung sofort.

13 4jähriges Kind, wegen rezidivierender Infekte der oberen Luftwege und Hörstörungen fortlaufend in pädiatrischer und hausärztlicher Behandlung. Derzeit kein Infekt. Befund: Tonsillen-Hyperplasie beidseits, einige kleine, gut verschiebliche regionale Lymphknoten. Überweisung zum HNO-Arzt zur Beurteilung der Frage einer Adenotomie. Nebenbefund: Karies.

14 Hautbefund und Betrachtung durch das Dermatoskop: Schwarze punktförmige Pigmentverdichtungen ($\rightarrow$) und grau-blaue Areale (*), die für eine Abtropfung der pigmentierten Zellen in das mittlere Korium sprechen. Radiäre schwarze Streifen ($\rightarrow$) mit abruptem Abbruch des Pigmentmusters zur Peripherie. Im unteren Anteil nävusartiges Bild (N). Histologische Diagnose: Superfiziell spreitendes malignes Melanom (Level III, Tumordicke 0,6 mm) [43]

Legende zu Farbtafel IV:

15 Nachweis von intrazellulären Diplokokken mit Methylenblaufärbung [258]

16 Nachweis von intraleukozytären Diplokokken mit Gramfärbung [258]

17 Extrazellulär gelagerte Keime in der Gramfärbung: Kein sicherer Anhalt für Gonorrhöe [258]

18 Positive Diaphanoskopie bei Hydrocele testis eines 3 Monate alten Säuglings. Als Lichtquelle wird das Fiberglaskabel des Kaltlichtprojektors verwendet. Beruhigung der Mutter, Kontrolle der meist spontanen Rückbildung in 4 Wochen, ggf. Überweisung zum Kinderchirurgen.

19 6jähriges Mädchen mit Varizellen in Abheilung (Krustenstadium), die von einem anderen Kollegen vor 8 Tagen klassifiziert und mit juckreizstillender Lotio behandelt wurden. Aktueller Beratungsanlaß für die besorgten Eltern im kassenärztlichen Notfalldienst: eindrucksvolle Rötung und Schwellung im rechten Unterbauch. Keine Allgemeinerscheinungen, 37,7 °C rektal Temperatur. Bild einer Superinfektion durch Aufkratzen einer Varizellenpustel. Systemische Gabe eines Breitspektrumpenizillins. Wiedervorstellung in 2 Tagen.

20 32jährige Patientin, erste Schwangerschaft in der 38. Woche, bei Verwandten zu Besuch. Seit 3 Tagen kleiner, schmerzhafter Knoten am After, selbst „Analvenenthrombose" vermutet. Gezieltes Befragen: Bereits in der 27. Schwangerschaftswoche eine damals erbsgroße Thrombose bei 12 Uhr gehabt, die sich auf Heparinsalbe gut zurückgebildet hatte (jetzt noch Marisque an dieser Stelle). Auf weiteres gezieltes Befragen: Vor 5 Tagen scharf gewürztes chinesisches Essen. Befund: Nicht mehr frische, haselnußgroße perianale Thrombose bei 6 Uhr (Steinschnittlage), reizlose Marisque bei 12 Uhr, Fluor vaginalis in graviditate, rekto-digital: Sphinktertonus unauffällig, im Seitblickproktoskop n. Blond mittelgroße Hämorrhoiden. Vorgehen: Keine Stichinzision wegen Ödem, Gravidität und vor allem nicht gesicherter Weiterbehandlung. Erneute konservative Behandlung mit Salbe und Sitzbädern. Keine diagnostische und therapeutische Maßnahme wegen des Ausflusses.

Diagnostische Programme in der Allgemeinmedizin

Übersicht 47. Zusammenstellung der verwendeten 60 "Diagnostischen Programme" nach Programm-Nummer und Erwähnung auf den entsprechenden Seiten in diesem Buch. Auf jenen Seiten, die **fett** gedruckt sind, wird das Programm komplett vorgestellt. Sämtliche Programme sind dargestellt und ausführlich beschrieben in: Braun RN, Mader FH, Danninger H (1990) Programmierte Diagnostik in der Allgemeinmedizin. 82 Handlungsanweisungen für den Hausarzt. Springer-Verlag, Berlin Heidelberg New York Tokyo

Programm Nr.	Kurzbezeichnung des Programms	Anwendung	erwähnt in diesem Buch auf Seite(n)
1	Fieber-Standard	für uncharakteristische Fieberfälle (UF) und deren fieberfreie Varianten (Afebrile Allgemeinreaktion/AFAR)	29, **30**, 31f, 34, 38, 48
2	Husten-Standard	für den anscheinend leicht kranken, fieberhaften Patienten mit Husten als Leitsymptom	33
5	Pseudo-Krupp-Standard	bei Stridor im Rahmen eines akuten, fieberhaften Geschehens (= Bild eines Pseudo-[Kehlkopf-] Krupps)	36
6	Interkostago-Standard	für länger als 1 Woche bestehende oder therapieresistente, uncharakteristische Interkostalschmerzen (Interkostago)	47
7	Thoraxschmerz-Standard	für Patienten mit (über 1 Woche bestehenden) sonstigen uncharakteristischen myalgischen oder neuralgischen Thoraxschmerzen (Thorago)	47
8	Lumbago-Standard	für Patienten mit lateralen Myalgien oder Neuralgien im Bereich zwischen Thorax und Becken, die anscheinend banal sind, aber nach 1 wöchiger Dauer vorgestellt oder 1 Woche lang erfolglos behandelt wurden (Lumbago)	47, 53
9	Kreuzschmerz-Standard	für akute und länger andauernde, uncharakteristische Schmerzzustände im Kreuzbeinbereich beim offenbar leicht kranken Patienten (Sakrago)	47

Programm Nr.	Kurzbezeichnung des Programms	Anwendung	erwähnt in diesem Buch auf Seite(n)
10	Glutäalschmerz-Standard	für Patienten mit scheinbar banalen, jedoch über 1 Woche bestehenden und/oder therapieresistenten Myalgien oder Neuralgien im glutäalen Bereich (Glutäago)	47
11	Gelenk-Standard	für uncharakteristische Arthropathien von 1-2wöchiger Dauer oder bei Therapieresistenz	50
13	Schulterschmerz-Standard	bei uncharakteristischen Schmerzen im Schultergelenkbereich	47, 50
16	HWS-Syndrom-Standard	zur Bestätigung oder zum Ausschluß eines Zervikal-Syndroms oder eines zervikalen Bandscheibenschadens bei therapieresistenten, uncharakteristischen (kombinierten) Nacken-, Schulter- oder Armschmerzen	47
17	Bandscheiben-Standard	zur Bestätigung oder zum Ausschluß eines lumbalen Bandscheibenschadens oder einer Spondylarthrose als Ursache der Beschwerden	48, 53
19	Ischias-Standard	für Schmerzen im Bereich des N. ischiadicus, die seit mindestens 1 Woche unbeeinflußbar bestehen	48, 206
20	Perlèche-Standard	zur problemorientierten Diagnostik bei über 1 Woche unbeeinflußbar bestehender Faulecken (Angulus infectiosus, Perlèche)	71
21	Lymphadenitis-Standard	für über 1 Woche bestehende, schmerzende Lymphdrüsenschwellungen, bei denen sonstige Krankheitszeichen fehlen	71, 303
22	Knieverletzungs-Standard	vorwiegend zur Differenzierung anscheinend leichter Verletzungen im Kniegelenkbereich	60, 81
23	Herzinsuffizienz-Standard	für die allgemeinmedizinische Diagnostik bei dringendem Verdacht auf eine Herzmuskelschwäche	95
24	Schwindel-Standard	für die allgemeinmedizinische Diagnostik bei uncharakteristischem Schwindel	109, **110**
25	Hypertonie-Standard	für die allgemeinmedizinische Diagnostik, wenn der Blutdruck bei zweimaliger Vorausmessung deutlich erhöht war	103, **104**, 107, 109

Programm Nr.	Kurzbezeichnung des Programms	Anwendung	erwähnt in diesem Buch auf Seite(n)
26	Herzschmerz-Standard	für die allgemeinmedizinische Erstuntersuchung bei uncharakteristischen, in der Herzgegend innerlich lokalisierten Schmerzen	99
27	Polymorphe Herzbeschwerden	für die allgemeinmedizinische Erstberatung bei uncharakteristischen, kombinierten (z.B. Präkordialschmerz, Sternaloppression, Herzklopfen, Dysrhythmien), auf das Herz weisenden Symptomen	101
28	Tachykardie-Standard	für die allgemeinmedizinische Diagnostik bei Angaben über anfallsweises Herzjagen oder Herzklopfen	101
33	Hypotonie-Standard	zur allgemeinmedizinischen Diagnostik beim Anschein einer Hypotonie, auch nach einer akuten Kreislaufinsuffizienz unklarer Genese	117
34	Brechdurchfall-Standard	zur allgemeinmedizinischen Diagnostik bei offensichtlich leicht kranken Patienten mit bis zu 1 Woche bestehendem Erbrechen und/oder Durchfall	129
35	Brech-Standard	für die allgemeinmedizinische Diagnostik bei bereits seit einiger Zeit bestehendem, zeitweiligen Erbrechen	129
36	Durchfall-Standard	für die allgemeinmedizinische Diagnostik bei etwa 1 Woche und länger andauerndem, häufigen Stuhlgang	129
37	Kolik-Standard	für die allgemeinmedizinische Diagnostik gnostik bei uncharakteristisch erscheinenden Krämpfen im abdominellen Bereich	133, 136
38	Oberbauch-Standard	für die allgemeinmedizinische Diagnostik bei uncharakteristischen Ober- und Mittelbauchbeschwerden	131, 134, 136
39	Unterbauch-Standard	für die allgemeinmedizinische Diagnostik bei uncharakteristischen Krankheitszeichen mit Zentrum im Unter- und/oder Mittelbauch	131, 134
40	Bauchschmerz-Standard	für die allgemeinmedizinische Diagnostik bei diffusen oder völlig undifferenzierten Bauchbeschwerden	131, 134
41	Stuhlverstopfungs-Standard	für die allgemeinmedizinische Diagnostik bei Personen, die - ohne sonstige Beschwerden - über trägen Stuhlgang klagen	142

Programm Nr.	Kurzbezeichnung des Programms	Anwendung	erwähnt in diesem Buch auf Seite(n)
45	Juckreiz-Standard	für die allgemeinmedizinische Diagnostik bei allgemeinem Pruritus ohne sonstige nennenswerte Krankheitszeichen	163
46	Haarausfall-Standard	für die allgemeinmedizinische Diagnostik bei uncharakteristischem, diffusen Haarausfall	168
48	Ausschlag-Standard	für die allgemeinmedizinische Diagnostik bei ausgedehnter uncharakteristischer Dermatose	155, 171
49	Ohrschmerz-Standard	für die allgemeinmedizinische Diagnostik bei Schmerzen in der Ohrregion ohne andere lokale oder sonstige Krankheitszeichen	184
50	Ohrgeräusche-Standard	für die allgemeinmedizinische Diagnostik bei uncharakteristischen Ohrgeräuschen	187
53	Pollakisurie-Standard	für die allgemeinmedizinische Diagnostik bei zunächst uncharakteristisch erscheinendem, häufigen Harndrang (Pollakisurie)	202
54	Dysurie-Standard	für die allgemeinmedizinische Diagnostik beim uncharakteristischen, schmerzhaften und/oder erschwerten Harnlassen (Algurie/Dysurie)	202
57	Fluor-Standard	für die allgemeinmedizinische Diagnostik bei uncharakteristisch erscheinendem Scheidenausfluß	221
58	Klimax-Standard	für die allgemeinmedizinische Diagnostik beim Anschein klimakterisch bedingter Beschwerden	214
59	Skrotum-Standard	für die allgemeinmedizinische Diagnostik beim Anschein einer Hydrocele testis	211
60	Depressions-Standard	zur allgemeinmedizinischen Diagnostik beim Anschein einer depressiven Verstimmung	255, **256**
61	Nervositäts-Standard	für die allgemeinmedizinische Diagnostik bei Nervosität	255
62	Epilepsie-Standard	zur allgemeinmedizinischen Diagnostik beim Anschein eines epileptischen Anfalls	118, 268

Programm Nr.	Kurzbezeichnung des Programms	Anwendung	erwähnt in diesem Buch auf Seite(n)
63	Ménière-Standard	für die allgemeinmedizinische Diagnostik beim Anschein, daß eine Ménièrsche Krankheit vorliegt	111
64	MS-Standard	für die allgemeinmedizinische Diagnostik beim Anschein, daß eine Multiple Sklerose vorliegt	270
67	Tabula diagnostica	für die allgemeinmedizinische Diagnostik bei einer Vielzahl uncharakteristischer allgemeiner und lokaler Beschwerden und/oder Krankheitszeichen	131f, 252, **253**, 296
68	Adipositas-Standard	zur allgemeinmedizinischen Diagnostik bei uncharakteristischer Gewichtszunahme oder bei dauerndem, starken Übergewicht	294
69	Appetitlose Kinder	für die allgemeinmedizinische Diagnostik bei seelisch und körperlich gesund erscheinenden, angeblich "appetitlosen" Kindern	297
70	Kopfschmerz-Standard	für die allgemeinmedizinische Diagnostik bei uncharakteristischen Kopfschmerzen als Beratungsursache	284, **285**
71	Schlaf-Standard	für die allgemeinmedizinische Diagnostik bei uncharakteristischer Schlaflosigkeit	289
72	Ohnmachts-Standard	zur allgemeinmedizinischen Diagnostik bei uncharakteristischer, kurzdauernder Ohnmacht	118
73	Anfalls-Standard	für die allgemeinmedizinische Diagnostik bei uncharakteristischen Anfallsleiden aller Art	118
75	Gefäßverschluß-Standard	für die allgemeinmedizinische Diagnostik beim Anschein einer arteriellen Verschlußkrankheit (AVK)	288
76	Thrombose-Standard	für die allgemeinmedizinische Diagnostik beim Anschein einer Thrombose der tiefen Unterschenkelvenen	288
77	Lymphknoten-Standard	für die allgemeinmedizinische Diagnostik beim Anschein von uncharakteristischen, isolierten, einzelnen oder multiplen, kaum dolenten oder indolenten, vergrößerten Lymphknoten	303, 304
78	Schilddrüsen-Standard	zur allgemeinmedizinischen Diagnostik beim Anschein einer Hyperthyreose	301

Programm Nr.	Kurzbezeichnung des Programms	Anwendung	erwähnt in diesem Buch auf Seite(n)
80	Muskelkrampf-Standard	für die allgemeinmedizinische Diagnostik bei uncharakteristischen Muskelkrämpfen	288
81	Anämie-Standard	zur allgemeinmedizinischen redundanten Diagnostik bei uncharakteristischer Anämie	305
82	Tropenrück-kehrer-Standard	für die allgemeinmedizinische Diagnostik bei Patienten, die nach Tropenaufenthalten heimkommen und eine völlig uncharakteristische Symptomatik bieten	129

Literaturverzeichnis

1. Albegger K (1992) Rhinosinusitis im Säuglings- und Kindesalter. Allgemeinarzt 14: 43–56
2. Allard M, Signoret J-L, Stalleicken D (1988) Alzheimer Demenz. Springer, Berlin Heidelberg New York Tokyo
3. American Heart Association (1987) Handbuch des koronaren Risikos. Bochum
4. Anlauf M (1988) Blutdruckselbstmessung. Fortschr Med 104: 561–562
5. Arzneimittelkommission der Deutschen Ärzteschaft, mod. (1988) Arzneiverordnungen, 16. Aufl. Deutscher Ärzte-Verlag, Köln
6. Assmann G, Gleichmann U (1989) Stufenmodell zur Erkennung von Hochrisikopatienten für den Herzinfarkt. Dtsch Ärztebl 86: 2663–2664
7. Auberger HG, Niesel H CH (1990) Praktische Lokalanästhesie. 4. Aufl. Thieme, Stuttgart New York
8. Bartels H (1981) Uro-Sonographie. Springer, Berlin Heidelberg New York
9. Basler H-D (1989) Gruppenarbeit in der Allgemeinpraxis. Springer, Berlin Heidelberg New York Tokyo
10. Bates B, Berger M, Mühlhauser I (1985) Klinische Untersuchung des Patienten. Schattauer, Stuttgart New York
11. Bauer H (1987) Praxis der Ulkus-Therapie – Chirurgische Alternativen. Allgemeinarzt 8: 1216–1227
12. Berger M, Jörgens V (1989) Praxis der Insulintherapie, 3. Aufl. Springer, Berlin Heidelberg New York Tokyo
13. Bergis K (1986) Arbeitsbuch Regionale Diabetesschulung Arzt (RDSA). Bad Mergentheim
14. Bergis K (1988) Diabetes-Informationen I–V. Kassenarzt aktuell. KV Nord-Württemberg
15. Bernoth E, Link M, Weise W (1984) Gynäkologie – Differentialdiagnose und Klinik. Thieme, Leipzig
16. Berufsverband der Frauenärzte (1991) Welche Frauen sollten zur Mammographie. Gyne 5: 198
17. Berzewski H (1983) Der psychiatrische Notfall. Perimed, Erlangen
18. Betz-Unger C (1987) Parenterale Gabe von nichtsteroidalen Antirheumatika. Allgemeinarzt 9: 340–347
19. Bisalski P (1991) Adenotomie und Tonsillektomie im Kindesalter. Allgemeinarzt 12: 80–84
20. Boenninghaus H-G (1980) Hals-Nasen-Ohrenheilkunde für den Allgemeinarzt. Springer, Berlin Heidelberg New York
21. Bolman WM (1968) Preventive psychiatry for the family theory. Am J Psychiatry 25: 50–64
22. Bonsels-Götz CH, Bess LR (1984) Alkoholismus. Behandlung in der Klinik. Berlin-Verlag, Berlin
23. Bosse K (1980) Erkrankungen von Haar und Kopfhaut. Biberach
24. Bräuninger H (1983) Medikamentöse Therapie der Hals-Nasen-Ohren-Krankheiten, 4. Aufl. Thieme, Stuttgart New York
25. Brandt H (1962) Indikation zur Vaginaluntersuchung in der Allgemeinmedizin und ihre Bedeutung für die Früherkennung des Unterleibskrebses der Frau. MMW 104: 352–358
26. Brandt H (1965) Zur Verschleppung des Unterleibskarzinoms der Frau durch den allg. Prakt Arzt. Dtsch Gesundheitswesen 20: 1959–1965
27. Braun RN (1955) Über fundamental wichtige, bisher unbekannte, die allgemeine Morbidität betreffende Gestzmäßigkeiten. Vortrag Ges Ärzte 11.3, Wien. (Referiert in Wien Klin Wochenschr 25. 3. 1955)
28. Braun RN (1957) Gezielte Diagnostik. Schattauer, Stuttgart
29. Braun RN (1958) der Erkältungs-Begriff und seine Bedeutung für die praktisch angewandte Medizin. Med Welt 43: 1705–1707
30. Braun RN (1960) Praktisch angewandte Medizin und Prophylaxe. Landarzt 36: 523
31. Braun RN (1961) Feinstruktur einer Allgemeinpraxis. Diagnostische und statistische Ergebnisse. Schattauer, Stuttgart
32. Braun RN (1964) Über die innere Genitaluntersuchung in der Allgemeinpraxis. MMW 106: 2254–2258
33. Braun RN (1970) Lehrbuch der ärztlichen Allgemeinpraxis. Urban & Schwarzenberg, München Berlin Wien
34. Braun RN (1973) Indikationen zur EKG-Untersuchung in der Allgemeinpraxis. ZFA 49: 222–225
35. Braun RN (1976) Diagnostische Programme in der Allgemeinmedizin. Urban & Schwarzenberg, München Berlin Wien
36. Braun RN (1982) Allgemeinmedizin – Standort und Stellenwert in der Heilkunde. Kirchheim, Mainz
37. Braun RN (1986) Lehrbuch der Allgemeinmedizin. Theorie, Fachsprache und Praxis. Kirchheim, Mainz

38. Braun RN (1988) Was leistet die intuitive Diagnostik beim Herzschmerz? Wien Klin Wochenschr 100: 83–86
39. Braun RN (1988) Wissenschaftliches Arbeiten in der Allgemeinmedizin. Springer, Berlin Heidelberg New York Tokyo
40. Braun RN, Danninger H, Braun RNK (1992) Kennerschaft – Ein neuer Begriff aus der Praxisforschung. Med Welt 43: 343–344
41. Braun RN, Buchstaller W (1986) Programmierte Diagnostik bei Atemwegserkrankungen. Allgemeinarzt 7: 1042–1048
42. Braun RN, Mader FH, Danninger H (1990) Programmierte Diagnostik in der Allgemeinmedizin. Springer, Berlin Heidelberg New York Tokyo
43. Braun-Falco O, Stolz W, Bilek P et al. (1991) Differentialdiagnostischer Wert des Dermatoskop für den Allgemeinarzt. Allgemeinarzt 12: 496–505
44. Braun-Falco O, Bergner TH, Przybilla B (1989) Die gesunde Bräune. Allgemeinarzt 11: 810
45. Bron B (1989) Der suizidale alte Mensch. Dtsch Ärztebl 86: 3793–3801
46. Brückle W (1987) Die Polymyalgie rheumatica. Internist 28: 639–643
47. Brückner R (1982) Der Augenkranke in der Allgemeinpraxis. 2. Aufl. Thieme, Stuttgart New York
48. Brügger A (1980) Die Erkrankungen des Bewegungsapparates und seines Nervensystems. 2. Aufl. Fischer, Stuttgart New York
49. Burian K (1981) HNO-Erkrankungen. Praxis der Allgemeinmedizin, Bd 2. Urban & Schwarzenberg, München Wien Baltimore
50. Chung HS (1986) Wieviel Zeit erfordert die Programmierte Diagnostik in der Allgemeinpraxis beim Fieberfall? Allgemeinarzt 7: 480–484
51. Clement M, Vivier du A (1990) Praxis der kutanen Steroidtherapie. Blackwell Ueberreuter, Berlin
52. Crombie D (1963) The procrustean bed of medical nomenclature. Lancet I: 1205
53. Daniel F, Müller E (1975) Praktische Dermatologie. Paris München
54. Danninger H (1989) Die Programmierte Diagnostik in der Allgemeinmedizin. Allgemeinarzt 11: 293–298
55. Danninger H (1991) Qualitätskontrolle in der Allgemeinmedizin. Med Welt 42: 1070–1073
56. Danninger H, Khoutani FA (1992) Der Zeitfaktor in der Allgemeinmedizin. ZFA 68: 189–191
57. Debrunner AM (1988) Orthopädie, 2. Aufl. Huber, Bern
58. DEGAM (1980) Hodenhagener Beschlüsse in der Neufassung nach den Baden-Badener Beschlüssen der Deutschen Gesellschaft für Allgemeinmedizin (DEGAM)
59. Detert E R (1981) Die Plage mit den Kopfläusen. Allgemeinarzt 3: 468–470
60. Deutsche Gesellschaft für Endokrinologie (1989) Östrogen/Gestagen-Substitution während und nach den Wechseljahren. Extracta Gynaecol 13, Suppl

61. Deutsche Liga zur Bekämpfung des hohen Blutdrucks (1984) Hochdruck in der Schwangerschaft. Heidelberg
62. Deutsche Liga zur Bekämpfung des hohen Blutdrucks (1987) Empfehlungen für die Behandlung des Hochdrucks im Alter. Heidelberg
63. Deutsche Liga zur Bekämpfung des hohen Blutdrucks (1988) Empfehlungen zur Hochdruckbehandlung in der Praxis und zur Behandlung hypertensiver Notfälle. 8. Aufl. Heidelberg
64. Deutsche Liga zur Bekämpfung des hohen Blutdrucks (1989) Hypertonie und Sport. 1. Aufl. Heidelberg
65. O'Donoghue DH (1970) Treatment of injuries to athletes, 2nd edn. Sounders, Philadelphia
66. Döring GK (1990) Hormonale Kontrazeption. Allgemeinarzt 12: 934–940
67. Döring GK (1990) Empfängnisverhütung, 12. Aufl. Thieme, Stuttgart New York
68. Dorndorf W (1983) Schlaganfälle, 2. Aufl. Thieme, Stuttgart New York
69. Dreibholz KJ, Haehn K-D, Hildebrandt GS et al. (1972) Ergebnisse, Probleme und Konsequenzen einer vergleichenden Diagnosestatistik. Allg Med Int. 1: 103–110
70. Dreibholz KJ, Haehn, K-D, Hildebrandt GS et al. (1974) Häufigkeit von Krankheitsbezeichnungen in fünf Allgemeinpraxen. Allg Med Int 3: 21–25
71. Dückert M (1991) Der Praktische Arzt und Hausarzt in Deutschland nach 1945. Allgemeinarzt 12: 77–78
72. Empfehlungen zur Tumornachsorge (1989) Bayer. Ärztebl, Beiblatt 7: I–VIII
73. Ermann M, Scharfenstein J (1987) Psychosomatische Aspekte muskulärer Schmerzen. Internist 28: 652–658
74. Ewe K (1991) Möglichkeiten der Diagnostik bei Diarrhoe und Obstipation. Vasomed Aktuell 10: 30–36
75. Federspiel K (1987) Mit anderen Augen. Kiepenheuer & Witsch, Köln
76. Feuerlein W (1988) Zur Definition und Diagnostik des Alkoholismus. Internist 29: 301–306
77. Fisch HU, Hubert M (1985) Schlaflosigkeit. Schweiz Ärzte Ztg 66: 1009–1112
78. Fischer GC (Hrsg) (1991) Geriatrie für die hausärztliche Praxis. Springer, Berlin Heidelberg New York Tokyo
79. Fischer GC, Busse V, Krause F et al. (Hrsg) (1993) Allgemeinmedizin. Springer, Berlin Heidelberg New York Tokyo
80. Flatten G (Hrsg) (1991) Hinweise zur Durchführung der Früherkennungsuntersuchungen im Kindesalter. Deutscher Ärzte-Verlag, Köln
81. Frank W (1991) Bedeutung des kleinen Fuchsbandwurmes. Allgemeinarzt 12: 969–971
82. Fritsch P (1983) Dermatologie. Springer, Berlin Heidelberg New York
83. Frommhold H, Koischwitz D (1991) Sonographie des Abdomens. Thieme, Stuttgart New York

84. Gächter A (1980) Hüftprothesenoperationen. Prä- und postoperative Behandlung. Allgemeinarzt 2: 1229–1234

85. Gartman H (1979) Juckende Dermatosen, 2. Aufl. Zyma, Köln

86. Gatzenberger H, Sefrin P (1992) Arzttasche und Notfallkoffer. Kirchheim, Mainz

87. Gerrish SP, Jones AS, Watson M, Wight RG (1987) Adult epiglottitis. Br Med J 295: 1183–1184

88. Gnauck R (1988) Screening nach Dickdarmkrebs. Wien Med Wochenschr 138: 257–260

89. Gnauck R (1989) Diagnostik des Kolonkarzinoms – Verbesserte Methoden zur Früherkennung. ZFA 65: 621–625

90. Gnauck R (1989) Früherkennung des kolorektalen Karzinoms. Diagnostica Dialog 1: 12–15

91. Goering U (1993) Beratungsproblem Kinder. Springer, Berlin Heidelberg New York Tokyo

92. Göpel H (1975) Beratungsursachen in einer Allgemeinpraxis. Prakt Arzt 23: 3508–3526

93. Göpel H (1984) Beratungsursachen in einer Allgemeinpraxis: Weitere morbiditätsstatistische Forschungen. Allgemeinarzt 5: 336–343

94. Gorgosch J (1991) Sehtests bei Kindern. Allgemeinarzt. 13: 1288–1291

95. Grethe H (1990) Der Facharzt für Allgemeinmedizin in der DDR. Allgemeinarzt 11: 766–768

96. Grethe H, Grosse G, Junghanns G, Köhler C (1984) Leitfaden der Allgemeinmedizin. Volk & Gesundheit, Berlin

97. Grethe H, Grosse G, Junghanns G, Köhler C (1990) Allgemeinmedizin. Volk & Gesundheit, Berlin

98. Gülzow G, Lenarz T (1985) Hörsturz oder Mittelohrschwerhörigkeit. Allgemeinarzt 6: 99–103

99. Haase A (1990) Krankheitsbild Skabies. Allgemeinarzt 11: 600–601

100. Hadorn W (1966) Vom Symptom zur Diagnose, 5. Aufl. Karger, Basel New York

101. Haid H (1991) Venenleiden. Kirchheim, Mainz

102. Hamm H (1986) Allgemeinmedizin – Familienmedizin, 2. Aufl. Thieme, Stuttgart New York

103. Handschak H (1986) Die Versorgung fieberhafter Zustandsbilder durch den Dringlichen Hausbesuchsdienst. Z Klin Med 41: 1749–1753

104. Hansen WE (1987) Internistische Gastroenterologie. Springer, Berlin Heidelberg New York Tokyo

105. Harrison (1986) Prinzipien der Inneren Medizin, Bd. I–II. Schwabe, Basel Stuttgart

106. Haupt H (1990) Pseudo-Krupp – Ursachen und Behandlungsmöglichkeiten. Asthma, Bronchitis, Emphysem 8/4: 22–28. pmi, Frankfurt

107. Häussler S, Liebold R, Narr H (1982) Die kassenärztliche Tätigkeit, 2. Aufl. Springer Berlin Heidelberg New York

108. Heilmann NK (1978) Ophthalmoskopie, 2. Aufl. Enke, Stuttgart

109. Helmchen H, Linden M (1981) Depressive Erkrankungen. Urban & Schwarzenberg, München

110. Helmich P, Hesse E, Köhle K et al. (1991) Psychosoziale Kompetenz in der ärztlichen Primärversorgung. Springer, Berlin Heidelberg New York Tokyo

111. Hildinger-Löhmer A (1990) Phytotherapeutika bei Prostata-Hyperplasie. Allgemeinarzt 11: 993–996

112. Hofstetter A (1990) Die Zystitis der Frau. Allgemeinarzt 11: 1044–1050

113. Holzner A (1985) Aktuelle Impfpraxis. Kirchheim, Mainz

114. Holzner A, Fachverband Deutscher Allgemeinärzte (FDA) (1991) Impfplan für Deutschland; 3. Aufl. München Nittendorf

115. Horder J, Horder E (1954). Illness in general practice. Practitioner 173: 177–180

116. Hübner W-D (1991) Phytotherapie in der Praxis. Allgemeinarzt 12: 90–93

117. Illing S (1988) Allergische Erkrankungen im Kindesalter. Hippokrates, Stuttgart

118. Impfvereinbarung (1991) Dtsch Ärztebl 88: 2310–2311

119. Ishihara S (1989) Tests for coulor-blindness. Kanehara, Tokyo

120. Jährig K (1991) Das Kind in der Allgemeinpraxis, 2. Aufl. Fischer, Jena

121. Jorde W, Schata M (1992) Nahrungsmittelallergie in der Allgemeinpraxis. Allgemeinarzt 14: 959–973

122. Jork K (Hrsg) (1987) Gesundheitsberatung. Springer, Berlin Heidelberg New York Tokyo

123. Jung H, Kublie F, Wult KH (1980) Gynäkologie und Geburtshilfe. Enke, Stuttgart

124. Kaiser R (1975) Hormonale Behandlungen von Zyklusstörungen, 5. Aufl. Thieme, Stuttgart

125. Keeman JN (1985) Kleine chirurgische Eingriffe. Wetenschappelijke uitgeverij Bunge, Utrecht/NL

126. Kees A (1990) Der leere Hodensack. Allgemeinarzt 11: 218–224

127. Kielholz P., Pöldinger W, Adams C (1981) Die larvierte Depression. Deutscher Ärzte-Verlag, Köln

128. Kirchgeorg M (1987) Grundlagen und Indikationen für das Langzeit-EKG. Allgemeinarzt 9: 604–616

129. Klaue P (1982) Checkliste Ambulante Chirurgie. Thieme, Stuttgart New York

130. Klaus D (1990) Hochdruckbehandlung in der Praxis. Dtsch Ärztebl 87: 1238–1243

131. Kleinsorge H, Klumbies G (1959) Psychotherapie in Klinik und Praxis. Urban & Schwarzenberg, München Berlin

132. Knapp U (1981) Die Wunde. Thieme, Stuttgart New York

133. Knoch H-G, Klug W, Melzer B (1991) Das Hämorrhoidalleiden in der täglichen Praxis. Ärztebl Sachsen 2: 248–254

134. Koch R (1917) Die ärztliche Diagnose. 1. Aufl. Bergmann, Wiesbaden

135. König B (Hrsg) (1988) Die Allgemeinmedizin, Bd I–II. Perimed, Erlangen
136. Krause W (1962) Die klassischen Symptome des Diabetes mellitus in der Sprechstunde des Praktischen Arztes. Landarzt 38: 65–68
137. Krause W (1991) Medikamentöse Sexualtherapie. Medica, Düsseldorf
138. Kroker PB (1991) Die Auswahlprüfung der britischen Internisten. Dtsch Ärztebl 88: 1053–1057
139. Krück F, Kaufmann W, Bünte H et al. (1987) Therapiehandbuch, 2. Aufl. Urban & Schwarzenberg, München Wien Baltimore
140. Krupp MA (1972) Diagnose und Therapie in der Praxis. Springer, Berlin Heidelberg New York
141. Krupp MA, Chatton MJ, Margen S et al. (1972) Diagnose und Therapie in der Praxis. Springer, Berlin Heidelberg New York
142. Kühr J, Messler H (1989) Statische Fehlbildungen im Wachstumsalter. Kinderarzt 20: 1367–1372
143. Künzer W (1990) Harnwegsinfekte bei Kindern. Allgemeinarzt 11: 302–308
144. Kuschinsky G, Lüllmann H (1989) Kurzes Lehrbuch der Pharmakologie und Toxikologie, 12. Aufl. Thieme, Stuttgart New York
145. Lampert F (1981) Pädiatrie in der Praxis. VCH-Edition Medizin, Weinheim Deerfield Beach/FL Basel
146. Lampert F (1982) Pädiatrie. Springer, Berlin Heidelberg New York
147. Landolt-Theus P (1986) Distorsio pedis. Allgemeinarzt 7: 837–840
148. Landolt-Theus P (1986) Schnupfen. Ther Umschau/Rev Therapeut 43: 646–649
149. Landolt-Theus P (1988) Wie vergleichbar sind Fällestatistiken. Med Gen Helvetica 8: 37–39
150. Landolt-Theus P (1989) Uncharakteristischer Fieberzustand beim älteren Menschen. Med Gen Helvetica 9: 15–17
151. Landolt-Theus P (1992) Fälleverteilung in der Allgemeinmedizin. Fünf-Jahres-Statistik einer Schweizer Allgemeinpraxis. Allgemeinarzt 14: 254–268
152. Landolt-Theus P, Danninger H, Braun RN (1993) Kasugraphie. Beschreibung der regelmäßig häufigen Fälle in der Allgemeinpraxis. Kirchheim, Mainz
153. Lang E (1976) Geriatrie. Fischer, Stuttgart
154. Lauritzen C (1974) Die Therapie des Klimakteriums. Therapiewoche 45: 5198
155. Lechner H, Scrinzi O (1983) Der Anfallskranke in der Sprechstunde. Banaschewski, Gräfelfing
156. Lederbogen K (1984) Rektoskopie Sigmoidoskopie Koloskopie. Thieme, Stuttgart
157. Lenarz T (1989) Ohrgeräusche. Dtsch Ärztebl 86: 1752–1757
158. Leonhard L (1992) Allergologie in der Praxis. Kirchheim, Mainz
159. Levene G M, Calnan C D (1987) Farbatlas der Dermatologie, 2. Aufl. Enke, Stuttgart
160. Lewrenz H, Friedel B (1985) Krankheit und Verkehr. Schriftenreihe Bundesminister für Verkehr, Bonn
161. Leydhecker W (1987) Was Sie über Ihre Augen wissen müssen, 2. Aufl. Trias, Stuttgart
162. Lindemayr H (1988) Berufsekzeme in Österreich. Allgemeinarzt 9: 1055–1062
163. Lown B, Wolf M (1971) Approaches to sudden death from coronary heart desease. Circulation 44: 130–142
164. Luban-Plozza B (Hrsg) (1989) Der psychosomatische Zugang. Chance für Patient und Arzt. pmi, Frankfurt
165. Maas R (1986) Schnelltestaudiometrie und Hörgeräteanpassung. Allgemeinarzt 7: 162–166
166. Mader FH (1983) Der Assistenzarzt in der Kassenpraxis. Kirchheim, Mainz
167. Mader FH (1985) Osteoporose. Allgemeinarzt 6: 430–436
168. Mader FH (1987) Gezielte und ungezielte Überweisungen. Allgemeinarzt 9: 1193–1196
169. Mader FH (1989) Interdisziplinäre Kooperation. Aspekte des allgemeinärztlichen Überweisungsverhaltens. ZFA 65: 733–738
170. Mader FH (1990) In: Mohr J, Schubert C (Hrsg) Ethik der Gesundheitsökomomie. Springer, Berlin Heidelberg New York Tokyo
171. Mader FH (1992) Was ist Allgemeinmedizin? Berufstheoretische u. praktische Gesichtspunkte. Allgemeinarzt 14: 270–279
172. Mader FH, Müller K, Weißgerber H (1992) Die okkulte Blutung. Zur Frühdiagnostik des kolorektalen Karzinoms in der Allgemeinpraxis. Allgemeinarzt 14: 888–892
173. Mader FH, Weißgerber H (1990) Leistungsumfang einer Allgemeinpraxis. Allgemeinarzt 11: 132–134
174. Mantel K, Butenandt O (1979) Epiglottitis und stenosierende Laryngotracheitis. Fortsch Med 97: 546
175. Mathies H, Schneider P (1987) Rheumatische Krankheiten, 2. Aufl. Deutscher Ärzte-Verlag, Köln
176. Matzkies F (1990) Stoffwechsel '89. Innovations-Verlag, Seeheim-Jugenheim
177. Mayer B, Gülzow J (1985) Provozierbarer Schwindel. Allgemeinarzt 6: 289–292
178. Mayer B, Gülzow J (1985) Provozierbarer Schwindel. Allgemeinarzt 6: 452–456
179. Meerwein F (1986) Das ärztliche Gespräch, 3. Aufl. Huber, Bern
180. Meerwein F (1991) Einführung in die Psyche-Onkologie. Huber, Bern Göttingen Toronto
181. Mellin KB (1990) Augenverletzungen: Was der Hausarzt wissen muß. Allgemeinarzt 11: 137–142
182. Mettenleitner M (1990) Periodenblutungstermin. Allgemeinarzt 12: 856–863
183. Miehlke A et al. (1980) Arbeitsbuch HNO. Urban & Schwarzenberg, München Wien Baltimore
184. Mittelbach HR (1976) Die verletzte Hand. Springer, Berlin Heidelberg New York
185. Morgenstern C, Schirmer M, Vosteen K-H (1983) Gleichgewichtsstörungen. Primed, Erlangen

186. Morscher E, Gächter A (1984) Hüftschmerzen. Allgemeinarzt 6: 684–689
187. Mühlhauser J, Berger M (1989) Hypoglykämisches Koma. In Notfallmedizin nach Leitsymptomen, 2. Aufl. Deutscher Ärzte-Verlag, Köln
188. Müller J (1989) Beitrag zur Analyse der Allgemeinmedizin (Rostocker Studie). Dissertation B. Akademie für Ärztliche Fortbildung, Berlin
189. Müller K (1987) Die Leichenschau. Gewebeproben und Abstriche, Kirchheim, Mainz
190. Müller W, Lautenschläger J (1990) Die generalisierte Tendomyopathie (GTM). Teil 1: Klinik, Verlauf und Differentialdiagnose. Zeitschrift für Rheumatologie 49: 11–21
191. Müller-Faßbender H (1989) Insertionstendopathien. Allgemeinarzt 11: 967–972
192. Müller-Faßbender H, Rieger H (1988) Erkrankungen der Sehnen und Sehnenansätze. Allgemeinarzt 10: 1116–1122
193. Müller-Vahl H (1987) Was versteht man unter dem Nicolau-Syndrom? Allgemeinarzt 8: 376–378
194. Münzenberg KJ, Thomalski G (1986) Beinschmerz. VCH-Edition Medizin, Weinheim
195. Neubig H (1993) Praxis der Gesprächsführung. Kirchheim, Mainz
196. New York Heart Association/NYHA (1928) Criteria for the classification and diagnoses of heart desease. New York Heart Association, New York/NY
197. Niethard FU, Pfeil J (1989) Orthopädie. Hippokrates, Stuttgart
198. Nissen G (1971) Depressive Syndrome im Kindes- und Jugendalter. Springer, Berlin Heidelberg New York Tokyo
199. Opel H (1984) Ratgeber für Augenpatienten. Perimed, Erlangen
200. Paul E (1989) Wachstumsdynamik maligner Melanome. Fortschr Med 107: 97–102
201. Peiseler G-J (1990) Aktueller Stand der Antibiotikatherapie bei Streptokokken-A-Angina, Publimed, München
202. Penning, R, Betz P (1991) Bilanzselbstmord und ärztliche Hilfeleistungspflicht. MMW 133: 105
203. Pohlmeier H (1987) Patienten, die vor dem Selbstmord stehen. Allgemeinarzt 8: 1151–1155
204. Pöldinger W (1967) Kompendium der Psychopharmakotherapie. Deutsche Hoffmann La Roche, Grenzach
205. Pöldinger W, Adams C (1991) Ambulante Pharmakotherapie bei Depressionen, Angsterkrankungen, chronischen Schmerzzuständen. Deutscher Ärzte-Verlag, Köln
206. Pratschke E (1990) Leistenbruchoperationen bei Erwachsenen. Allgemeinarzt 12: 562–566
207. Priebe S (1988) Psychovegetativ-ängstliche Patienten. MMW 130: 857–858
208. Prosénc F (1966) Beratungsergebnisse in einer Landpraxis. Bericht über 10 Praxisjahre unter Berücksichtigung von fachärztlichen Niederlassungen in diesem Zeitraum. Hippokrates 37: 429
209. Prosénc F (1967) Über bemerkenswerte Variationen bei der Fälleverteilung in der Allgemeinpraxis. Med Welt 18: 2647–2648
210. Prosénc F, Brandt H, Braun RN et al. (1964) Über den diagnostischen Wert spontaner Angaben des Kranken bei seiner Erstberatung durch den Praktischen Arzt. Med Klinik 59: 964
211. Raab W (1972) Dermatologie. Fischer, Stuttgart
212. Rabe T (1990) Gynäkologie und Geburtshilfe. VCH, Weinheim
213. Rabe T, Runnebaum B (1982) Kontrazeption. Springer, Berlin Heidelberg New York
214. Rahe M (1985) Blutdruckmessung bei Kindern und Jugendlichen. Allgemeinarzt 6: 535–542
215. Rakel RE (1984) Textbook of family practice, 3rd edn. Saunders, Philadelphia, London Toronto Mexico City Rio de Janeiro Sidney Tokyo
216. Reifferscheid M (1970) Chirurgie. Thieme, Stuttgart
217. Riecker G (1991) Therapie innerer Krankheiten, 7. Aufl. Springer, Berlin Heidelberg New York Tokyo
218. Roche Lexikon Medizin (1987) 2. Aufl. Urban & Schwarzenberg, München Wien Baltimore
219. Rohde B (1973) Dermatologie in Stichworten. Hamburg
220. Rohde B (1982) Alte und neue Fragen zum Thema Psoriasis. Allgemeinarzt 4: 596–597
221. Rost R, Hollmann W (1982) Belastungsuntersuchungen in der Praxis. Thieme, Stuttgart New York
222. Rost R, Lagerstrøm D, Völker K (1990) Fahrradergometrische Belastungsuntersuchungen bei Herz-Kreislauf-Patienten. Echo, Köln
223. Rudolf GAE (1986) Der depressive Patient in der ärztlichen Sprechstunde. Vieweg, Braunschweig
224. Schilling FW (1993) Einlagen und Schuhzurichtungen. 3. Aufl. Kirchheim, Mainz
225. Schindera I (1989) ÜV-Schein zur Aufdeckung von Berufsdermatosen. Allgemeinarzt 3: 198
226. Schindler AE, Schindler E-M (1989) Gynäkologie und Geburtshilfe für die Praxis. Hippokrates, Stuttgart
227. Schirmer M (1982) Der Schlaganfall. Perimed, Erlangen
228. Schlorhaufer W (1985) Hörstörungen. Allgemeinarzt 6: 744–745
229. Schmidt GW (1981) Leitfaden der Säuglings- und Kinderheilkunde. 5. Aufl. Tropon, Köln
230. Schmidt-Voigt J (1985) Herz-Kreislauf-Funktionstests in der Praxis. Kirchheim, Mainz
231. Schumann LK (1986) Nase und Bronchialsystem. Allgemeinarzt 7: 1227–1230
232. Schwartz FW (1983) Was leistet die Präventivmedizin? ZFA 59: 101–106
233. Schweizerische Vereinigung gegen Tuberkulose und Lungenkrankheiten (1987) Richtlinien zur Diagnose und Behandlung des Asthma bronchiale im Kindesalter. Schweiz Ärzteztg. 68: 2369–2371

234. Seiler WO (1989) Die Zystitis des geriatrischen Lang-
zeitkatheterträgers. Med Gen Helvetica 9: 3–9

235. Sonnleitner A (1986) Über die Bedeutung der derzeit
individuellen Benennung der Beratungsergebnisse für
die statistische Berechnung von Häufigkeitswerten in
der Allgemeinmedizin. Med. Dissertation, Universität
Wien

236. Soost H-J, Baur S (1990) Gynäkologische Zytodiagnostik, 5. Aufl. Thieme, Stuttgart

237. Sourzac R, Very G (1991) In: Rosowsky O (1991)
Etudes des pathologies les plus frequement recontrées
dans la pratique quotidienne du generaliste. Sociéte
Francaise Médicine Générale, Paris

238. Stamm H, Stamm HE (1985) Praktische Gynäkologie.
Ecomed, Landsberg

239. Staudinger P, Matzen KA (1991) Gips-Tips 1, 2. Aufl.
Pia, Nürnberg

240. Stegner H-E (1980) Gynäkologie und Geburtshilfe. Enke, Stuttgart

241. Stehr K (1989) Diagnose und Therapie bei Streptokokken-A-Infektionen. Kinderarzt 20: 1839–1840

242. Steigleder K (1986) Therapie der Hautkrankheiten,
3. Aufl. Thieme, Stuttgart New York

243. Stemplinger F (oJ) Alkoholikerfibel für den Arzt, Nr.
27. Schriftenreihe Bayer Landesärztekammer, München

244. Steuerer O, Fosteen K-H, Schloßhauer B (1969) Lehrbuch der Hals-, Nasen- und Ohrenkrankheiten,
16. Aufl. Bergmann, München

245. Stöhr M (1981) Die Spritzenlähmung des N. ischiadicus. Allgemeinarzt 4: 15–17

246. Stöhr M, Riffel B (1988) Nerven- und Nervenwurzellä-
sionen. VCH-Edition, Medizin, Weinheim

247. Stöhrer M (1979) Urologie bei Rückenmarksverletzten.
Springer, Berlin Heidelberg New York

248. Stolz W, Bilek P. Merkle T et al. (1991) Differentialdiagnostischer Wert des Dermatoskops für den Allgemeinarzt. Allgemeinarzt 12: 496–505

249. Stotz S (1976) Rheumadiagnostik. Erkrankungen der
Weichteile. Ärztl Prax 28: 2178–2183

250. Streicher HJ (1969) Grundriß chrirurgischer Indikationen. Thieme, Stuttgart

251. Stumpfe K-D, Väthjunker A (1991) Raucherentwöhnung im Alter. Allgemeinarzt 13: 942–952

252. Taylor RB (1983) Family medicine, 2nd edn. Springer,
Berlin Heidelberg New York

253. Thies-Zajonc S, Köhle M, Szecsenyi J (1990) Überwei-
sungsverhalten von Hausärzten, Gebietsärzten und Kli-
nikern. Allgemeinarzt 12: 568–580

254. Tilscher H, Eder M (1989) Der Wirbelsäulenpatient.
Springer, Berlin Heidelberg New York Tokyo

255. Tönies H (1991) Hausbesuch und Diagnostik im Not-
dienst. Springer, Berlin Heidelberg New York Tokyo

256. Tronnier H (1988) Ekzemkrankheiten. Allgemeinarzt
10: 422–428, 486–490, 560–564

257. Uexküll T von (1969) Funktionelle Syndrome in psychosomatischer Sicht. Wien Klin Wochenschr 81: 391

258. Ulrich R (1990) Geschlechtskrankheiten. Marseille,
München

259. Varlemann H (1991) Tuberkulin-Diagnostik in der Allgemeinpraxis. Allgemeinarzt 12: 212–214

260. Volkheimer G (1983) Wurminfestationen. Allgemeinarzt 5: 1139–1142

261. Völter D (1984) Kompendium der Urologie. Fischer,
Stuttgart New York

262. Vossschulte K, Kümmerle F, Peiper H-J, Weller S
(1982) Lehrbuch der Chirurgie. Thieme, Stuttgart

263. Wassilew S (1985) Hautmykosen. Urban & Schwarzenberg, München Berlin Baltimore

264. Weerda H (1989) Hals-Nasen-Ohrenheilkunde. Enke,
Stuttgart

265. Weikert M (1985) Einfache Hörprüfungen in der Allgemeinpraxis. Allgemeinarzt 6: 192–198

266. Weiss J et al (1990) Risikofaktoren für die Entwicklung
maligner Melanome in der Bundesrepublik Deutschland. Hautarzt 41: 309

267. Weiss RF (1982) Lehrbuch der Phytotherapie, 5. Aufl.
Hippokrates, Stuttgart

268. Weißgerber H (1993) Abdomenopathien in der Allgemeinpraxis. Allgemeinarzt 14: 500–506

269. Werner J (1984) Regelung der menschlichen Körpertemperatur. De Gruyter, Berlin New York

270. Wessinghage D (1984) Taschenatlas der Rheumatologie. Thieme, Stuttgart New York

271. Wetz B, Steffen R, Raemy H, Jakob RP (1987) Später-
gebnisse nach konservativer Therapie fibulotalarer
Bandläsionen mit der Aircast-Schiene. Schweiz Z
Sportmed 35: 115–118

272. Weyers H (1986) Über- und Unterzahl von Brustdrüsen. Allgemeinarzt 7: 171–173

273. Wieck HH, Schrader A, Daun H, Witkowski R (1982)
Krankheit Alkoholismus. Perimed, Erlangen

274. Wiedmann K-H (1988) Diagnostik und Therapie akuter
Durchfallerkrankungen. Therapiewoche 38: 168–176

275. Winkel D, Vleeming A, Fisher S et al. (1985) Nichtope-
rative Orthopädie des Bewegungsapparates. Bd I–III.
Fischer, Stuttgart New York

276. Witte A (1991) Tuberkulin-Diagnostik in der Allgemeinpraxis. Allgemeinarzt 12: 214

277. Wolf AS (1980) Diagnostik der Sterilität in der Allgemeinmedizin. Allgemeinarzt 2: 26–30

278. WHO (1980) World Health Organisation Expert Com-
mittee on Diabetes mellitus – second report. WHO
technical report series 646. Geneva

279. Zielinski HW (1990) Das trockene Auge. Augenarzt
24: 170–174

280. Zilch H, Weber U (1989) Lehrbuch Orthopädie. De
Gruyter, Berlin New York

Sachwortverzeichnis

Bei Wörtern mit „C" siehe auch unter „K" oder „Z" bzw. umgekehrt.
„M." = Morbus

Verzeichnis der Präparate und Arzneistoffe (INN)

In das Verzeichnis wurden (in alphabetischer Ordnung) die Namen von Handelspräparaten und Arzneistoffen (INN) aufgenommen. Die Präparatenamen wurden mit „®" versehen; zu diesen geschützten Spezialitätennamen werden jeweils auch die ihnen zugrunde liegenden Arzneistoffe angegeben. Hinter den alphabetisch aufgeführten Bezeichnungen der Arzneistoffe ist die Stoffgruppe bzw. das Anwendungsgebiet vermerkt. Die entsprechende Erwähnung findet sich auf den angegebenen Seiten.

U. Goering, Pegnitz

Beratungsproblem Kinder und Jugendliche

1993. Etwa 170 S. 26 Abb. (Neue Allgemeinmedizin) Brosch.
ISBN 3-540-56626-0 In Vorbereitung

Alle Krankheitsfälle („Beratungsprobleme") bei Kindern und Jugendlichen, die Ihnen in der täglichen Sprechstunde begegnen, werden hier systematisch besprochen. Die Reihenfolge der Darstellung orientiert sich dabei an der Häufigkeit des Vorkommens. Von besonderem Wert für die tägliche Praxis sind die zahlreichen Therapieempfehlungen, angefangen von bewährten Hausmitteln bis zu probaten Stoffgruppen und konkreten Arzneimittelspezialitäten. Daneben enthält das Buch eine Fülle weiterführender Tips und Empfehlungen, z. B. zur Früherkennung, Über- und Untergewicht, Haltungsschäden, Allergieproblematik, Ernährung u. v. a.

Die Symptome der jungen Patienten dürfen den Hausarzt nicht zu voreiligen Diagnosen verleiten; die Grenzen des allgemeinärztlichen Handelns müssen erkannt werden und im Bedarfsfall muß die Konsultation eines Spezialisten rechtzeitig und gezielt erfolgen.

Ein wertvolles Buch für die Praxis, das sich sowohl an niedergelassene praktische Ärzte, an Fachärzte für Allgemeinmedizin (in der Ausbildung), als auch an niedergelassene Ärzte für Pädiatrie, Innere Medizin und an Medizinstudenten richtet.

Springer

R. N. Braun, Wien; **F. H. Mader,** Nittendorf;
H. Danninger, Brunn an der Wild

Programmierte Diagnostik in der Allgemeinmedizin

82 Handlungsanweisungen für den Hausarzt

*1990. XI, 292 S. 13 Abb. 10 Tab. (Neue Allgemeinmedizin) Brosch. DM 48,–
ISBN 3-540-51958-0*

Bei diesem Buch handelt es sich um die völlig neu bearbeitete Auflage des
erfolgreichen Buches von R. N. Braun aus dem Jahre 1976. Die damals 87 „Handlungsanweisungen" (Programme) wurden auf 82 reduziert und gleichzeitig
grundlegend überarbeitet und dem neuesten Stand der Medizin angepaßt.
Von der Allgemeinmedizin darf man nur das fordern, was tatsächlich verwirk-
licht werden kann. Das Buch hält sich daran. Es empfiehlt eine seit Jahrzehnten
überprüfte Methode für die tägliche Diagnostik, mit deren Hilfe sich unter Praxis-
bedingungen auf hohem Niveau arbeiten läßt. Diese diagnostischen Standards
sind Resultate der berufstheoretischen Praxisforschung. Die ersten wurden schon
in den 50er Jahren veröffentlicht und haben sich in tausenden von Allgemeinpraxen täglich bewährt.

Preisänderung vorbehalten

Springer-Verlag und Umwelt

Als internationaler wissenschaftlicher Verlag sind wir uns unserer besonderen Verpflichtung der Umwelt gegenüber bewußt und beziehen umweltorientierte Grundsätze in Unternehmensentscheidungen mit ein.

Von unseren Geschäftspartnern (Druckereien, Papierfabriken, Verpackungsherstellern usw.) verlangen wir, daß sie sowohl beim Herstellungsprozeß selbst als auch beim Einsatz der zur Verwendung kommenden Materialien ökologische Gesichtspunkte berücksichtigen.

Das für dieses Buch verwendete Papier ist aus chlorfrei bzw. chlorarm hergestelltem Zellstoff gefertigt und im ph-Wert neutral.